2026년
모자보건 사업안내

보건복지부

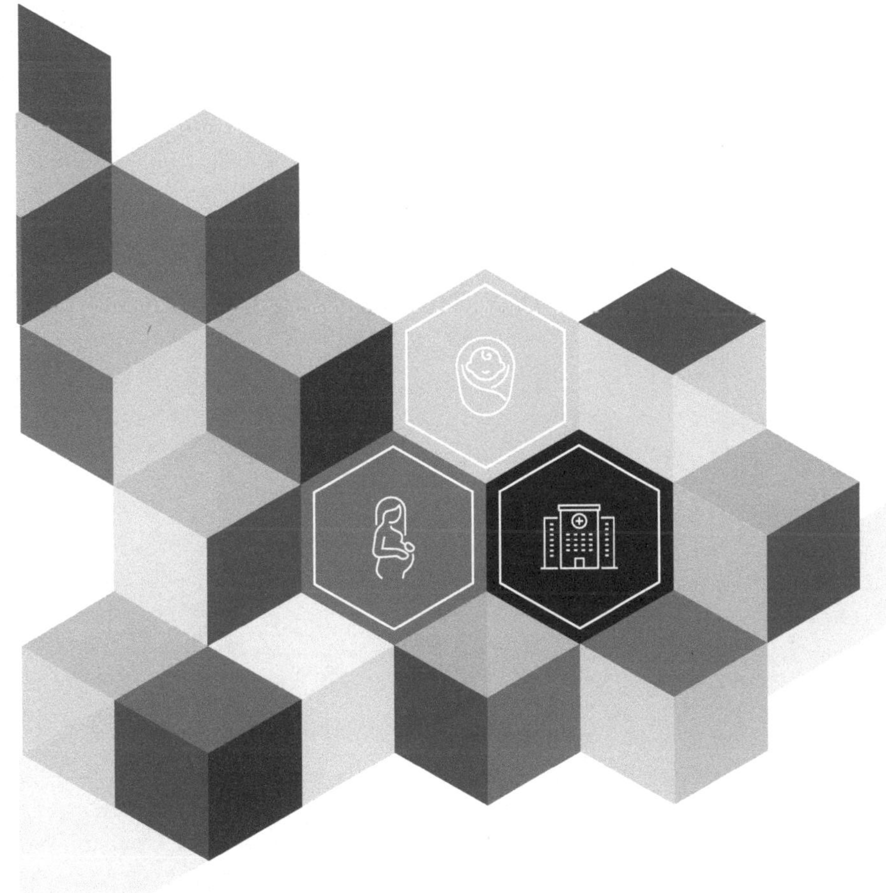

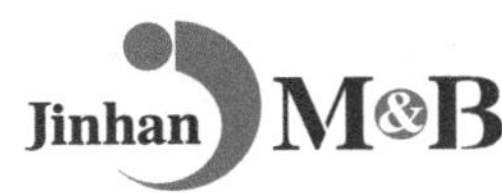

CONTENTS

2026년 모자보건사업 주요 변경내용

1. 공통

목 차	'25년도	'26년도

☞ 가구원수·가입유형별 기준중위소득 판정기준표

* 대상자 선정기준은 별도의 안내가 있을 때까지 기준중위소득에 따른 건강보험료 판정 기준표 활용

'25년도

【 2025년 가구원수·가입유형별 기준중위소득 80% 이하 판정 기준표 】

(단위 : 원)

가구원수	기준중위소득 (80%)	건강보험료 본인부담금 (고지금액 기준)		
		직장가입자	지역가입자	혼합
2인	3,147,000	112,371	37,001	113,324
3인	4,021,000	143,298	75,675	144,905
4인	4,879,000	174,082	113,431	176,291
5인	5,687,000	201,632	134,274	204,525
6인	6,452,000	229,454	167,009	232,940
7인	7,191,000	256,716	202,363	261,360
8인	7,930,000	282,728	235,277	288,617
9인	8,669,000	311,031	269,976	320,322
10인	9,408,000	342,861	305,333	354,964

※ 건강보험료 본인부담금 : 노인장기요양보험료 미포함 금액임

(신설)

'26년도

2026년 가구원수·가입유형별 기준중위소득 80% 이하 판정 기준표 】

(단위 : 원)

가구원수	기준중위소득 (80%)	건강보험료 본인부담금 (고지금액 기준)		
		직장가입자	지역가입자	혼합
2인	3,360,000	121,170	49,863	122,382
3인	4,288,000	153,904	89,039	155,648
4인	5,196,000	187,565	130,472	189,970
5인	6,046,000	216,335	151,065	219,571
6인	6,845,000	248,148	188,592	252,088
7인	7,613,000	275,574	223,195	280,988
8인	8,380,000	298,295	252,443	305,469
9인	9,147,000	322,542	280,456	332,951
10인	9,915,000	355,397	317,741	369,095

2026년 가구원수·가입유형별 기준중위소득 100% 이하 판정 기준표 】

가구원수	기준중위소득 (100%)	건강보험료 본인부담금 (고지금액 기준)		
		직장가입자	지역가입자	혼합
2인	4,200,000	151,148	83,625	152,775
3인	5,360,000	195,073	137,279	197,469
4인	6,495,000	236,378	172,901	240,050
5인	7,557,000	274,221	220,149	279,461
6인	8,556,000	309,777	264,935	318,043
7인	9,516,000	348,913	308,246	360,410
8인	10,475,000	390,974	357,158	410,439
9인	11,434,000	432,308	404,529	457,613
10인	12,393,000	457,613	435,046	490,306

※ 건강보험료 본인부담금 : 노인장기요양보험료 미포함 금액임

3. 임신 사전건강관리 지원사업

목 차	'25년도	'26년도
❶ 사업 개요		
라. 추진체계별 담당 업무	사업지원단(공모): • 시도 및 보건소 사업 운영관리 (사업관리, 집행점검, 모니터링 및 결과 분석) 기술지원 • 성과관리 및 평가 • 사업 홍보 • 기타 사업 추진과 관련하여 위탁된 사항	<u>한국건강증진개발원</u>: • 시도 및 보건소 사업 운영관리 (사업관리, 집행점검, 모니터링 및 결과 분석) 기술지원 • 성과관리 및 평가 • 사업 홍보 • 기타 사업 추진과 관련하여 위탁된 사항
❷ 지원 절차		
라. 검사	❑ 검사 방법 ● 검사의뢰서 [서식 제6호 또는 제7호]를 지참하여 사업 참여 의료기관에서 검사 * 의료기관에 따라 사전 예약이 필요할 수 있으므로 전화 후 방문 권고 - 사업 미참여 의료기관에서 검사받은 경우 지원이 불가하므로 반드시 e보건소 홈페이지 내 참여 의료기관 목록 확인 후 검사 - 매월 1일 현행화 명단 e보건소(e-health.go.kr) 반영* * e보건소 - 의료비 지원 - '임신 사전건강관리 지원' 안내 "사업 참여 의료기관"	❑ 검사 방법 ● 검사의뢰서 [서식 제6호 또는 제7호]를 지참하여 사업 참여 의료기관에서 검사 * 의료기관에 따라 사전 예약이 필요할 수 있으므로 전화 후 방문 권고 - 사업 미참여 의료기관에서 검사받은 경우 지원이 불가하므로 반드시 e보건소 홈페이지 내 참여 의료기관 목록 확인 후 검사 <u>* e보건소 - 보건서비스 - '임신 사전건강관리 참여의료기관'</u>
❸ 사업 참여 의료기관 ※ 사업 참여 의료기관 관리를 위한 시스템 개통 및 운영 예정으로, 시스템 개통 이후 재안내 예정입니다.		
나. 사업 참여 신청	(중략) ❑ 사업 참여 요건 (중략) ● 남성 가임력 검사 - 인력 : 산부인과 또는 비뇨의학과 전문의 근무 - 시설 : 독립된 별도 공간의 정액채취실 구비(잠금장치 필수) 및 정액검사 가능 기관 * 정액채취실은 다른 용도로 병용 불가 * 정액검사(정자정밀형태검사)는 외부기	(중략) ❑ 사업 참여 요건 (중략) ● 남성 가임력 검사 - 인력 : 산부인과 또는 비뇨의학과 전문의 근무 - 시설 : 독립된 별도 공간의 정액채취실 구비(잠금장치 필수) 및 정액검사 가능 기관 * 정액채취실은 다른 용도로 병용 불가 * 정액검사(정자정밀형태검사)는 외부기

목 차	'25년도	'26년도
	관 의뢰 가능하나, 참여 신청 시 반드시 의뢰기관 기재 - 단가 : ①정자정밀형태검사를 실시하는 경우 5.5만 원 이하, ②일반정액검사를 실시하는 경우 3만 원 이하	관 의뢰 가능하나, 참여 신청 시 반드시 의뢰기관 기재 * 정액검사(정자정밀형태검사) 중 정자운동성 검사는 의료기관에서 자체적으로 수행 단, 외부기관 의료 및 검사가 정액 채취 1시간 이내 가능할 시 예외적으로 외부기관 의뢰 가능 - 단가(비급여 기준) : ①정자정밀형태검사를 실시하는 경우 5.5만 원 이하, ②일반정액검사를 실시하는 경우 3만 원 이하
❹ 기타 행정 사항		
가. 사업 참여 의료기관 관리에 관한 사항	(중략) ❑ 의료기관 현장점검 (중략) ● 남성 참여 의료기관 점검 사항 - 인력 : 산부인과 또는 비뇨의학과 전문의 근무, 원내 검사 실시 시 정액검사 인력 보유 여부 등 - 시설 및 장비 : 독립된 별도 공간 및 정액채취 단일 목적의 정액채취실 구비 여부(잠금장치, 조도 조절 등) 및 정액검사 실시 여부, 현미경 배율 - 검사결과 상담 및 연계 여부 - 정자정밀형태검사 실시 시 추가 점검 : 세부내역서 비급여 검사명칭, 검사결과지 "Strict morphology" 항목 포함 여부 (WHO 기준치 4%), 시료 건조 후 염색 여부, 형태 확인 정자 개수(기준치 약 200ea)	(중략) ❑ 의료기관 현장점검 (중략) ● 남성 참여 의료기관 점검 사항 - 인력 : 산부인과 또는 비뇨의학과 전문의 근무, 원내 검사 실시 시 정액검사 인력 보유 여부 등 - 시설 및 장비 : 독립된 별도 공간 및 정액채취 단일 목적의 정액채취실 구비 여부(잠금장치, 조도 조절 등) 및 정액검사 실시 여부, 현미경 배율 - 검사결과 상담 및 연계 여부 - 정자정밀형태검사 실시 시 추가 점검 : 세부내역서 비급여 검사명칭, 검사결과지 "Strict morphology" 항목 포함 여부 (WHO 기준치 4%), 시료 건조 후 염색 여부, 형태 확인 정자 개수(기준치 약 200ea) - 정자 운동성 검사 의료기관 자체 수행 여부 또는 외부기관 의뢰 및 검사 정액채취 1시간 이내 가능 여부
	(중략) ❑ 사업 참여 강제취소 (중략)	(중략) ❑ 사업 참여 강제취소 (중략)

목 차	'25년도	'26년도
	강제취소 사유 • 신청 시 금액을 초과하는 단가를 수납 요구하는 경우 • 신청서 기재 내용(자격요건 등)이 허위인 경우 - 전문의 미구비 - 시설(독립된 별도 공간의 정액채취실) 미구비 • 필수 검사항목 이외의 검사항목을 강요한 경우 • 검사의뢰서 지참 수검자에 대해 시행한 검사 관련, 부정청구(임의비급여 등)로 건강보험심사평가원으로부터 제재를 받은 경우 • 기타 「임신 사전건강관리 지원」 사업의 운영주체(보건복지부, 각 지자체 보건소)로부터 받은 정당한 요구를 이행하지 않는 경우	**강제취소 사유** • 신청 시 금액을 초과하는 단가를 수납 요구하는 경우 • 신청서 기재 내용(자격요건 등)이 허위인 경우 - 전문의 미구비 - 시설(독립된 별도 공간의 정액채취실) 미구비 • 필수 검사항목 이외의 검사항목을 강요한 경우 • 그 외 이용 불편(과잉진료, 진료거부, 결과 미안내 등)으로 인한 민원 3회 이상 발생하여 현장점검 및 시정요구시 이에 불응할 경우 • 검사의뢰서 지참 수검자에 대해 시행한 검사 관련, 부정청구(임의비급여 등)로 건강보험심사평가원으로부터 제재를 받은 경우 • 기타 「임신 사전건강관리 지원」 사업의 운영주체(보건복지부, 각 지자체 보건소)로부터 받은 정당한 요구를 이행하지 않는 경우
임신 사전건강관리 지원 Q&A		
신청	(신설)	Q 3. 여성 가임력 검사 시, 자궁난관조영초음파(Hycosy) 검사만 받더라도 지원 가능한가요? A 조영초음파는 부인과 초음파의 일종으로서 조영초음파만 실시하여도 지원 가능합니다. 단, 조영술은 X-ray 활용 검사로, 필수 검사항목과 함께 시행할 시에만 지원 가능합니다.
	(신설)	Q 4. 남성 가임력 검사 시, X1-pro 등 기계를 사용한 정액검사를 정자정밀형태검사로 인정가능한가요? A 불가합니다. WHO 실험실 지침서(제6판)에 따라 정자를 세척 후 염색하여 정자 형태를 정밀하게 검사(1000배율 위상차 현미경 하 Kruger Strict Criteria를 바탕으로 관찰 후 결과 기재)하는 과정이 필요하나, 해당 기계는 동 지침서가 제시하는 표준 과정을 준수하지 않으므로 인정이 어렵습니다.

목 차	'25년도	'26년도
사업 참여 의료기관	(신설)	Q 6. 정자 운동성 검사를 외부기관에 의뢰하려면 어떻게 하나요? A 정자 운동성 검사는 원칙적으로 의료기관에서 직접 수행해야 합니다. 단, 외부기관 의뢰 및 검사가 정액 채취 1시간 이내 가능할 시 예외적으로 외부기관 의뢰가 가능합니다. ※ 예외 인정을 위한 증빙자료 예시 : 정액 채취 시간 및 외부 기관에서 실시한 검사 시간이 모두 표시된 검사결과서 등(개인정보는 삭제 처리)

4. 난임부부 시술비 지원사업

<table>
<tr><th>목 차</th><th>'25년도</th><th>'26년도</th></tr>
<tr><td colspan="3">난임부부 시술비 지원사업은 2022년부터 지방이양사업으로 확정됨에 따라, 지침 변경을 최소화하였습니다.</td></tr>
<tr><td colspan="3">❶ 사업개요</td></tr>
<tr><td>가. 추진경과</td><td>(중략)
● (신설)</td><td>(중략)
• 지원결정통지서 유효기간 연장 및 지원내용 변경(2026년 1월)
- 난임시술 지원결정 후 짧은 유효기간 내 시술을 시도해야 하는 불편 사항 해소를 위하여 지원결정통지서 유효기간을 3개월에서 6개월로 연장
- 난임진단자가 가임력 보존을 목적으로 냉동한 난자를 임신·출산을 위해 사용할 경우, 냉동난자 해동비 지원
* 기존 냉동난자 사용 보조생식술 지원사업은 폐지하고 해동비 지원 부분은 동 사업에서 지원</td></tr>
<tr><td colspan="3">❷ 난임부부 시술비 지원사업 지원신청 및 지원내용</td></tr>
<tr><td>가. 지원신청 자격</td><td>(중략)
사실상 혼인관계를 유지하였다고 인정하는 기준
(중략)
3) 두 당사자의 가족관계등록부에 신청일 기준 제3자와의 혼인 관계가 없어야 함</td><td>(중략)
사실상 혼인관계를 유지하였다고 인정하는 기준
(중략)
3) 두 당사자의 가족관계등록부에 신청일 기준 제3자와의 혼인 관계가 없어야 함<u>(외국인의 경우 아래 서류 중 한 가지 제출)</u>
<u>- 대사관에서 발급한 '혼인요건 진술서' 또는 '미혼증명서'</u>
<u>- 자국 행정기관에서 발급받은 '가족관계증명서' 또는 '호적등본' 또는 이에 준하는 서류로, 아포스티유 또는 영사확인을 거친 후 필요시 공증 및 번역 절차를 완료한 서류</u>
<u>* 서류 유효기간 : 발급일로부터 1년</u></td></tr>
</table>

목 차	'25년도	'26년도
	❑ 부부 중 최소한 한 명은 주민등록이 되어 있는 대한민국 국적 소유자(주민등록 말소자, 재외국민 주민등록자는 대상에서 제외)이면서, 부부 모두 건강보험 가입 및 보험료 고지 여부가 확인되는 자 ※ 재외국민 주민등록 관련 법령 : 주민등록법 제6조, 제24조 참조 ※ 단, 건강보험 적용만을 위한 사실상 혼인관계 인정은 부부 중 최소한 한 명은 건강보험 가입이 되어 있어야 하며, 건강보험 가입자에 한하여 난임시술에 대한 급여 적용이 가능함	❑ 부부 중 최소한 한 명은 주민등록이 되어 있는 대한민국 국적 소유자(주민등록 말소자, 재외국민 주민등록자는 대상에서 제외)이면서, 부부 모두 건강보험 가입 및 보험료 고지 여부가 확인되는 자 ※ 재외국민 주민등록 관련 법령 : 주민등록법 제6조, 제24조 참조 ※ 단, 건강보험 적용만을 위한 사실상 혼인관계 인정은 부부 중 최소한 한 명은 건강보험 가입이 되어 있어야 하며, 건강보험 가입자에 한하여 난임시술에 대한 급여 적용이 가능함 ※ 「국민건강보험법」 제5조 제1항 각 호에 따른 건강보험가입 제외대상자에 해당하는 사실이 확인되는 자 포함
다. 신청접수	(중략) ❑ 제출서류 ● 기본 첨부서류 (중략) ② 난임 진단서 1부 〈서식 2, 3〉 * 난임 진단서는 1차 신청 시 제출한 내용을 최종 지원 시까지 갈음함 * 사실혼 부부의 경우, 난임진단서 없이 신청 가능. 시술 종료 후 비용청구 전까지 진단서를 별도 제출받아 PHIS에 입력하여야 함 ③ 부부 모두의 건강보험증 사본 또는 건강보험자격확인서 1부씩 (중략) ● 추가 첨부서류 ⑤ 사실상 혼인관계인 경우 - 당사자 시술동의서 〈서식 10〉 - 주민등록등본* 및 가족관계증명서 당사자별 각 1부	(중략) ❑ 제출서류 ● 기본 첨부서류 (중략) ② 난임 진단서 1부 〈서식 2, 3〉 * 난임 진단서는 1차 신청 시 제출한 내용을 최종 지원 시까지 갈음함. 단, 신청일 기준 10년이 경과한 경우 재발급 및 제출 필요 * 사실혼 부부의 경우, 난임진단서 없이 신청 가능. 시술 종료 후 비용청구 전까지 진단서를 별도 제출받아 PHIS에 입력하여야 함 ③ 부부 모두의 건강보험증 사본 또는 건강보험자격확인서 1부씩 * 「국민건강보험법」 제5조 제1항 각 호에 따른 건강보험가입 제외대상자에 해당할 경우 자격증명서 또는 국가유공자등록증 등 확인서류 1부 (중략) ● 추가 첨부서류 ⑤ 사실상 혼인관계인 경우 - 당사자 시술동의서 〈서식 10〉 - 제3자와의 혼인관계가 없다는 것을 확인할 수 있는 주민등록등본* 및 가족관계증

목 차	'25년도	'26년도
	* 「전자정부법」에 따라 행정정보의 공동이용을 통한 확인에 동의한 경우는 제출 생략 (후략)	명서(또는 혼인관계증명서) 당사자별 각 1부 * 「전자정부법」에 따라 행정정보의 공동이용을 통한 확인에 동의한 경우는 제출 생략 * 당사자가 외국인인 경우 대사관에서 발급한 '혼인요건 진술서', '미혼증명서' 중 1부 또는 자국 행정기관에서 발급받은 '가족관계증명서', '호적등본', 이에 준하는 서류 중 아포스티유 또는 영사확인을 거친 후 필요시 공증 및 번역 절차를 완료한 서류 1부(당사자가 외국인인 경우에 한함)(서류 유효기간 : 발급일로부터 1년) (후략)
❸ 지원대상자 자격조사 및 지원결정		
나. 지원대상자 지원결정	(중략) ● 신청자격 및 제출서류가 지원기준에 적합한 경우 지원결정통지서를 발급 - 지원결정통지서 발급 유효기간은 발급일로부터 3개월임 ※ 보건소 및 정부 난임시술 지정기관에서는 지원 유효기간 경과 시 재신청을 통한 자격요건 재확인 후 지원결정통지서를 재발급 받아야 한다는 사실에 대하여 지원결정통지서 발급 및 의료기관 내방 시 반드시 안내 - 통지서 분실 시, 기존 통지서와 동일한 유효기간으로 재출력하여 배부	(중략) ● 신청자격 및 제출서류가 지원기준에 적합한 경우 지원결정통지서를 발급 - 지원결정통지서 발급 유효기간은 발급일로부터 6개월임 ※ 보건소 및 정부 난임시술 지정기관에서는 지원 유효기간 경과 시 재신청을 통한 자격요건 재확인 후 지원결정통지서를 재발급 받아야 한다는 사실에 대하여 지원결정통지서 발급 및 의료기관 내방 시 반드시 안내 - 통지서 분실 시, 기존 통지서와 동일한 유효기간으로 재출력하여 배부 - 지원결정통지서는 1회만 유효하며, 중복 사용 불가 ※ 보건소 및 정부 난임시술 지정기관에서는 이미 시술을 진행한 경우 기존 지원결정 통지서의 지원 유효기간이 남았더라도 다음 회차의 시술에 중복사용이 불가하며, 다음 회차의 시술을 받기 위해서는 재신청을 해야한다는 사실에 대하여 지원결정통지서 발급 및 의료기관 내방 시 반드시 안내

목 차	'25년도	'26년도
❹ 시술비 청구 및 지급		
나. 시술비 지급 기준 및 절차	❑ 시술비 지급 기준 (중략) ● (지급액 계산) 청구항목에 따라 지급되는 금액이 전부 지급되는 것이 아님에 유의 - (일부·전액본인부담금) 본인부담금 합계액의 90%에 해당하는 금액에 대해 지급 가능 - (비급여) 배아동결비는 최대 30만원, 착상유도제 및 유산방지제는 각각 20만원까지 지급 가능 - (지원금 합계) 상기 본인부담금 합계액의 90% 및 비급여 금액의 합산액은 지급상한액을 넘을 수 없음 ※ 절사금액 발생에 대하여는 90% 초과분 발생액도 인정 ※ 단, PHIS 시스템은 90% 반영분만 자동계산되므로 금액불일치 인정	❑ 시술비 지급 기준 (중략) ● (지급액 계산) 청구항목에 따라 지급되는 금액이 전부 지급되는 것이 아님에 유의 - (일부·전액본인부담금) 본인부담금 합계액의 90%에 해당하는 금액에 대해 지급 가능 - (비급여) 배아동결비는 최대 30만원, 착상유도제 및 유산방지제는 각각 20만원까지 지급 가능, (냉동난자 사용시) 해동비는 최대 30만원까지 지급 가능 - (지원금 합계) 상기 본인부담금 합계액의 90% 및 비급여 금액의 합산액은 지급상한액을 넘을 수 없음 ※ 절사금액 발생에 대하여는 90% 초과분 발생액도 인정 ※ 단, PHIS 시스템은 90% 반영분만 자동계산되므로 금액불일치 인정
		❑ 시술비 지급 절차 (중략) (신설) ● (지원대상자의 해동비 청구절차) 지원대상자가 냉동한 난자를 사용하여 임신·출산을 시도한 경우, 생식세포(난자) 동결보존 동의서 사본 및 해당 생식세포 냉동·해동 방법을 적은 동결보존 생식세포 소견서 각 1부, 시술비 청구서 및 시술확인서, 계산서·영수증 등을 제출하여 냉동난자 해동비에 대하여 정부지원금액 한도 내에서 지급 가능 - 시·군·구(보건소)에서는 지원대상자 및 시술의료기관에 지급한 금액의 합산액이 정부지원금 상한액을 초과하지 않도록 유의하여야 함 ※ 해동비 지급청구는 시술 완료 후 관련

목 차	'25년도	'26년도
		서류(생식세포 동결보존 동의서, 동결보존 생식세포 소견서, 시술비 청구서〈서식 12〉, 시술확인서〈서식 13〉, 계산서·영수증, 시술자 본인의 계좌 통장 사본)를 첨부하여 1개월 이내에 관할 보건소 또는 e보건소 공공보건포털로 청구하되, 1개월이 지나서 청구하는 경우는 청구서의 지연 사유를 확인하고 보건소장이 그 사유가 타당하다고 판단하는 경우 6개월의 범위 내에서 지연청구 가능 ※ 단, 2025년 12월 31일 이전 실시된 냉동난자 사용 보조생식술의 경우 종전 '냉동난자 사용 보조생식술 지원 사업'과 동일하게 3개월 이내 청구 가능 ● (보건소의 비용 지급 절차) (중략) (신설) - 배아 이식 전 각종 유전자검사, 면역력검사와 선택유산시술 비용 등은 지원 불가능 ※ 해당 검사 및 시술은 법적으로 금지되어 있거나, 보편적이지 않은 타 비급여 시술을 유도하는 측면이 있으며, 효과성, 비용의 적절성 등 검증되지 못한 점 등을 종합적으로 고려
		❑ 허용되는 비급여 지원 시술 및 약제비용 지원 (중략) (신설) ● 냉동난자 해동비의 지원 방향 - (지원대상) 가임력 보존을 목적으로 냉동한 난자를 임신·출산을 위해 사용할 경우, 보조생식술 비용 일부를 지원 - (지원액) 생식세포(난자) 해동비에 한해 시술당 최대 30만원 지원

<table>
<tr><th>목 차</th><th>'25년도</th><th>'26년도</th></tr>
<tr><td colspan="3">❻ 난임시술 의료기관 지정</td></tr>
<tr><td>가. 지정 및 지정절차</td><td>❑ 난임시술(자궁내 정자주입 시술) 의료기관
2) 지정절차
(중략)
※ 「생명윤리 및 안전에 관한 법률」 제22조에 의한 배아생성의료기관은<모자보건법 시행규칙 별지 제9호의3서식에 의한>"난임시술(체외수정 시술) 의료기관 지정신청서"로 신청(배아생성의료기관 지정서사본 첨부)</td><td>❑ 난임시술(자궁내 정자주입 시술) 의료기관
2) 지정절차
(중략)
※ 「생명윤리 및 안전에 관한 법률」 제22조에 의한 배아생성의료기관은<모자보건법 시행규칙 별지 제9호의3서식에 의한>"난임시술(체외수정 시술) 의료기관 지정신청서"로 갈음(배아생성의료기관 지정서사본 첨부). 단, 첨부서류가 면제되는 것은 아님</td></tr>
<tr><td>나. 체외수정 시술 및 인공수정 시술(공통)</td><td></td><td>(신설)
변경사항을 확인할 수 있는 서류
<table><tr><th>변경항목</th><th>확인서류</th></tr><tr><td>기관의 명칭</td><td rowspan="3">의료기관 개설신고 증명서 사본 또는 의료기관 개설허가증 사본</td></tr><tr><td>기관장 (대표자)</td></tr><tr><td>소재지</td></tr><tr><td>시설</td><td>시설 변경 신고 현황, 시설 평면도 및 시설 내부 사진</td></tr><tr><td>전문인력 (의사)</td><td>인력 변경 신고 현황, 의사면허증 사본*</td></tr></table>* 주민등록번호 및 사진은 삭제 후 제출</td></tr>
<tr><td colspan="3">난임부부 지원사업 Q&A</td></tr>
<tr><td rowspan="2">➲2026년 1월 1일 시행 관련</td><td>(신설)</td><td>1 지원결정통지서 유효기간 연장(3개월 → 6개월)
Q 1. 지원결정통지서 유효기간 연장은 언제부터 적용되나요?
A 2026년 1월 1일부터 발급된 지원결정통지서부터 적용됩니다.</td></tr>
<tr><td>(신설)</td><td>Q 2. 지원결정통지서 유효기간 내에 여러번 시술이 가능한가요?
A 지원결정통지서는 매 시술마다 신청하여야 하며, 이미 시술을 시작하였다면 지원결정통지서의</td></tr>
</table>

목 차	'25년도	'26년도
		유효기간이 남아있더라도 다음 회차의 시술을 하는 것은 불가하며 재신청하여야 합니다.
	(신설)	2 냉동난자 해동비 지원 Q 1. 냉동난자를 사용하여 보조생식술을 진행할 경우, 난임시술비지원은 체외수정(신선배아) 시술로 신청하면 되나요? A 냉동난자를 해동하여 수정하여 신선배아 방식으로 시술을 진행합니다.
	(신설)	Q 2. 냉동난자 해동비는 본인부담금 공단부담금 상관없이 다 지원하나요? A 냉동난자 해동은 기본적으로 비급여를 지원합니다. 다만, 의학적 사유로 급여가 적용될 수 있으며 이 경우 본인부담금에 한해 지원금의 한도 내에서 지원합니다.
➲ 난임치료시술기관 지정	Q 1. 정부지정 난임시술기관 신청서 제출처 A 세종특별자치시 가름로 143, 세종타워 B 12층 보건복지부 출산정책과 (의료기관에서 직접 제출)	Q 1. 정부지정 난임시술기관 신청서 제출처 A 문서24를 활용한 전자 제출 또는 우편 제출이 가능합니다.(※ 전자제출 권장) (전자 제출시) 문서24 활용(받는 기관 : 보건복지부 출산정책과) (우편 제출시) 세종특별자치시 가름로 143, KT&G 세종타워 B 12층 보건복지부 출산정책과

냉동난자 사용 보조생식술 지원

※ 동 사업은 종료하고 난임진단자의 난자 해동비는 2026년부터 「난임부부 시술비 지원사업」으로 통합하여 지원

5. 영구 불임 예상 난자·정자 냉동 지원사업

목 차	'25년도	'26년도
❷ 영구 불임 예상 난자·정자 냉동 지원 절차		
가. 지원 대상 및 내용	□ 지원 대상 2. 주민등록이 되어 있는 대한민국 국적 소유자(주민등록 말소자, 재외국민 주민등록자는 대상에서 제외)이면서, 건강보험 가입이 확인되는 자 ※ 재외국민 주민등록 관련 법령 : 주민등록법 제6조, 제24조 참조	□ 지원 대상 2. 주민등록이 되어 있는 대한민국 국적 소유자(주민등록 말소자, 재외국민 주민등록자는 대상에서 제외)이면서, 건강보험 가입이 확인되는 자 ※ 재외국민 주민등록 관련 법령 : 주민등록법 제6조, 제24조 참조 <u>※ 「국민건강보험법」 제5조 제1항 각 호에 따른 건강보험가입 제외대상자에 해당하는 사실이 확인되는 자 포함</u>

6. 고위험 임산부 의료비 지원

목 차	'25년도	'26년도
고위험 임산부 의료비 지원사업 Q&A		
	〈신설〉	Q 17. 출산 후 수주 뒤 분만 후 출혈(O72)로 재입원하여 치료받은 경우 지원 가능 여부? A 지원 가능

7. 저소득층 기저귀·조제분유 지원

목 차	'25년도	'26년도
❷ 기저귀·조제분유 바우처 지원 운영 안내		
다. 바우처 지원 결정	1) 지원 적합여부 판정 방법 ● (중략) - 영아 본인 또는 영아의 부 또는 모가 일반장애인으로 등록되어 있고, 기준중위소득 80%* 이하에 해당하는 경우 '적합' 판정 - 2인 이상의 자녀를 둔 가구로서 기준중위소득 80% 이하에 해당하는 경우 '적합' 판정, 영아별로 지원 가능 - 산모의 방사성 요오드 치료, 의식불명, 뇌출혈 등으로 인한 의식 기능의 현저한 저하, 상반신 마비, 장기간(4주 이상) 입원치료, 희귀·중증 난치질환자*로서 스테로이드 고용량 투여 또는 면역억제제 투여, 산모의 유방절제술·유방확대술 등으로 인한 유선손상, 질환으로 인한 지속적 약물 복용이 모유를 통해 영아에게 영향을 미치는 경우로 모유수유가 불가능 하다고 의사가 판단하는 경우	1) 지원 적합여부 판정 방법 • (중략) 영아 본인 또는 영아의 부 또는 모가 일반장애인으로 등록되어 있고, 기준중위소득 80%* 이하에 해당하는 경우 '적합' 판정 2인 이상의 자녀를 둔 가구로서 기준중위소득 80% 이하에 해당하는 경우 '적합' 판정, 영아별로 지원 가능 ※ 장애인, 다자녀(2인 이상) 가구 대상 지원기준 완화(기준 중위소득 80% → 100%,'26.7월~) - 산모의 방사성 요오드 치료, 의식불명, 뇌출혈 등으로 인한 의식 기능의 현저한 저하, 상반신 마비, 장기간(4주 이상) 입원치료, 희귀·중증 난치질환자*로서 스테로이드 고용량 투여 또는 면역억제제 투여, 산모의 유방절제술·유방확대술 등으로 인한 유선손상, 질환으로 인한 지속적 약물 복용(3개월 이상)이 모유를 통해 영아에게 영향을 미치는 경우로 모유수유를 권장하지 않는다고 의사가 판단하는 경우
저소득층 기저귀·조제분유 지원사업 (Q&A)		
■ 가구원 수 산정 사례	(신설)	Q 7-1. 부가 외국인이며 국내 체류 중이나 건강보험 미가입인 경우, 적용 기준? A 부의 소득이 확인될 경우 건강보험료 본인부담률 적용해 가구원에 포함하고, 소득이 확인되지 않을 경우 가구원에서 제외합니다.
■ 지원신청 절차	(신설)	Q 15. 부는 지역가입자(사업자등록)이고, 모는 임의계속가입자인 경우 맞벌이 경감 적용되나요? A 재혼 이전 출산한 자녀도 주민등록상

목 차	'25년도	'26년도
		같은 주소지에 있다면 다자녀 인정이 가능합니다. 다만, 소득이 있어 별도의 건강보험료를 납부하는 자녀는 가구원 수 제외하며, 성인자녀의 건강보험료도 합산하지 않습니다.

8. 영유아 사전예방적 건강관리

<table>
<tr><th>목 차</th><th>'25년도</th><th>'26년도</th></tr>
<tr><td colspan="3">❷ 미숙아 및 선천성 이상아 의료비 지원</td></tr>
<tr>
<td>나. 미숙아 및 선천성 이상아 의료비 지원
❑ 지원대상 및 지원내용
1) - 가. 미숙아(저체중아 및 조산아) 의료비 지원</td>
<td>④ 지원금액 산정방법 및 지원한도
〈중략〉
- 지원한도
<table>
<tr><th>출생시 체중</th><th>2.0kg~2.5kg 미만, 재태기간 37주 미만</th><th>1.5kg~2.0kg 미만</th><th>1kg~1.5kg 미만</th><th>1kg 미만</th></tr>
<tr><td>1인당 지원한도</td><td>3백만원</td><td>4백만원</td><td>7백만원</td><td>10백만원</td></tr>
</table>
</td>
<td>④ 지원금액 산정방법 및 지원한도
〈중략〉
- 지원한도
<table>
<tr><th>출생시 체중</th><th>2.0kg~2.5kg 미만, 재태기간 37주 미만</th><th>1.5kg~2.0kg 미만</th><th>1kg~1.5kg 미만</th><th>1kg 미만</th></tr>
<tr><td>1인당 지원한도</td><td>4백만원</td><td>5백만원</td><td>10백만원</td><td>20백만원</td></tr>
</table>
</td>
</tr>
<tr>
<td>1) - 나. 선천성이상아 의료비 지원</td>
<td>④ 지원금액 산정방법 및 지원한도
〈중략〉
- 지원한도 : 1인당 500만원</td>
<td>④ 지원금액 산정방법 및 지원한도
〈중략〉
- 지원한도 : 1인당 700만원</td>
</tr>
<tr>
<td>1) - 다. 선천성이상 질환을 가지고 미숙아로 태어난 경우</td>
<td>② 산정방법 및 지원한도
〈중략〉
- 지원한도 : 미숙아 출생체중별 지원한도(3~10백만원) + 선천성이상아 지원한도(5백만원)
<table>
<tr><th>출생시 체중</th><th>2.0kg~2.5kg 미만, 재태기간 37주 미만</th><th>1.5kg~2.0kg 미만</th><th>1kg~1.5kg 미만</th><th>1kg 미만</th></tr>
<tr><td>미숙아</td><td>3백만원</td><td>4백만원</td><td>7백만원</td><td>10백만원</td></tr>
<tr><td>선천성이상아</td><td colspan="4">5백만원</td></tr>
<tr><td>1인당 지원한도</td><td>8백만원</td><td>9백만원</td><td>12백만원</td><td>15백만원</td></tr>
</table>
- 미숙아 및 선천성이상아 의료비 구분 산정</td>
<td>② 지원금액 산정방법 및 지원한도
〈중략〉
- 지원한도
* 미숙아 및 선천성이상아 의료비 구분 산정 폐지('26년~)
<table>
<tr><th>출생시 체중</th><th>2.0kg~2.5kg 미만, 재태기간 37주 미만</th><th>1.5kg~2.0kg 미만</th><th>1kg~1.5kg 미만</th><th>1kg 미만</th></tr>
<tr><td>1인당 지원한도</td><td>11백만원</td><td>12백만원</td><td>17백만원</td><td>27백만원</td></tr>
</table>
</td>
</tr>
</table>

<table>
<tr><th>목 차</th><th>'25년도</th><th>'26년도</th></tr>
<tr><td></td><td>
• 미숙아 의료비는 신생아중환자실 입원을, 선천성이상아 의료비는 수술비를 기준으로 각각 우선 산정
• 미숙아와 선천성이상 질환의 치료 기간이 각각 다른 경우 반드시 분리하여 지원금액 산정
• 질환별 의료비 발생내역의 명확한 구분이 용이하지 않으나, 담당 의료진의 협조를 통하여 구분 가능한 수준까지 분리하여 산정
• 단, 미숙아 및 선천성이상 치료가 동시에 이루어져 질환별 의료비 발생내역 구분이 불가능한 경우 총 지원한도 내에서 지원 가능
</td><td></td></tr>
<tr><td>❑ 지원절차</td><td>
● 제출서류
<table>
<tr><th>구분</th><th>구비 서류</th></tr>
<tr><td></td><td>〈중략〉</td></tr>
<tr><td>해당자 제출(추가)</td><td>
• (미숙아) 출생보고서 또는 출생증명서 1부
• (선천성이상아) 진단서, 입·퇴원확인서 각 1부(질병명 및 질병코드 포함)
- 입·퇴원확인서는 입원횟수별로 제출. 단, 진단서 상에 각각의 입·퇴원 진료 기록이 모두 기재된 경우에는 생략 가능
• (필요시) 가족관계증명서*, 건강보험증 사본 및 건강보험료 납부 확인서*, 소견서 각 1부
- 기초생활보장수급자, 차상위계층의 경우 관련 증명서 또는 확인서로 대체 가능
* 전자정부법에 따른 행정정보의 공동 이용을 통한 확인에 동의 시 생략 가능
</td></tr>
</table>
</td><td>
● 제출서류
<table>
<tr><th>구분</th><th>구비 서류</th></tr>
<tr><td></td><td>〈중략〉</td></tr>
<tr><td>해당자 제출(추가)</td><td>
• (미숙아) 출생보고서 또는 출생증명서 1부
• (선천성이상아) 진단서, 입·퇴원확인서 각 1부(질병명 및 질병코드 포함)
- 입·퇴원확인서는 입원횟수별로 제출. 단, 진단서 상에 각각의 입·퇴원 진료 기록이 모두 기재된 경우에는 생략 가능
• (필요시) 가족관계증명서*, 소견서 각 1부
* 전자정부법에 따른 행정정보의 공동 이용을 통한 확인에 동의 시 생략 가능
</td></tr>
</table>
</td></tr>
<tr><td>다. 미숙아 지속관리 시범사업
❑ 사업 개요</td><td>
● 사업내용
* '21년 시범사업 도입(3개 지역) → '22년 확대시행(6개 지역)
</td><td>
● 사업내용
* '21년 시범사업 도입(3개 지역)→ '22년 확대시행(6개 지역)→ '26년 확대시행(12개 지역)
</td></tr>
</table>

목 차	'25년도	'26년도
❸ 선천성대사이상 검사 및 환아관리		
가. 선천성 대사이상 검사비 지원 (보건소) ❑ 지원내용 및 지원기준	● 신생아 선천성 대사이상 외래 선별검사비의 (일부)본인부담금 지원 - 출생 후 28일 이내에 실시하여 건강보험이 적용된 선별검사를 대상으로 함	● 신생아 선천성 대사이상 외래 선별검사비의 (일부)본인부담금 지원 - 출생 후 28일 이내에 실시하여 건강보험이 적용된 선별검사 <u>(D5190, D5191, D5192)</u>를 대상으로 함
❑ 지원절차	(아래 '25년도 제출서류 참조)	(아래 '26년도 제출서류 참조)
나. 환아관리 (보건소 및 인구보건복지협회) 다. 행정사항	(아래 '25년도 특수식이 구입처 참조)	(아래 '26년도 특수식이 구입처 참조)

'25년도

● 제출서류

구 분	구비 서류
	〈중략〉
해당자 제출 (추가)	• (확진검사비) 진단서 등 확진 관련 증빙서류 • (필요시) 가족관계증명서, 건강보험증 사본 및 건강보험료 납부확인서 각 1부* - 기초생활보장수급자, 차상위계층의 경우 관련 증명서 또는 확인서로 대체 가능 * 전자정부법에 따른 행정정보의 공동이용을 통한 확인에 동의 시 생략 가능

'26년도

● 제출서류

구 분	구비 서류
	〈중략〉
해당자 제출 (추가)	• (확진검사비) 진단서 등 확진 관련 증빙서류 • (필요시) 가족관계증명서 1부* * 전자정부법에 따른 행정정보의 공동이용을 통한 확인에 동의 시 생략 가능

'25년도

● 특수식이 구입처

구분	품목	기관명	구입 방법	연락처
정부 지원	특수 식이	인구보건 복지협회 (양육 지원과)	온라인 신청 (선천성대사이상 환아관리 정보시스템)	02-2639 -2826
개인 구입	특수 조제 분유	매일유업	매일유업(직영스토어) https://brand.naver.com/maeil	02-2127 -2212
		한국메디 칼푸드	온라인 주문(메디푸드) (www.medifoods.co.kr)	02-468 -7000
		한독	온라인 주문(일상건강) (https://www.everydayhealth.co.kr)	02-527 -5114
		남양유업	온라인주문(남양아이쇼핑몰) (shopping.namyangi.com)	02-2010 -6513
		대상 웰라이프	온라인 주문 (대상웰라이프 공식몰) (www.wellife.co.kr)	080-433 -9000
	저단백 햇반	CJ 제일제당	온라인 주문(씨제이더마켓) (www.cjthemarket.com)	1668-1953

'26년도

● 특수식이 구입처

구분	품목	기관명	구입 방법	연락처
정부 지원	특수 식이	인구보건 복지협회 양육 지원팀)	온라인 신청 (선천성대사이상 환아관리 정보시스템)	02-2639 -2826
개인 구입	특수 조제 분유	매일유업	매일유업(직영스토어) https://brand.naver.com/maeil	02-2127 -2212
		한국메디 칼푸드	온라인 주문(메디푸드) (www.medifoods.co.kr)	02-468 -7000
		<u>아이베</u>	<u>온라인 주문(뉴트리시아 스토어) (https://www.nutriciastore.co.kr)</u>	<u>1833-8311</u>
		남양유업	온라인주문(남양아이쇼핑몰) (shopping.namyangi.com)	02-2010 -6513
		대상 웰라이프	온라인 주문 (대상웰라이프 공식몰) (www.wellife.co.kr)	080-433 -9000
	저단백 햇반	CJ 제일제당	온라인 주뮤(씨제이더마켓) (www.cjthemarket.com)	1668-1963

목 차	'25년도	'26년도
[별표 1] 특수식이 지원 대상 세부 질환코드 및 질환명	(아래 '25년도 표 참조)	(아래 '26년도 표 참조)

'25년도

구분	질환코드	질환명	분유명
선천성 대사이상 질환	E70.0	고전적 페닐케톤뇨증	PKU-1, PKU-2, PK AID-4
	E70.1	기타 고페닐알라닌혈증	
		반응성 페닐케톤뇨증	
		결손증 페닐케톤뇨증	
	E70.2	타이로신혈증	TYR
	E71.0	단풍시럽뇨병	BCAA, MSUD Anamix Junior, MSUD Maxamum
	E71.1	메틸말론산혈증	MPA-1, MPA-2
	E71.1	프로피온산혈증	
	E71.1	아이소발레린산 혈증	로이신프리
	E71.3	지방산대사장애	MCT
	E72.1	호모시스틴뇨	메티오닌-1, 메티오닌-2
	E72.2	요소회로대사장애	UCD-1, UCD-2
	E72.2	아르지닌혈증	
	E72.2	시트룰린혈증	
	E72.3	글루타르산뇨	GA 1 Anamix Infant GA 1 Anamix Junior
	E72.4	오르니틴대사장애	UCD-1, UCD-2
	E72.5	고글라이신혈증	NKH
	E74.2	갈락토스혈증	xo 알레기
	E83.5	고칼슘혈증	Locasol
	단백질 섭취 제한		프로테인프리
	지방 섭취 제한		Basic-F
희귀 등 기타 질환	K50.0, K50.1, K50.8 * 하위코드 포함	크론병	엘리멘탈 028, 모노웰, 모노웰펩토, 뉴케어 IBD 아미노, 뉴케어 IBD 플러스
	K91.2	단장증후군	(만 1세 이전) HA, 네오케이트 LCP (만 1세 이후) 엘리멘탈 028, 모노웰, 모노웰펩토, 뉴케어 IBD 아미노,뉴케어 IBD 플러스
	Q44.2	담도폐쇄증	MCT
	I89.0	장림프관확장증	

* 상기 표에 열거된 질환코드만 지원 가능하며, 질환명은 무관

'26년도

구분	질환코드	질환명	분유명
선천성 대사이상 질환	E70.0	고전적 페닐케톤뇨증	PKU-1, PKU-2, PK AID-4
	E70.1	기타 고페닐알라닌혈증	
		반응성 페닐케톤뇨증	
		결손증 페닐케톤뇨증	
	E70.2	타이로신혈증	TYR
	E71.0	단풍시럽뇨병	MSUD(BCAA-free), MSUD Anamix Junior, MSUD Maxamum
	E71.1	메틸말론산혈증	MPA-1, MPA-2
	E71.1	프로피온산혈증	
	E71.1	아이소발레린산 혈증	아이브이에이 (로이신프리)
	E71.3	지방산대사장애	MCT
	E72.1	호모시스틴뇨	에이치시유-1 (메티오닌-1) 에이치시유-2 (메티오닌-2)
	E72.2	요소회로대사장애	UCD-1, UCD-2
	E72.2	아르지닌혈증	
	E72.2	시트룰린혈증	
	E72.3	글루타르산뇨	GA 1 Anamix Infant GA 1 Anamix Junior
	E72.4	오르니틴대사장애	UCD-1, UCD-2
	E72.5	고글라이신혈증	NKH
	E74.2	갈락토스혈증	XO 알레기
	E83.5	고칼슘혈증	Locasol
	단백질 섭취 제한		프로테이닐 (프로테인프리)
	지방 섭취 제한		Basic-F
희귀 등 기타 질환	K50.0, K50.1, K50.8 * 하위코드 포함	크론병	엘리멘탈 028, 모노웰, 모노웰펩토, 뉴케어 IBD 아미노, 뉴케어 IBD 플러스
	K91.2	단장증후군	(만 1세 이전) HA, 네오케이트 LCP (만 1세 이후) 엘리멘탈 028, 모노웰, 모노웰펩토, 뉴케어 IBD 아미노,뉴케어 IBD 플러스
	Q44.2	담도폐쇄증	MCT
	I89.0	장림프관확장증	

* 상기 표에 열거된 질환코드만 지원 가능하며, 질환명은 무관

목 차	'25년도	'26년도
[별표 2-1] 선천성대사이상 질환 특수식이 지원기준		

'25년도

고전적 페닐케톤뇨증

● 피케이유-1(PKU 1) | 국산 |

연 령	필 요 량		월간구입비	비 고
	일간(g)	월간(g)		
~만 2세	218	6,540 (19통)	209,000원	· 용량 : 1통당 350g 기준 · 단가 : 1통당 11,000원 · 생산 : 매일유업

● 피케이유-2(PKU 2) | 국산 |

연 령	필 요 량		월간구입비	비 고
	일간(g)	월간(g)		
만3~5세	133	3,990 (10통)	188,000원	· 용량 : 1통당 400g 기준 · 단가 : 1통당 18,800원 · 생산 : 매일유업
만6~8세	150	4,500 (12통)	225,600원	
만 9~11세	166	4,980 (13통)	244,400원	
만 12~14세	133	3,990 (10통)	188,800원	
만 15세이상	160	4,800 (12통)	225,600원	

● PK AID-4 | 수입 |

연 령	필 요 량		월간구입비	비 고
	일간(g)	월간(g)		
만 9세 이상 - 30~50kg	38	1,140 (2통)	224,400원	· 용량 : 1통당 500g · 단가 : 1통당 112,200원 · 생산 : 영국SHS · 판매 : 한독
- 51~70kg	53	1,590 (3통)	336,600원	
- 71kg~	54~	1,620~ (4통)	448,800원	

타이로신혈증

● TYR Anamix Infant | 수입 |

연 령	필 요 량		월간구입비	비 고
	일간(g)	월간(g)		
~만 5세	148	4,440 (12통)	1,128,000	· 용량 : 1통당 400g · 단가 : 1통당 94,000원 · 생산 : 영국 SHS · 공급 : 한독

메틸말론산혈증, 프로피온산혈증

● 엠피에이-1(MPA-1) | 국산 |

연 령	필 요 량		월간구입비	비 고
	일간(g)	월간(g)		
0~5개월	95	2,850 (9통)	123,300원	· 용량 : 1통당 350g 기준 · 단가 : 1통당 13,700원 · 생산 : 매일유업
6~11개월	125	3,750 (11통)	150,700원	
만1~2세	160	4,800 (14통)	191,800원	

'26년도

고전적 페닐케톤뇨증

● 피케이유-1(PKU 1) | 국산 |

연 령	필 요 량		월간구입비	비 고
	일간(g)	월간(g)		
~만 2세	218	6,540 (19통)	241,300원	· 용량 : 1통당 350g 기준 · 단가 : 1통당 12,700원 · 생산 : 매일유업

● 피케이유-2(PKU 2) | 국산 |

연 령	필 요 량		월간구입비	비 고
	일간(g)	월간(g)		
만3~5세	133	3,990 (10통)	217,000원	· 용량 : 1통당 400g 기준 · 단가 : 1통당 21,700원 · 생산 : 매일유업
만6~8세	150	4,500 (12통)	260,400원	
만 9~11세	166	4,980 (13통)	282,100원	
만 12~14세	133	3,990 (10통)	217,000원	
만 15세이상	160	4,800 (12통)	260,400원	

● PK AID-4 | 수입 |

연 령	필 요 량		월간구입비	비 고
	일간(g)	월간(g)		
만 9세 이상 - 30~50kg	38	1,140 (2통)	247,000원	· 용량 : 1통당 500g · 단가 : 1통당 123,500원 · 생산 : 영국SHS · 판매 : 아이베
- 51~70kg	53	1,590 (3통)	370,500원	
- 71kg~	54~	1,620~ (4통)	494,000원	

타이로신혈증

● TYR Anamix Infant | 수입 |

연 령	필 요 량		월간구입비	비 고
	일간(g)	월간(g)		
~만 5세	148	4,440 (12통)	1,206,000원	· 용량 : 1통당 400g · 단가 : 1통당 100,500원 · 생산 : 영국 SHS · 공급 : 아이베

메틸말론산혈증, 프로피온산혈증

● 엠피에이-1(MPA-1) | 국산 |

연 령	필 요 량		월간구입비	비 고
	일간(g)	월간(g)		
0~5개월	95	2,850 (9통)	142,200원	· 용량 : 1통당 350g 기준 · 단가 : 1통당 15,800원 · 생산 : 매일유업
6~11개월	125	3,750 (11통)	173,800원	
만1~2세	160	4,800 (14통)	221,200원	

목 차	'25년도	'26년도

'25년도

● 엠피에이-2(MPA-2) | 국산 |

연 령		필요량 일간(g)	필요량 월간(g)	월간구입비	비 고
만3~ 5세		55	1,650 (5통)	101,500원	· 용량 : 1통당 400g 기준 · 단가 : 1통당 20,300원 · 생산 : 매일유업
만6~ 8세		65	1,950 (5통)	101,500원	
만9~11세		95	2,850 (8통)	162,400원	
만12세~	여자	120	3,600 (9통)	182,700원	
	남자	145	4,350 (11통)	223,300원	

지방산대사장애

● 엠씨티 포뮬러(MCT Formula) | 국산 |

연 령	필요량 일간(g)	필요량 월간(g)	월간구입비	비 고
0-11개월	120	3,600 (11통)	72,600	· 용량 : 1통당 350g · 단가 : 1통당 6,600원 · 생산 : 매일유업
만 1~2세	108	3,240 (10통)	66,000	
만 3-5세	151	4,530 (13통)	85,800	
만 5세~	175	5,250 (15통)	99,000	

고글라이신혈증

● NKH Anamix Infant | 수입 |

연 령	필요량 일간(g)	필요량 월간(g)	월간구입비	비 고
0~5개월	98	2,940 (8통)	816,000	· 용량 : 1통당 400g · 단가 : 1통당 102,000원 · 생산 : 영국SHS · 공급 : 한독
6-11개월	126	3,780 (10통)	1,020,000	
만 1~2세	136	4,080 (11통)	1,122,000	
만 3-5세	159	4,770 (12통)	1,224,000	
만 6-8세	182	5,460 (14통)	1,428,000	
만 9-11세	216	6,480 (17통)	1,734,000	
만 12세~	250	7,500 (19통)	1,938,000	

저단백 햇반

연 령	연간지원량(팩)	1회 신청량(팩)	연간구입비(원)	비 고
6개월~ 만 2세	144	36	216,000	· 용량 : 1팩당 180g · 단가 : 1팩당 1,500원 (포장 : 1BOX=24팩) · 생산 : CJ제일제당
만 3-5세	288	72	432,000	
만 6-8세	384	96	576,000	
만 9-14세	720	180	1,080,000	
만 15세~	840	210	1,260,000	

'26년도

● 엠피에이-2(MPA-2) | 국산 |

연 령		필요량 일간(g)	필요량 월간(g)	월간구입비	비 고
만3~ 5세		55	1,650 (5통)	117,000원	· 용량 : 1통당 400g 기준 · 단가 : 1통당 23,400원 · 생산 : 매일유업
만6~ 8세		65	1,950 (5통)	117,000원	
만9~11세		95	2,850 (8통)	187,200원	
만12세~	여자	120	3,600 (9통)	210,600원	
	남자	145	4,350 (11통)	257,400원	

지방산대사장애

● 엠씨티 포뮬러(MCT Formula) | 국산 |

연 령	필요량 일간(g)	필요량 월간(g)	월간구입비	비 고
0-11개월	120	3,600 (11통)	86,900원	· 용량 : 1통당 350g · 단가 : 1통당 7,900원 · 생산 : 매일유업
만 1~2세	108	3,240 (10통)	79,000원	
만 3-5세	151	4,530 (13통)	102,700원	
만 5세~	175	5,250 (15통)	118,500원	

고글라이신혈증

● NKH Anamix Infant | 수입 |

연 령	필요량 일간(g)	필요량 월간(g)	월간구입비	비 고
0~5개월	98	2,940 (8통)	872,000원	· 용량 : 1통당 400g · 단가 : 1통당 109,000원 · 생산 : 영국SHS · 공급 : 아이베
6-11개월	126	3,780 (10통)	1,090,000원	
만 1~2세	136	4,080 (11통)	1,199,000원	
만 3-5세	159	4,770 (12통)	1,308,000원	
만 6-8세	182	5,460 (14통)	1,526,000원	
만 9-11세	216	6,480 (17통)	1,853,000원	
만 12세~	250	7,500 (19통)	2,071,000원	

저단백 햇반

연 령	연간지원량	1회 신청량	연간구입비	비 고
6개월~ 만 2세	144팩	36팩	216,000원	· 용량 : 1팩당 180g · 단가 : 1팩당 1,500원 (포장 : 1BOX=24팩) · 생산 : CJ제일제당 1BOX(24팩) 단위로 신청
만 3-5세	288팩	72팩	432,000원	
만 6-8세	432팩	108팩	648,000원	
만 9-14세	816팩	204팩	1,224,000원	
만 15세~	984팩	246팩	1,476,000원	

목 차	'25년도	'26년도
[별표 2-2] 희귀 등 기타 질환 특수조제분유 지원기준	(아래 '25년도 참조)	(아래 '26년도 참조)

'25년도

담도폐쇄증, 장림프관확장증

● 엠씨티 포뮬러(MCT Formula) | 국산 | : 월간 필요량의 50% 지원

연령	필요량		지원량		비고
	일간(g)	월간(g)	월간	월간구입비	
0~11개월	120	3,600 (11통)	5.5통	36,300원	· 용량 : 1통당 350g · 단가 : 1통당 6,600원 · 생산 : 매일유업
만 1~2세	108	3,240 (10통)	5통	33,000원	
만 3~5세	151	4,530 (13통)	6.5통	42,900원	
만 5세~	175	5,250 (15통)	7.5통	49,500원	

단장증후군

● 모노웰 | 국산 | : 월간 필요량의 50% 지원

연령	필요량		지원량		비고
	일간(g)	월간(g)	월간	월간구입비	
만 1~2세	217	6,510 (75포)	37.5포	313,125원	· 용량 : 1포당 87g · 단가 : 1포당 8,350원 (포장 : 1BOX=10포) · 생산 : (주)한독메디칼푸드
만 3~5세	304	9,120 (105포)	52.5포	438,375원	
만 6~8세	348	10,440 (120포)	60포	501,000원	
만 9세~	370	11,100 (128포)	64포	534,400원	

'26년도

담도폐쇄증, 장림프관확장증

● 엠씨티 포뮬러(MCT Formula) | 국산 | : 월간 필요량의 50% 지원

연령	필요량		지원량		비고
	일간(g)	월간(g)	월간	월간구입비	
0~11개월	120	3,600 (11통)	5.5통	43,450원	· 용량 : 1통당 350g · 단가 : 1통당 7,900원 · 생산 : 매일유업
만 1~2세	108	3,240 (10통)	5통	39,500원	
만 3~5세	151	4,530 (13통)	6.5통	51,350원	
만 5세~	175	5,250 (15통)	7.5통	59,250원	

단장증후군

● 모노웰 | 국산 | : 월간 필요량의 50% 지원

연령	필요량		지원량		비고
	일간(g)	월간(g)	월간	월간구입비	
만 1~2세	217	6,510 (75포)	37.5포	371,250원	· 용량 : 1포당 87g · 단가 : 1포당 9,900원 (포장 : 1BOX=10포) · 생산 : (주)한독메디칼푸드
만 3~5세	304	9,120 (105포)	52.5포	519,750원	
만 6~8세	348	10,440 (120포)	60포	594,000원	
만 9세~	370	11,100 (128포)	64포	633,600원	

❹ 선천성 난청검사 및 보청기 지원

목차: 나. 난청 검사비 지원 (보건소)

❑ 지원절차

'25년도

● 지원신청

〈중략〉

- 제출서류

구분	제출서류
신청자 제출	• 지원 신청서 1부 • 검사비 영수증, 검사비 세부내역서, 검사 결과지 각 1부 - 검사 결과지는 검사명·검사결과 등이 기재된 서류로 대체 가능 • 지원금 입금계좌통장 사본 1부 • 주민등록등본 1부* • (필요시) 가족관계증명서, 건강보험증 사본 및 건강보험료 납부확인서 각 1부* - 기초생활보장수급자, 차상위계층의 경우 관련 증명서 또는 확인서로 내체 가능 * 전자정부법에 따른 행정정보의 공동이용을 통한 확인에 동의 시 생략 가능

'26년도

● 지원신청

〈중략〉

- 제출서류

구분	제출서류
신청자 제출	• 지원 신청서 1부 • 검사비 영수증, 검사비 세부내역서, 검사 결과지 각 1부 - 검사 결과지는 검사명·검사결과 등이 기재된 서류로 대체 가능 • 지원금 입금계좌통장 사본 1부 • 주민등록등본 1부* • (필요시) 가족관계증명서 1부* * 전자정부법에 따른 행정정보의 공동이용을 통한 확인에 동의 시 생략 가능

목 차	'25년도	'26년도
다. 보청기 지원 (보건소 및 난청관리 위탁사업단)	❑ **지원대상(* '24년부터 가구 소득과 관계없이 지원)** **- 만 5세(만 60개월) 미만 영유아** **<중략>** ❑ **(지원내용) 보청기 1개 또는 2개 (개당 135만원 한도)** ❑ **유의사항** **<중략>** **③ 4~5세 유아의 경우 청성뇌간반응검사 1회와 순음청력검사 3회 검사로 대체할 수 있으며, 단 순음청력검사는 2~7일 간격으로 3번 시행하여야 함**	❑ **지원대상(* '24년부터 가구 소득과 관계없이 지원)** **- 만 12세(만 144개월) 미만 환아** **※ 단, 지원기간 내 1회 지원** **<중략>** ❑ **지원내용** **- 보청기 1개 또는 2개 (개당 135만원 한도)** ❑ **유의사항** **<중략>** **③ 만 4세 이상 환아의 경우 청성뇌간반응검사 1회와 순음청력검사 3회 검사로 대체할 수 있으며, 단 순음청력검사는 2~7일 간격으로 3번 시행하여야 함**
❑ 협조요청 사항	● 보청기 지원신청자 대상 제출서류 등 안내 ①「영유아 보청기 처방전」 서식(서식 4)을 출력하여 안내 ② 지원확인서 발급 시,「영유아 보청기 검수확인서」 서식(서식 5)을 병원에 제출하여 해당 서식으로 검수확인을 받아 보건소에 제출하도록 안내 ● 심사비 지급 - 보청기 지원 여부에 관계없이, 1차 또는 2차 심사 단계를 거친 경우 각 단계별 심사비를 영유아난청관리 위탁사업단에 송금	● 보청기 지원신청자 대상 제출서류 등 안내 ①「보청기 처방전」 서식(서식 4)을 출력하여 안내 ② 지원확인서 발급 시,「보청기 검수확인서」 서식(서식 5)을 병원에 제출하여 해당 서식으로 검수확인을 받아 보건소에 제출하도록 안내 ● 심사비 지급 - 보청기 지원 여부에 관계없이, 1차 또는 2차 심사 단계를 거친 경우 각 단계별 심사비를 난청관리 위탁사업단에 송금

목 차	'25년도	'26년도
마. 행정사항 ❑ **위탁사업비 송금**	● 위탁사업비 입금 계좌 - 하나은행 576-810021-02305 (예금주: 고려대학교산학협력단)	● 위탁사업비 입금 계좌 - 하나은행 576-910007-03905 (예금주: 고려대학교 산학협력단
영유아 사전 예방적 건강관리 (Q&A)	**Q25. 영유아 보청기 지원대상 난청에 해당되나 보건소 신청일 기준 8개월 전에 이미 자비로 보청기를 구입하여 착용하고 있을 경우, 보청기 지원 가능 여부?** ⇨ 단, 아이가 성장하면서 청력의 변화나 보청기 분실·고장 등으로 보청기를 교체해야 할 경우가 발생하면 만 5세 미만 시기에 신청 시 지원 가능	Q **25. 동 사업 보청기 지원대상에 해당하나 보건소 신청일 기준 8개월 전에 이미 자비로 보청기를 구입하여 착용하고 있을 경우, 보청기 지원 가능 여부?** A 단, 아이가 성장하면서 청력의 변화나 보청기 분실·고장 등으로 보청기를 교체해야 할 경우가 발생하면 민 12세 미만 시기에 신청 시 지원 가능
	〈신설〉	Q **29. 보청기 착용후 검수확인시 필요한 검사는?** A 보청기 착용 후 청력의 개선이 있는지를 확인해야 하며, 음장검사 및 보청기 성능평가를 하는 것이 원칙임. 단, 영유아의 경우 검사가 어려울 때는 이에 대한 명시가 필요함.

I

모자보건사업 추진방향

1. 현황
2. 2026년 모자보건정책 추진 방향
3. 2026년 국고보조

Ⅰ / 모자보건사업 추진방향

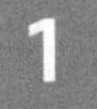

1 현황

가. 사회적 환경 변화

- (혼인 및 출산) 연간 혼인 건수는 지속 감소세, 초혼 연령과 첫째 아이 출산 연령은 계속 증가 추세
  - 총 혼인건수(천건) : '14(306) → '21(193) → '22(192) → '23(194)
  - 평균 초혼 연령(세) : '14(여 29.8, 남 32.4) → '21(여 31.1, 남 33.4) → '22(여31.2, 남33.7) → '23(여31.5, 남34.0)
  - 평균 첫째아 출산연령(세) : '14(31.0) → '21(32.6) → '22(32.8) → '23(33.0)
- (영아 및 모성사망) 우리나라 영아사망률 및 모성사망비는 감소추세로 OECD 평균보다 낮음
  - (영아사망률) 당해연도 출생아 수 대비 당해연도 0세 사망아 수의 비율

(단위 : 출생아 천 명당 명)

구 분	2017	2018	2019	2020	2021	2022	2023	2024
영아사망률	2.8	2.8	2.7	2.5	2.4	2.3	2.5	2.4
OECD평균	4.3	4.2	4.2	4.0	3.9	3.7	3.6	-

* 자료출처 : 「2024년 영아사망·모성사망·출생전후기사망 통계」('25.10월, 국가데이터처), OECD.Stat, Health Status Data(2025.10. 추출)

- (모성사망비) 당해연도 연간 출생아 수 대비 당해연도 모성사망자 수의 비율

(단위 : 출생아 10만 명당 명)

구 분	2017	2018	2019	2020	2021	2022	2023	2024
모성사망비	7.8	11.3	9.9	11.8	8.8	8.4	10.0	10.1
OECD평균	9.2	8.8	9.7	11.4	12.7	9.1	11.7	-

* 모성사망 : 임신과 관련된 원인으로 임신 또는 분만 후 42일 이내에 발생한 여성사망

* 자료출처 : 「2024년 영아사망·모성사망·출생전후기사망 통계」('25.10월, 국가데이터처), OECD.Stat, Health Status Data(2025..9 추출)

※ 통계청에서 실시되는 "사망원인보완조사"는 「모자보건법」 제8조제3항 및 같은법 시행규칙 제7조1항, 제2항에 따른 [임산부사망, 사산 또는 신생아사망 보고] 행정보고에 활용되므로, 지방자치단체의 적극 협조 필요

나. 그간 모자보건정책 성과

● (의료비 지원) 난임부부, 미숙아 및 선천성이상아 등 각종 의료비 부담을 경감시키기 위한 보충적 사업을 운영, 사회적 위협 요소를 일정 부분 해소

- 난임부부가 건강보험 적용 이후 발생하는 본인부담금을 경감할 수 있도록 지원제도를 개편

  * ('17.10월) 난임시술 건강보험 적용 → ('19.7월) 연령제한 폐지 및 급여 인정 횟수 확대 → ('19.10월) 지원대상을 사실상 혼인관계에 있는 부부로 확대 → ('24.1월) 소득기준 폐지 → ('24.11월) 연령구분폐지 및 둘째아 이상 출산 지원횟수 확대

- 고위험 임산부 대상질환을 지속 확대하여 보장성 확대 등 지속 제도개선

  * 지원대상 질환 : ('15~'17) 3종 → ('18) 5종 → ('19.1~6월) 11종 → ('19.7월~) 19종

- 미숙아·선천성 이상아 의료비 지원 대상 지속 확대

  * 선천성 이상아 의료비 지원기한 확대: ('20.9월) 출생후 1년내 진단·수술 → ('23년) 출생후 1년 4개월내 진단·수술 → ('24년) 출생후 2년내 진단·수술 및 예외기한 인정(의사 소견 시)

  ** '24년 소득기준(기준중위소득 180% 이하) 폐지하여 소득과 상관없이 지원

- (정신건강·상담) 임신육아종합포털 온라인상담, 난임·우울증 상담센터 등 다각적 정보제공 및 심리지원 전달체계 구축 및 운영
  - 생명존중, 인공임신중절 등 사회적 이슈에 적극 대응하여 사회협의체, 인공임신중절 상담 프로토콜 마련 등 다각적 정책 추진
  - 난임 및 산전·후 우울증을 겪는 부부·여성을 위한 심리지원을 위해 전문상담센터를 구축하고, 해당 분야 전문심리상담요원 양성 등 추진

- (예방적 건강관리) 임산부 및 신생아 대상 찾아가는 맞춤형 건강관리 서비스 제공체계 마련, 가임기 남녀의 임신 전 체계적인 건강관리를 지원하여 국민의 생식건강 증진 및 건강한 임신·출산 제고
  - 간호사 등 전문인력이 임산부 및 만2세 미만 영아 가정을 방문하여 건강상담, 영아 발달상담, 양육교육 등 제공
  - 20~49세 모든 남녀에게 주요 주기별 1회(최대 3회) 필수 가임력 검사비(여성 13만원, 남성 5만원 한도 내) 지원
- (산후조리원) 민간 산후조리 체계를 모자보건법에 마련, 소비자 권익보호 및 감염관리 등 지속 제도개선 추진
  - 산후조리업자 준수사항 추가, 감염예방교육 대상자 확대(산후조리업자→ 산후조리업 종사자), 정지·폐쇄 요건 추가, 모자동실 운영 권장 조항 추가 등

    * '19.1.15 공포, '20.1.16 시행

2 2026년 모자보건정책 추진 방향

가. 난임시술비 지원 확대 및 난임부부 심리·정서 지원 강화

- 지원결정통지서 유효기간 연장(3개월 → 6개월)
- 난임·임산부 심리상담센터 2개소 추가설치를 통한 심리지원 인프라 강화

나. 임신·출산에 대한 사회적 지원 강화

● 생애초기 건강관리사업

- 보건소 등록 임산부 및 2세 미만 영아 가정에 대해 전문적·맞춤형 건강관리 서비스를 지원

● 저소득층 기저귀 · 조제분유 지원사업

- 저소득층 영아 가정(24개월)에 육아필수품 지원으로 경제적 부담 완화

● 미숙아 및 선천성 이상아 의료비 지원

- '26년 의료비 지원한도 상향(미숙아 의료비는 출생체중에 따라 최대 1천만원 →2천만원까지, 선천성 이상아 의료비는 5백만원→7백만원까지) 지원, 미숙아이면서 선천성 이상아인 경우 의료비 지원한도 합산 적용

다. 산후조리원 안전 및 품질관리 강화

● 산후조리원 질 제고를 위한 평가 사업 실시

- 산후조리원 서비스 질 제고 및 이용자 알권리 확대를 위해 감염 · 안전 등 시설 운영 전반에 대한 평가 실시

● 감염 예방 등에 관한 교육자료 개발·배포

- 산후조리업자, 건강관리인력 및 그 밖의 인력을 대상으로 하는 교육자료 (동영상, PPT)를 개발 및 교육 사이트를 통해 제공

3 2026년 국고보조

(단위 : 백만원)

사 업 명			일반/기금	지원기준	'25 사업량	'25 예산	'26 사업량	'26 예산	비 고
모성건강	임산부·아동 건강관리	철분제 지원	기금	지자체 (서울30%, 기타50%)	통합건강증진사업 추진				- '08년 사업개시 - 지원대상 : 임신5개월 이상으로 보건소등록 임산부 - '13년 지역사회통합건강증진사업 실시
		엽산제 지원	기금						- '12년 신규 - 지원대상 : 임신전·후 3개월까지 지원 - '13년 지역사회 통합건강증진사업 실시
		표준모자보건 수첩 보급	지자체 제작 및 발급		-	-	-	-	- '08년 사업개시 - 지원대상 : 임산부 및 영유아
	가임기 여성 건강 증진 지원	임신·출산·육아 종합 정보제공	기금	민간경상	-	415	-	415	- '05년 사업개시 - 사업내용 : 임산출산 육아종합정보 제공
		임신·출산 모바일앱 운영 및 고도화	기금	민간경상	-	82	-	82	- '23년 사업개시 - 사업내용 : 온라인 임산부 신고 및 맞춤형 정보제공
		모유수유 클리닉	기금	지자체 (50%)	통합건강증진사업 추진				- '08년 사업개시 - 사업내용 : 지자체 보건소 모유수유클리닉 - '13년 지역사회통합건강증진사업 실시
	모성건강 환경조성	임산부의날 행사 및 배려 캠페인	기금	민간경상	-	78	-	78	- '06년 사업개시 (모자보건법 제3조의2)
	성·생식 건강 증진	교육 및 상담 등	기금	민간경상	-	736	-	736	- 성·피임교육 및 인식개선 - 임산부(수유부) 약물복용 관련 정보제공

사 업 명			일반/ 기금	지원 기준	'25		'26		비 고
					사업량	예산	사업량	예산	
청소년 산모	청소년산모 임신·출산 의료비 지원사업		기금	지자체 (50%)	380명	228	310명	186	- '11년 사업개시 - 지원대상 : 만19세이하 청소년 산모 - 사업내용 : 청소년 산모 의료비 지원
난임 지원	난임 부부 지원 사업	난임부부 시술비 지원	'22년 지방 이양		-	-	-	-	- '06년 사업개시후 '19.1월부터 체외(신선, 동결)수정 및 인공수정 일부본인부담금, 비급여시술비 지원 - 지원대상 : 난임진단을 받은 난임부부(사실혼 포함) ※ 지자체별 지원 내용 상이
		임신 사전 건강관리 지원	기금	지자체 (서울 30%, 기타 50%)	20만명	8,766	35.9만 명	15,552	- '24 사업개시 - 지원대상 : 모든 20~49세 남녀(결혼, 자녀 여부 불문)
		보조인력 지원	기금	지자체	110	1,036	110	1,036	- '06년 사업개시 - 사업내용 : 난임부부 지원 사업 보조인력비 ※ 보조인력은 당초 난임부부 시술비 지원 업무에 집중하여 활용하기 위한 인원이었으나, 지방이양에 따라 지자체 여건에 맞게 모자보건사업 및 영유아사전예방적 건강관리 사업 내에서 자율적으로 업무조정하여 활용
		난임·임산부 심리 상담센터 설치·운영	기금	민간위탁	1	589	1	620	- 국립중앙의료원(중앙 난임·임산부심리상담센터) ※ '24년부터 민간경상보조에서 민간위탁으로 세목 전환
				지자체 (50%)	11	1,331	13	1,490	- 권역 난임·임산부심리상담센터
		난임시술 의료기관 평가 및 통계관리	기금	민간위탁	-	330	-	330	- 건강보험심사평가원

사 업 명		일반/기금	지원기준	'25		'26		비 고
				사업량	예산	사업량	예산	
	영구적 불임 예상 생식세포 동결보존 등 지원	기금	지자체 (서울30%, 기타50%)	-	-	640명	582	- '25년 사업개시 - 지원내용 : 영구불임 예상으로 가임력 보존 필요한 경우 생식세포 동결비용을 지원
영유아 건강	미숙아 및 선천성 이상아 의료비 지원	기금	지자체 (서울 30%, 기타 50%)	12천명	4,330	13천명	5,408	- '00년 사업개시 → '05년 미숙아 체중별 차등 지급 → '20.9월 선천성이상아 지원기준 완화 → '24년 소득기준 폐지 및 선천성 이상아 지원 확대 →'26년 지원한도 상향 - 지원내용 : 의료비 지원
	선천성대사이상 검사 및 환아관리	기금		17천명	2,871	7천명	5,111	- '91년 사업개시(5개 질환) → '95년(다빈도 2개 질환) → '06년 검사종목 확대(6종) → 18.10월 검사종목 50여종 확대 건강보험 적용 → '24년 소득기준 폐지 - 지원내용 : 검사비 및 특수식이 등 지원
	선천성 난청 검사 및 보청기 지원	기금		8천명	500	3천명	400	- '07년 사업개시 → 20년 보청기(1개) 지원→ 21년 보청기(양측) 지원 → '24년 소득기준 폐지 및 일측성 난청 지원 → '26년 보청기 지원 연령 확대 - 지원내용 : 검사비 및 보청기 지원
고위험 임산부	고위험 임산부 의료비 지원사업	기금	지자체 (서울30%, 기타50%)	32천명	6,411	32천명	6,411	- '15년 사업개시 → 19.7월 19대질환 지원 → '24년 소득기준 폐지 - 사업내용 : 고위험 임신의 적정 치료·관리에 필요한 진료비 지원
	생애 초기 건강관리 사업	기금	지자체 (50%)	73개 보건소	5,418	73개 보건소	5,559	- 사업내용 : 임산부 및 만2세 미만 영아 가정에 간호사 등이 방문하여 건강상담, 양육지원 등 제공
			민간보조	-	382	-	382	- 보건소 방문 인력 교육, 시범보건소 모니터링 등 사업관리

사 업 명		일반/기금	지원 기준	'25		'26		비 고
				사업량	예산	사업량	예산	
기저귀 · 조제 분유	저소득층 기저귀·조제분유 지원사업	일반	지자체 (서울30%, 기타50%)	95천명	43,453	131천명	51,446	- '15년 사업개시 - 지원대상 · 기저귀 : 기초생활보장, 차상위계층, 한부모가족 수급가구, 기준중위소득 80%*이하 다자녀, 장애인 가구의 만 2세 미만 영아 · 조제분유 : 기저귀 지원 대상 중 특정사유에 해당하는 경우 * 장애인, 다자녀(2인이상) 가구대상 지원 기준 완화(중위소득 80% → 100%, '26.7월~) - 사업내용 : 저소득층 영아 (0~24개월) 가정의 육아 필수재인 기저귀 및 조제분유 지원

II

모 성 건 강

1. 표준모자보건수첩
2. 임신·출산 모바일앱 운영
3. 임신·출산·육아 종합정보제공
4. 성·생식건강에 관한 정보제공 등
5. 출산 친화적 환경조성
6. 산후조리원 감염 및 안전관리

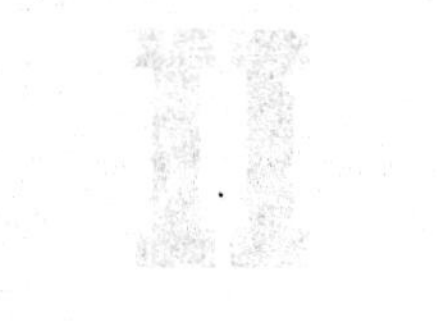

Ⅱ / 모성건강

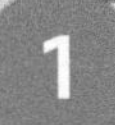

1 표준모자보건수첩

목 적

- 표준모자보건수첩 보급으로 임신부터 영유아기까지의 각종 검사 및 건강관리 안내, 예방접종, 검진(검사) 등 건강기록 유지, 양육에 대한 필수·객관적 정보 제공으로 모성과 영유아의 건강증진 도모

가. 사업개요

● 지원근거

- 모자보건법 제3조(국가와 지방자치단체의 책임) 및 제9조(모자보건수첩의 발급)

● 추진 배경

- 민간 병·의원 및 분유회사 등에서 모자보건수첩을 자체 제작·보급하고 있으나 임신·출산·건강검진 등과 관련한 정보의 객관성 확보 부족 및 건강기록 단절로 임산부 및 영유아의 체계적인 건강관리 미흡

● 추진 방향

- 산전 진찰 보험급여 및 6세 미만 영유아 무료 건강검진, 예방접종 사업 등과 연계한 표준모자보건수첩 활용을 통해 임산부 및 영유아의 체계적인 건강증진 도모
- 보건소 및 의료기관 외에도, 읍면동 주민센터(점자수첩), 다문화지원센터(다국어수첩) 등 수혜자의 접근성을 고려한 보급경로 확대

나. 사업내용

- 지원대상 : 임산부 및 0~36개월 영유아의 부모
- 지원내용
  - 임신 또는 출생사실 확인 시 보건소 또는 의료기관 등에서 임산부나 영유아에 대하여 표준모자보건수첩 발급
    * 의료기관에서 발급받은 경우 보건소에서 별도 발급 불필요
  - 나의건강기록앱 활용 정보 안내(주요기능 및 설치)
  - 임산부가 온라인(정부24, 맘편한 임신, 아이마중)을 통해 직접 신청 가능(착불)
- 예산
  - 예산구분 : 지방비 100%

다. 수첩 구성내용

- 아기수첩 목차(대분류)
  - 성장발달정보 및 의료기관 방문기록
  - 영유아건강검진
  - 예방접종정보와 기록
  - 부모를 위한 정보
  - 정부지원 사업 안내
- 임산부수첩(대분류)
  - 임산부 기본정보와 기록
  - 임신 시기별 정보(초기, 다태임신, 중기, 말기, 응급상황 약물복용 등)
  - 분만 방법
  - 출산 이후 정보
  - 정부지원 사업 안내

라. 사업 추진체계

- 보건복지부
  - 표준모자보건수첩(안) 마련
- 시·도 및 시·군·구 보건소
  - 수첩 제작
  - 등록 임산부 수첩 제공

참 고 나의건강기록앱 안내

□ (개요) 건강정보고속도로 플랫폼과 연계된 공공기관 및 의료기관의 본인 의료정보를 조회·저장·전송 등 통합관리할 수 있는 국민 활용 앱

* 한국보건의료정보원(보건복지부 산하 기타공공기관) 위탁운영

□ (제공 정보) [공공기관] 질병청(예방접종이력), 건보공단(진료, 검진이력), 심평원(투약이력), [의료기관] 1,269개소 의료기관(상종 47개소 포함)의 진료정보*

* 의료기관, 진단내역, 약물처방내역 각종 검사결과, 수술 내역, 알러지, 진료기록 등

- (본인 확인) 본인의 의료데이터를 조회·저장·공유(FHIR, pdf 형태)
- (의료진 활용) 본인 동의 시 의료기관에서 화면뷰어 형태로 의료정보 확인

〈 나의건강기록앱 의료정보 〉

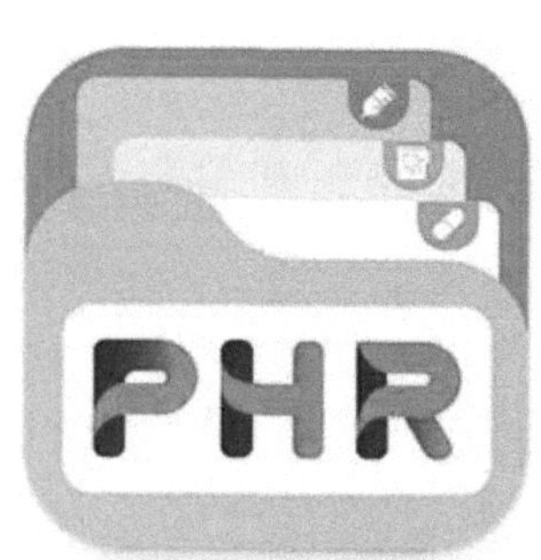

공공기관*	의료기관**
투약이력 검진정보 예방접종이력 진료이력	연계된 의료기관에서 제공하는 12종 표준연계항목 (진단, 수술, 처치내역 등)
편의기능	**건강관리**
개인 진료기록 의료진 공유 가족건강관리 복약도우미 24시간약국 야간진료병원 응급실서비스	삼성헬스, 애플건강에서 측정된 건강데이터연동

○ (앱 설치 방법) 스마트폰 앱 마켓에서 '나의건강기록' 앱을 검색하여 설치

〈'나의건강기록' 앱 내려받기 QR코드 〉

2 임신·출산 모바일앱 운영(아이마중)

필요성

- 온라인을 통한 정보습득, 민원신청 등 시대변화에 따른 지원정책 접근성 제고를 위해 모바일 기반의 임산부 지원체계 운영

가. 사업목적

- 임신 · 출산 콘텐츠를 모바일로 연계 · 구현함으로써, 온라인 임산부 신고 및 맞춤형 정보제공 등 임신 · 출산 친화 환경 조성

나. 사업내용

- 앱 다운로드 링크 https://linktr.ee/childcare16447373
- 온라인 등록 · 신청 : 임산부 등록, 임신 · 출산 지원서비스* 신청 등, 지역보건의료정보시스템(보건소) 등과 연계한 통합신청체계 구축

  * (임산부지원) 엽산제 · 철분제 · 표준모자보건수첩 신청, 생애초기 건강관리사업 신청, 우울증 자가검사 및 관할 보건소로 결과 송부 등

  * (의료비 지원) 고위험임산부 지원, 미숙아 및 선천성이상아의료비 지원, 선천성대사이상 검사비 및 의료비 지원, 선천성 난청 검사비 및 보청기 지원
- 정보제공 : 임신주수 · 영유아 월령별 맞춤형 건강정보 제공, 정부지원정책(임신, 출산, 육아, 일 · 가정 양립지원) 안내
- 표준모자보건수첩의 모바일화 : 앱 내에 '임산부·아기수첩' 제공으로 건강정보 기록, 사진첨부 등 편의기능 마련

참 고 아이마중 포스터

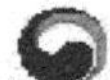

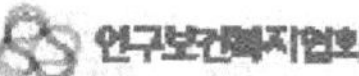

임신·출산 ONE-STOP 플랫폼

임신·출산 모바일앱

아이마중 앱은 임신과 출산에 필요한 맞춤형 정보와 함께
정부지원정책(임산부 신고, 각종 의료비 신청 등)을 연계하여
통합적 임신 출산 지원 서비스를 제공합니다.

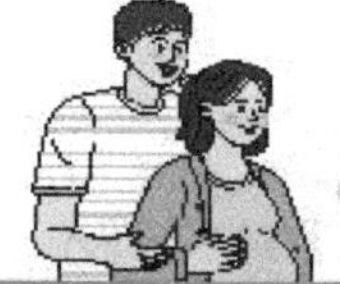

임산부 신고
편하게 할 수 없을까?

임산부 신고부터
의료비 지원까지
보건소에 가지 않고
지금 바로 간편하게!

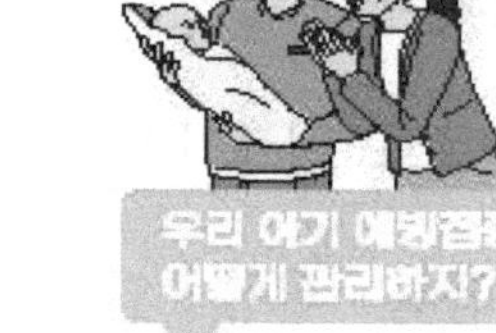

우리 아기 예방접종
어떻게 관리하지?

임산부 수첩부터
아기수첩까지
건강관리를 한번에!
* 아기 예방접종기록 연동

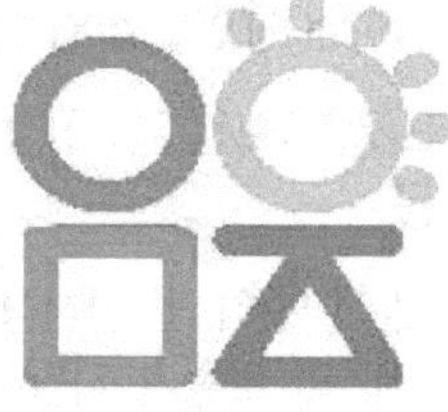

아이마중

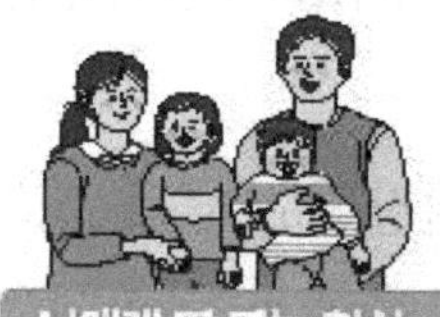

나에게 딱 맞는 임신
육아 정보를 보고싶어

임신 주수별,
아기 월령별 맞춤 정보,
상담 및 지원정책정보까지
아이마중에서!

3 임신·출산·육아 종합정보제공 (아이사랑)

필 요 성

• 임신·출산·육아 관련 종합정보 및 신뢰성 있는 상담서비스 제공
 - 건강한 출산과 양육을 위해 필요한 정보를 제공하고, 출산친화적 사회분위기 조성으로 출산율 안정에 기여

가. 추진방향

- 생애주기별 특성에 맞는 임신·출산 및 육아 관련 종합정보 제공

나. 사업내용

- 임신·출산·육아 등 종합정보제공(www.childcare.go.kr, 1644-7373)
  * '15년부터 아이사랑 사이트로 통합개설
- 대상자 특성에 맞게 카드뉴스, 동영상·웹툰 등 다양한 방식의 정보콘텐츠 개발·제공
- 분야별 전문가에 의한 24시간 온라인 상담 및 상담원의 상담전화 제공을 통한 임신출산육아 정보 접근성 제고
  * 온라인 상담(산부인과, 소아청소년과[미숙아, 선천성(대사)이상아 상담 포함], 영유아 청각건강, 산전·후 우울증, 육아, 모유수유, 심리 · 정책)
  ** 전화상담(임신출산육아 및 기타 1644-7373), 대면 및 화상상담(예약제, 사이트에서 예약 가능)
- 여성장애인, 국제결혼이주여성, 다문화가족 등 정보 소외계층 대상 특성화 콘텐츠 개발 및 제공
- 온·오프라인 정보 연계를 통한 사이트 내 임신·출산·육아 콘텐츠 활성화
- 수유정보 알리미(www.sooyusil.com) 사이트 운영을 통해 이용자 접근성 강화 및 수유 편의 증진
- 수유시설 실태조사를 통한 인전힌 수유 환경 조성
- 모유수유 담당자 교육을 통해 역량 강화 및 모유수유 인식 제고

참고 아이사랑사이트 임신·출산·육아 등 상담 이용 안내

1. 온라인전문가 상담

- 아이사랑(www.childcare.go.kr) 회원가입 후 로그인
- 상담실 내 해당 상담분야 이동, 상담글 등록 및 답변 확인
- 지식IN: 네이버 포털내 아이사랑/'임신출산육아' 상담

〈예시 화면 1〉

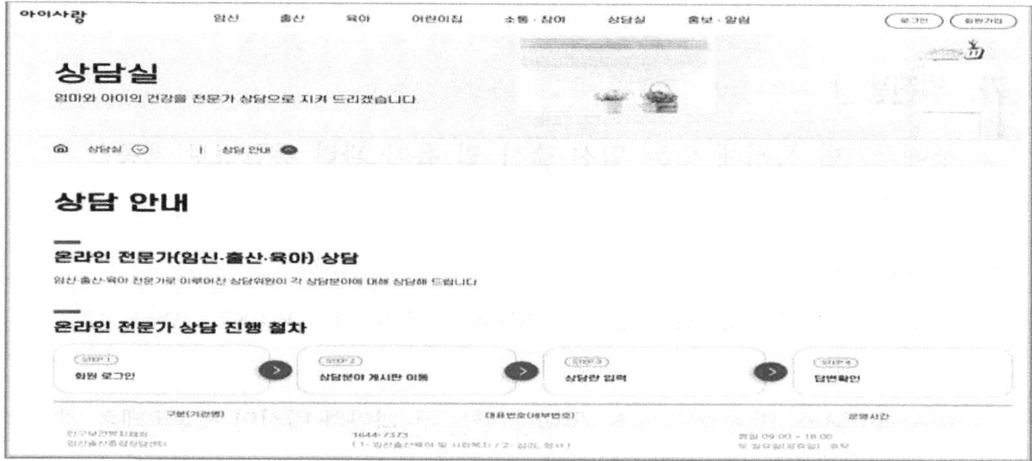

〈예시 화면 2〉

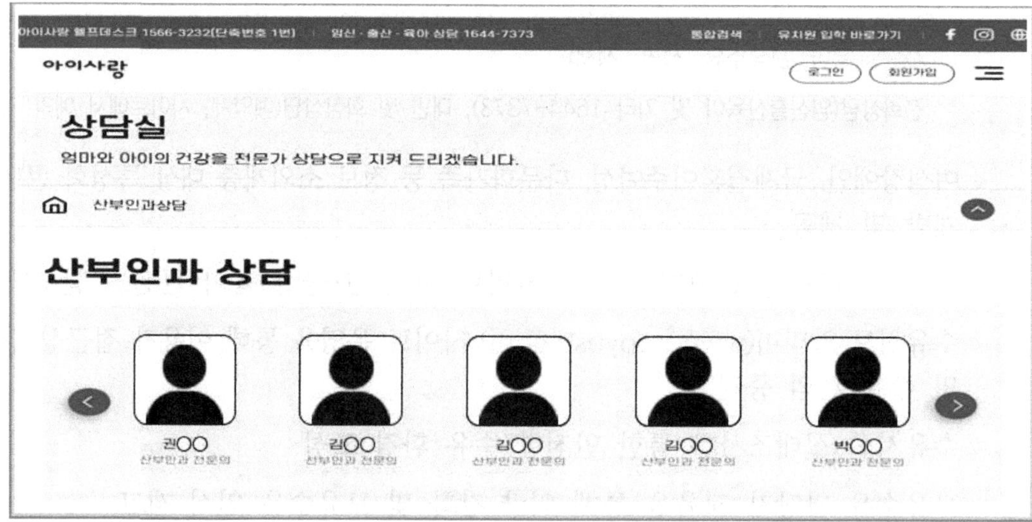

〈예시 화면 3〉

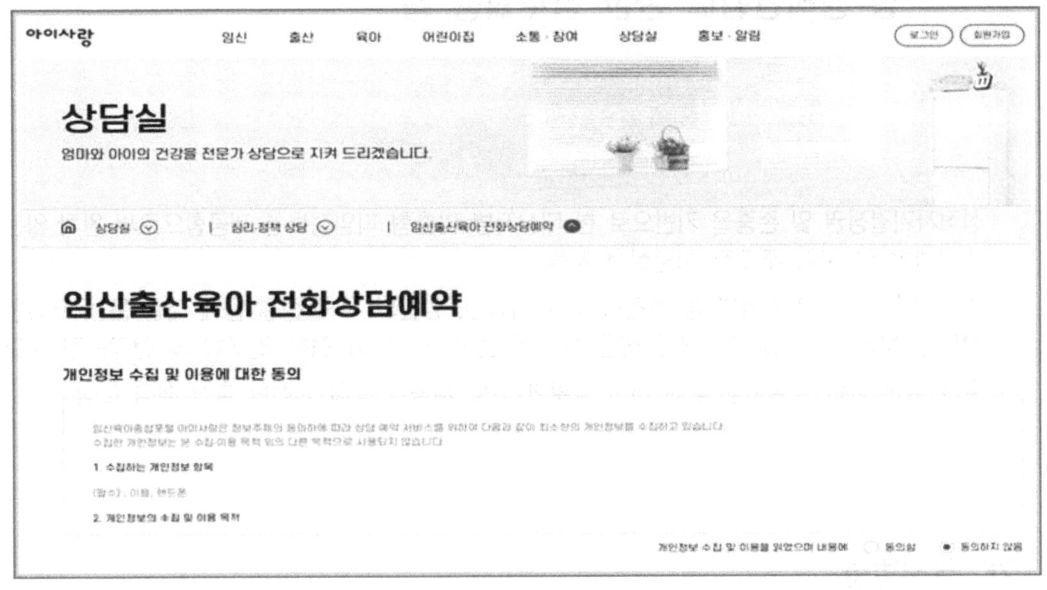

2. 전화 및 대면/화상상담 예약

- 회원 로그인 없이 필수항목 입력으로 상담예약 가능
- 임신·출산·육아 전화상담(1644-7373) 및 대면/화상상담 예약

〈예시 화면〉

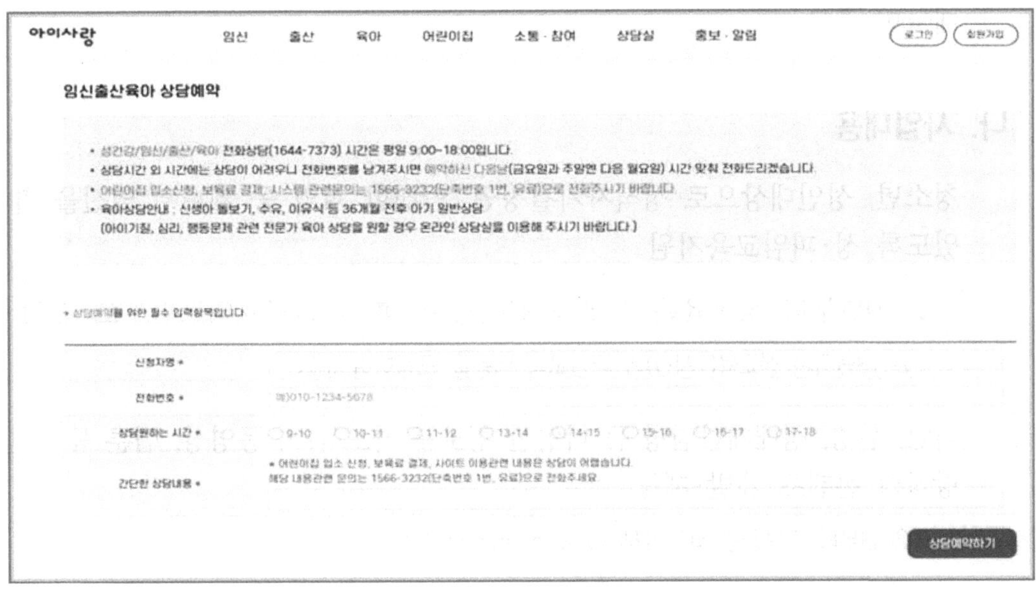

4 성·생식건강에 관한 정보제공 등

목 적

- 성적자기결정권 및 존중을 기반으로 한 대상자별 맞춤형 피임정보를 제공함으로써 원치 않는 임신예방 및 자기 주도적 피임실천 지원
- 피임, 월경, 성매개감염병 등 성건강 및 위기임신, 임신의 유지·종결 등에 대한 온·오프라인 상담실 운영으로 이용자의 접근성을 높여 안전한 피임문화 정착 및 여성의 건강증진 도모
- 임신·출산 관련 약물복용 등에 대한 정확한 정보 제공을 통해 안전한 출산 환경 조성

가. 추진방향

- 원치 않는 임신예방을 위한 대상자별 맞춤형 피임정보 및 성건강, 위기 갈등상황에서의 임신의 유지·종결 등 종합 상담서비스 제공

  * 추진근거: 모자보건법 제12조(인공임신중절 예방 등의 사업)

- 임신 및 모유수유 중 약물복용, 음주, 흡연 관련 상담 서비스 제공 및 온·오프라인 대국민 홍보

나. 사업내용

- 청소년, 성인대상으로 성적자기결정권, 안전한 피임 등 계획된 임신을 할 수 있도록 성·피임교육지원

  - 2019년부터 성교육은 성교육 전문강사, 피임교육은 의료인으로 진행

    * 2018년까지 성교육(1시간)에 피임교육 내용을 포함하여 운영

- 피임, 월경, 성매개감염병 등 다양한 정보를 카드뉴스, 동영상, 웹툰 등 다양한 방식의 콘텐츠 개발·제공

  * 2020년부터 러브플랜 홈페이지(www.loveplan.kr) 운영

- 성건강 및 위기갈등 상황에서의 임신의 유지·종결 등에 대한 온·오프라인 종합 상담 서비스 제공
  - 온라인(게시판/상담톡/지식iN/챗봇, 의료, 정책, 심리), 전화(1644-7373), 대면(화상)상담
- 임신·모유수유 중 안전한 약물사용에 대한 상담서비스 제공 및 사전예방적 관리를 위한 대국민 홍보(임산부 약물복용 관련 정보 제공)

참 고 종합상담(의료(건강), 정책(복지), 심리(정서적지지) 등) 이용 안내

1. 온라인 전문가 상담

- 게시판: 러브플랜(www.loveplan.kr) 온라인상담실 내 해당 상담분야별 상담글 등록 및 답변 확인
- 상담톡: 카카오톡 채널 '러브플랜' 친구추가 후 카톡 상담
- 지식iN: 네이버 포털내 '러브플랜/위기임신출산' 상담

〈예시화면〉

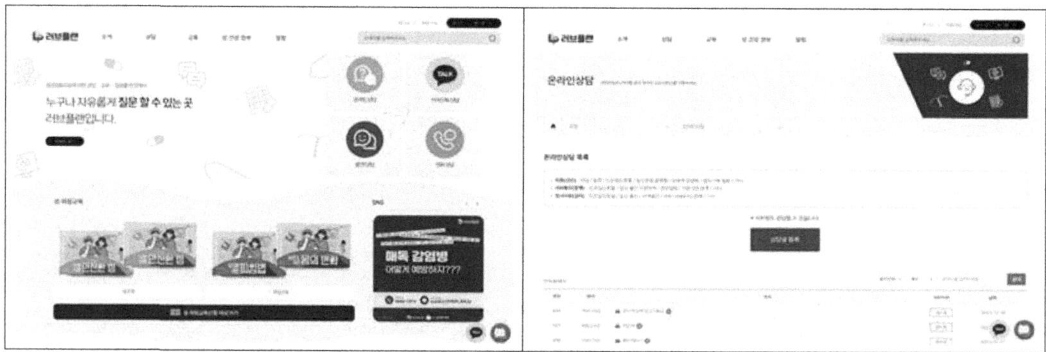

2. 전화 및 대면/화상상담 예약

- 필수입력 항목으로 상담예약 가능
- 성건강, 위기임신·출산종합상담(1644-7373) 및 대면/화상상담 예약

〈예시화면〉

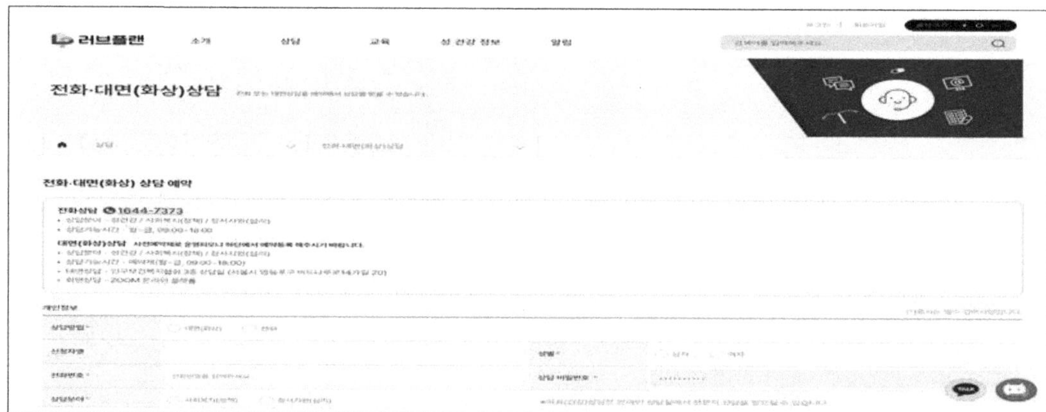

5 출산 친화적 환경조성 (임산부의 날 행사 및 임산부 배려 캠페인 추진)

임산부의 날 제정 배경

- 「임산부의 날」을 통해 전국민이 임신과 출산의 중요성을 재인식하고 출산친화적 사회분위기 조성
  - 모자보건법 개정('05.12.7) : 10월 10일을 임산부의 날로 제정

가. 임산부의 날 행사 실시

❑ 목적

- 임산부의 날(10월 10일) 행사를 통해 임신과 출산의 중요성 재인식 및 임신·출산 친화적 환경조성을 위한 개인 및 사회의 적극적인 참여 분위기 확산의 계기 마련
- 임신과 출산 친화적 문화 및 임산부가 배려 받는 사회분위기 조성
- 출산친화환경 조성에 기여한 유공자에 대한 포상·격려로 홍보효과 극대화

❑ '26년 제21회 임산부의 날 기념 행사계획

- 일　　시 : '26. 10. 10.(토) ※ 행사일시 변경 가능
- 주　　최 : 보건복지부
- 장　　소 : 미정
- 행사내용 : 기념식 및 축하공연, 시민참여 프로그램 운영
- 기　　타 : 지방자치단체는 지방특성 및 실정에 맞게 자체계획 수립·시행

제Ⅱ장 모성건강

나. 임산부 배려 캠페인 추진

❑ 추진배경 및 목적

- 초기 임산부들은 유산의 위험, 입덧과 구토, 과다한 피로감 등 신체적·정신적 어려움을 겪음에도 외견상 표시되지 않고 사회적 인식도 부족하여 공공장소나 교통수단을 이용할 때 충분한 배려를 받지 못하고 있음

- 이에 다양한 온·오프라인 인식개선 캠페인을 통해 초기 임산부들이 안전하게 생활할 수 있도록 공공장소에서 존중받을 수 있는 사회 분위기를 조성·확산

❑ '25년도 계획

- 임신·출산에 대한 존중문화 조성

- 아이사랑(www.childcare.go.kr) 홈페이지를 통한 홍보 운영

- SNS 매체 및 임산부 배려 영상 통한 홍보 지속
  - 임산부 존중을 위한 행동수칙 홍보
  - 임산부 존중 콘텐츠(숏폼, 카드뉴스 등) 홍보
  - 민간 사이트 연계 홍보 확대
  - 임산부석 운영기관 연계 공동 캠페인 추진

- 지방자치단체는 지방특성 및 실정에 맞게 자체계획 수립·시행
  - 임산부존중 엠블럼 배지(가방고리 등)을 적극 관내 임산부들에게 배부
  - 임산부존중 엠블럼 홍보 및 활용확대를 포함한 임산부존중 의식 제고를 위한 다양한 자체 추진방안을 적극 마련하여 추진

❑ 임산부배려 엠블럼

● 의 미

- '임산부 먼저'라는 문자와 임산부 배려를 뜻하는 '배려의 손과 원'을 결합하여, 강한 주목성을 나타냄으로 캠페인의 목적과 사회적 행동을 동시에 강조
- 아이와 엄마의 사랑, 가족과 사회의 사랑을 나타내기 위해 분홍을 주조색으로 사용

※ 2010.10월 임산부의 날 기념행사에서 우리나라 공식 임산부배려 엠블럼으로 선포

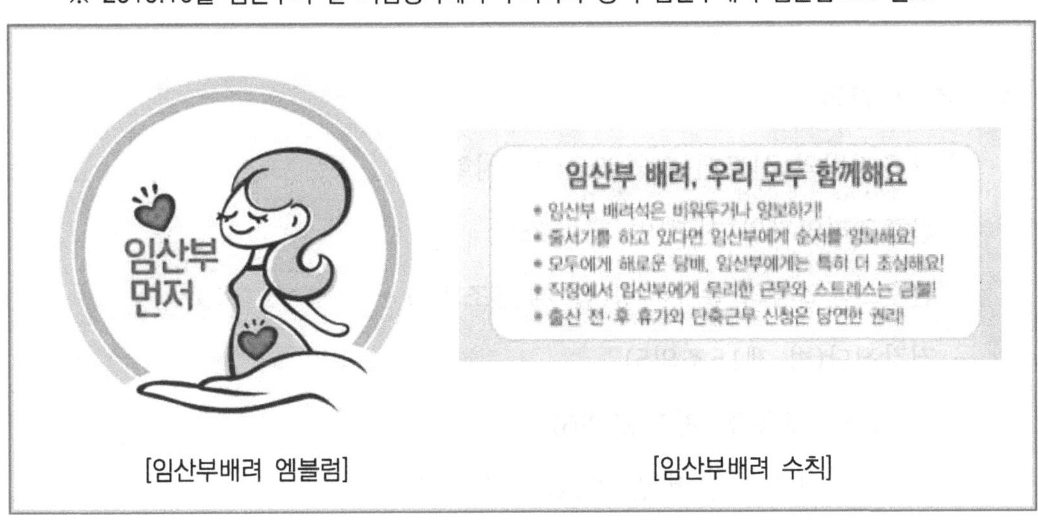

[임산부배려 엠블럼] [임산부배려 수칙]

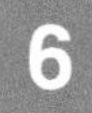

6 산후조리원 감염 및 안전관리

가. 목적

- 산후조리원은 임산부 및 영유아의 집단관리로 감염위험에 쉽게 노출, 화재 등 사고발생시 대피에 취약해 감염 및 안전관리를 통해 안전하고 건강한 산후조리 지원

나. 추진 경과

- 산후조리원의 신고제 도입('06.6월 시행)
  - 산후조리업자의 신고(법 제15조)
  - 산후조리업자의 준수사항(법 제15조의4)
  - 건강진단(법 제15조의5)
  - 산후조리 교육(법 제15조의6)
  - 벌칙 및 과태료 규정(법 제26조 및 제27조)
- 모자보건법 개정('09.7.8.시행)
  - 의료기관 이송시 이송보고 의무(법 제15조의4) 및 미보고시 과태료 부과(제27조제2항 제2호 신설)
  - 건강진단을 받아야 하는 자의 범위 명확화(법 제15조의5) 및 건강진단 미필의 경우 산후 조리 업자에게 과태료 부과(법 제27조제1항제2호)
  - 산후조리업에 직접 종사하지 아니하거나 둘이상의 산후조리업을 하려는 자는 건강관리책임자로 하여금 교육을 받게 할 수 있도록 함(법 제15조의6제3항 신설)
- 산후조리원 감염관리 지침 개정(' 13.12월)
  - 감염관리체계, 감염관리실무, 신생아 및 산모 감염예방 관련 규정

● 산후조리업자에 대한 감염예방 등에 관한 교육지침 개정('14.5월)

- 교육방법을 온라인 교육에서 집합교육으로 변경

● 모자보건법 개정('15.7.29. 시행)

- 산후조리원 이용으로 인한 감염 등 이용자 손해 배상책임 보장 및 책임보험 가입 의무화 (법 제15조의15)
- 산후조리원 이용 시 제공되는 서비스 내용과 요금체계 게시 의무화(법 제15조의16)
- 산후조리업 신규종사자 건강진단을 채용 후 1개월 이내 → 채용 전 1개월 이내로 변경(영 제16조의2 제2항)

● 모자보건법 개정('16.6.23. 시행)

- 산후조리업자 및 종사자의 건강진단 외 예방접종 의무 추가(법 제15조의5)
- 산후조리업자에게 필요한 보고 또는 산후조리원 검사의 범위·시기·내용·절차·방법 등에 관련하여 모자보건법에서 정하는 사항 이외는 「행정조사기본법」 준수(법 제15조의7)
- 산후조리원 이용 시 제공되는 서비스 내용과 요금체계 공개의무 이외 중도해약 시 환불기준 공개 의무 추가(법 제15조의16)
- 지방자치단체의 산후조리원 설치·운영(법 제15조의17)
- 산후조리원 평가 및 공표(법 제15조의19)
- 산후조리 관련 실태조사 등(법 제15조의20)

● 모자보건법 개정('18.6.13. 시행)

- 지자체가 설치·운영하는 산후조리원 설치기준 완화(법 제15조의17)

● 모자보건법 개정(' 18.9.14 시행)

- 산후조리원 위반사실 등의 공표(법 제23조)
- 의료기관으로 이송 사실 미보고 과태료 상향조정(법 제27조제1항 제1호의 2)

제Ⅱ장 모성건강

- 「산후조리원 감염·안전 관리 매뉴얼」 개정 및 배포('19.6)
- 산후조리원 감염 예방 등에 관한 교육 콘텐츠 자료 개발('19)
  - 건강관리인력 및 그 밖의 인력 대상 교육 동영상, PPT 자료 개발
- 모자보건법 개정('20.1.16 시행)
  - 산후조리업자의 준수의무 세분화 및 확산 방지 조치 의무 부과(법 제15조의4)
  - 질병이 있는 것으로 의심되는 사람에 대한 격리 등 근무제한 조치 (법 제15조의5 제2항)
  - 감염 예방 등에 관한 교육 대상자 확대(법 제15조의6)
  - 폐쇄규정, 벌칙 및 과태료 규정(법 제15조의9, 제26조, 제27조)

다. 감염 및 안전사고 예방을 위한 정기점검

❑ 임산부 및 영유아의 감염 및 안전사고 예방을 위하여 정기적인 점검 실시

❑ 주요내용

- 산후조리원 미신고 영업 유무(법 제15조)
- 산후조리원 인력 및 시설기준 준수 여부(시행규칙 별표 2)
- 산후조리업자 및 종사자 결격사유 해당 여부(법 제15조의 2)
- 임산부 및 영유아 건강기록부 비치 및 건강상태 기록·관리 여부(법 제15조의4 제1호)
- 감염 또는 질병을 예방하기 위하여 준수사항 조치 여부(법 제15조의4 제2호)
- 의료기관 이송 등 필요조치 여부, 이송시 이송보고, 확산방지 조치 실시 여부 (법 제15조의4 제3호, 4호)

- 산후조리업자와 종사자의 건강진단 및 예방접종 실시 여부(법 제15조의5)
- 산후조리업자 및 종사자의 감염 예방 등에 관한 교육 이수 여부(법 제15조의6)
- 산후조리원 유사명칭 사용 여부(법 제15조의14)
- 산후조리원 책임보험 가입 여부(법 제15조의15)
- 산후조리원 이용요금 및 중도해약시 환불기준 공개의무 준수 여부(법 제15조16)
- 「산후조리원 감염관리 지침」에 따른 감염관리 이행 여부(행정지도 사항)

❑ **점검주기 : 반기 1회 이상. 단, 보건복지부에서 산후조리원의 감염예방 및 안전사고 등 시설 전반에 대한 현안 점검 필요하다고 판단하여 요청하는 경우 추가 점검 실시**

※ 산후조리원 관련 모자보건법령 세부사항은 '산후조리원 관리·운영 편람' 참고

III

임신 사전건강관리 지원

 임신 사전건강관리 지원

1 사업 개요

가. 추진 배경 및 목적

❑ 추진 배경

- 만혼, 고령출산 경향으로 인한 생식능력 저하와 스트레스, 비만, 환경호르몬 증가 등 사회·환경적 요인으로 난임 및 고위험 임신, 미숙아의 지속 증가

  * (초혼연령) '13. 男 32.2세, 女 29.6세 → '23. 男 34.0세, 女 31.5세

  * (출산연령) '13. 31.8세 → '23. 33.6세(35세 이상 비중 36.3%)

  - '23년 난임진단자 약 24.3만명으로 최근 5년간 지속적으로 증가

    * (난임인구수) '19. 23.1만명 → '23. 24.3만명

  - 이러한 난임 및 고위험 임신의 증가는 개인은 물론이고 사회적으로도 많은 비용지출로 이어지는바 조기 예방을 위한 적극적 정책 필요

    * (난임 시술 환자의 연간 총 진료비) 1,542억원('18년) → 2,591억원('22년), 68% 증가

    * (난임 시술 환자의 1인당 진료비) 127만 3,668원('18년) → 184만 4,354원('22년), 44.8% 증가

- 남녀 모두의 보편적 성·재생산권 보장으로서의 임신 전 건강관리 지원 사업 필요성 증가

  - 제4차 저출산·고령사회 기본계획(2021~2025): 남녀 모두의 생애 전반 성·재생산권 보장으로의 패러다임 전환, 남녀를 출산의 공동 주체로 인식하고 남녀 모두에게 임신 전 건강관리 서비스를 제공하는 것으로 명시

[제4차 저출산·고령사회 기본계획의 주요 임신·출산 지원 사업]

건강하고 안전한 임신·출산 보장		
건강한 임신, 출산 지원	건강한 임신 지원	출산의 공동 주체인 남녀에게 임신 전부터 건강관리 서비스 제공
	고위험 지원 확대	고위험 임산부 의료비 지원 대상의 지원 범위 등을 확대하여 건강한 출산 보장
	임산부, 영아 건강관리	생애 초기 건강관리 및 산모·신생아 지원
	여성 장애인 지원	장애 친화 산부인과 지정 등을 통해 임신부, 영아 건강관리-여성 장애인 지원
	청소년 산모 지원	점진적으로 의료비 지원 대상 확대(만 18세 이하 → 만 24세 이하)

- 기존 지자체의 임신 전 건강관리 지원 사업은 주로 여성에게 초점이 맞춰져 있으나, 남성 난임 진단 증가 등 남성 생식건강 관리 필요성 증가
  * (남성 난임진단자) '19. 81천명 → '23. 87천명

● 우리나라 임신·출산 지원 정책은 주로 주산기(임신 기간 중이나 출산 전후) 혹은 출산 이후에 집중되어 임신 전 준비에 대한 지원은 미미

- 건강한 임신·출산을 위해서는 임신 준비단계부터 남녀의 성·생식 건강 위험 요인에 대한 개선 필요. 주산기 관리만으로는 건강한 임신·출산이라는 결과를 얻는데 한계 존재
- 세계보건기구, 미국 CDC를 비롯해 전 세계적으로 이미 임신 전 건강관리(Preconception care)의 중요성이 널리 강조

임신 전 건강관리(preconception care)란?

임신 전 가임기 남녀에 대한 생의학적, 행동학적, 사회적 위험 요인을 파악하고 중재하는 예방적 차원의 관리로서, 산모와 태아의 건강증진을 목적으로 임신 전부터 남녀가 함께 건강한 임신과 출산을 도모하는 포괄적 관리(WHO, 2013)

❑ 추진 목적

● 임신 및 출산에 장애가 될 수 있는 건강위험요인의 조기 발견 기회 제공

● 임신 사전건강관리를 위한 보건의료 지원을 통해 건강한 임신·출산 환경 조성

❑ 목표

시기	목표
단기	가임력 유지·증진 또는 임신·출산 관련 인식개선 및 행동변화
중기	지속적 생식건강 관리 및 난임 예방
장기	난임률 감소 및 건강한 임신·출산율 제고

❑ 성과

- 건강한 임신 · 출산을 위한 국가 사전건강관리 지원체계 마련
- 가임력 검사를 통한 인식 및 행동 변화로 국민의 생식건강 증진
- 난임 예방을 통한 건강한 임신 및 출산율 제고

❑ 추진 근거

「모자보건법」 제3조(국가와 지방자치단체의 책임)

① 국가와 지방자치단체는 모성과 영유아의 건강을 유지·증진하기 위한 조사·연구와 그 밖에 필요한 조치를 하여야 한다.

② 국가와 지방자치단체는 모자보건사업에 관한 시책을 마련하고 모성과 영유아의 보호자에게 적극적으로 홍보하여 국민보건 향상에 이바지하도록 노력하여야 한다.

「모자보건법」 제11조(난임극복 지원사업)

① 국가와 지방자치단체는 난임 등 생식건강 문제를 극복하기 위한 지원을 할 수 있다.
② 난임극복 지원에는 다음 각 호의 내용이 포함되어야 한다.
1. 난임치료를 위한 시술비 지원
2. 난임 관련 상담 및 교육
3. 난임 예방 및 관련 정보 제공
4. 그 밖에 보건복지부장관이 필요하다고 인정하는 사업

❑ 추진 경과

- 윤석열 정부 저출산 핵심 정책분야로 대통령 주재 저출산고령사회위원회에서 "임신 사전건강관리 지원"에 대한 기본방향 발표('23.3.28.)

  * '윤석열 정부 저출산·고령사회 정책 추진방향 및 과제' 中 5 건강한 아이, 행복한 부모(임신·난임 지원 및 부담 대폭 완화)

- 임신·출산 저해 위험요인별 문제점 파악 및 대안 제시를 통한 임신 사전건강관리 지원 사업 모형 마련 연구 추진

  * 예방적 생식건강증진 강화방안 연구('23.7.~11.), 한국보건사회연구원

- 3.28 대책 후속조치에 따른 당·정 협의('23.7.13.)등을 거쳐 난임·다둥이 맞춤형 지원 대책으로 "임신 사전건강관리 지원" 발표('23.7.27.)

- 2024년 임신 사전건강관리 지원 시범사업 예산 편성('23.8.29.) 및 확정('23.12.21.)

- 2024년 임신 사전건강관리 지원사업 참여 지자체 및 의료기관 조사('24.1월)

- 지자체 및 의료기관 의견 적극 반영 및 예산 당국과의 협의를 통해 여성 검사비 지원액 상향(10만원 → 13만원) ('24.2월)

- 2024년 임신 사전건강관리 지원사업 시행('24.4월~)

- 저출산고령사회위원회는 「저출생 추세 반전을 위한 대책」에서 결혼 여부 무관 모든 25~49세 남녀 대상 최대 3회 가임력 검사 지원을 발표('24.6.19.)

  * 3-3 아이 원하는 부모에 대한 획기적 지원 1 건강한 임신 지원 확대

- 임신 사전건강관리를 비롯한 가임력 관련 정보 제공을 위해 가임력 보존 및 향상을 위한 가이드라인 개발을 위한 연구 추진

  * 가임력 보존 및 향상을 위한 가이드라인 연구('24.10.~12.), 대한가임력보존학회

나. 사업 개요

❑ 지원 대상

- 모든 20~49세 남녀 중 검사 희망자(결혼, 자녀 여부 무관)
  * 15~19세 남녀 중 부부(예비부부, 사실혼 포함)
  * 내국인 배우자가 있는 외국인 지원 가능(별도 비자 조건 없음)
  * 주민등록지(주민등록을 한 재외국민, 외국인등록 포함)를 기준으로 관할 보건소에서 지원 가능

❑ 지원 횟수

- 주요 주기별 1회, 최대 3회 지원
  * 29세 이하(제1주기), 30~34세(제2주기), 35~49세(제3주기) 주기별 1회, 최대 3회 지원

❑ 지원 항목

- 필수 검사 항목
  - 여성 : 난소기능검사(AMH), 부인과 초음파
  - 남성 : 정액검사(정자정밀형태검사)
- 가임력 확인에 필요한 기타 검사를 지원금액 한도 내 지원

❑ 지원금액

- 여성 : 최대 13만 원, 남성 : 최대 5만 원

❑ 지원 신청 방법

검사비 지원 신청		검사의뢰서 발급		검사 및 결과상담		검사비 청구		검사비 지급
e보건소 온라인 신청 또는 보건소 방문 신청	➡	신청 접수 및 검사의뢰서 발급(시스템)	➡	검사 실시 및 결과상담 * 신청일로부터 3개월 이내 검사	➡	e보건소 또는 보건소 청구 * 검사일로부터 1개월 이내 청구	➡	제출서류 확인 후 검사비 지급 * 청구일로부터 3개월 이내 지급
검사 희망자		지자체(보건소)		사업 참여 의료기관		대상자		지자체(보건소)

❑ 제출서류

구 분		제출서류
신청	내국인	• 임신 사전건강관리 지원 신청서(공통) • 개인정보 수집·이용 및 제3자 제공 동의서(공통) • 신청자 주민등록등본(또는 행정정보 공동이용 사전동의서) * 행정정보 공동이용 사전동의서 제출 시, 제출 생략 ※ 온라인 신청 시 제출서류 없음 ※ 15~19세 부부 대상자, 신청자 주민등록상 혼인관계가 확인되지 않는 경우 혼인 증빙서류 제출
	외국인	• 임신 사전건강관리 지원 신청서(공통) • 개인정보 수집·이용 및 제3자 제공 동의서(공통) • 신청일 기준 외국인등록사실증명 또는 국내거소신고사실증명 * 행정정보 공동이용 사전동의서 제출 시, 제출 생략 가능 • 내국인 배우자의 주민등록등본(또는 배우자의 행정정보 공동이용 사전동의서) • (내국인 배우자 주민등록등본상 혼인관계가 확인되지 않는 경우) 혼인 증빙서류 ※ 온라인 신청 시 내국인 배우자 주민등록등본 및 혼인 증빙서류만 첨부파일로 제출
청구		• 임신 사전건강관리 지원사업 검사비 청구서 • 외래 진료비 계산서·영수증 • 진료비 세부산정내역(세부내역서) • 본인 명의의 통장사본 ※ 온라인 신청 시 청구서 제외 나머지 서류만 첨부파일로 제출

다. 사업 추진체계

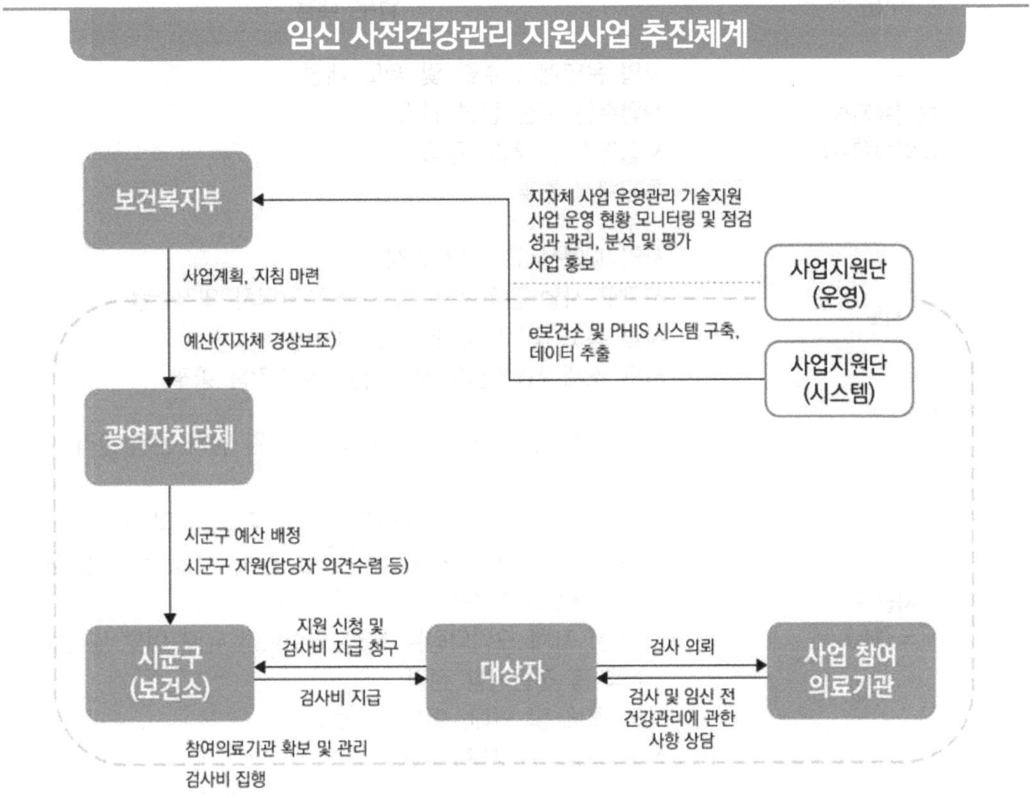

임신 사전건강관리 지원사업 추진체계

보건복지부

사업계획, 지침 마련

예산(지자체 경상보조)

지자체 사업 운영관리 기술지원
사업 운영 현황 모니터링 및 점검
성과 관리, 분석 및 평가
사업 홍보

사업지원단 (운영)

e보건소 및 PHIS 시스템 구축, 데이터 추출

사업지원단 (시스템)

광역자치단체

시군구 예산 배정
시군구 지원(담당자 의견수렴 등)

시군구 (보건소)

지원 신청 및 검사비 지급 청구

검사비 지급

대상자

검사 의뢰

검사 및 임신 전 건강관리에 관한 사항 상담

사업 참여 의료기관

참여의료기관 확보 및 관리
검사비 집행

라. 추진체계별 담당 업무

구분	업무 내용
보건복지부 (출산정책과)	• 사업 운영계획 수립 및 제도 개선 • 사업수행 예산 편성·관리 • 사업평가 및 지도·감독 • 추진체계 총괄
시도	• 사업비 예산 교부 및 조정 • 시군구 사업 관리·감독 및 시군구 담당자 의견수렴 • 사업 홍보 및 안내, 현황 등 보고 • 시도 소재 사업 참여 의료기관 관리·감독 총괄
시군구 (보건소)	• 대상자 신청, 검사, 청구, 지급 등 지원 절차 운영·관리 • 검사비 지급(예산 집행) • 보건소 관할 의료기관 현장점검(해당 주소지) 및 관리 - (신규) 의료기관 현장점검을 통한 인력, 시설 등 사업 참여를 위한 필수요건 충족 여부 사전 확인 - (기존) 자체 모니터링을 통한 필수요건 유지 여부 및 검사 수행 등 전반사항 점검 • 사업 홍보 및 안내, 현황 등 보고 • 참여 의료기관 지속 확보 • 사업 참여 대상자 및 의료기관 대상 사업 참여 등 안내
사업 참여 의료기관 (산부인과, 비뇨의학과)	• 가임력 검사 희망자에게 사업 참여 신청 및 청구 안내 • 가임력 검사 및 검사 결과, 임신 전 건강관리에 관한 상담 • 보건소 현장점검 및 모니터링 협조
한국건강증진개발원	• 시도 및 보건소 사업 운영관리 (사업관리, 집행점검, 모니터링 및 결과 분석) 기술지원 • 성과관리 및 평가 • 사업 홍보 • 기타 사업 추진과 관련하여 위탁된 사항
한국사회보장정보원	• e보건소 및 지역보건의료정보시스템(PHIS) 구축·운영 • 시스템 기능 개선 등 유지보수 • 시스템 사용자 교육 등 사용지원 • 시스템 내 개인정보 보안관리

마. 사업 흐름도

지원 절차

구 분	주 체	내 용
지원 신청	검사 희망자	• 온라인(e보건소) 또는 방문(주소지 내 보건소) 신청 * e-health.go.kr
↓		
신청 접수	보건소 담당자	• 신청 정보 확인 후 신청 접수
↓		
검사의뢰서 발급	(시스템에서 자동 발급)	• 접수 즉시 시스템상 검사의뢰서 자동 발급 * 검사 희망자는 온라인(e보건소)에서 확인, 출력본 또는 모바일 화면을 의료기관에 제시
↓		
검사 및 상담	사업 참여 의료기관	• 가임력 검사 및 결과 상담 • 청구 관련 서류(영수증 등) 발급 * 검사비 의료기관에 먼저 납부 후 보건소에 청구
↓		
청구	대상자	• 온라인(e보건소) 또는 방문 청구 • 검사비 청구서 등 필수서류 제출
↓		
지급	보건소 담당자	• 지급 여부 결정 및 지급금 결정 • 여성 13만 원, 남성 5만 원 한도 내 실비 지급
↓		
사업지원단의 모니터링 참여	대상자	• 검사 전후 의식 및 행동 변화, 사업만족도 등 설문조사 참여

2 지원 절차

가. 신청

❑ 지원 대상

- 모든 20~49세 남녀 중 검사 희망자(결혼, 자녀 여부 불문)
  - 15~19세 남녀 중 부부(예비부부, 사실혼 포함) 지원 가능
    * 15~19세 지원은 제1주기(29세 이하)에 해당
    * 남녀불문 50세 이상 지원 불가
  - 외국인은 내국인 배우자가 있는 경우에만 지원 가능
    * 부부 모두 외국인인 경우 지원 불가
    * 별도 비자 조건 없음
    * 주민등록지(주민등록을 한 재외국민, 외국인등록 포함)를 기준으로 관할 보건소에서 지원 가능

❑ 지원 횟수

- 주요 주기별 1회(최대 3회) 지원
  * 29세 이하(제1주기), 30~34세(제2주기), 35~49세(제3주기) 주기별 1회, 최대 3회 지원

임신·출산 관련 주기(연령대)별 특성

- (제1주기) 결혼 전 생식건강관리(조기 질환 발견 및 치료 등) 및 난임 예방 목적
- (제2주기) 본격적 결혼 및 임신·출산 계획 단계로 건강한 임신·출산 도모 및 난임 예방과 가임력 보존 목적
- (제3주기) 임신·출산 고위험군에 해당하여 난임 진단 및 난임 시술 연계 목적

  - 만 나이 기준이며, 주요 주기별 지원 시작 나이의 본인 출생일부터 추가 신청 가능(신청일 기준)
    * 예 10월 1일 출생자는 만 30세가 된 해의 10월 1일부터 제2주기 지원 신청 가능

❑ 신청권자

- 지원 대상에 해당하는 본인(대리 신청 불가)

❑ 신청 기간

- 연중 신청
  - 단, 지자체별 예산상 사유 등으로 조기 신청 마감 가능
- 소급 지원 불가(신청 이전 검사 지원 불가)
  - 검사일 이전 신청이 원칙이나, 검사 당일 신청 시 지원 가능
    * 1월 1일 오전 검사 후, 1일 중 신청 시 지원 가능하나, 2일 0시가 지난 후 신청 시 지원 불가

❑ 신청 방법

- 방문 신청 : 보건소(주민등록상 주소지 관할 보건소)
  - 신청서 및 동의서 작성·제출
    * 필요시 추가 서류 제출
- 온라인 신청 : e보건소(e-health.go.kr)
  - e보건소 인증서 로그인(가입 불요) 후 '임신 사전건강관리 지원' 신청

❑ 신청 시 제출서류

- 내국인
  ① 임신 사전건강관리 지원 신청서 [서식 제1호]
  ② 개인정보 수집·이용 및 제3자 제공 동의서 [서식 제2호]
  ③ 신청자 주민등록등본(또는 행정정보 공동이용 사전동의서 [서식 제3호])
    * 행정정보 공동이용 사전동의서 제출 시, 주민등록등본 제출 생략

  ※ 온라인 신청 시 제출서류 없음(전자적 정보 기재 및 제공 동의 진행)

  ※ 15~19세 부부 대상자의 경우 신청자 주민등록등본상 혼인관계가 확인되지 않는 경우, 혼인 증빙서류(혼인관계증명서, 청첩장, 예식장 영수증, 사실혼 확인보증서 [서식 제5호] 중 택1) 추가 제출

- 외국인 – 배우자가 내국인인 외국인에 한함

  ①, ② 내국인과 동일

  ③ 신청일 기준 외국인등록사실증명(외국인 등록증 사본) 또는 국내거소신고사실증명(또는 행정정보 공동이용 사전동의서 [서식 제4호])

  * 행정정보 공동이용 사전동의서(외국인 신청자용) 제출 시, 생략 가능

  ④ 내국인 배우자의 주민등록등본(또는 행정정보 공동이용 사전동의서 [서식 제3호])

  * 배우자의 행정정보 공동이용 사전동의서 제출 시(배우자 본인의 동의 필요), 생략 가능

  ⑤ 내국인 배우자와 별도 주소지에 거주하여 내국인 배우자의 주민등록등본상 혼인관계가 확인되지 않는 경우, 혼인 증빙서류(혼인관계증명서, 청첩장, 예식장 영수증, 사실혼 확인보증서 [서식 제5호] 중 택1) 추가 제출

  ※ 온라인 신청 시 ④(⑤) 첨부파일로 제출(기타 전자적 정보 기재 및 제공 동의 진행)

❑ 재신청(신청 철회)

- 신청 후 3개월 내 검사를 받지 못한 경우 기존 신청 철회 후 재신청
  - 신청인은 재신청을 위해 관할 보건소에 기존 신청 건 삭제 요청
  - 담당자는 PHIS 내 기존 신청 건을 삭제 후 e보건소를 통한 재신청 안내

  * 청구 기한이 지난 경우, 신청 철회 후 재신청하더라도 기존 검사 건은 소급지원 불가 원칙에 따라 지원이 불가하므로, 보건소 담당자는 검사 실시 여부를 확인 후 기존 신청 건 삭제 요망

❑ 추가 신청

- 주기 내 추가 신청 불가
- 주기별 지원 시작 나이의 본인 출생일부터 추가 신청 가능(신청일 기준)

나. 신청 접수

❑ 접수 방법

- 방문 신청 시, 지역보건의료정보시스템(PHIS) 내 신청정보 입력 후 접수
- e보건소 온라인 신청 시, 신청정보 확인 후 접수
- 신청정보 확인 사항
  ① 주민등록상 주소지(주민등록등본 또는 행정정보 공동이용으로 확인)
  ② 15~49세 연령 해당 여부(미해당 시 e보건소 신청 불가)
  * 15~19세의 경우 부부(예비부부, 사실혼 포함) 해당 여부
  ③ 주기 내 중복신청 여부(중복신청 시 e보건소 신청 불가)
  ④ 외국인 추가서류 확인

주민등록상 주소지 이전에 따른 처리

- 신청 시, 신청인의 주민등록상 주소지가 관할 지역이 아닌 경우
  ☞ 신청 접수 반려(단, 이미 검사를 실시한 대상자를 고려하여 접수 반려 사유를 고지하고, 이미 검사를 받았음을 확인한 경우 재신청할 관할 보건소에 신청일 조정 협조 요구)
- 신청 시, 신청인의 주민등록상 주소지가 관할 지역이 아님에도 신청 접수한 경우
  ☞ 검사의뢰서 발급한 보건소(신청 접수한 보건소)에서 지원
- 청구 시, 신청 시 이후 주소지 이전에 따라 관할 지역이 아니게 된 경우
  ☞ 검사의뢰서 발급한 보건소(신청 접수한 보건소)에서 지원

☞ 접수 시, 신청자별 일련번호 자동 채번되어 검사의뢰서 자동 발급

❑ 접수 처리 기한

- 신청일로부터 5일 이내 보건소 담당자 확인 후 결정
  * 「민원 처리에 관한 법률」 제19조 제1항에 따라 공휴일과 토요일 불산입, 1일은 8시간 기준
  - 담당자 부재 시를 대비하여 대직자 선정 권고
  * 대직자는 '지역보건의료정보시스템(PHIS) 의료비 지원 접근 권한이 있는 자'여야 함

다. 검사의뢰서 발급

❑ 검사의뢰서

- 신청자에게 발급하는 서류로서 사업 참여 의료기관 제시용 서류

※ 여성 검사의뢰서[서식 제6호], 남성 검사의뢰서[서식 제7호]

- 대상자 정보(성명, 생년월일), 검사 항목, 검사 기간 등 정보 포함

* 검사 기간은 신청일로부터 3개월로, 신청접수일이 아닌 신청일이 검사 기간의 기산점임

❑ 검사의뢰서 발급 목적

- 대상자(신청자)가 검사비 지원을 받을 수 있는 자격을 취득함을 확인하기 위함
- 의료기관이 검사자가 본 사업의 대상자임을 인지하고, 그에 따른 적절한 검사와 조치를 제공하기 위함

❑ 검사의뢰서 발급 방법

- 검사의뢰서는 결정(접수) 즉시 자동으로 발급되며(일련번호 자동 채번), 대상자는 e보건소에서 확인 가능

* 방문 신청 시, 출력을 요청할 경우 시스템(PHIS)에서 출력 가능

PHIS 일련번호 부여 기준(형식) 안내

- 신청일자 6자리-보건소 기관 코드-A(1주기)/B(2주기)/C(3주기)·W(여)/M(남)-4자리 번호(예: 250101-A0001-AW-0001)
  - 일련번호 지정 시 검사의뢰서 상단 접수번호(=일련번호) 옆 자동 입력
- 보건소 기관 코드는 [참고 1] 확인
- 4자리 개인 고유 번호는 여성과 남성 각각 별도 오름차순으로 부여
  - 신청순이 아닌 신청 접수순으로 결정(연도별)
  - 재신청 또는 추가 신청 시 개인 고유 번호는 새로 부여

- 발급 주체는 관할 보건소장이며, 시스템(PHIS) 내 직인 자동 입력

라. 검사

❑ 검사 방법

- 검사의뢰서 [서식 제6호 또는 제7호]를 지참하여 사업 참여 의료기관에서 검사
  * 의료기관에 따라 사전 예약이 필요할 수 있으므로 전화 후 방문 권고
  - 사업 미참여 의료기관에서 검사받은 경우 지원이 불가하므로 반드시 e보건소 홈페이지 내 참여 의료기관 목록 확인 후 검사
    * e보건소 - 보건서비스 - '임신 사전건강관리 참여의료기관'
- ①검사의뢰서 제시하여 검사 및 상담, ②검사 비용 전액 납부(지원금은 보건소 후청구), ③구비서류(영수증 및 세부내역서) 발급 요청

❑ 검사 가능 기간

- 신청일로부터 3개월 이내 검사
  * 3개월 내 검사받지 못한 경우 검사의뢰서 발급 보건소에 문의하여 기존 신청 건 삭제 후 재신청
  * 신청 접수일이 아닌 신청일 기준으로 신청 접수 전이라도 신청 후 검사는 지원 가능

❑ 검사 비용

- 지원금액 한도(여성 13만 원, 남성 5만 원)와 비급여 검사 단가 상한(여성 14만 원, 남성 5.5만 원 또는 3만 원) 차이로 인한 검사 비용 본인 부담 발생 가능
  * 동 사업은 검사 비용 지원에 한하며, 진찰료 및 기타 검사 등 별도 비용이 발생할 수 있음

❑ 검사 지원 항목

- 난소기능검사(AMH), 부인과 초음파, 정액검사(정자정밀형태검사)
- 그 외 의료기관의 판단하에 대상자의 가임력 확인을 목적으로 실시한 검사는 지원금액 한도(여성 13만 원, 남성 5만 원) 내에서 추가 지원 가능
  * 필수 검사항목을 제외하고 기타 검사만을 시행한 경우 지원 불가
  * 보건소장이 판단하기에 명백히 가임력 검사로 보기 어려운 항목은 지원 불가
  * 사업 미참여 의료기관에서 실시한 검사는 지원 불가

필수 가임력 검사 항목 안내

1) 여성

□ AMH(항뮬러관호르몬) 검사

- 생리주기와 관계없이 혈액으로 손쉽게 검사 가능
- 난소의 과립막 세포(granulosa cell)에서 분비되는 당단백(Glycoprotein)으로 난소의 질(quality)보다는 남아있는 난소의 개수(quantity)를 반영
- 임신능력과 난소상태 예측에 도움이 되며 나이가 증가할수록 수치 감소
- 높은 AMH는 다낭성난소증후군 의심, 난소과자극증후군(OHSS) 예측

□ 부인과 초음파

- 자궁근종, 난소낭종 등 부인과 질환을 평가하기 위해 시행하는 검사로, 초음파 탐침자(probe)를 사용하여 질이나 항문을 통해 검사(복부 초음파는 보조적으로 시행)

2) 남성

□ 정액검사(semen analysis)

- 수술적인 방법 혹은 수음을 통해 얻어진 정액으로 정액의 양과 정자의 수, 농도, 운동성 및 모양 등을 평가하여 남성 난임 가능성을 진단할 수 있는 중요한 검사법
- 희소정자증 및 무정자증 등 정자 수의 이상, 기형 정자증 및 정액 내 염증 등의 진단 가능

□ 정자정밀형태검사(Sperm Strict Morphology Test)

- 정액검사로서 정액의 양과 정자의 수, 농도, 운동성 및 기본 모양 외에 정밀 형태(strict morphology)를 엄격한 기준(Kruger Criteria 등)에 따라 현미경으로 정밀하게 관찰 및 분석한 검사
  - 일반 정액검사에 더하여 정자를 건조하여 염색한 후, 고배율 현미경으로 정자의 형태 중 정상 및 비정상 비율을 검사
- (검사방법) 인간 정액 검사 및 처리를 위한 WHO 실험실 지침서(제6판), 2.4.9 정자형태 참조

가임력 검사 추가 지원 가능 항목 안내(예시)

- 가임력 저하와 관련된 진단적 검사항목 중 필수 검사항목을 제외한 항목을 추가 지원 가능

가임력 저하 원인		진단적 검사
여성	배란기능장애	• 기본 호르몬 검사: 여성호르몬(FSH/LH/estradiol), 갑상선호르몬(TSH), 유즙분비호르몬 • 다낭난소증후군 의심 시: 남성호르몬, 17-OHP • 질(항문)초음파
	난소기능저하	• 난소예비능 검사: AMH, AFC
	난관요인	• 자궁난관조영술 또는 초음파자궁난관영상
	자궁요인	• 질(항문)초음파 • 3D 초음파 • 골반 MRI
	자궁내막증	• 질(항문)초음파
남성	남성요인	• 정액검사(정자정밀형태검사) • 고환촉진검사
공통	기타	• 성매개감염검사(STD), 풍진항체검사, 소변검사 등

마. 청구

❑ 청구권자

- 검사의뢰서를 발급받아 사업 참여 의료기관에서 신청일로부터 3개월 내 가임력 검사를 완료한 자
  - 단, 지급 불가 사유에 해당하는 경우 지급 불가
- 난임부부 시술비 지원사업, 난임진단비 지원사업, 신혼(예비)부부 건강검진 지원사업 등 별도 사업으로 이미 검사비 지원을 받은 경우, 중복지원 불가
  - 단, 별도 사업으로 지원받은 이력이 있더라도 새로이 받은 검사에 대해서는 청구 가능

❑ 청구 기한

- 검사일로부터 1개월 이내 청구
  - 신청일로부터 3개월 이내 받은 검사에 대해 청구 가능
  - 검사 기간 내 2회 이상 검사 시 마지막 검사일로부터 1개월 이내 청구
- 기한 내 청구하지 못한 경우 지급 불가

  * 단, 예외적으로 보건소장이 기한 내 청구가 불가한 타당한 사유가 있는 것으로 인정하는 경우, 예산 범위 내 지원 가능(예산 소진 시 청구(지급) 불가)

❑ 청구 방법(신청 방법과 관계없음)

- 방문 청구 : 보건소(주민등록상 주소지 관할 보건소)
  - 청구서 작성하여 구비서류(영수증, 세부내역서, 통장사본)와 함께 제출
- 온라인 청구 : e보건소(e-health.go.kr)
  - '의료비 지원 – 신청현황 조회' 인증서 로그인 → '임신 사전건강관리 지원' 청구
  - ①청구 내용 작성, ②구비서류(영수증, 세부내역서, 통장사본) 첨부

    * 파일 첨부 시, 사진(jpg 등) 또는 PDF 형식으로 첨부

제Ⅲ장 임신 사전건강관리 지원

❑ 청구 시 구비서류

● 내·외국인 공통

① 임신 사전건강관리 지원사업 검사비 청구서 [서식 제8호]

- '검사비용 총액'은 사업 참여 의료기관에 지불한 총액을 작성

* 의료기관별 검사비용 평균 자료를 도출하기 위함이며, 지원금액과 별개

② 외래 진료비 계산서·영수증

* 국민건강보험 요양급여의 기준에 관한 규칙 [별지 제6호서식] [외래, 입원(퇴원, 중간)] 진료비 계산서·영수증

③ 진료비 세부산정내역(세부내역서)

* 진료비 세부산정내역 서식 등에 관한 기준 [서식 제1] 진료비 세부산정내역

④ 신청인(청구인) 본인 명의의 통장사본 1부

- 본인 명의의 통장사본을 제출하여야 하며, 불가피한 사정으로 타인 명의의 통장 사본을 제출하는 경우 관할 보건소 문의

* 타인 명의의 통장으로의 지급이 불가피하다고 보건소장이 인정하는 경우 지급받고자 하는 통장 사본을 제출하도록 하여 해당 계좌로 지급 가능

● 외래 진료비 계산서·영수증 및 진료비 세부산정내역 제출 시 유의사항

- 검사항목에 필수 검사항목인 난소기능검사(AMH), 부인과 초음파, 정액검사(정자정밀형태검사) 중 1개 이상을 반드시 포함하여야 함

- 필수 검사항목을 포함한 검사를 검사 가능 기간 내(신청일로부터 3개월 내) 2회 이상 받은 경우 각각의 영수증 및 세부내역서를 모두 제출(단, 최대 지원금액 한도 내 실비 지원)

❑ 청구 가능 금액

● 난소기능검사(AMH), 부인과 초음파, 정액검사(정자정밀형태검사)의 검사 비용

● 그 외 의료기관의 판단하에 대상자의 가임력 확인을 목적으로 실시한 검사

* 보건소장이 판단하기에 명백히 가임력 검사로 보기 어려운 항목은 지원 불가

* 사업 미참여 의료기관에서 실시한 검사는 지원 불가

바. 지급

❑ 지급 기한

- 청구일로부터 3개월 이내 지급

  ※ 예산 부족 등으로 지급 지연이 불가피한 경우, 신청자에게 지연 사유를 충분히 설명

- 연도 말 지원 신청 건에 대한 확인·검토 과정에서 회계연도를 넘긴 경우 차년도 지급이월 가능
  - '25년 신청자 중 '25년 연말 이후 청구자는 '26년 예산으로 지급 가능
  - 회계연도를 넘겨 지원하는 경우에도 3개월 이내 지급 원칙 준수

    * 3개월 이내 지급이 불가한 경우 신청자에게 지연 사유를 지급 기한 내 고지

❑ 지급 절차

- 필수 확인 사항(지급 불가 사유 미해당 여부) 확인하여 지급 결정
  - 지급 불가 결정 시, 지급 기한 내 사유 적시하여 신청자에게 통지
- 영수증 및 세부내역서 확인하여 최종 지급금 결정
  - 지급금 결정 후 예산 소진 등 사유로 지급 지연 시, 지급 기한 내 사유 적시하여 신청자에게 통지
- 지급 기한 내 지급 후 시스템(PHIS)상 지급 처리(통계 및 실적 반영)

❑ 지급 결정

- 필수 확인 사항

  ① 청구 기한(검사일로부터 1개월) 내 청구 여부 확인

  ② 연령, 주기별 중복 신청 여부 등 지원 대상 확인

  ③ 검사 시행 기관이 사업 참여 의료기관인지 확인(검사일 기준 명단 확인)

  ④ 영수증·세부내역서·통장사본 등 첨부서류 누락 여부 확인

    * 서류 미비·누락 시, 지급 기한(청구일로부터 3개월) 내 보완 요청

  ⑤ 영수증·세부내역서 상 필수 검사항목 포함 여부 확인

⑥ 난임부부 시술비 지원사업 등 별도 사업으로 이미 지원된 검사인지 여부 확인

* 난임부부 시술비 지원사업으로 지원된 검사의 경우 영수증 상 ⑩납부 할 금액, ⑪납부 한 금액의 차이 발생(지원내용: 급여 90%, 일부 비급여 검사 지원)

- ①청구 기한 내, ②지원 대상이며, ③사업 참여 의료기관에서 필수 검사항목을 포함하여 검사받은 대상자가, ④첨부서류를 모두 제출하였으며, ⑤별도 사업으로 지원받지 않은 경우 검사비 지급 결정
- 지급 결정 시, 청구서에 작성된 '검사비용 총액'과 영수증에 기재된 총액이 일치하지 않는 경우, 영수증에 기재된 총액으로 시스템(PHIS) 입력

❑ 지급 불가 결정

- 지급 불가 사유 중 1가지 이상에 해당하는 경우 지급 불가
- 지급 불가 사유

① 청구 기한 경과

* 단, 예외적으로 보건소장이 기한 내 청구가 불가한 타당한 사유가 있는 것으로 인정하는 경우, 예산 범위 내 지원 가능(예산 소진 시 청구(지급) 불가)

② 사업 미참여 의료기관에서 검사

③ 필수 검사 항목 누락

- 필수 검사 항목 1개 이상 포함하여 검사 시에만 지급 가능
- 2회 이상에 걸쳐 검사받는 경우 영수증 한꺼번에 첨부하여 1회 청구

* 1회 청구에 2개 이상의 영수증을 첨부하는 경우, 각각 사업 참여 의료기관에서 실시하였으며, 가임력 검사 필수 항목을 포함한 검사의 합계 금액을 지원금액 한도 내에서 지원

④ 동일 주기 내 중복신청

⑤ 신청서 및 청구서 등 관련 서류 허위 기재

⑥ 난임부부 시술비 지원사업 등 별도 사업에서 이미 지원된 검사인 경우

⑦ 임신 확인 후 시행한 검사(초음파 검사 등)인 경우

* 단, 임신테스트기로 자가 확인 후 병원에 방문하여 시행한 첫 번째 검사는 지원 가능

⑧ 기타 보건소장이 판단하기에 부정한 청구로 인정되는 경우

❑ 지급금 결정

- '검사비용 총액' 중 지원 불가 항목(가임력과 무관한 검사 비용, 가임력 검사 실시와 무관한 주사료 및 약제비 등)의 금액을 제외한 나머지 금액(이하 '지원 대상 금액')과 지원금액 한도(여성 13만 원, 남성 5만 원) 중 더 적은 금액을 지급금으로 결정
  - * 예 지원 대상 금액이 10만 원인 여성 ☞ 10만 원 지급
  - * 예 지원 대상 금액이 16만 원인 여성 ☞ 13만 원 지급

- 지원 대상 금액 확인 방법

① 외래 진료비 계산서·영수증

■ 국민건강보험 요양급여의 기준에 관한 규칙 [별지 제6호서식] <개정 2020. 4. 3.>

[ ]외래 [ ]입원 ([ ]퇴원[ ]중간) 진료비 계산서 · 영수증

환자등록번호	환자 성명	진료기간	야간(공휴일)진료
		. . .부터 . . .까지	[ ] 야간 [ ] 공휴일

진료과목	질병군(DRG)번호	병실	환자구분	영수증번호(연월-일련번호)

항목			급여: 일부 본인부담 - 본인부담금	급여: 일부 본인부담 - 공단부담금	급여: 전액 본인부담	비급여: 선택 진료료	비급여: 선택진료료 외
기본항목	진찰료						
기본항목	입원료	1인실					
기본항목	입원료	2·3인실					
기본항목	입원료	4인실 이상					
기본항목	식대						
기본항목	투약 및 조제료	행위료					
기본항목	투약 및 조제료	약품비					
기본항목	주사료	행위료					
기본항목	주사료	약품비					
기본항목	마취료						
기본항목	처치 및 수술료						
기본항목	검사료						
기본항목	영상진단료						
기본항목	방사선치료료						
기본항목	치료재료대						
기본항목	재활 및 물리치료료						
기본항목	정신요법료						
기본항목	전혈 및 혈액성분제제료						
선택항목	CT 진단료						
선택항목	MRI 진단료						
선택항목	PET 진단료						
선택항목	초음파 진단료						
선택항목	보철·교정료						
「국민건강보험법」 제41조의4에 따른 요양급여							
65세 이상 등 정액							
정액수가(요양병원)							
정액수가(완화의료)							
질병군 포괄수가							
합계			①	②	③	④	⑤
상한액 초과금			⑥	-			

금액산정내용		
⑦ 진료비 총액 (①+②+③+④+⑤)		
⑧ 환자부담 총액 (①-⑥)+③+④+⑤		
⑨ 이미 납부한 금액		
⑩ 납부할 금액 (⑧-⑨)		
⑪ 납부한 금액	카드	
	현금영수증	
	현금	
	합계	
납부하지 않은 금액 (⑩-⑪)		
현금영수증( )		
신분확인번호		
현금영수증 승인번호		
* 요양기관 임의활용공간		

선택진료 신청	[ ] 유	[ ] 무

요양기관 종류	[ ] 의원급·보건기관	[ ] 병원급	[ ] 종합병원	[ ] 상급종합병원

② 진료비 세부산정내역(세부내역서)

■ [별지 제1호 서식] 진료비 세부산정내역 서식 (제2조제1항 관련) [앞면]

진료비 세부산정내역

환자등록번호	환자성명	진료기간	병실	환자구분	비고

항목	일자	코드	명칭	금액	횟수	일수	총액	급여			비급여
								일부본인부담		전액본인부담	
								본인부담금	공단부담금		

❑ 지급 방법

- 청구 시 등록 계좌로 입금(여성 13만 원, 남성 5만 원 한도 내 실비 지급)
  * 신청인 본인 계좌 입금 원칙, 예외적으로 본인 계좌 수령 불가할 경우 관할 보건소 문의

사. 환수

❑ 근거법률

- 「공공재정 부정청구 금지 및 부정이익 환수 등에 관한 법률」

❑ 환수주체

- 해당 임신 사전건강관리 검사비를 지급한 관할 보건소장
  * 「공공재정부정청구 금지 및 부정이익 환수 등에 관한 법률」 제8조에 따라 행정청이 환수

❑ 환수절차

- 환수 대상 확인 및 환수 금액 산정
  ① 환수 대상(「공공재정환수법」 제2조제6호)
    - 거짓이나 그 밖의 부정한 방법으로 검사비를 청구한 경우
    - 행정 착오, 시스템 오류 등 그 밖의 사유로 잘못 지급이 된 경우

② 환수 금액 산정(「공공재정환수법」 제8, 9, 10조 및 동법 시행령 제3, 5조)

- 잘못 지급된 검사 지원금액
- 부정청구 등으로 검사비를 청구한 경우에는 이자 및 부정이익 가액의 5배의 제재부가금을 부과하여야 함

  * 부정수익자의 사소한 부주의나 오류 등 과실로 인한 것으로 인정되는 경우 : 2분의 1로 감면

  ** 행정청의 과실등 부정수익자의 책임이 아닌 사유인 경우는 제재부가금을 부과하지 않을 수 있으며, 「행정절차법」 제21조제1항에 따라 사전 통지를 하기 전 부정수익자가 자진하여 신고하고, 부정이익등을 모두 반환한 경우에는 제재부가금을 부과하지 아니함

● 환수 결정 및 통지(「공공재정환수법」 제8조 및 동법 시행령 제4조)

- (사전통지) 환수 결정을 하기 전에 「행정절차법」 제21조제1항 각호의 사항을 당사자에게 미리 통지하여야 함

  * 의견제출에 필요한 기간은 10일 이상으로 고려하여 정하여야 함

- (결정 및 통지) 부정이익 및 이자를 환수하려는 경우에는 「공공재정환수법」 시행령 제4조제1항 각호의 사항을 밝혀 해당 부정수익자에게 서면으로 통지해야 함

  * 행정청은 환수처분 통지일부터 30일 이상의 납부기한을 정해야 함

- (납부) 통지를 받은 자는 통지서에 적힌 납부기한까지 환수금액을 납부기관에 납부해야 함. 다만, 천재지변, 재해 또는 이에 준하는 사유로 그 기한까지 납부할 수 없는 경우에는 그 사유가 없어진 날부터 30일 이내에 납부해야 함

● 가산금 징수 및 체납처분(「공공재정환수법」 제12조 및 동법 시행령 제4조)

- (가산금 징수) 행정청은 환수처분을 받거나 제재부가금을 부과받은 자가 정해진 기한까지 부정이익등을 모두 반환하거나 제재부가금을 완납하지 아니하면 그 기한 다음 날부터 부정이익등을 모두 반환하거나 제재부가금을 완납한 날의 전날까지의 기간에 대하여 체납된 금액에 대통령령으로 정하는 이자율에 따라 계산한 금액을 가산금으로 징수

  * 이 경우 가산금을 징수하는 기간은 60개월을 초과하지 못함

- (체납처분) 행정청은 환수처분 또는 제재부가금 부과처분을 받은 자가 정해진 기한까지 부정이익등을 반환하거나 제재부가금을 납부하지 아니하면 기한을 정하여 독촉을 하고, 그 기한까지 부정이익등을 반환하거나 제재부가금 또는 가산금을 납부하지 아니하면 국세체납 처분의 예에 따라 징수하거나 「지방행정제재·부과금의 징수 등에 관한 법률」에 따라 징수할 수 있음

- 징수금액 처리
  - (서비스 중지) 환수한 금액을 예탁금 계좌에 입금하여 당해연도 세출예산 과목으로 반납처리, 과년도 금액은 지자체(시군구) 세외 수입으로 처리

- 제재부가금, 이자율 및 세부적인 환수절차에 관한 내용은 「공공재정 부정청구 금지 및 부정이익 환수 등에 관한 법률」, 「행정절차법」 등에서 확인

3 사업 참여 의료기관

※ 사업 참여 의료기관 관리를 위한 시스템 개통 및 운영 예정으로, 시스템 개통 이후 재안내 예정입니다.

가. 사업 참여 의료기관 의의 및 역할

❑ 사업 참여 의료기관 의의

- '사업 참여 의료기관'이란 「임신 사전건강관리 지원사업」의 사업 수행을 위해 서비스 제공자로 신청하여 승인을 받은 의료기관(산부인과, 비뇨의학과 등)
  * 보건복지부의 동의를 얻어 해당 의료기관 관할 보건소장이 승인

❑ 사업 참여 의료기관 역할

- 가임력 검사 희망자(사업 참여 대상자)에게 사업 참여 신청 및 청구 절차 안내
  - 신청 여부 확인(검사의뢰서) 및 신청(e보건소) 안내
  - 청구 서류(영수증·세부내역서) 발급 협조 및 청구 절차 안내
- 가임력 검사 실시 및 검사 결과(임신 전 건강관리에 관한 사항 포함) 상담
  - 전문의 판단하 가임력 확인에 필요한 검사를 추가로 실시할 수 있으나, 검사 필요성 및 비용에 대해 충분히 설명하고 검사 대상자의 동의를 얻어 실시(동의 없이 실시한 검사는 환불 요청 대상)
  - 검사 결과에 대해 상세히 안내
  - 검사 결과 기반으로 임신 준비에 필요한 의학적·보건학적 조치에 대해 적극적으로 상담 및 중재
- 보건복지부(사업지원단 포함)·시도·보건소 등이 사업 운영을 위해 실시하는 현장점검 및 모니터링, 설문조사 등 협조
- 사업 참여 요건(전문의 근무, 시설 구비, 비용 책정 등)에 변동이 있거나 사업 참여를 부득이 중단하게 될 경우 관할 보건소로 즉시 변경 또는 취소 신청

나. 사업 참여 신청

❑ 신청 대상

- 「의료법」 제3조에 따른 의료기관(산부인과, 비뇨의학과 등), 「지역보건법」 제10조에 따른 보건소(보건의료원 포함), 「건강검진기본법」 제14조에 따른 검진기관 중 「임신 사전건강관리 지원」 사업 참여 요건을 갖춘 기관

❑ 사업 참여 요건

- 여성 가임력 검사
  - 인력 : 산부인과 전문의 근무
  - 시설 : 난소기능검사(AMH) 및 부인과 초음파 검사 가능 기관
    * AMH의 경우 외부기관 의뢰가능하나, 참여 신청 시 반드시 의뢰기관 기재
  - 단가(비급여 기준) : 난소기능검사(AMH) 및 부인과 초음파 검사 합계 14만 원 이하
- 남성 가임력 검사
  - 인력 : 산부인과 또는 비뇨의학과 전문의 근무
  - 시설 : 독립된 별도 공간의 정액채취실 구비(잠금장치 필수) 및 정액검사 가능 기관
    * 정액채취실은 다른 용도로 병용 불가
    * 정액검사(정자정밀형태검사)는 외부기관 의뢰 가능하나, 참여 신청 시 반드시 의뢰기관 기재
    * 정액검사(정자정밀형태검사) 중 정자 운동성 검사는 의료기관에서 자체적으로 수행
      단, 외부기관 의료 및 검사가 정액 채취 1시간 이내 가능할 시 예외적으로 외부기관 의뢰 가능
  - 단가(비급여 기준) : ①정자정밀형태검사를 실시하는 경우 5.5만 원 이하, ②일반정액검사를 실시하는 경우 3만 원 이하

❑ 신청 방법 및 제출서류

- e보건소(e-health.go.kr) 공지사항 확인 후, 신청서류 작성하여 의료기관 관할 보건소 담당자에게 제출

- 제출서류
  ① 의료기관 참여 신청서 [서식 제9호]
  ② 행정정보 공동이용 사전동의서(의료기관용) [서식 제11호]
  - 행정정보 공동이용 제공에 동의하지 않는 경우 ⓐ의료면허증 사본 및 ⓑ의료기관개설신고증명서 또는 의료기관개설허가증 사본 제출

❑ 신청 기간 및 신청 개시 시기

- 연중 신청 가능
- 신청 개시 시기
  - 매월 1일~15일 신청 시, 다음 달 1일 사업 참여 개시
  - 매월 16일~말일 신청 시, 다음다음 달 1일 사업 참여 개시
  - 단, 현장점검 미실시, 추가 정보 확인 필요 등 사유로 말일까지 사업 참여 여부 미확정 시 다음 달 명단에 등재되지 않으며, 다음다음 달에 반영될 수 있음

  * 사업 참여 의료기관 결정에 최소 15일부터 최대 47일 소요되므로 이 점 고려하여 신청 요망
- 즉, 신청 즉시 사업 참여가 가능한 것이 아니며, 사업 참여 의료기관 명단 등재일(매월 1일) 이후 사업 참여 가능

  * 명단 등재일 이전 시행한 검사는 사업 신청 이후라도 지원 불가

❑ 사업 참여 결정 절차

- 사업 참여 신청서를 제출받은 관할 보건소는 의료기관 현장점검을 통해 사업 참여 요건 충족 여부 및 신청정보 확인
- 사업 참여 의료기관 확인서 [서식 제12호] 발급
- 사업 참여 의료기관 명단 등재

  * e보건소(e-health.go.kr) → 정보·알림 → 공지사항 → "참여 의료기관 명단"

- 명단 등재일(매월 1일) 이후 해당 의료기관에서 실시하는 가임력 검사에 대해 대상자가 지원 신청 시 검사비 지급
  - 신청서 제출에 따라 해당 의료기관 현장점검 후 확인서 발급 및 e보건소 의료기관 현황 명단 게시 후 사업 개시

  * 참여 희망 시, 관할 보건소 문의 또는 e보건소(e-health.go.kr) 공지사항 확인

사업 참여 절차

구 분	주 체	내 용
사업 참여 신청	의료기관(장)	• 신청서류 작성하여 보건소 담당자에게 제출 * e보건소(e-health.go.kr) 공지사항 확인
↓		
참여 요건 확인 (현장점검)	보건소 담당자	• 참여 요건 확인 목적 의료기관 현장점검 실시 • 사업 참여 절차 및 참여 의료기관 역할 설명
↓		
신청서 제출	보건소 → 시도	• 신청서 작성 정보 및 현장점검 실시 결과 확인 • 참여 신청 의료기관 참여 가능 여부 결정
↓		
참여 통보	시도 → 보건소 → 의료기관	• 사업 참여 확인서 발급 및 사업 안내 전달
↓		
명단 등재	e보건소	• 매월 1일 의료기관 명단 현행화하여 반영
↓		
사업 참여 (검사 실시)	사업 참여 의료기관	• 사전 신청 안내 * 사전 신청 없이 검사받는 경우 지원 불가 • 가임력 검사 및 상담 실시 • 청구 관련 서류(영수증 등) 발급

❑ 사업 참여 유의 사항

- 사업 참여 의료기관의 역할을 충실히 이행하여야 함
- 사전 신청 후 검사 시에만 지원 가능
  - 사전 신청 없이 검사를 먼저 받는 경우 지원 불가하므로 신청 후 발급되는 검사의뢰서를 반드시 확인

    * 검사 당일 신청 시 검사의뢰서가 곧바로 발급되지 않아 의료기관 제시 불가하나, 신청일 포함 신청일 이후에 받은 검사는 지원되므로 검사의뢰서와 무관히 신청 여부를 반드시 확인
- 필수 검사항목의 검사 비용이 지원되며, 그 외 의료기관의 판단하에 대상자의 가임력 확인을 목적으로 실시한 검사는 지원금액 한도(여성 13만 원, 남성 5만 원) 내에서 추가 지원 가능
  - 단, 필수 검사항목을 제외하고 기타 검사만을 시행한 경우 지원 불가

    * 가임력 확인 목적이 아닌 검사는 지원 배제될 수 있으며, 사업 참여 의료기관의 의뢰에 따라 타 기관에서 시행한 검사는 지원이 불가함에 유의
- 필수 검사항목에 관한 구체적 사항은 p.50 및 [참고 2] 참고

정액검사 항목 및 내용

항목	내용
정자정밀형태검사 (Strict morphology) E7301	• 정자의 형태를 정밀하게 검사하기 위해 정자를 세척 후 염색하여 정자 형태를 정밀하게 검사(1000배율* 위상차 현미경 하 kruger strict criteria를 바탕으로 관찰 후 결과 기재) • Strict Morphology 항목이 포함되어 있어야 함 • WHO manual에 근거하여 normal morphology, head structural defects (include amorphous, elongate, pyriform, macro, micro, tapering, vacuole head), mid-piece defects(include excess residual cytoplasm, broken neck), tail defects(include coiled, short, hairpin tail)로 구분하여 1000ea 이상*의 정자 형태 검사를 실시 * 요구되는 현미경 배율 및 정자 개수는 검사자의 숙련도에 따라 다를 수 있음(저자 주)
정액검사 E7300	• 정액의 양, 정자 수, 운동성, 농도, 생존성, 정상 정자 비율 등 측정(일반 정액검사) • Volume of ejaculate(정액의 양), Concentration of sperm(정자의 농도), Motility(움직이는 정자의 비율), Progressive motility(전진하는 정자의 비율), pH(정액산도), Morphology(정자의 형태) 등 측정

* 출처: 심평원 행위기술서

정자 형태 분류(Classification of sperm morphology)

위치	정상(이상적/전형적) 외관	비정상
머리	머리는 매끄럽고 균일하게 윤곽이 잡히고 일반적으로 타원형이어야 한다. 머리 면적의 40-70%를 구성하는 첨체 부위가 잘 형성되어야 한다. 첨체 부위는 큰 공포가 없거나 작은 공포가 2개 이하이고 정자 머리의 5 분의 1 이상을 차지하지 않아야 한다. 후첨체 부위는 공포를 포함하지 않아야 한다.	• 일반 머리 부위의 40% 미만 또는 70%보다 큰 첨체, 또는 • 길이 대 너비 비율이 1.5(원형) 미만 또는 2(원형)보다 크거나 • 형태: 서양배형 (배모양), 무정형, 비대칭 또는 정점부의 비타원형, 또는 • 공포는 머리 부위의 5 분의 1 이상을 구성하거나 후첨체 부위에 위치, 또는 • 이중 머리, 또는 • 어떤 조합이든
중편부	중편부는 가늘고 규칙적이며 정자 머리와 거의 같은 길이여야 한다. 중편부의 장축은 정자 머리의 장축과 같아야 한다.	• 불규칙한 모양, 또는 • 얇거나 두껍거나, 또는 • 머리의 비대칭 또는 모난 삽입, 또는 • 날카롭게 구부러진, 또는 • 어떤 조합이든
꼬리	주부는 길이를 따라 균일한 굵기를 가져야 하고, 중편부보다 얇고 약 45μm 길이(두부 길이의 약 10 배)이어야 한다. 편모가 부러졌음을 나타내는 예리한 각도가 없다면 스스로 구부러질 수 있다.	• 날카롭게 각진 구부러짐, 또는 • 부드러운 머리핀 구부러짐, 또는 • 말린형, 또는 • 짧음(깨짐) 또는 • 불규칙한 폭, 또는 • 다중 꼬리, 또는 • 어떤 조합이든
세포질 소적	세포질 소적(일반 정자 머리 크기의 3분의 1 미만)은 정상이다.	• 남은 세포질은 정상 정자 머리 크기의 3 분의 1 을 초과할 때에만 비정상으로 간주한다.

* 출처: 인간 정액 검사 및 처리를 위한 WHO 실험실 지침서, 제6판

다. 사업 참여 변경 신청

❑ 변경 신청 대상

- 사업 참여 의료기관 중 기존에 제출한 신청 내용에 변경이 있는 기관
  - 의료기관 정보(의료기관 명칭, 소재지 등), 기관의 장 정보, 필수 검사항목의 검사 비용, 검사의 외부 의뢰 여부, 의뢰기관명 등
- 다만, ①기존 참여 검사 외 여성 또는 남성 검사를 추가로 실시하고자 하는 경우, ②기존 남성 검사 중 일반정액검사 실시 기관이었으나 정자정밀형태검사 실시 기관으로 변경하고자 하는 경우(혹은 그 반대의 경우) 변경 신청 절차가 아닌 신규 신청 절차를 거쳐야 함

  * 변경 신청서 [서식 제10호]가 아닌 참여 신청서 [서식 제9호] 제출

❑ 변경 신청 방법 및 제출서류

- e보건소(e-health.go.kr) 공지사항 확인 후, 변경 신청서류 작성하여 참여 확인서 발급 보건소(관할 보건소) 담당자에게 제출
- 제출서류

  ① 의료기관 변경 신청서 [서식 제10호]

  ② 행정정보 공동이용 사전동의서(의료기관용) [서식 제11호]

  - 행정정보 공동이용 제공에 동의하지 않는 경우 ⓐ의료면허증 사본 및 ⓑ의료기관개설신고증명서 또는 의료기관개설허가증 사본 제출
- 변경 결정 시, 사업 참여 의료기관 변경 확인서 [서식 제14호] 발급

❑ 변경 신청 기간 및 변경 내용 반영 시기

- 연중 변경 신청 가능
- 변경 내용 반영 시기
  - 매월 1일~15일 변경 신청 시, 다음 달 1일 반영

- 매월 16일~말일 변경 신청 시, 다음다음 달 1일 반영
- 단, 현장점검 미실시, 추가 정보 확인 필요 등 사유로 말일까지 여성 및 남성 검사 실시 가능 여부 미확정 시 다음 달 명단에 등재되지 않으며, 다음다음 달에 반영될 수 있음

  * 변경 내용 확인 및 반영에 최소 15일부터 최대 47일 소요되므로 이 점 고려하여 신청 요망

● 즉, 신청 즉시 사업 참여 내용이 변경된 것이 아니며, 사업 참여 의료기관 명단 반영(매달 1일) 이후 변경된 내용으로 사업 참여 가능

  * 명단 반영 이전 변경된 내용으로 사업 참여 시 대상자의 검사비용 지급이 거부될 수 있음

- 검사 항목의 추가 또는 변경, 검사 비용의 변경 등 대상자 지급금 결정에 영향을 미치는 항목의 변경은 참여 요건 충족 여부 및 신청정보 확인 후 명단에 반영

❑ 사업 참여 변경 시 유의 사항

● 변경 신청서 제출 직후가 아닌 명단 반영(다음 달 1일) 및 변경 확인서 발급 이후부터 추가 검사 실시 및 단가 변경 실시 요망

라. 사업 참여 취소

❑ 참여 취소 대상

● 사업 참여 의료기관 중 사업 참여를 종료하고자 하는 기관

❑ 참여 취소 방법 및 제출서류

● 사업 참여에서 미참여로 변경 신청서를 작성하여 참여 확인서 발급 보건소(관할 보건소) 담당자에게 제출

● 제출서류

- 의료기관 변경 신청서 [서식 제10호]

● 사업 취소 결정 시, 사업 참여 의료기관 취소 통보서 [서식 제15호] 발급

❑ 참여 취소 기간 및 취소 적용 시기

- 연중 참여 취소 가능
- 참여 취소 적용 시기
  - 사업 참여 취소 시, 다음 달 1일 사업 참여 의료기관 명단에서 삭제되며, 명단 삭제 이후 실시한 검사는 지원 불가
  - 대상자 착오 방지를 위해 사업 참여 의료기관 명단에 기재되어 있는 기간 동안 사업 참여 유지

    * 부득이 사업 참여 유지가 불가능한 경우 가임력 검사 희망자에게 사업 참여 중단 사실을 반드시 밝히고, 인근 사업 참여 의료기관 안내

❑ 사업 참여 취소 시 유의 사항

- 취소 통보서 발급 대상

  ① 여성 및 남성 가임력 검사 참여를 모두 취소한 의료기관

  * 한 가지 가임력 검사만 참여하기로 변경하는 경우 변경된 내용으로 확인서 재발급

  ② 강제취소 사유가 발생한 사업 참여 의료기관

- 검사비 지원 여부
  - 확인서 발급일로부터 취소 통보서 발급일까지 시행된 검사에 대해 지원 가능

    * 취소 통보서 발급일 다음 날부터 시행한 검사는 지원 불가능

- 재신청 관련
  - 취소 사유가 "취소요청"인 경우 요건 갖추어 재신청 가능 → 신규 신청 및 일련번호 재발급
  - 취소 사유가 "강제취소"인 경우 <u>재신청 영구 불가</u>

강제취소 사유

- 신청 시 금액을 초과하는 단가를 수납 요구하는 경우
- 신청서 기재 내용(자격요건 등)이 허위인 경우
  - 전문의 미구비
  - 시설(독립된 별도 공간의 정액채취실) 미구비
- 필수 검사항목 이외의 검사항목을 강요한 경우
- 검사의뢰서 지참 수검자에 대해 시행한 검사 관련, 부정청구(임의비급여 등)로 건강보험심사평가원으로부터 제재를 받은 경우
- 기타 「임신 사전건강관리 지원」 사업의 운영주체(보건복지부, 각 지자체 보건소)로부터 받은 정당한 요구를 이행하지 않는 경우

● 협조 요청

- 검사의뢰서 지참하여 방문한 대상자에게 ①해당 의료기관의 사업 참여 취소 사실, ②검사 시 지원 불가 안내 및 ③인근 사업참여 의료기관 안내 협조
  * e보건소(e-health.go.kr) → 정보·알림 → 공지사항 → "참여 의료기관 명단"에서 확인 가능

마. 재신청

❑ 재신청 대상

● 사업 참여 의사를 스스로 철회한 경우 재신청 가능하며, 신규 신청으로 접수 진행

● 단, 사업의 부정 참여로 인한 강제 취소인 경우 재신청 불가

* 신청 시 금액을 초과하는 단가 수납 요구, 일반정액검사 후 정자정밀형태검사 단가 수납 요구, 수검자 동의 없이 추가 과잉검사 실시 등

❑ 재신청 방법 및 제출서류

● 신규 신청과 동일함

4 기타 행정 사항

가. 사업 참여 의료기관 관리에 관한 사항

❑ 참여·변경·취소 신청

● 사업 참여

- 의료기관 참여 신청서 [서식 제9호] 및 행정정보 공동이용 동의서(의료기관용) [서식 제11호] 작성하여 관할 보건소 담당자에게 제출
- 참여 신청서 제출에 따라 해당 의료기관 현장점검 후 확인서 발급 및 e보건소 의료기관 현황 명단 게시 후 사업 개시

● 사업 참여 변경

- 의료기관 변경 신청서 [서식 제10호] 및 행정정보 공동이용 동의서(의료기관용) [서식 제11호]를 작성하여 관할 보건소 담당자에게 제출
  * 의료기관 정보(의료기관 명칭, 소재지 등), 기관의 장 정보, 필수 검사항목의 검사비용, 검사의 외부 의뢰 여부, 의뢰기관명 등
  * ①기존 참여 검사 외 여성 또는 남성 검사를 추가로 실시하고자 하는 경우, ②기존 남성 검사 중 일반정액검사 실시 기관이었으나 정자정밀형태검사 실시 기관으로 변경하고자 하는 경우(혹은 그 반대의 경우) 변경 신청 절차가 아닌 신규 신청 절차를 거쳐야 함
- 변경 신청서 제출에 따라 해당 의료기관 현장점검 후 확인서 발급 및 e보건소 의료기관 현황 명단 게시 후 사업 개시

● 사업 참여 취소

- 의료기관 사업 참여에서 미참여로 변경 신청서 [서식 제10호] 작성하여 관할 보건소 담당자에게 제출

사업 참여 절차 (행정 사항)

시군구 (보건소)	• 매월 15일까지 신청서 접수된 의료기관 대상 현장점검 실시하여 사업 참여 적격 여부 판단 * 현장점검을 통한 인력, 시설 등 사업 참여를 위한 필수요건 충족 여부 사전 확인 * 여성, 남성 검사 추가 실시를 위한 신청서 제출 시에도 확인 필요 • 적격 의료기관일 경우 매월 20일까지 ①참여 신청서(엑셀 서식), ②현장점검 결과(엑셀 서식) 작성하여 ③의료기관에서 제출한 신청서·동의서와 함께 시도로 제출

↓

시도	• 시도 담당자는 사업 참여 의료기관 적격 여부 최종 승인 * 보건복지부 별도 승인 절차 생략 • (시도→시군구) 매월 25일까지 ①참여 의료기관 일련번호 부여 및 ②참여 의료기관 신규·변경 확인서, 취소 통보서 발급 및 의료기관 전달 요청 • (시도→보건복지부) 매월 25일까지 ①수합용 서식(엑셀) 및 ②신규·변경·취소 의료기관 명단 작성하여 제출 * 원본 신청서·동의서 zip파일로 함께 제출

↓

보건복지부	• 매월 26일~말일 시도별 명단 수합하여 최종 명단 확정 • 다음 달 1일 참여 의료기관 명단 e보건소 게시 및 시도·시군구 전달

↓

시도 및 시군구	• 다음 달 10일까지 의료기관 확인서 발급 및 전달(보건복지부로 제출)

❑ 참여·변경 절차

● 참여·변경 절차

- 사업 참여 요건(인력, 시설, 장비 등) 충족 여부 사전 확인을 위한 현장점검
- 현장점검 결과에 따라 사업 참여 확정 시 참여 신청서 및 점검 결과를 시도로 제출(시도는 승인 여부 결정하여 최종 명단을 보건복지부로 제출)
- 확인서 [서식 제12, 14호] 발급 및 e보건소 참여 의료기관 명단 등재
- 명단 등재일(매월 1일 현행화) 이후 시행한 검사에 대하여 검사비 지원

● 참여·변경 신청 시기에 따른 반영 일정

- 매월 1일~15일 신청 시, 다음 달 1일 반영
- 매월 16일~말일 신청 시, 다음다음 달 1일 반영
- 단, 현장점검 미실시, 추가 정보 확인 필요 등 사유로 말일까지 여성 및 남성 검사 실시 가능 여부 미확정 시, 다음 달 명단이 아닌 다음다음 달에 반영될 수 있음

❑ 의료기관 현장점검

● 현장점검

- 보건소 담당자는 의료기관 현장점검을 통해 인력, 시설, 장비 등 사업 참여를 위한 필수요건 충족 여부 사전 확인 및 사업 참여 적격 여부 판단
  * 신규 신청 외 여성·남성 검사 추가 실시 및 정액검사에서 정자정밀형태검사로 변경 신청 시에도 현장점검 시행

● 여성 참여 의료기관 점검 사항

- 인력 : 산부인과 전문의 근무
- 시설 : 난소기능검사(AMH) 및 부인과 초음파 검사 실시 여부
  * AMH를 외부기관에 의뢰할 경우 의뢰기관명 확인
- 검사결과 상담 및 연계 여부

- 남성 참여 의료관 점검 사항
  - 인력 : 산부인과 또는 비뇨의학과 전문의 근무, 원내 검사 실시 시 정액검사 인력 보유 여부 등
  - 시설 및 장비 : 독립된 별도 공간 및 정액채취 단일 목적의 정액채취실 구비 여부(잠금장치, 조도 조절 등) 및 정액검사 실시 여부, 현미경 배율
  - 검사결과 상담 및 연계 여부
  - 정자정밀형태기검사 실시 시 추가 점검 : 세부내역서 비급여 검사명칭, 검사결과지 "Strict morphology" 항목 포함 여부(WHO 기준치 4%), 시료 건조 후 염색 여부, 형태 확인 정자 개수(기준치 약 200ea)
  - 정자 운동성 검사 의료기관 자체 수행 여부 또는 외부기관 의뢰 및 검사 정액채취 1시간 이내 가능 여부

❑ 사업 참여 적격 판단

- 점검 결과 토대로 사업 참여 여부 판단(보건소 담당자 결정)
- 사업 참여 적격 판정 시 매월 20일까지 ①참여 신청서 및 현장점검 결과 양식(엑셀) 및 ②의료기관 제출 신청서 및 동의서를 시도로 제출
- 시도 담당자는 신청 내용 확인하여 사업 참여 의료기관 적격 여부 최종 승인
  - 매월 25일까지 ①참여 의료기관 일련번호 부여하여, 사업 참여 확인서·통보서 발급(시군구에 의료기관 전달 요청) ②참여·변경·취소 명단 보건복지부에 제출

사업 참여 의료기관 일련번호 부여 기준(형식) 안내

- 연도 2자리 & 월 2자리 - 보건소(지자체) 고유 번호 - W(여)/M(남)/WM(둘다) - 3자리 번호 (예: 2501-001-W-001)
  - 시도 담당자는 사업 참여 의료기관 적격 여부 최종 승인 시 일련번호 부여
- 보건소(지자체) 고유 번호는 [참고 1] 확인
  - 보건소별 예산이 구분된 지자체(시군구)는 세 자리 번호 뒤 영어 소문자 추가(예: 001a)
- 3자리 개인 고유 번호는 W/M/WM 각각 별도 오름차순으로 부여

❑ 사업 참여 취소

● 참여 취소 방법

- 의료기관 사업 참여에서 미참여로 변경 신청서 [서식 제10호] 작성하여 관할 보건소 담당자에게 제출
- 사업 참여 의료기관 취소 통보서 [서식 제15호] 발급(취소 사유 명시)
- 변경 신청서 제출한 다음 달 1일자 취소 통보서 발급

● 참여 취소 적용 시기

- 사업 참여 대상자 혼란 최소화를 위해 변경 신청서를 제출한 달의 다음 달 1일부터 사업 참여 종료 요망

  * 대상자 착오 방지를 위해 사업 참여 의료기관 명단에 기재되어 있는 기간 동안 사업 참여 유지

- 다음 달 1일 사업 참여 의료기관 명단에서 삭제
- 명단 삭제 이후 실시한 검사는 지원 불가

❑ 사업 참여 강제취소

● 강제취소 방법

- 강제취소 사유에 해당하는 사업 참여 의료기관 발견 즉시, 취소 통보서 [서식 제15호] 발급(취소 통보서상 취소 사유에 '강제취소' 명시)

● 강제취소 적용 시기

- 취소 통보서 발급일(=강제취소 사유 발견 즉시) 이후 실시한 검사는 지원 불가
- 명단 삭제는 다음 달 1일 반영되나, 사업 참여는 즉시 중단하여야 함

● 강제취소 시 유의사항

- 사유의 경중 및 의료기관의 시정 의지 등을 고려하여 경고 조치 가능

강제취소 사유

- 신청 시 금액을 초과하는 단가를 수납 요구하는 경우
- 신청서 기재 내용(자격요건 등)이 허위인 경우
  - 전문의 미구비
  - 시설(독립된 별도 공간의 정액채취실) 미구비
- 필수 검사항목 이외의 검사항목을 강요한 경우
- 그 외 이용 불편(과잉진료, 진료거부, 결과 미안내 등)으로 인한 민원 3회 이상 발생하여 현장점검 및 시정요구시 이에 불응할 경우
- 검사의뢰서 지참 수검자에 대해 시행한 검사 관련, 부정청구(임의비급여 등)로 건강보험심사평가원으로부터 제재를 받은 경우
- 기타 「임신 사전건강관리 지원」 사업의 운영주체(보건복지부, 각 지자체 보건소)로부터 받은 정당한 요구를 이행하지 않는 경우

❑ 사업 참여 재신청

● 재신청 대상

- 사업 참여 의사를 스스로 철회한 의료기관
- 단, 사업의 부정 참여로 인한 '강제취소'인 경우 재신청 불가

* 신청 시 금액을 초과하는 단가 수납 요구, 일반정액검사 후 정자정밀형태검사 단가 수납 요구, 수검자 동의 없이 추가 과잉검사 실시 등

● 재신청 방법

- 신규 사업 참여 신청 절차에 따라 진행

나. 지역보건의료정보시스템(PHIS) 사용에 관한 사항

❑ 기본 업무 흐름

지원 신청		지원 결정 및 검사의뢰서 발급		청구		지급
방문 신청자 신청정보 입력·접수 또는 온라인 신청자 신청 접수	➡	신청 접수 즉시 검사의뢰서 발급 (대상자 일련번호 자동 채번)	➡	방문 청구자 청구정보 입력·접수 또는 온라인 청구자 청구 접수	➡	지급 등록 및 지급 완료 처리

* 시스템 관련 문의: 한국사회보장정보원 / 담당자 PHIS 접근 권한 신청: 각 지자체 정보담당관

❑ 유의 사항

● 신청 접수 즉시 PHIS 내 자동으로 대상자 일련번호 채번 및 검사의뢰서 발급

- 주기별 중복신청은 e보건소 신청 자체가 불가하나, 시스템 오류 발생 가능성 고려하여 신청정보 확인 요청

- 신청 불가 대상자에게 검사의뢰서 발급된 경우 청구단계에서 지급 거부 결정

● e호조 시스템에서 지급 완료 후 PHIS 내 지급 완료 처리 요망

PHIS 일련번호 부여 기준(형식) 안내

- 신청일자 6자리-보건소 기관 코드-A(1주기)/B(2주기)/C(3주기)·W(여)/M(남)-4자리 번호(예: 250101-A0001-AW-0001)
  - 일련번호 지정 시 검사의뢰서 상단 접수번호(=일련번호) 옆 자동 입력
- 보건소 기관 코드는 [참고 1] 확인
- 4자리 개인 고유 번호는 여성과 남성 각각 별도 오름차순으로 부여
  - 신청순이 아닌 신청 접수순으로 결정(연도별)
  - 재신청 또는 추가 신청 시 개인 고유 번호는 새로 부여

다. 사업실적 및 예산집행 보고에 관한 사항

❑ 정보시스템 입력 및 사업실적 보고

- 지역보건의료정보시스템(PHIS)에 대상자 신청서·청구서 내 정보 모두 입력
  - 시스템상 필수값이 아니더라도 대상자가 작성한 내용은 모두 입력
- 사업실적 보고는 정보시스템 입력내역을 활용해 매월 말일자로 산출
- 2025년 예산은 2회 이상 나누어 교부하고, 분기별 예산 집행 현황을 파악하여 예산 불용액이 발생하지 않도록 지자체 보조 예산(국비) 변경 예정
  - PHIS로 입력된 값을 바탕으로 매월말 기준 현황보고서(지원인원(남녀 별도 집계), 예산(총액, 국비집행액, 지방비집행액) 등 포함)를 통해 집행률 파악 예정
  - 긴급히 예산집행 현황자료가 필요한 경우에는 별도 제출 요청

❑ 예산집행 결과보고 및 정산

- 시도 및 시군구는 회계연도 종료 시 「보조금의 관리에 관한 법률」에 따라 예산집행 결과를 차년도 3월 말까지 보건복지부에 보고하여야 함

  * 보조금 관리에 관한 법률 시행령 제12조에 의거 지방자치단체의 장이 보조사업자인 경우 실적보고 사유 발생한 날부터 3개월 내에 실적 보고

라. 개인정보 제공 및 관리에 관한 사항

❑ 개 요

- 「임신 사전건강관리 지원사업」 업무 수행과정에서 처리하는 자료, 정보, 민원정보는 외부에 무단유출 시 개인의 재산과 이익을 부당하게 침해할 수 있으므로 업무용 이외에 불법이용 방지 및 사용정보가 누출되지 아니하도록 개인정보 관리 철저

❑ 개인정보 처리 근거

- 「모자보건법」 제11조(생식건강 문제 극복 지원에 관한 사무) 및 동법 시행령 제19조(민감정보 및 고유식별정보의 처리) 제3호

❑ 개인정보 관리

- 「임신 사전건강관리 지원사업」과 관련하여 처리하는 정보 등은 그 목적을 제외하고는 다른 용도로 사용할 수 없음

- 개인정보의 처리를 행하는 '보건복지부, 지방자치단체, 한국사회보장정보원, 한국건강증진개발원, 사업지원단(공모)'(이하 '사업 수행기관 등')에 종사하거나 종사하였던 자는 직무상 알게 된 개인정보를 누설 또는 권한 없이 처리하거나 타인의 이용에 제공하는 등 부당한 목적을 위하여 사용할 수 없음

- 사업 수행기관 등은 정보 등이 분실·도난·유출·변조 또는 훼손되지 아니하도록 안전성 확보에 필요한 조치를 취하여야 하고, 외부기관에 정보를 제공할 수 없음

- 사업 수행기관 등은 개인정보보호를 위하여 정기적으로 소속 직원 교육 및 점검 실시

마. 사업 지원 및 모니터링에 관한 사항

❑ 개요

- 수행 주체 : 한국건강증진개발원
- 수행 기간 : 2026. 1. 1. ~ 2026. 12. 31.
- 감독·관리 : 보건복지부

❑ 주요내용

- 임신 사전건강관리 지원사업 운영현황 분석 및 모니터링
  - 시·군·구 보건소 운영현황 및 집행실적 모니터링(신청, 청구, 지급 현황 등)
  - 참여 의료기관 현황(시도, 시·군·구별) 모니터링
  - 사업 참여 현황(시도, 시·군·구별) 및 참여자의 특성
  - 사업 참여자 대상 만족도 조사 등
- 임신 사전건강관리 지원사업 기술지원
  - 사업 설명회, 시도 간담회 등 개최·운영
  - 사업 안내서 제·개정 지원
  - 시·군·구(보건소) 및 의료기관 현장방문 등 기술지원
- 사업홍보
  - 홍보계획 수립·기획 및 홍보 실적 분석
  - 임신 사전건강관리 지원사업 홍보 콘텐츠(대상자용, 의료기관용) 제작 및 확산
    * 홍보영상, 카드뉴스, 포스터, 리플릿 등
- 성과평가 및 제도개선, 중장기 계획 수립 지원 등

[서식 제1호] 임신 사전건강관리 지원 신청서

임신 사전건강관리 지원(필수 가임력 검사비 지원) 신청서

신청인 정보 (□여성 / □남성)	
성명	주민등록번호(외국인등록번호) -
주소	
연락처(핸드폰)	E-mail
혼인관계 □미혼 / □법률혼 / □사실혼 / □예비부부	사업 참여 횟수(지원받은 횟수) □최초(0회) / □1회 / □2회

신청자 대상 설문 *선택사항이나, 사업의 필요성·지속성 평가 및 개선을 위한 기초자료로 사용될 예정이오니 응답을 요청드립니다.		
(1) 혼인	혼인기간 (예: (법률혼, 사실혼) 2년, 5개월, (예정자) 3개월 후 등) ( )	
(2) 자녀	현재 자녀 수 (없는 경우 0명) (명)	추가 자녀 계획 (미정인 경우 0명) (명)
(3) 인지경로	□언론보도 □인터넷(블로그, 카페 등) □ SNS □보건소, 의료기관 등 □지인 권유 □기타( )	

임신 사전건강관리 지원을 위해 위와 같이 신청합니다.

년 월 일

신청인 (서명 또는 인)

OOO 보건소장 귀하

	구 분		제출서류
첨부서류	신청	내국인	○ 임신 사전건강관리 지원 신청서(공통) ○ 개인정보 수집·이용 및 제3자 제공 동의서(공통) ○ 신청자 주민등록등본(또는 행정정보 공동이용 사전동의서) ※ 온라인 신청 시 제출서류 없음 ※ 15~19세 부부 대상자, (필요시) 혼인 증빙서류 제출
		외국인	○ 임신 사전건강관리 지원 신청서(공통) ○ 개인정보 수집·이용 및 제3자 제공 동의서(공통) ○ 신청일 기준 외국인등록사실증명 또는 국내거소신고사실증명(또는 행정정보 공동이용 사전동의서) ○ 내국인 배우자의 주민등록등본(또는 배우자의 행정정보 공동이용 사전동의서) ○ (내국인 배우자 주민등록등본상 혼인관계가 확인되지 않는 경우) 혼인관계증명서 또는 청첩장 등 혼인 증빙서류
	청구		○ 임신 사전건강관리 지원사업 검사비 청구서 ○ 외래 진료비 계산서·영수증 ○ 진료비 세부산정내역(세부내역서) ○ 본인 명의의 통장사본

※ 유의 사항 : 1) 허위 기재, 중복 지원, 급여 검사, 참여 의료기관 외 기관에서 검사 등의 경우 지급 제한(불가) 혹은 환수될 수 있습니다.
2) 사업 참여 의료기관 외 기관에서 검사 시 지원이 불가합니다. 당월 1일 기준 명단을 확인하여 주시기를 바랍니다.

※ 결정 기간 : 신청일로부터 5일 이내
* 「민원 처리에 관한 법률」 제19조 제1항에 따라 공휴일과 토요일 불산입, 1일은 8시간 기준

※ 검사 기간 및 청구 기한 : 신청일로부터 3개월 이내 검사, 검사일로부터 1개월 이내 청구

[서식 제2호] 개인정보 수집·이용 및 제3자 제공 동의서

개인정보 수집·이용 및 제3자 제공 동의서

임신 사전건강관리 지원과 관련하여 「개인정보보호법」 제15조, 제17조, 제18조, 제23조, 제24조, 제26조의 규정에 의거 아래와 같이 귀하의 개인정보를 수집·이용하고 제3자에게 제공하고자 합니다. 내용을 자세히 읽으신 후 동의 여부를 결정하여 주십시오.

▸ 개인정보 수집·이용 내역

항목	수집·이용 목적	보유·이용기간
(필수 정보) 성명, 주민등록번호(외국인등록번호), 주소, 연락처, 이메일, 혼인관계 **(선택 정보)** 혼인·자녀·인지경로에 대한 설문	대상자 선정 및 관리, 지역보건의료정보시스템을 통한 신청·청구·지급 현황 조사 또는 확인, 사업 통계자료 수집·분석·결과 추출 및 정책 기초연구 자료 활용, 타 지원사업과 연계될 경우 활용	5년

※ 위의 개인정보 수집·이용에 대한 동의를 거부할 권리가 있습니다.
그러나 필수 항목의 동의를 거부할 경우 임신 사전건강관리 지원에 제한을 받을 수 있습니다.

☞ **위와 같이 개인정보를 수집·이용하는데 동의하십니까? (필수)** (□ 예 / □ 아니오)

☞ **위와 같이 개인정보를 수집·이용하는데 동의하십니까? (선택)** (□ 예 / □ 아니오)

*사업의 개선 및 발전을 위해 정보 제공 동의를 부탁드립니다. 조사·연구 활용 시 개인정보는 모두 가명처리됩니다.

▸ 고유식별정보 수집·이용 내역

항목	수집·이용 목적	보유·이용기간
외국인 등록번호	대상자 확인	5년

※ 위의 고유식별정보 처리에 대한 동의를 거부할 권리가 있습니다.
그러나 동의를 거부할 경우 대상자 확인을 할 수 없어 임신 사전건강관리 지원에 제한을 받을 수 있습니다.

☞ **위와 같이 개인정보를 수집·이용하는데 동의하십니까? (필수)** (□ 예 / □ 아니오)

▸ 개인정보 제3자 제공 내역

제공받는 기관	제공 목적	제공 항목	보유·이용기간
한국사회보장정보원, 한국건강증진개발원	「지역보건법」에 따른 지역보건의료 사업 운영	성명, 주민등록번호(외국인 등록번호), 주소, 연락처, 이메일, 혼인관계, 배우자 성명, 배우자 주민등록번호	5년

※ 위의 개인정보 제공에 대한 동의를 거부할 권리가 있습니다.
그러나 동의를 거부할 경우 지역보건의료 사업 운영 관련하여 지원에 제한을 받을 수 있습니다.

☞ **위와 같이 개인정보를 제3자 제공하는데 동의하십니까? (필수)** (□ 예 / □ 아니오)

▸ 개인정보 제3자 제공 내역

제공받는 기관	제공 목적	제공 항목	보유·이용기간
한국건강증진개발원 및 한국건강증진개발원이 만족도 조사를 위해 위탁하는 기관	사업 만족도 조사 등 지역보건의료의 조사·연구	성명, 주민등록번호(외국인 등록번호), 주소, 연락처, 이메일, 혼인관계 혼인·자녀·인지경로에 대한 설문 연락처	3년

※ 위의 개인정보 제공에 대한 동의를 거부할 권리가 있습니다.

☞ **위와 같이 개인정보를 제3자 제공하는데 동의하십니까? (필수)** (□ 예 / □ 아니오)

▸ 기타고지사항

개인정보 보호법 제15조 제1항 제3호에 따라 정보주체의 동의 없이 개인정보를 수집·이용합니다.

개인정보 수집·이용 목적	개인정보 항목	수집·이용 근거
대상자 선정 및 관리, 지역보건의료정보시스템을 통한 신청·청구·지급 현황 조사	본인 : 주민등록번호 (필요시) 배우자 : 주민등록번호	모자보건법 제11조 및 동법 시행령 19조

년 월 일

대상자 본인 성명 (서명 또는 인)

OOO 보건소장 귀하

[서식 제3호] 행정정보 공동이용 사전동의서

행정정보 공동이용 사전동의서(□신청자/□외국인의 배우자)

1. 이용기관 명칭 : 시군구(보건소)

2. 이용사무(이용목적) : 임신 사전건강관리 지원(거주지·혼인관계 등 대상자 정보 확인)

3. 공동이용 행정정보(구비서류)

연번	행정정보명
1	주민등록표 등·초본

※ 이용기관은 본인이 동의한 위 공동이용 행정정보를 확인하기 위해 「개인정보 보호법」 시행령 제19조에 따라 주민등록번호, 여권번호, 운전면허의 면허번호 또는 외국인등록번호가 포함된 행정정보를 처리할 수 있습니다. 이용기관이 요청하는 경우 기재하여 주십시오.(필요시 기재사항)

(■주민등록 □여권 □외국인등록 □운전면허) 번호 :

4. 정보주체(본인) 동의사항

○ 본인은 위 사무의 처리를 위하여 「전자정부법」 제36조에 따른 행정정보 공동이용을 통해 이용기관의 업무처리담당자가 전자적으로 본인의 구비서류(공동이용 행정정보)를 확인하는 것에 동의합니다.

※ 만일, 본인이 위 행정정보 이용에 대해 동의를 하지 아니할 경우에도 불이익은 없습니다. 다만, 동의하지 아니한 경우에는 본인이 해당 구비서류를 제출하여야 합니다.

년 월 일

신청자 본인
(또는 외국인 신청자의 배우자 본인)
성 명 : (서명 또는 인)
생년월일 :
전화번호 :

제Ⅲ장 임신 사전건강관리 지원

[서식 제4호] 행정정보 공동이용 사전동의서(외국인)

행정정보 공동이용 사전동의서(외국인 신청자용)

1. 이용기관 명칭 : 시군구(보건소)

2. 이용사무(이용목적) : 임신 사전건강관리 지원(거주지·혼인관계 등 대상자 정보 확인)

3. 공동이용 행정정보(구비서류)

연번	행정정보명
1	외국인등록사실증명
2	국내거소사실증명

※ 이용기관은 본인이 동의한 위 공동이용 행정정보를 확인하기 위해 「개인정보 보호법」 시행령 제19조에 따라 주민등록번호, 여권번호, 운전면허의 면허번호 또는 외국인등록번호가 포함된 행정정보를 처리할 수 있습니다. 이용기관이 요청하는 경우 기재하여 주십시오.(필요시 기재사항)

(□주민등록 □여권 ■외국인등록 □운전면허) 번호 :

4. 정보주체(본인) 동의사항

○ 본인은 위 사무의 처리를 위하여 「전자정부법」 제36조에 따른 행정정보 공동이용을 통해 이용기관의 업무처리담당자가 전자적으로 본인의 구비서류(공동이용 행정정보)를 확인하는 것에 동의합니다.

※ 만일, 본인이 위 행정정보 이용에 대해 동의를 하지 아니할 경우에도 불이익은 없습니다. 다만, <u>동의하지 아니한 경우에는 본인이 해당 구비서류를 제출하여야 합니다.</u>

년 월 일

대상자 본인

성 명 : (서명 또는 인)
생년월일 :
전화번호 :

[서식 제5호] 사실혼 확인보증서(임신 사전건강관리 지원사업 대상 확인용)

사실혼 확인보증서

당사자1 : 연락처 :
생년월일 :
주소 :

당사자2 : 연락처 :
생년월일 :
주소 :

위 당사자1과 당사자2는 사실상 혼인관계로, (.   .   .)부터 현재까지 부부 공동생활을 유지하고 있습니다. 해당 사실은 보증인이 보증할 수 있으며, 보증일 이후에 해당 사실과 다르다고 인정된 경우 보증인이 관계 법령에 따라 법적 책임을 지는 것에 동의합니다.

또한, 사실혼 보증 사무에 대해 추가 제출한 서류에 기록된 보증인의 개인정보를 처리하는 것에 동의합니다.

20   .   .   .

보증인1 : (인) (당사자(1, 2)와의 관계 :   )
생년월일 : 연락처 :
주소 :

보증인2 : (인) (당사자(1, 2)와의 관계 :   )
생년월일 : 연락처 :
주소 :

OOO 보건소장 귀하

※ 추가 제출 서류 : 보증인의 신분증 사본 각 1부
(생년월일과 성별을 제외한 주민등록번호는 삭제)

※ 유의 사항 : 이 보증서는 임신 사전건강관리 지원사업 참여를 위한 것으로, 다른 지원사업(예: 난임부부 시술비 지원사업 등) 사실혼 보증이 불가하며, 기타 법적 효력이 없습니다.

[서식 제6호] 임신 사전건강관리 지원사업 검사의뢰서(여성)

[일련번호 : 250101-A0001-AW-0001]

<table>
<tr><td>

임신 사전건강관리 지원사업 검사의뢰서(여성)

</td></tr>
<tr><td>

※ '임신 사전건강관리 지원사업 참여 의료기관'에서 검사한 경우에 한하여 지원합니다.
* 참여 의료기관 확인 : e보건소(e-health.go.kr) - 보건서비스 - "임신사전건강관리 참여의료기관"

</td></tr>
<tr><td>

성명(생년월일) : 성춘향(990101)
필수 검사 항목 : 난소기능검사(AMH), 부인과 초음파
검사 기간(3개월) : 20 년 월 일 ~ 20 년 월 일
청구 기한(1개월) : 검사일로부터 1개월 이내

</td></tr>
<tr><td>

**임신 사전건강관리 지원사업 참여 의료기관인 귀 기관에게
위 검사 희망자에 대한 가임력 검사를 의뢰하오니
검사하여 주시기 바랍니다.**

20 년 월 일

000 보건소장 [직인]

</td></tr>
<tr><td>

※ 청구 방법 : 청구 기한(검사일로부터 1개월) 내 e보건소 또는 관할 보건소 방문하여 청구

※ 청구 시 첨부서류
① 임신 사전건강관리 지원사업 검사비 청구서
② 외래 진료비 계산서·영수증 및 진료비 세부산정내역(세부내역서) 각 1부
③ 본인 명의의 통장사본
* ②,③ 온라인 청구 시 파일 첨부 또는 검사의뢰서 발급 보건소 방문 제출

</td></tr>
</table>

[서식 제7호] 임신 사전건강관리 지원사업 검사의뢰서(남성)

[일련번호 : 250101-A0001-AM-0001]

임신 사전건강관리 지원사업 검사의뢰서(남성)

※ '임신 사전건강관리 지원사업 참여 의료기관'에서 검사한 경우에 한하여 지원합니다.

* 참여 의료기관 확인 : e보건소(e-health.go.kr) - 보건서비스 - "임신사전건강관리 참여의료기관"

성명(생년월일)	:	이몽룡(990101)
필수 검사 항목	:	정액검사
검사 기간(3개월)	:	20 년 월 일 ~ 20 년 월 일
청구 기한(1개월)	:	검사일로부터 1개월 이내

임신 사전건강관리 지원사업 참여 의료기관인 귀 기관에게
위 검사 희망자에 대한 가임력 검사를 의뢰하오니
검사하여 주시기 바랍니다.

20 년 월 일

000 보건소장 직인

※ 청구 방법 : 청구 기한(검사일로부터 1개월) 내 e보건소 또는 관할 보건소 방문하여 청구

※ 청구 시 첨부서류

① 임신 사전건강관리 지원사업 검사비 청구서
② 외래 진료비 계산서·영수증 및 진료비 세부산정내역(세부내역서) 각 1부
③ 본인 명의의 통장사본

* ②,③ 온라인 청구 시 파일 첨부 또는 검사의뢰서 발급 보건소 방문 제출

[서식 제8호] 임신 사전건강관리 지원 검사비 청구서

임신 사전건강관리 지원 검사비 청구서

청구인 정보 (□여성 / □남성)		[일련번호 :]
성명	연락처(핸드폰)	E-mail
주민등록번호(외국인등록번호)	계좌번호 (은행) * 본인 명의	
검사의뢰서 발급 보건소	검사의뢰서 발급일 년 월 일	
검사의료기관명 *사업 참여 의료기관 외 기관에서 검사 시 지원 불가	검사일 년 월 일	

검사항목	구비서류	검사비용 총액
□ 여성 가임력 검사 (난소기능(AMH), 부인과 초음파) □ 남성 가임력 검사 (정액검사(정자정밀형태검사))	□ 진료비 영수증 □ 세부내역서 □ 통장사본	원 *세부내역서 참고하여 검사료와 진찰료 합계를 작성 *총액이 지원금액(여성 13만원, 남성 5만원) 초과 시 지원금액 한도로 지원

참여자 대상 의견조회	*신규 사업의 개선 및 발전을 위해 성실한 응답을 부탁드립니다.	
(1) 접근성	검사 기관까지 이동 시간(거주지, 직장 등 출발) (분)	거주지 주변 외 타 지역 이용 시, 이용원인(선택) □유명 병원이라서 □주변에 사업 참여 의료기관 부재 □직장, 지인 거주지 근처 의료기관 방문 □기타( )
(2) 검사	시설 만족도(청결, 편의 등) □매우 불만족 □다소 불만족 □보통 □다소 만족 □매우 만족	이용 만족도(사전, 사후 안내 등) □매우 불만족 □다소 불만족 □보통 □다소 만족 □매우 만족
	추가 실시한 검사: □없음 □성매개감염병검사 □풍진항체검사 □소변검사 □기타( )	
	지원횟수 적절성 □적절 □부적절(의견:)	지원금액 적절성(13만원, 5만원) □적절 □부적절(의견:)
(3) 사업	기타 의견:	

임신 사전건강관리 지원 검사비를 위와 같이 청구합니다.

년 월 일

청구인 (서명 또는 인)

OOO 보건소장 귀하

첨부서류	① 임신 사전건강관리 지원사업 검사비 청구서 ② 외래 진료비 계산서·영수증 진료비 세부산정내역(세부내역서) 각 1부 ③ 본인 명의의 통장사본

※ 유의 사항 : 1) 허위 기재, 중복 지원, 급여 검사, 참여 의료기관 외 기관에서 검사 등의 경우 지급 제한 혹은 환수될 수 있습니다.
2) 사업 참여 의료기관 외 기관에서 검사 시 지원이 불가합니다.
※ 청구 기한 : 검사일로부터 1개월 이내 청구
※ 지급 기한 : 청구일로부터 3개월 이내 지급
* ①지급 불가 결정 또는 ②예산 부족 등으로 행정 처리 지연이 불가피한 경우 지급 기한 내 사유 고지

[서식 제9호] 임신 사전건강관리 지원사업 의료기관 참여 신청서

임신 사전건강관리 지원사업 의료기관 참여 신청서

신청 의료기관 정보

의료기관	명칭	전화번호
	소재지	
	의료기관 종별 *「건강검진기본법」상 검진기관에 해당하는 경우 별도 체크 [ ] 의원 [ ] 병원 [ ] 종합병원 [ ] 상급종합병원 [ ] 검진기관	
	요양기관 번호 *8자리 숫자	의료기관 개설 신고(허가)번호
기관의 장 (대표자)	성명	전화번호
	주소	
	면허번호(법인등록번호)	생년월일

신청내용	자격 구비 여부	필수 검사항목	검사비용
여성 검사 □참여 □미참여	□산부인과 전문의 보유 □필수 검사항목 비급여 단가 합계 14만 원 이하 □AMH 외부기관 의뢰 (의뢰기관명:)	난소기능검사(AMH)	원
		부인과 초음파	원
남성 검사 □참여 □미참여	□비뇨의학과 전문의 보유 / □산부인과 전문의 보유 □정액채취실 보유(□정액채취 단일 목적*, □잠금장치) *아닌 경우 다른 목적 기재: □정자정밀형태검사(Strict Morphology) 포함하여 실시 □정액검사 외부기관 의뢰 (의뢰기관명:)	정액검사(일반) 3만 원 이하 *코드 E7300	원
		정자정밀형태검사 5.5만 원 이하 *코드 E7301 *미시행 시 0원으로 기재	원

임신 사전건강관리 지원사업 참여 의료기관으로 위와 같이 신청합니다.

년 월 일

기관의 장(대표자) (서명 또는 인)

OOO보건소장·보건복지부장관 귀하

사업 참여 협조 동의
*참여 의료기관 역할 숙지 필수

위 사업은 보건복지부와 지방자치단체(보건소)가 수행하는 사업으로서, 가임기 남녀의 생식건강 증진 및 가임력 보존·향상을 위한 인식·행동 변화라는 사업 목표 달성 및 효과성 제고를 위해 실시하는 사업 참여 의료기관 현장점검 및 모니터링 협조에 동의합니다.

□ 동의(필수) □ 미동의 신청인(기관의 장) (서명 또는 인)

의료기관 정보제공 동의

본인은 위 사업의 운영 및 홍보를 위하여 온라인 홈페이지(e보건소) 등에 의료기관의 정보를 제공하는 것에 동의합니다.

* 동의하지 않는 경우 사업 참여 대상자에게 귀 의료기관을 안내할 수 없으므로 사업 참여가 불가능합니다.

□ 동의(필수) □ 미동의 신청인(기관의 장) (서명 또는 인)

※ 첨부서류 : ①참여 신청서, ②행정정보 공동이용 사전동의서(의료기관용) 또는 의료인면허증·의료기관개설신고(허가)증

※ 사업 참여개시일(변경개시일) : 매월 1일, e보건소 → 정보·알림 → 공지사항 → "참여 의료기관 명단" 등재 이후

[서식 제10호] 임신 사전건강관리 지원사업 참여 의료기관 변경 신청서

임신 사전건강관리 지원사업 참여 의료기관 변경 신청서

신청 의료기관 정보

참여 의료기관 기존 신청 정보 *확인서상 정보 작성	명칭	기관의 장 성명
	소재지	
	참여 의료기관 확인서상 일련번호(좌측 상단 기재된 번호)	
	요양기관 번호 *8자리 숫자	의료기관 개설 신고(허가)번호

변경 구분	변경 전	변경 후	변경사유
〈작성 예시〉 미참여로 변경	남성 검사 참여	남성 검사 미참여	자격 구비 여부 변동
〈작성 예시〉 의료기관 정보	명칭 – 한국산부인과의원	명칭 – 나라산부인과의원	의료기관 명칭 변경
〈작성 예시〉 정액검사 검사비용	50,000원	30,000원	비급여 단가 변경

변경 구분 예시 : 참여 여부, 의료기관 정보, 기관의 장 정보, 필수 검사항목의 검사비용, 외부 의뢰기관명

임신 사전건강관리 지원사업 참여 의료기관으로 위와 같이 변경신청합니다.

년 월 일

기관의 장(대표자) (서명 또는 인)

OOO보건소장·보건복지부장관 귀하

사업 참여 협조 동의

위 사업은 보건복지부와 지방자치단체(보건소)가 수행하는 사업으로서, 가임기 남녀의 생식건강 증진 및 가임력 보존·향상을 위한 인식·행동 변화라는 사업 목표 달성 및 효과성 제고를 위해 실시하는 사업 참여 의료기관 현장점검 및 모니터링 협조에 동의합니다.

☐ 동의(필수) ☐ 미동의 신청인(기관의 장) (서명 또는 인)

의료기관 정보제공 동의

본인은 위 사업의 운영 및 홍보를 위하여 온라인 홈페이지(e보건소) 등에 의료기관의 정보를 제공하는 것에 동의합니다.
* 동의하지 않는 경우 사업 참여 대상자에게 귀 의료기관을 안내할 수 없으므로 사업 참여가 불가능합니다.

☐ 동의(필수) ☐ 미동의 신청인(기관의 장) (서명 또는 인)

※ 첨부서류 : ①변경 신청서, ②임신 사전건강관리 지원사업 참여 의료기관 확인서
③행정정보 공동이용 사전동의서(의료기관용) 또는 의료인면허증·의료기관개설신고(허가)증
※ 사업 참여개시일(변경개시일) : 매월 1일, e보건소 → 정보·알림 → 공지사항 → "참여 의료기관 명단" 등재 이후

[서식 제11호] 행정정보 공동이용 사전동의서(의료기관용)

행정정보 공동이용 사전동의서(의료기관)

1. 이용기관 명칭 : 시군구(보건소)

2. 이용사무(이용목적) : 임신 사전건강관리 지원 의료기관 참여 신청(신청 기관 정보 확인)

3. 공동이용 행정정보(구비서류)

연번	행정정보명
1	의료면허증(의사, 치과의사, 한의사, 간호사)
2	의료기관개설신고증명서 또는 의료기관개설허가증

※ 이용기관은 본인이 동의한 위 공동이용 행정정보를 확인하기 위해 「개인정보 보호법」 시행령 제19조에 따라 주민등록번호, 여권번호, 운전면허의 면허번호 또는 외국인등록번호가 포함된 행정정보를 처리할 수 있습니다. 이용기관이 요청하는 경우 기재하여 주십시오.(필요시 기재사항)

(■주민등록 □여권 □외국인등록 □운전면허) 번호 :

4. 정보주체(본인) 동의사항

○ 본인은 위 사무의 처리를 위하여 「전자정부법」 제36조에 따른 행정정보 공동이용을 통해 이용기관의 업무처리담당자가 전자적으로 본인의 구비서류(공동이용 행정정보)를 확인하는 것에 동의합니다.

※ 만일, 본인이 위 행정정보 이용에 대해 동의를 하지 아니할 경우에도 불이익은 없습니다. 다만, 동의하지 아니한 경우에는 본인이 해당 구비서류를 제출하여야 합니다.

년 월 일

의료기관 장(대표자) 성 명 : (서명 또는 인)
생년월일 :
전화번호 :

제Ⅲ장 임신 사전건강관리 지원

[서식 제12호] 임신 사전건강관리 지원사업 참여 의료기관 신규 확인서

제　　　　　호

임신 사전건강관리 지원사업 참여 의료기관 확인서

[ ]여성 가임력 검사　　　　[ ]남성 가임력 검사
[ ]정자정밀형태검사

○ 기관의 명칭 :

○ 기관의 소재지 :

○ 기관의 장 성명 :

위 기관을 보건복지부 「임신 사전건강관리 지원사업」의 참여 의료기관으로 확인합니다.

확인서 발급일　　　　년　　월　　일

보건소장 직인

[서식 제13호] 임신 사전건강관리 지원사업 참여 신청 자격 및 참여 의료기관 준수사항

임신 사전건강관리 지원사업 참여 신청 자격 및 참여 의료기관 준수사항

1) 참여 신청 자격

여성 가임력 검사
- 인력 : 산부인과 전문의 근무
- 시설 : 난소기능검사(AMH) 및 부인과 초음파 검사 가능 기관(AMH의 경우 외부기관 의뢰 가능하나, 참여 신청 시 반드시 의뢰기관 기재)
- 단가 : 난소기능검사(AMH) 및 부인과 초음파 검사 합계 14만원 이하

남성 가임력 검사
- 인력 : 산부인과 또는 비뇨의학과 전문의 근무
- 시설 : 독립된 별도 공간의 정액채취실 구비(잠금장치 필수) 및 정액검사 가능 기관(정액검사(정자정밀형태검사)는 외부기관 의뢰 가능하나, 참여 신청 시 반드시 의뢰기관 기재)
- 단가 : ①정자정밀형태검사를 실시하는 경우 5.5만 원 이하, ②일반정액검사를 실시하는 경우 3만 원 이하

2) 참여 의료기관 준수사항

가임력 검사 희망자(사업 참여 대상자)에게 사업 참여 신청 절차 안내
- 검사의뢰서 확인(필수)
- 사전 신청을 못한 대상자의 경우, 신청(e보건소) 안내

가임력 검사 실시 및 검사 결과(임신 전 건강관리에 관한 사항 포함) 상담
- 전문의 판단하에 가임력 검사에 필요한 추가 검사를 실시할 수 있으나, 검사 필요성 및 비용에 대해 충분히 설명하고 검사 대상자의 동의를 얻어 실시(동의 없이 실시한 검사는 환불 요청 대상)
- 검사 결과에 따라 임신 준비에 필요한 의학적·보건학적 조치에 대해 적극적으로 상담 및 중재

보건복지부(사업지원단 포함)·시도·보건소 등이 사업 운영을 위해 실시하는 현장점검 및 모니터링 협조

사업 참여 요건(전문의 근무, 시설 구비, 비용 책정 등)에 변동이 있거나 사업 참여를 부득이 중단하게 될 경우 관할 보건소로 즉시 변경 또는 취소 신청

청구 서류 구비 협조 및 청구 절차 안내
- 검사비 선지불 후청구 방식에 대해 검사 대상자에게 설명하고, 청구 방법에 대한 간략한 안내

※ 위 사항을 준수하지 않을 시 사업 참여가 제한될 수 있음

〈청구방법〉

검사일로부터 1개월 이내 보건소(방문) 또는 e보건소(온라인)로 필수서류 제출하여 청구

필수서류
- 임신 사전건강관리 지원사업 검사비 청구서 1부

  외래 진료비 계산서·영수증 및 진료비 세부산정내역(세부내역서) 각 1부
- 본인 명의의 통장사본 1부

제Ⅲ장 임신 사전건강관리 지원

[서식 제14호] 임신 사전건강관리 지원사업 참여 의료기관 변경 확인서

제 호

임신 사전건강관리 지원사업 참여 의료기관 확인서

[ ]여성 가임력 검사 [ ]남성 가임력 검사

[ ]정자정밀형태검사

○ 기관의 명칭 :

○ 기관의 소재지 :

○ 기관의 장 성명 :

○ 변경 사항 :

위 기관을 보건복지부 「임신 사전건강관리 지원사업」의 참여 의료기관으로 확인합니다.

최초 확인서 발급일 년 월 일

변경 확인서 발급일 년 월 일

보건소장 직인

[서식 제15호] 임신 사전건강관리 지원사업 참여 의료기관 취소 통보서

제　　　　호

임신 사전건강관리 지원사업 참여 취소 통보서

○ 확인서 일련번호 :

○ 기관의 명칭 :

○ 기관의 소재지 :

○ 기관의 장 성명 :

○ 취소 사유 :

위 기관의 보건복지부「임신 사전건강관리 지원사업」참여가 취소되었음을 통보합니다.

취소 통보서 발급일 다음 날부터 시행한 검사는 지원되지 않으니, 유의하여 주시기 바랍니다.

통보서 발급일　　　　년　　월　　일

보건소장 직인

[서식 제16호] 임신 사전건강관리 지원사업 참여 의료기관 취소 시 유의사항

임신 사전건강관리 지원사업 참여 의료기관 취소 시 유의사항

1) 취소 통보서 발급 대상

○ 여성 및 남성 가임력 검사 참여를 모두 취소한 의료기관

○ 강제취소 사유가 발생한 사업 참여 의료기관 대상

2) 검사비 지원 여부

○ 확인서 발급일로부터 취소 통보서 발급일까지 시행된 검사에 대해 지원 가능

* 취소 통보서 발급일 다음 날부터 시행한 검사는 지원 불가능

3) 재신청 관련

○ 취소 사유가 "취소요청"인 경우 요건 갖추어 재신청 가능 → 신규 신청 및 일련번호 재발급

○ 취소 사유가 "강제취소"인 경우 재신청 영구 불가

〈강제취소 사유〉

신청 시 금액을 초과하는 단가를 수납 요구하는 경우

신청서 기재 내용(자격요건 등)이 허위인 경우

- 전문의 미구비
- 시설(독립된 별도 공간의 정액채취실) 미구비

필수 검사항목 이외의 검사항목을 강요한 경우

검사의뢰서 지참 수검자에 대해 시행한 검사 관련, 부정청구(임의비급여 등)로 건강보험심사평가원으로부터 제재를 받은 경우

기타 「임신 사전건강관리 지원」 사업의 운영주체(보건복지부, 각 지자체 보건소)로부터 받은 정당한 요구를 이행하지 않는 경우

4) 협조 요청

○ 검사의뢰서 지참하여 방문한 대상자에게 사업 참여 취소·검사 시 지원 불가 안내 및 인근 사업참여 의료기관 안내

* 사업참여 의료기관 e보건소(e-health.go.kr) 공지사항에서 확인 가능

임신 사전건강관리 지원 Q&A

지원 대상

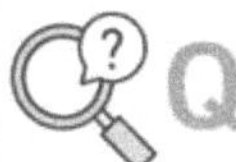

1. 지원 가능한 나이는 몇 세인가요?

⇨ 20~49세이며, 해당 기간을 3회 주기로 나누어 최대 3회까지 지원가능합니다.

* 29세 이하(1주기), 30~34세(2주기), 35~49세(3주기), 주기별 1회, 최대 3회 지원

⇨ 임신은 장기적인 계획입니다. 따라서 성인 가임기에 해당하는 20대부터 가임력 검사를 통해 임신 사전건강관리가 이루어질 수 있도록 하며, 적절한 시기에 임신을 계획할 수 있도록 도모합니다.

2. 나이가 20~49세에 해당하지 않는데 가임력 검사비 지원이 가능한가요?

⇨ 15~19세 부부(예비부부, 사실혼 포함)에게 제1주기 지원으로 간주하여 지원 가능합니다. 다만, 미혼인 19세 이하 및 50세 이상은 지원이 불가합니다.

3. 한 번 지원받은 뒤, 언제 또 신청 가능한가요?

⇨ 주기별 지원 기준은 "신청일 기준 만 나이"이며, 주요 주기별 지원 시작 나이의 본인 출생일부터 추가 신청 가능합니다. 따라서 1996년 10월 1일 출생자는 만 나이가 29세인 2026년 9월 30일까지 1회 지원받았더라도, 만 나이가 30세가 되는 2026년 10월 1일부터 다시 지원받을 수 있습니다.

⇨ 한편, 2026년 9월 30일까지 1주기 지원을 받지 못했더라도 1주기 지원 기회는 소멸하여 더 이상 지원 불가합니다.

⇨ 청구일 기준이 아닌 신청일 기준이기 때문에 신청일 당일 만 29세였다면 1주기 지원에 해당합니다.

4. 거주지 관계없이 지원 가능한가요?

⇨ 신청의 경우, 신청인 주민등록등본상 주소지의 관할 보건소에 신청하여야 하며, 검사는 거주지와 관계없이 전국 참여 의료기관에서 받으실 수 있습니다.

예 직장 근처 의료기관 등

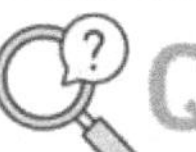

5. 난임진단 검사비 지원사업과 중복지원 가능한가요?

⇨ 난임진단을 위해 실시하는 검사와 가임력 확인을 위해 실시하는 검사가 동일하거나 매우 유사하므로 「지자체 난임진단 검사비 지원사업」으로 지원받은 경우 동일 검사에 대해 「임신 사전건강관리 지원사업」으로 지원이 불가합니다.

6. 난임부부 시술비 지원사업과 중복지원 가능한가요?

⇨ 난임부부 시술비 지원사업의 대상자로서 난임시술을 위해 받은 검사는 이미 가임력 저하 확인 이후 시행한 검사이므로 원칙적으로 지원대상이 아닙니다. 다만, 난임부부 시술비 지원사업의 대상자이더라도 시술 회차 사이 혹은 시술 중단 후 가임력 확인 목적으로 실시한 검사의 경우 지원할 수 있습니다.

7. 그 외 다른 지원사업과 중복지원 가능한가요?

⇨ 신혼(예비)부부 건강검진 지원사업, 임신출산진료비지원 등 별도 사업으로 지원받은 경우, 중복지원은 불가능합니다.

신청

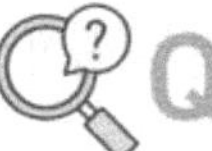

1. 본인 이외(배우자 등) 대리 신청이 가능한가요?

⇨ 불가합니다. 본인이 직접 신청하여야 합니다.

2. 검사의뢰서 발급일로부터 3개월 이내에 검사를 받지 못한 경우, 재신청하여 지원받을 수 있나요?

⇨ 네. 검사의뢰서를 발급한 보건소에 의뢰하여 기존 신청 건을 삭제하여야 하며, 다시 신청하여야 합니다. 이때 지자체(보건소) 예산 소진 시 신청이 반려될 수 있습니다.

검사(검사비)

1. 비급여 검사만을 지원하나요?

⇨ 원칙적으로는 비급여 검사를 지원합니다. 본래 본인 의사에 따른 건강 확인 목적의 검진은 국민건강보험 요양급여의 기준에 관한 규칙 [별표 2]에 따라 비급여 대상입니다.
다만, 난임 진단이나 질환이 의심되는 경우 급여 적용이 될 수 있습니다. 이 경우에도 임신 사전건강관리 지원을 신청하여 가임력 검사의뢰서 제시 후 받은 검사라면 지원 대상입니다.

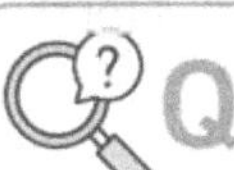

2. 여성 가임력 검사 시, 난소기능검사(AMH) 혹은 부인과 초음파 중 한 가지 검사만 받더라도 지원 가능한가요?

⇨ 난소기능검사(AMH)와 부인과 초음파 중 한 가지만 검사받더라도 해당 검사 항목의 검사료 및 진찰료 실비에 한하여 지원 가능합니다.

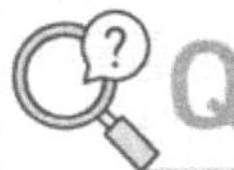

3. 여성 가임력 검사 시, 자궁난관조영초음파(Hycosy) 검사만 받더라도 지원 가능한가요?

⇨ 조영초음파는 부인과 초음파의 일종으로서 조영초음파만 실시하여도 지원 가능합니다. 단, 조영술은 X-ray 활용 검사로, 필수 검사항목과 함께 시행할 시에만 지원 가능합니다.

4. 남성 가임력 검사 시, X1-pro 등 기계를 사용한 정액검사를 정자정밀형태검사로 인정가능한가요?

➡ 불가합니다. WHO 실험실 지침서(제6판)에 따라 정자를 세척 후 염색하여 정자 형태를 정밀하게 검사(1000배율 위상차 현미경 하 Kruger Strict Criteria를 바탕으로 관찰 후 결과 기재)하는 과정이 필요하나, 해당 기계는 동 지침서가 제시하는 표준 과정을 준수하지 않으므로 인정이 어렵습니다.

5. 두 번 이상 실시한 검사 비용을 한꺼번에 청구할 수 있나요?

➡ 네, 1회 신청당 1회 청구만 가능하나, 청구 시 여러 번의 검사 실시에 따른 여러 개의 영수증 및 세부내역서를 제출하는 경우 각 영수증에 필수 검사항목이 포함되어야 하며, 합계를 지원금액 한도(여성 13만원, 남성 5만원) 내에서 지원합니다. 다만, 동일한 검사를 여러 번 실시한 경우에는 한 번의 검사에 대해서만 지원합니다.

➡ 이 경우에도 사업 참여 의료기관에서 실시한 가임력 확인 목적으로 실시한 검사만 지원되므로 사업 참여 의료기관 외 타 기관에서 실시한 검사나 가임력 확인과 전혀 무관한 검사를 실시한 경우 지급이 거부될 수 있습니다.

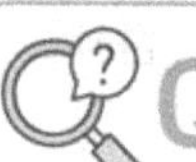

6. 필수 가임력 검사를 실시한 날짜와 다른 날짜에 발생한 추가 검사 비용 및 진찰료에 대한 지원이 가능한가요?

➡ 아닙니다. 필수 검사 항목과 같은 날짜에 실시한 추가 검사 비용 및 진찰료에 대해서만 지원금액 한도(여성 13만원, 남성 5만원) 내에서 지원이 가능합니다. 필수 검사 항목이 포함되지 않은 진료비 영수증 및 세부산정내역상의 검사비용은 지원하지 않습니다.

7. 검사 후 정확한 상담을 위해 의료기관에 재방문한 경우 진료비 지원이 가능한가요?

➡ 필수 검사 항목 중 AMH 검사의 경우, 결과가 나오기까지 시일이 소요되어 검사 결과 확인을 위해 의료기관에 재방문이 필요할 수 있습니다. 이때 재방문 진료비는 지원하지 않습니다.

Q 8. 필수 가임력 검사 외 어떤 검사를 추가로 지원하나요?

➡ 의료기관의 전문의의 판단하에 가임력(생식건강) 확인에 필요하다고 인정되는 항목에 한하여 추가 검사토록 권고하고 있습니다.

가임력 검사 추가 지원 가능 항목 안내(예시)

• 가임력 저하와 관련된 진단적 검사항목 중 필수 검사항목을 제외한 항목을 추가 지원 가능

가임력 저하 원인		진단적 검사
여성	배란기능장애	• 기본 호르몬 검사: 여성호르몬(FSH/LH/estradiol), 갑상선호르몬(TSH), 유즙분비호르몬 • 다낭난소증후군 의심 시: 남성호르몬, 17-OHP • 질(항문)초음파
	난소기능저하	• 난소예비능 검사: AMH, AFC
	난관요인	• 자궁난관조영술 또는 초음파자궁난관영상
	자궁요인	• 질(항문)초음파 • 3D 초음파 • 골반 MRI
	자궁내막증	• 질(항문)초음파
남성	남성요인	• 정액검사(정자정밀형태검사) • 고환촉진검사
공통	기타	• 성매개감염검사(STD), 풍진항체검사, 소변검사 등

➡ 다만, 보건소장 판단하에 가임력 확인 유무와 명백히 관련 없는 검사를 진행한 경우 지급 거부 또는 참여 의료기관 취소 조치가 이루어질 수 있습니다.

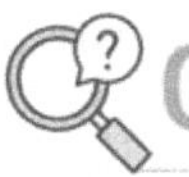

Q 9. 필수 검사항목 외 추가로 검사하는 경우 지원 가능한가요?

➡ 필수 가임력 검사 항목의 검사료 및 진찰료를 포함하여 최대 여성 13만원, 남성 5만원만 지원가능합니다. 지원금액 한도(여성 13만원, 남성 5만원)을 초과하는 비용은 본인부담입니다. 추가 검사에 따른 추가비용은 의료기관이 검사 전 수검자에게 충분히 설명하여야 하며, 추가 검사는 수검자의 동의로 실시하여야 합니다.

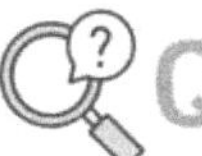

Q 10. 검사 후 먼저 비용을 지불해야 하나요?

➡ 검시 대상자는 의료기관에서 검사료 및 진찰료를 먼저 납부하고, 추후 보건소에 비용을 청구하여야 합니다. 이때 총비용이 지원금액 한도를 초과하면 초과 금액은 본인 부담입니다.

Q 11. 검사비 단가 제한 금액과 지원금액이 다른 이유는 무엇인가요?

⇨ 참여 의료기관에 요구되는 단가 제한은 여성 14만원, 남성 5.5만원이며, 수검자에게 지원되는 금액은 여성 13만원, 남성 5만원입니다. 이는 사업 시행 이전 전국 의료기관의 비급여 검사 단가를 고려한 것이며, 검사비 지원이 남용되지 않도록 일부 본인부담률(10%이하)을 설정하면서 금액의 차이가 발생한 것입니다.

Q 12. 검사를 위한 참여 의료기관 방문 시 검사의뢰서를 꼭 지참해야 하나요?

⇨ 검사 희망자는 참여 의료기관 방문 시 검사의뢰서 출력본 또는 모바일 화면을 제시하여야 합니다. 검사의뢰서 확인은 의료기관이 임신 사전건강관리사업의 대상자임을 인지하고, 그에 따른 적절한 상담과 후속조치를 제공하게 되므로 반드시 검사의뢰서 제시가 필요합니다.

Q 13. 검사비 감면을 받아 진료비 영수증에 기재된 금액과 실제 납부한 금액이 다릅니다. 이때 지원금액은 어떻게 계산하나요?

⇨ 검사비 감면 등으로 진료비 영수증에 기재된 금액과 실제 결제 금액이 다를 경우, 실제 납부한 금액을 지원합니다.

사업 참여 의료기관

Q 1. 참여 의료기관이 아닌 곳에서 검사받은 경우 지원 가능한가요?

⇨ 불가능합니다. 반드시 참여 의료기관에서 검사를 받아야 합니다.

Q 2. 관내 의료기관에서 검사받아야 하나요?

⇨ 아닙니다. 거주 지역과 관계없이 전국 모든 사업 참여 의료기관에서 검사받을 수 있습니다.

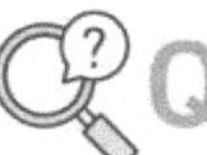

Q 3. 의료기관 참여 또는 변경 신청은 연중 가능한가요?

⇨ 네, 신청 후 명단에 반영된 이후에 사업 개시 또는 변경 내용 적용이 가능합니다. 전월 16일부터 당월 15일까지 참여 및 변경 신청서를 관할 보건소에 제출할 경우 익월 1일 명단에 반영됩니다. 다만, 확인 절차가 지연될 경우 그 다음 달 명단에 반영될 수 있습니다.

Q 4. 의료기관 장이 산부인과 또는 비뇨의학과 전문의가 아닌 경우 별도 증빙을 위한 서류 제출이 필요한가요?

⇨ 네, 의료기관 장이 대표로 신규 사업 참여를 신청하되, 해당 기관장의 전공 과목이 산부인과 또는 비뇨의학과가 아닌 경우, 별도 전문의의 행정정보공동이용 동의서 제출 또는 의사 면허증 등의 서류를 제출하여야 합니다.

Q 5. 의료기관 변경 신청서는 무엇이 변경될 때 제출하나요?

⇨ 사업 참여 신청서에 제출한 내용에 변경이 있을 경우 제출합니다. 여성 및 남성 검사 참여 여부, 의료기관 정보(의료기관 명칭, 소재지 등), 기관의 장 정보, 필수 검사항목의 검사비용, 외부 의뢰기관 명 등의 변경이 이에 해당합니다.
다만, ①여성 및 남성 검사 미참여에서 참여로 변경 또는 ②정액검사 실시에서 정자정밀형태검사 실시로 변경(혹은 그 반대) 시 신규 신청서 재작성을 안내해주시기 바랍니다.

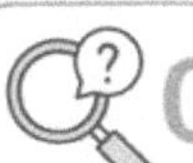

Q 6. 정자 운동성 검사를 외부기관에 의뢰하려면 어떻게 하나요?

⇨ 정자 운동성 검사는 원칙적으로 의료기관에서 직접 수행해야 합니다. 단, 외부기관 의뢰 및 검사가 정액 채취 1시간 이내 가능할 시 예외적으로 외부기관 의뢰가 가능합니다.

※ 예외 인정을 위한 증빙자료 예시 : 정액 채취 시간 및 외부 기관에서 실시한 검사 시간이 모두 표시된 검사결과서 등(개인정보는 삭제 처리)

청구

Q 1. 신청 이전 검사 건에 대하여 청구 가능한가요?

⇨ 아니요. 신청 이전 검사에 대해서는 지원이 불가합니다. 신청 당일 시행한 검사는 추후 검사의뢰서가 정상적으로 발급될 경우 지원이 가능하나, 검사일 이후 신청한 경우 소급지원은 불가합니다.

예 1월 1일 신청하여 당일 검사 후, 1월 5일 검사의뢰서가 발급되었다면, 신청일로부터 3개월 후인 4월 1일까지 시행한 검사에 대해 검사일(예를 들어 1월 15일)로부터 1개월 후인 2월 15일까지 청구한 경우 지원 가능

Q 2. 검사일로부터 1개월이 지난 경우 청구가 불가능한가요?

⇨ 네, 검사일로부터 1개월 내 청구한 검사만 지원되는 것이 원칙입니다. 다만, 보건소장이 기한 내 청구가 불가한 타당한 사유가 있는 것으로 인정하는 경우 예산 범위 내에서 지원 가능합니다. 만약 당해연도 예산이 이미 소진된 후라면 원칙적으로 지원이 불가합니다.

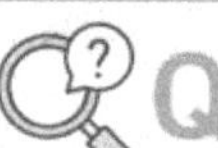

Q 3. 검사를 2회 이상 받은 경우 청구 기한은 어떻게 되나요?

⇨ 마지막 검사일을 기준으로 기산되므로, 최종 검사일로부터 1개월 이내입니다.

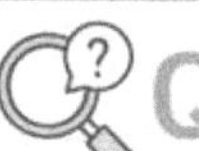

Q 4. 2026년 검사 신청 후 2027년 청구 가능한가요?

⇨ 청구 기한(검사일로부터 1개월) 내 청구한 경우 지원이 가능합니다. 다만, 예산 소진에 따라 지원이 불가할 수 있으니 서둘러 청구 바랍니다.

예 2026년 11월 1일 지원 신청 후 11월 5일 검사의뢰서를 발급받아 12월 6일 검사를 받은 경우, 1개월 후인 2027년 1월 6일까지 청구 가능. 다만, 원활한 지원금 지급을 위해 12월 셋째주 이내 청구 권고

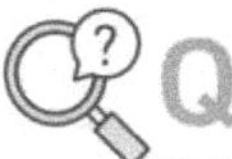

5. 반드시 본인명의 계좌로 청구하여야 하나요?

⇨ 네, 반드시 본인명의 계좌로 청구하여야 합니다. 부득이한 경우 관할 보건소로 문의 바랍니다.

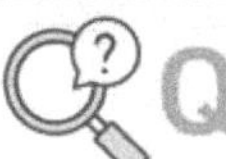

6. 신청 후 이사를 하였습니다. 어디로 청구하여야 하나요?

⇨ 주소지 이전(주민등록등본 확인)에 따라 신청 접수가 반려된 경우 이전한 주소지 관할 보건소에 재신청하시면 됩니다. 이미 검사의뢰서를 발급 받은 경우 검사의뢰서를 발급한 보건소에 청구하시면 됩니다.

⇨ 다만, 신청 후 신청 접수가 반려되기 전 이미 검사를 받은 경우(당일 신청에 따른 예외적 소급지원 인정), 보건소 담당자 안내에 따라 이전한 주소지 관할 보건소에 재신청 절차를 거쳐야 하며, 이때 이전한 주소지 관할 보건소 예산 소진 등 사유로 지급이 거부될 수 있습니다.

지급

1. 지급금액은?

⇨ 지급절차에 따라 지급 여부 결정 및 지급금을 결정하여 여성은 13만 원, 남성은 5만 원 한도 내에서 실비를 지급합니다. 가임력 확인 목적의 검사와 무관히 실시된 검사 및 기타 부대비용은 지급이 거부될 수 있습니다.

2. 예산 소진 시에는 어떻게 하나요?

⇨ 당해연도 예산 소진 시 더 이상 지원이 불가능합니다. PHIS에 신청 및 지급 현황을 확인하여 예산 소진으로 인한 미지급 사태를 방지하여야 합니다.
예산이 소진된 경우 보건소는 시도의 승인을 거쳐 보건복지부에 공문을 발송하여 e보건소 신청 접수 마감을 요청하여야 합니다. 연중 신청 마감한 경우 신청 재개는 원칙적으로 불가합니다.

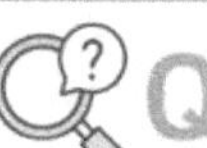

3. 보건소의 검사비 지급일은 언제인가요? 가능한가요?

⇨ 청구일로부터 3개월 이내 지급 원칙입니다. 단, 예산 부족 등으로 행정처리 지연이 불가피한 경우, 담당자는 신청자에게 지연 사유를 충분히 설명하여야 합니다.

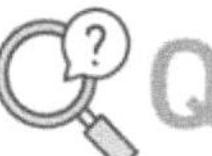

4. 지급 결정 시 난임부부 시술비 지원사업과의 중복청구 여부는 어떻게 확인하나요?

⇨ 진료비 영수증 상 '⑩납부할 금액'과 '⑪납부한 금액'의 차액 발생 시, 난임부부 시술비 지원사업의 지원대상으로 판단됨에 따라 지원 불가합니다.

한 금액	현금	0
	합계	******80,840
납부하지 않은 금액(⑩-⑪)		0
감액		97,560

* 요양기관 임의활용공간
수납자 : 데스크
카드승인번호 : 75713366
지원금액 : 214,560
누적지원금 - 신선배아(추가) 3차 : 214,560 / 남은금액 : 885,440

〈진료비 영수증 예시〉

참고 1 2025년 임신 사전건강관리 지원사업 참여 지자체

시도	시군구(보건소)	번호	기관 코드
서울 시군구 : 25 보건소 : 25	종로구	001	A2401
	중구	002	A1501
	용산구	003	A2201
	성동구	004	A1701
	광진구	005	A0601
	동대문구	006	A1101
	중랑구	007	A2501
	성북구	008	A1801
	강북구	009	A0301
	도봉구	010	A1001
	노원구	011	A0901
	은평구	012	A2301
	서대문구	013	A1401
	마포구	014	A1301
	양천구	015	A2001
	강서구	016	A0401
	구로구	017	A0701
	금천구	018	A0801
	영등포구	019	A2101
	동작구	020	A1201
	관악구	021	A0501
	서초구	022	A1601
	강남구	023	A0101
	송파구	024	A1901
	강동구	025	A0201

시도	시군구	번호	기관 코드
부산 시군구 : 16 보건소 : 16	중구	026	B0901
	서구	027	B0801
	동구	028	B0601
	영도구	029	B1501
	부산진구	030	B1001
	동래구	031	B0401
	남구	032	B0501
	북구	033	B0701
	해운대구	034	B1601
	사하구	035	B1201
	금정구	036	B0201
	강서구	037	B0101
	연제구	038	B1401
	수영구	039	B1301
	사상구	040	B1101
	기장군	041	B0301
대구 시군구 : 9 보건소 : 9	중구	042	C0701
	동구	043	C0401
	서구	044	C0601
	남구	045	C0301
	북구	046	C0501
	수성구	047	C0801
	달서구	048	C0101
	달성군	049	C0201
	군위군	050	N0501

시도	시군구	번호	기관 코드
인천 시군구 : 10 보건소 : 10	강화군	051	D0101
	옹진군	052	D0601
	중구	053	D1001
	동구	054	D0801
	미추홀구	055	D0701
	연수구	056	D0501
	남동구	057	D0301
	부평구	058	D0401
	계양구	059	D0201
	서구	060	D0901
광주 시군구 : 5 보건소 : 5	동구	061	E0301
	서구	062	E0501
	남구	063	E0201
	북구	064	E0401
	광산구	065	E0101
대전 시군구 : 5 보건소 : 5	동구	066	F0201
	중구	067	F0401
	서구	068	F0301
	유성구	069	F0501
	대덕구	070	F0101
울산 시군구 : 5 보건소 : 5	중구	071	G0401
	남구	072	G0101
	동구	073	G0201
	북구	074	G0301
	울주군	075	G0501
세종 보건소 : 1	세종시	076	K1101

시도	시군구	번호	기관 코드
경기 시군구 : 31 보건소 : 49 기타 : 1	수원시	077	
	수원시 장안구	077a	H3201
	수원시 권선구	077b	H1701
	수원시 팔달구	077c	H3601
	수원시 영통구	077d	H4101
	고양시	078	
	고양시 덕양구	078a	H0201
	고양시 일산동구	078b	H4301
	고양시 일산서구	078c	H3101
	용인시	079	
	용인시 처인구	079a	H3401
	용인시 기흥구	079b	H0801
	용인시 수지구	079c	H4401
	성남시	080	
	성남시 수정구	080a	H1501
	성남시 중원구	080b	H3301
	성남시 분당구	080c	H1401
	부천시	081	
	부천시 원미	081a	H2701
	부천시 소사	081b	H1601
	부천시 오정	081c	H1301
	화성시	082	
	화성시 서부	082a	H4001
	화성시 동탄	082b	H4601
	화성시 동부	082c	H4701
	안산시	083	
	안산시 상록수	083a	H2001

시도	시군구	번호	기관코드
경기 시군구 : 31 보건소 : 49 기타 : 1	안산시 단원	083b	H1901
	남양주시	084	
	남양주시 남양주	084a	H1001
	남양주시 풍양	084b	H4501
	남양주시 동부보건센터	084c	H1001
	안양시	085	
	안양시 만안구	085a	H1201
	안양시 동안구	085b	H2201
	평택시	086	
	평택시 평택	086a	H3701
	평택시 송탄	086b	H4201
	시흥시	087	H1801
	파주시	088	
	파주시 파주	088a	H3501
	파주시 운정	088b	H4801
	의정부시	089	H2901
	김포시	090	H0901
	광주시	091	H0501
	광명시	092	H0401
	군포시	093	H0701
	하남시	094	H3901
	오산시	095	H2601
	양주시	096	H2301
	이천시	097	H3001
	구리시	098	H0601
	안성시	099	H2101
	포천시	100	H3801

시도	시군구	번호	기관코드
	의왕시	101	H2801
	양평군	102	H2401
	여주시	103	H2501
	동두천시	104	H1101
	가평군	105	H0101
	과천시	106	H0301
	연천군	107	H8102
강원 시군구 : 18 보건소 : 18	춘천시	108	I1301
	원주시	109	I0901
	강릉시	110	I0101
	동해시	111	I0301
	태백시	112	I1401
	속초시	113	I0501
	삼척시	114	I0401
	홍천군	115	I1501
	횡성군	116	I1601
	영월군	117	I0801
	평창군	118	I8102
	정선군	119	I1101
	철원군	120	I1201
	화천군	121	I8202
	양구군	122	I0601
	인제군	123	I1001
	고성군	124	I0201
	양양군	125	I0701
	청주시	126	
	청주시 상당구	126a	J1001

시도	시군구	번호	기관 코드
충북 시군구 : 11 보건소 : 14	청주시 서원구	126b	J1201
	청주시 흥덕구	126c	J1101
	청주시 청원구	126d	J1401
	충주시	127	J1301
	제천시	128	J0701
	보은군	129	J0301
	옥천군	130	J0501
	영동군	131	J0401
	증평군	132	J0801
	진천군	133	J0901
	괴산군	134	J0101
	음성군	135	J0601
	단양군	136	J8102
충남 시군구 : 15 보건소 : 16	천안시	137	
	천안시 동남구	137a	K1323
	천안시 서북구	137b	K1301
	공주시	138	K0201
	보령시	139	K0601
	아산시	140	K1001
	서산시	141	K0801
	논산시	142	K0401
	계룡시	143	K0101
	당진시	144	K0501
	금산군	145	K0301
	부여군	146	K0701
	서천군	147	K0901
	청양군	148	K8102

시도	시군구	번호	기관 코드
	홍성군	149	K1401
	예산군	150	K1201
	태안군	151	K8202
전북 시군구 : 14 보건소 : 15	전주시	152	
	전주시 완산구	152a	L0801
	전주시 덕진구	152b	L1101
	군산시	153	L0201
	익산시	154	L0701
	정읍시	155	L0901
	남원시	156	L0401
	김제시	157	L0301
	완주군	158	L0601
	진안군	159	L1001
	무주군	160	L8102
	장수군	161	L8402
	임실군	162	L8302
	순창군	163	L8202
	고창군	164	L0101
	부안군	165	L0501
전남 시군구 : 22 보건소 : 22	목포시	166	M0601
	여수시	167	M1101
	순천시	168	M0901
	나주시	169	M0401
	광양시	170	M0301
	담양군	171	M0501
	곡성군	172	M8102
	구례군	173	M8202

시도	시군구	번호	기관코드
전남 시군구 : 22 보건소 : 22	고흥군	174	M0201
	보성군	175	M0801
	화순군	176	M1801
	장흥군	177	M1401
	강진군	178	M0101
	해남군	179	M1701
	영암군	180	M1301
	무안군	181	M0701
	함평군	182	M1601
	영광군	183	M1201
	장성군	184	M8402
	완도군	185	M8302
	진도군	186	M1501
	신안군	187	M1001
경북 시군구 : 22 보건소 : 24	포항시	188	
	포항시 남구	188a	N2101
	포항시 북구	188b	N2201
	경주시	189	N0201
	김천시	190	N0601
	안동시	191	N1201
	구미시	192	
	구미시 구미	192a	N1001
	구미시 선산	192b	N0401
	영주시	193	N1501
	영천시	194	N1601
	상주시	195	N0901
	문경시	196	N0701

시도	시군구	번호	기관코드
경북 시군구 : 22 보건소 : 24	경산시	197	N0101
	의성군	198	N1801
	청송군	199	N8302
	영양군	200	N1401
	영덕군	201	N1301
	청도군	202	N1901
	고령군	203	N0301
	성주군	204	N1101
	칠곡군	205	N2001
	예천군	206	N1701
	봉화군	207	N0801
	울진군	208	N8202
	울릉군	209	N8102
경남 시군구 : 18 보건소 : 22	창원시	210	
	창원시 창원	210a	O1401
	창원시 마산	210b	O0601
	창원시 진해	210c	O1201
	진주시	211	O1101
	통영시	212	O1501
	사천시	213	O0801
	김해시	214	
	김해시 김해	214a	O0401
	김해시 서부	214b	O2001
	밀양시	215	O0701
	거제시	216	O0101
	양산시	217	
	양산시 양산	217a	O0901

시도	시군구	번호	기관코드
	양산시 웅상	217b	O0914
	의령군	218	O1001
	함안군	219	O1701
	창녕군	220	O1301
	고성군	221	O0301
	남해군	222	O0501
	하동군	223	O1601
	산청군	224	O8102
	함양군	225	O1801
	거창군	226	O0201
	합천군	227	O1901
제주 시군구 : 2 보건소 : 6	제주시	228	
	제주시 제주	228a	P0401
	제주시 서부	228b	P0601
	제주시 동부	228c	P0501
	서귀포시	229	
	서귀포시 서귀포	229a	P0101
	서귀포시 동부	229b	P0201
	서귀포시 서부	229c	P0301

시도	참여 시군구(수)	참여 보건소(수)
서울	25	25
부산	16	16
대구	9	9
인천	10	10
광주	5	5
대전	5	5
울산	5	5
세종	1	1
경기	31	50(49)
강원	18	18
충북	11	14
충남	15	16
전북	14	15
전남	22	22
경북	22	24
경남	18	22
제주	2	6
합계	229(전국)	263

참고 2 가임력 검사 항목 안내

예방적 생식건강 증진 강화방안 연구('23, 보건복지부·한국보건사회연구원) 일부 발췌

[가임력 검사 항목]

1) 여성

□ AMH(항뮬러관호르몬) 검사

생리주기와 관계없이 혈액으로 손쉽게 검사 가능

난소의 과립막 세포(granulosa cell)에서 분비되는 당단백(Glycoprotein)으로 난소의 질(quality)보다는 남아있는 난소의 개수(quantity)를 반영

임신능력과 난소상태 예측에 도움이 되며 나이가 증가할수록 수차 감소

높은 AMH는 다낭성난소증후군의심, 난소과자극증후군(OHSS)예측

□ 부인과 초음파

자궁근종, 난소낭종 등 부인과 질환을 평가하기 위해 시행하는 검사로, 초음파 탐침자(probe)를 사용하여 질이나 항문을 통해 검사(복부 초음파는 보조적으로 시행)

2) 남성

□ 정액 검사(semen analysis)

수술적인 방법 혹은 수음을 통해 얻어진 정액으로 정액의 양과 정자의 수, 농도, 운동성 및 모양 등을 평가하여 남성 난임 가능성을 진단할 수 있는 중요한 검사법

희소정자증 및 무정자증 등 정자 수의 이상, 기형 정자증 및 정액 내 염증 등의 진단 가능

세계보건기구에서 권장하는 표준 정액 검사 항목 및 기준치는 다음과 같음.[1)]

- 정액의 양(semen volume): 정액의 양이 많을수록 정자가 잘 보호되고, 자궁 내로 이동하는 정자의 수가 많아짐. 남성 난임의 기준량은 1.5ml임.
- 정자수(sperm counts): 1ml의 정액 당 정자가 몇 마리 들어있는지를 나타내는 것으로, 남성 난임 기준값은 1500만/ml임.

1) Cooper et al. (2010). World Health Organization reference values for human semen characteristics. Hum Reprod Update 16. pp.231-245.

- 정자 전진성(progressive motility): 임신의 확률을 높이려면 정자가 정상적으로 움직여 나팔관을 통과하여 난자까지 헤엄쳐가야 함. 정자가 정상적으로 움직이는지를 체크하는 것으로, 남성 난임 기준값은 32%임(급속전진운동과 낮은 전진 운동 포함).
- 정자의 형태(morphology): 모든 남성의 정액은 정상인 정자와 비정상인 정자를 가지고 있으며, 정상인 정자가 일정 비율 이상 존재할 경우 임신할 수 있는 가능성이 높아지게 됨. 일반 검사 기준치는 40%이며, 고배율 현미경을 이용한 정밀 검사 기준치는 4%임.
- 정액의 산도(pH): 정액의 산성도는 정자의 생존성과 운동성에 영향을 미침. 일반적으로 pH 7.2 이상의 약염기성을 보임.
- 백혈구, 적혈구 수치: 생식계통 염증 및 질환 여부 파악을 위해 실시. 백혈구와 적혈구 모두 정액 1ml당 100만개를 기준으로 함.

정액검사 결과표 양식(안)

필수 검사	결과	참고치	단위
정액양(Semen volume)		1.5이상	ml
정자수(Sperm counts)		15이상	10^6/ml
운동성(Total motility)		40이상	%
전진 운동성(progressive motility)		32이상	%
정상 모양(Morphology (normal form))		40이상	%
정밀 정상 모양(Strict morphology)		4이상	%
정액의 산도(pH)		7.2이상	
백혈구수(WBC)		〈 1 (또는 0-1)	10^6/ml
적혈구수(RBC)		〈 1 (또는 0-1)	10^6/ml
기타			

□ 생식기 신체 검사

음경

- 먼저 음경에서 왜소음경, 잠복음경도 확인하고 드물지만 요도하열 및 요도상열도 확인

고환

- 잠복고환 유부, 고환 촉진을 통한 고환 위축 유무, 고환 종물의 유무 등을 확인

부고환

- 부고환 폐색을 의심할 수 있는 부고환의 결절이나 종물 등을 확인하고 특히 정액류 가능성이 있는 부고환 두부의 종물을 잘 확인

정관

- 선천적 무정관증도 있으므로 정관 촉진이 중요하며 정관 폐색을 의심할 수 있는 정관의 결절이나 종물 등도 확인

정계정맥류

- 남성 난임과 관련된 가장 흔하면서도 중요하고 치료가 가능한 원인이므로 필수적으로 확인
- 이를 위해서는 선 자세에서의 신체검사도 필요

기타 음낭질환

- 그 밖에 음낭수종, 서혜부 탈장, 활주 고환 등도 확인

□ 그 외 권장하는 기본 추가 검사

호르몬 혈액검사

- 내분비계통 이상에 의한 남성 불임은 3% 정도로 낮지만 무정자증이나 뚜렷한 감정자증에서 추가적으로 필요한 기본 검사임
- 혈중 테스토스테론, FSH(Follicular Stimulating Hormone, 난포자극호르몬), LH(Luteinizing Hormone, 황체호르몬), 그리고 prolactin(유즙분비자극호르몬) 등의 수치 확인

음낭초음파

- 신체검사에서 불분명한 음낭의 다양한 질환을 확인하고, 고환크기 측정 및 가장 흔한 남성 난임의 원인인 정계정맥류를 정확하게 진단 가능

참고 3 급여기준 관련 보건복지부 고시 등

개정 2020.1.22. 보건복지부 고시 제2020-15호(2020.2.1.시행)

■ 국민건강보험 요양급여의 기준에 관한 규칙 [별표 2]

비급여대상(제9조제1항관련)

...

3. 다음 각목의 예방진료로서 질병·부상의 진료를 직접목적으로 하지 아니하는 경우에 실시 또는 사용되는 행위·약제 및 치료재료
   가. 본인의 희망에 의한 건강검진(법 제52조의 규정에 의하여 공단이 가입자등에게 실시하는 건강검진 제외)

...

■ 급여 확대 초음파 관련-공통 Q&A

연번	질의	답변
2	본인 희망에 의하여 건강검진으로 실시한 초음파 검사에서 질환이 진단된 경우 급여대상인가?	진료의사가 질환*이 있거나 의심하여 초음파 검사를 실시한 것이 아니고, 환자의 희망에 의하여 실시한 건강검진이므로 비급여임. * 상복부(간·담낭·담도·비장·췌장), 하복부(충수·소장·대장·서혜부·직장·항문), 비뇨기(신장·부신·방광), 남성생식기(전립선·정낭·음경·음낭), 여성생식기, 안구·안와, 흉부, 심장, 갑상선·부갑상선 제외한 경부(EB415)

■ 요양급여의 적용기준 및 방법에 관한 세부사항과 심사지침(2023년 7월판)

항목	제목	답변
누373 항뮬러관 호르몬	항뮬러관 호르몬 검사 급여기준	누373 항뮬러관호르몬(AMH, Anti-Mullerian hormone) 검사는 다음과 같은 경우에 요양급여를 인정하며, 그 외에는 비급여함 - 다 음 - 난임의 원인 규명 및 치료를 위하여 실시한 경우 연 1회 인정함. 다만, 난소기능의 변화가 의심되어 임신에 영향을 줄 수 있는 아래의 경우에는 연 2회 추가 인정함 1) 난소수술 전, 후 2) 항암제 및 방사선 치료 전, 후 3) 난소과자극에 대한 난소의 반응이 감소한 경우 (고시 제2019-250호, '19.12.1. 시행)

항목	제목	답변
나944 복부 초음파 및 나940 단순 초음파	여성생식기 초음파 검사의 급여기준	1. 여성생식기 초음파검사는 「초음파 검사의 급여기준」에서 정하는 비급여 대상이라 할지라도 진료 의사의 의학적 판단에 따라 여성생식기 질환이 있거나 의심되어 의사가 직접 시행한 경우 다음과 같이 요양 급여함. 다만, 의사가 동일한 공간에서 방사선사의 촬영하는 영상을 동시에 보면서 실시간으로 지도하고 진단하는 경우도 포함함. … 가) 여성생식기 질환이 의심되어 진단이 필요한 경우 1회. 다만, 다음과 같이 초음파 검사결과 해부학적 이상소견 등이 확인된 경우 정밀(나944라(2))로 산정함. … 4. 상기 1. 이외에 의학적 필요가 불명확한 경우 진료 의사는 충분히 설명하고 환자가 동의서에 서명한 이후 비급여로 함. (고시 제2021-183호, '21.7.1. 시행)

■ 여성생식기 초음파 관련 Q&A

연번	질의	답변
3	여성생식기 초음파 수가 산정방법	나944라(2) 정밀은 「여성생식기 초음파검사의 급여기준」 나. 산정방법 1)에 따른 대상자와 여성생식기 암환자에 산정하며, 이 외에 진단 목적으로 초음파 검사를 시행한 경우에는 나944라(1) 일반으로 산정함. * 자궁내 생리식염수를 주입하여 검사한 경우에는 나944라(1)'주'의 소정점수를 산정함.
7	난임 관련 진료 시 초음파검사 수가산정 방법	난임 급여대상자[1]에게 시행한 초음파검사는 「여성생식기 초음파검사의 급여기준」에 따라 아래와 같이 산정함. **다만, 난임 급여대상[1]에 해당되지 않을 경우는 비급여임.** - 아 래 - (표 아래 참조)

검사 목적	수가	본인부담률
난임 원인 파악	진단초음파 (일반 또는 정밀)	급여
배란촉진제 투여 후 난포의 크기 및 수, 자궁내막두께 등 확인	단순초음파(Ⅱ)	선별급여80%
자연임신 시도 위한 배란일 확인	단순초음파(Ⅰ)	선별급여80%

1) 관련근거: '난임 관련 진료의 급여여부' 급여기준(고시 제2017-170호(행위))
(1차성 난임) 피임없이 정상적인 부부생활을 하면서 1년 내에 임신이 되지 않는 경우
(2차성 난임) 유산, 자궁외임신 및 분만 후 1년 이내에 임신이 되지 않는 경우

2) 보조생식술을 위해 초음파를 시행하는 경우에는 「초음파 검사의 급여기준」에 따라 여성 생식기 초음파(일반) 또는 단순초음파(Ⅱ)를 산정함

IV

난임부부 시술비 지원사업

1. 사업 개요
2. 난임부부 시술비 지원사업 지원신청 및 지원내용
3. 지원대상자 자격조사 및 지원결정
4. 시술비 청구 및 지급
5. 난임부부 지원사업 심의위원회 구성·운영
6. 난임시술 의료기관 지정
7. 난임부부 심리 및 의료상담서비스 제공
8. 기타 행정사항

Ⅳ 난임부부 시술비 지원사업

- 난임부부 시술비 지원사업은 2022년 1월 1일부터 지방이양된 사업으로, 본 지침은 최소한의 표준운영지침으로 본 지침을 준수하되 각 지자체별 세부 지원기준과 지원내용을 추가적으로 수립할 수 있으며, 이 경우 지자체의 규정이 우선하여 적용됩니다.
  기존 정부 지원사업의 경과 및 기준으로, 본 개정 시에는 지침 내 자구(오타) 수정 및 건강보험료 판정표 변경 등 지침 변경을 최소화하였습니다.

1 사업 개요

가. 목 적

- 체외수정시술 및 인공수정시술 등 보조생식술을 받는 난임부부에게 건강보험 본인부담 및 비급여 일부를 보충적으로 지원하여 경제적 부담을 경감시킴으로써 난임부부가 희망하는 자녀를 갖도록 지원하기 위함

나. 추진근거

- 저출산·고령사회 기본법
  제10조 (경제적 부담의 경감) 국가 및 지방자치단체는 자녀의 임신·출산·양육 및 교육에 소요되는 경제적 부담을 경감하기 위하여 필요한 시책을 강구하여야 한다.

- 모자보건법
  제11조 (난임 극복 지원사업) 국가와 지방자치단체는 난임 등 생식건강문제를 극복하기 위한 지원을 할 수 있다.

다. 필요성 및 추진배경

- 난임에 대한 사회·국가의 책임 요구 증대

- 난임부부의 지속적인 증가에 따라 난임문제를 개별 가정의 문제가 아닌 사회 현상으로 간주하여 대처 필요
- 난임당사자들도 국가지원 서명운동 전개(8.5천명) 및 국가지원에 관한 청원서 국회 제출 등 국가적 책무 이행을 요청('05년)

● 현재 체외수정시술 등 난임치료 시술비는 건강보험이 적용되지 않는 고액으로 시술비 중 일부를 지원함으로써 난임부부의 경제적 부담 경감 필요

● 아이를 원하는 가정이 출산을 할 수 있도록 적극적 출산지원정책 필요
- 출산·양육의 사회적 장애 제거와 병행하여 난임과 같은 의료적 장애를 제거하는 지원정책 필요

라. 추진경과

● 체외수정시술비 지원(2006년)
- (지원횟수) 2회
- (선정기준) 도시근로자 월평균소득 130% 이하
- (지원금액) 1회당 150만원(기초수급자 255만원) 범위내

● 체외수정시술비 지원횟수 및 기초생활수급자 지원금액 확대(2009년)
- (지원횟수) 2회 → 3회
- (기초수급자 지원금액) 255만원 범위내 → 270만원 범위내

● 지원대상자 확대 및 인공수정시술비 신규지원(2010년)
- (선정기준) 도시근로자 월평균소득 130% → 전국가구 월평균소득 150% 이하
- (맞벌이부부 지원 확대) 건강보험료(소득수준)가 낮은 배우자 보험료는 50%만 합산하여 선정기준 적합 여부 판정
- (인공수정시술비) 1회당 50만원 범위내 3회까지 신규 지원

● 체외수정시술비 지원금액 및 지원횟수 확대(2011년)
- (지원횟수) 3회 → 4회

- (지원금액) 1회부터 3회까지는 1회당 150만원 범위내(기초수급자 270만원) → 180만원 범위내(기초수급자 300만원), 4회는 100만원 범위내

● 체외수정시술비 4회차 지원금액 확대(2013년)

- (4회차 시술비) 100만원 범위내 → 180만원 범위내

● 체외수정시술비 최대 6회차까지 지원 확대(2014년)

- (시술비 구분지원) 신선배아 3회, 동결배아 3회로 시술비지원 확대
- (동결배아 미발생) 신선배아 4회까지 지원

● 체외수정시술비 신선배아 지원금액 확대(2015년)

- (신선배아 시술비) 1회당 180만원 범위내 → 1회당 190만원 범위내

● 지원대상자 및 지원금액 확대(2016년)

- (신선배아 시술비) 전국가구 월평균소득 150% 초과 100만원 범위내 신규 지원 전국가구 100%이하 190만원 범위내 → 240만원 범위내, 3회 → 4회
- (인공수정 시술비) 전국가구 월평균소득 150% 초과 20만원 범위내 신규 지원

● 지원대상자 기준 변경(2017년)

- (지원기준)
  • 전국가구 월평균소득 150% → 기준중위소득 200%
  • 전국가구 월평균소득 100% → 기준중위소득 130%
- (신선배아)
  • (의료급여수급자) 4회, 1회당 300만원 범위
  • (기준중위소득 130%이하) 4회, 1회당 240만원 범위
  • (기준중위소득 130%초과 ~ 200%이하) 3회, 1회당 190만원 범위
  • (기준중위소득 200%초과) 3회, 1회당 100만원 범위
- (동결베이)
  • (의료급여수급자) 최대 3회, 1회당 100만원 범위

• (기준중위소득 130%이하) 최대 3회, 1회당 80만원 범위

• (기준중위소득 130%초과 ~ 200%이하) 최대 3회, 1회당 60만원 범위

• (기준중위소득 200%초과) 최대 3회, 1회당 30만원 범위

- (인공수정)

• (의료급여수급자 ~ 중위소득 200%이하) 최대 3회, 1회당 50만원 범위

• (중위소득 200%초과) 최대 3회, 1회당 20만원 범위

※ 2017년 10월 국민건강보험 적용

구 분	내 용
혼인조건	법적 혼인상태에 있는 난임부부
적용대상 연령	부인 연령 만 44세 이하인 자(보조생식술 진료시작일 기준)
횟수	체외수정(신선배아4회, 동결배아3회), 인공수정 3회

● 지원대상 및 지원내용 변경(2018년)

- (지원대상)

• 기준중위소득 130% 이하 및 의료급여수급자*

* 국민기초생활보장법에 따른 의료급여수급자로 한정함

- (지원내용)

• 체외수정(신선배아) 시술비 중 비급여 및 전액본인부담금

- (지원횟수) 최대 4회(단, 건강보험이 적용되는 시술에만 지원)

- (지원금액) 1회당 최대 50만원

● 지원대상 및 지원내용 변경(2019년)

- (지원대상)

• 기준중위소득 180% 이하 및 기초생활보장수급자(생계, 의료, 주거, 교육) 및 차상위계층

- (지원내용)

- 인공수정, 체외수정(신선배아, 동결배아) 시술비 중 일부 본인부담금, 비급여 및 전액본인부담금

- (지원횟수) 신선배아 최대 4회(단, 건강보험이 적용되는 시술에만 지원)
  동결배아 최대 3회(단, 건강보험이 적용되는 시술에만 지원)
  인공수정 최대 3회(단, 건강보험이 적용되는 시술에만 지원)
- (지원금액) 1회당 최대 50만원
- (지원항목) 착상유도제, 유산방지제, 배아동결·보관비 포함

※ 2019년 7월부터 국민건강보험 적용 확대

구 분		현행	개선	비고
적용 대상 연령		여성 연령 만 44세 이하	폐지	만 45세 이상 본인부담 50%
체외수정	신선배아	4회	7회	4회 초과 시 본인부담 50%
	동결배아	3회	5회	3회 초과 시 본인부담 50%
인공수정		3회	5회	3회 초과 시 본인부담 50%

● 지원대상 및 지원내용 변경(2019년 7월)

- (지원대상)
  - 기준중위소득 180% 이하 및 기초생활보장수급자(생계, 의료, 주거, 교육) 및 차상위계층(연령제한 폐지)
- (지원내용)
  - 인공수정, 체외수정(신선배아, 동결배아) 시술비 중 일부 본인부담금, 비급여 및 전액본인부담금
- (지원횟수) 신선배아 최대 7회(단, 건강보험이 적용되는 시술에만 지원)
  동결배아 최대 5회(단, 건강보험이 적용되는 시술에만 지원)
  인공수정 최대 5회(단, 건강보험이 적용되는 시술에만 지원)
- (지원금액) 1회당 최대 50만원, 단 확대된 대상자 및 횟수는 최대 40만원

● 지원대상 부부 확대(2019.10.24.)

- 지원대상을 사실상 혼인관계에 있는 부부로 확대

● 시술별 지원금액 조정(2020년)

- (지원대상)

  • 기준중위소득 180% 이하 및 기초생활보장수급자(생계, 의료, 주거, 교육) 및 차상위계층

- (지원내용)

  • 인공수정, 체외수정(신선배아, 동결배아) 시술비 중 일부·전액본인부담금 중 90%, 배아동결비(최대 30만원), 착상보조제 및 유산방지제(각 최대 20만원) 등 각 시술별 지원금액 상한범위 내

- (지원금액) 각 시술 및 회차에 따른 지원금액을 다음과 같이 변경

적용대상 연령(여성 기준)			만 44세 이하	만 45세 이상
체외수정	신선배아	1~4회	최대 110만원	최대 90만원
		5~7회	최대 90만원	
	동결배아	1~3회	최대 50만원	최대 40만원
		4, 5회	최대 40만원	
인공수정		1~3회	최대 30만원	최대 20만원
		4, 5회	최대 20만원	

※ 2021년 11월 15일부터 국민건강보험 적용 확대

구 분		현행	개선	비고
체외수정	신선배아	7회	9회	본인부담 30% (만 45세 이상 본인부담 50%)
	동결배아	5회	7회	
인공수정		5회	5회	

● 2단계 재정분권에 따른 2022년도 지방이양사업으로 확정

- 행안부 예규 「2022년도 지방자치단체 전환사업 운영기준」에 따라 이양 전 사업지침을 준수하여 지원하되, 재정분권의 취지에 따라 자치단체가 자율적으로 사업 추진

● 난임부부 시술비 지원사업 소득기준 폐지(2024년 1월) 및 지원 확대(2월)

- '23.3월 「저출산 · 고령사회 정책 과제 및 추진 방향」 및 '23.7월 「난임 · 다둥이 맞춤형 지원 대책」에 따라 정부와 지방자치단체간의 논의와 사회보장제도 변경 협의를 통해 2024년 1월부터 난임부부가 소득수준에 상관없이 지원받을 수 있도록 광역시·도에서 소득기준(기준중위소득 180% 이하) 폐지

- 건강보험 체외수정 시술별 횟수 통합 운영 및 시술 횟수 확대

  • 인공수정 시술에 대한 급여 횟수 구분은 유지하되, 체외수정 시술 신선배아 9회 + 동결배아 7회 + 추가 지원 4회 = 총 20회 지원하며, 기존 시술별 지원금액 상한범위 유지

  • 여성보다 선행하는 배우자 남성의 난임 시술과 난자채취 실패 및 미성숙 난자 등 불가피한 시술 실패·중단에 대한 기준을 개선하여 지원 실효성 제고

※ 2024년 2월 1일부터 국민건강보험 적용 확대

구 분		현행	개선	비고
체외수정	신선배아	9회	20회	본인부담 30% (45세 이상 본인부담 50%)
	동결배아	7회		
인공수정		5회	5회	

* 「요양급여의 적용기준 및 방법에 관한 세부사항」 일부개정(보건복지부고시 제2023-280호, 2023. 12. 27.)

● 난임부부 시술비 지원사업 연령구분폐지 및 둘째아 이상 출산 지원횟수 확대 (2024년 11월)

- '24.6월 「저출생 추세 반전을 위한 대책」의 후속조치로 난임시술 지원을 확대하여 '24년 11월부터는 난임시술 지원을 난임부부당 25회에서 출산당 25회*로 변경하고, 연령구분을 폐지하여 45세 이상 여성의 지원금도 44세 이하와 동일하게 적용

  * 신선배아 110만원, 동결배아 50만원, 인공수정 30만원

※ 2024년 11월 1일부터 지자체 난임부부 시술비 지원사업 출산당 지원 횟수 및 지원 금액

구분 (출산당 지원 횟수 및 최대 지원금액)			지원 금액			
			기존(연령구분)		→	개선 (연령구분 폐지)
			만 44세 이하	만 45세 이상		
체외수정	신선배아	1~20회	최대 110만원	최대 90만원	→	최대 110만원
	동결배아		최대 50만원	최대 40만원		최대 50만원
인공수정		1~5회	최대 30만원	최대 20만원		최대 30만원

- 지자체 비자발적 난임시술 중단시 지원(2024년 11월) : 의학적 사유(의료진 판단)에 의한 비자발적 난임시술 실패·중단(▲공난포(난자 미채취), ▲미성숙 난자 또는 비정상난자만 채취되어 수정가능한 난자 미획득) 시, 난임시술 횟수 차감 없이 지원 한도 내에서 지원 가능함

● 건강보험 난임시술 본인부담 완화 및 지원횟수 확대(2024년 11월)

- '24.6월 「저출생 추세 반전을 위한 대책」의 후속조치로 난임시술 지원을 확대하여 '24년 11월부터는 난임시술 지원을 난임부부당 25회에서 출산당 25회*로 변경하고, 45세 이상 여성의 난임시술 본인부담률을 50%에서 30%로 인하

  * 인공수정 5회, 체외수정(신선배아, 동결배아) 20회

※ 2024년 11월 1일부터 국민건강보험 적용 확대

구 분		기존		개선	비고
지원기준(신설)		1인당 25회	→	출산당 25회	둘째아 이상 출산시 시술 횟수 확대
체외수정	신선배아	20회	→	20회	
	동결배아				
인공수정		5회		5회	
본인부담률	44세 이하	30%	→	30%	(연령구분폐지)
	45세 이상	50%			

* 「요양급여의 적용기준 및 방법에 관한 세부사항」 일부개정(보건복지부고시 제2024-227호, 2024. 10. 31.)

● 지원결정통지서 유효기간 연장 및 지원내용 변경(2026년 1월)

- 난임시술 지원결정 후 짧은 유효기간 내 시술을 시도해야 하는 불편 사항 해소를 위하여 지원결정통지서 유효기간을 3개월에서 6개월로 연장

- 난임진단자가 가임력 보존을 목적으로 냉동한 난자를 임신·출산을 위해 사용할 경우, 냉동난자 해동비 지원
  * 기존 냉동난자 사용 보조생식술 지원사업은 폐지하고 해동비 지원 부분은 동 사업에서 지원

마. 기본방향

● 아이를 원하는 난임부부의 경제적 부담을 완화하기 위해 보조생식술 소요 비용 지원
- 비급여는 원칙적으로 지원 불가하나, 본 지침에 따라 지원이 가능하다고 기술된 경우에 한해 가능

● 2017년 10월 이후 난임치료시술에 대한 건강보험 적용으로 국가차원에서 안정적인 보편지원의 토대가 마련되었으므로, 지방자치단체는 지역별 상황과 특성에 맞는 난임치료시술 지원이 이루어지도록 함

● 의학적 근거를 기반으로 난임시술 효과성 및 시술여성의 건강에 미치는 영향 등을 고려하여 사업 추진

※ 광역자치단체는 난임부부 시술비 지원사업 기본계획 및 시행계획 수립 시 필요한 경우 난임부부 지원사업 시·도심의위원회를 구성·운영할 수 있음

● 시술기관의 질 관리 및 평가시스템 강화
- 불필요한 시술사례가 과잉 유입되지 않도록 시술확인서 및 난임진단서 분석을 통해 정도 관리 및 시술기관의 질적 수준 향상
- 난임시술 의료기관의 평가관리체계를 도입·운영하여 시술기관의 각종 지침 준수 여부 및 시술 행태 등을 모니터링하고, 평가 결과를 공개하여 난임부부의 알 권리 보장

● 지원대상자의 정서적 지지체계 및 난임예방사업 활성화 병행
- 난임·우울증 상담센터 확대·운영 및 연계, 난임부부의 On-Line 커뮤니티 활성화 및 민간단체와의 연계·협조를 통한 난임 예방사업 효과성 제고

바. 지원범위

- 건강보험 급여가 적용된 보조생식술로서 체외수정시술(신선 및 동결배아시술) 및 인공수정시술(자궁 내 정자주입술)에 부담한 본인부담 비용
- 기타 시술에 직간접적으로 필요한 경우로서 본 지침에서 명시한 비용
- 그 외, 지자체는 지역 상황을 고려하여 지원범위를 자율적으로 결정하되, 본 지침에서 정한 지원내용* 외 추가 지원을 할 경우에는 최소한 본 지침에서 정한 지원범위는 반드시 준수

  * 난임시술비 중 일부 및 전액 본인부담금, 일부 비급여(배아동결비, 착상유도제 및 유산방지제), 냉동난자 해동비

사. 기관별 담당업무

❑ 행정안전부

- 난임부부 시술비 지원사업(지방이양사업) 성과평가 및 재원 보전

❑ 보건복지부(인구아동정책관 출산정책과)

- 난임부부 시술비 지원사업 공통지침 안내
- 난임부부 지원사업 중앙심의위원회 구성·운영
- 난임시술 의료기관 지정 및 관리

❑ 광역자치단체

- 난임부부 시술비 지원사업 사업계획 수립
- 난임부부 지원사업 시·도심의위원회 구성·운영
- 시·군·구(보건소)에 사업지침 이첩 및 예산배정, 사업량 조정
- 기타 난임부부 시술비 지원사업에 관한 지도·감독

❑ 시·군·구(보건소)

- 난임부부 시술비 지원사업 시행계획 수립
- 지원 신청 접수·상담 및 지원대상자 선정, 의료비 지급, 홍보
  - 지원대상자 및 시술기관 시술비 지원에 대한 확인 및 지도·감독

❑ 난임시술 의료기관

- 특정 난임치료 시술(의학적 가이드라인 준수)
- 시술 후 난임여성 관할 보건소에 시술비 청구
- 난임시술 기록지 비치 및 난임시술 당사자 및 정부 제출 요구 시 협조
- 기타 정부지정 난임시술 의료기관으로서의 의무준수

아. 난임부부 시술비 지원사업 체계도

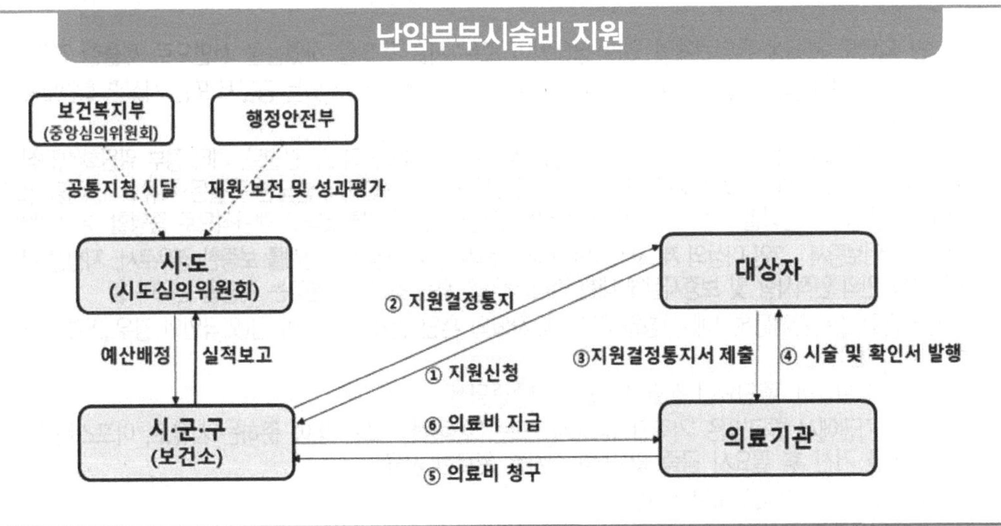

2 난임부부 시술비 지원사업 지원신청 및 지원내용

가. 지원신청 자격

☐ 난임시술을 요하는 의사의 '난임진단서' 제출자(난임진단서는 지침상 서식이어야 함)

* 난임진단서는 '정부지정 난임시술 의료기관의 난임시술 의사'에게 발급받아 제출해야 함

- 정부지정 난임시술 의료기관 시술 의사의 '난임진단서'

※ 비뇨기과 의사는 정부지원 '난임진단서'를 발급할 수 없음. 비뇨기과에서 남성 요인 난임을 진단받은 자는 비뇨기과 진단서를 난임시술 의료기관에 제출하고, 정부지정 난임시술 의료기관의 난임시술 의사가 여성요인 검사결과 및 남성요인 진단서를 검토·판단 후 '난임진단서'를 발급

☐ 법적 혼인상태에 있거나, 신청일 기준 1년 이상 사실상 혼인관계를 유지하였다고 관할 보건소로부터 확인된 난임부부(지원신청 접수일 기준)

※ 보건소에서 확인된 사실상 혼인관계는 난임 시술 대상을 판정하기 위한 절차이며, 그 외 법적인 효력(법정 판결, 친자확인 사항 등)과는 관계가 없음에 유의

사실상 혼인관계를 유지하였다고 인정하는 기준

1) 신청인 외에도 사실상 혼인관계에 있는 상대방이 모두 시술 동의를 하였음을 서면으로 제출한 경우
2) 사회적으로 인정이 될만한 실질적인 혼인생활을 영위한 것으로 추정할 수 있는 공문서 또는 사실혼 확인보증서를 제출한 경우
   - 공문서 : 주민등록상 1년 이상의 동거기록, '사실상 혼인관계 존재확인의 소' 판결문, 기타 정부 위원회(행정심판위원회, 보훈심사위원회, 범죄피해구조심의회, 의사상자심의위원회 등)에서 발급한 판결문·서류로서, 해당 공문서 내에 두 당사자가 신청일 기준 1년 이상의 사실상 혼인관계를 영위하였다고 객관적으로 증명할 수 있어야 함
   - 사실혼 확인보증서 : 2인 이상의 제3자가 1년 이상의 동거 등 사실상 혼인관계를 보증한 경우로서, 지침상 서식에 해당 보증인의 인적사항 및 보증사실에 대한 법적 책임을 지는 것에 동의한다는 서명을 받아야 함
3) 두 당사자의 가족관계등록부에 신청일 기준 제3자와의 혼인 관계가 없어야 함(외국인의 경우 아래 서류 중 한 가지 제출)
   - 대사관에서 발급한 '혼인요건 진술서' 또는 '미혼증명서'
   - 자국 행정기관에서 발급받은 '가족관계증명서' 또는 '호적등본' 또는 이에 준하는 서류로, 아포스티유 또는 영사확인을 거친 후 필요시 공증 및 번역 절차를 완료한 서류

   * 서류 유효기간 : 발급일로부터 1년
4) 사실상 혼인관계를 주장하는 당사자 중 일방이 외국인 또는 재외국인이었던 경우 1년 이상 당사자 모두 국내에 체류한 사실이 확인되어야 함
   - 외국인등록사실증명, 국내거소신고사실증명 및 출입국기록을 추가 제출하여 1년 이상 국내 체류 여부를 확인받아야 함

   * 입출국이 반복된 경우 국내 체류기간 모두 합산하여 산정 가능

❑ **부부 중 최소한 한 명은 주민등록이 되어 있는 대한민국 국적 소유자(주민등록 말소자, 재외국민 주민등록자는 대상에서 제외)이면서, 부부 모두 건강보험 가입 및 보험료 고지 여부가 확인되는 자**

※ 재외국민 주민등록 관련 법령 : 주민등록법 제6조, 제24조 참조

※ 단, 건강보험 적용만을 위한 사실상 혼인관계 인정은 부부 중 최소한 한 명은 건강보험 가입이 되어 있어야 하며, 건강보험 가입자에 한하여 난임시술에 대한 급여 적용이 가능함

※ 「국민건강보험법」 제5조 제1항 각 호에 따른 건강보험가입 제외대상자에 해당하는 사실이 확인되는 자 포함

나. 지원범위 및 내용

● 지원범위 : 체외수정(신선배아, 동결배아), 인공수정 시술비 중 일부 및 전액본인부담금, 비급여 3종(배아동결비, 유산방지제 및 착상보조제), 냉동난자 해동비

● 지원시술횟수 : 출산당 체외수정 최대 20회, 인공수정 최대 5회

※ 난임부부 시술비 지원 사업의 시술 횟수 차감은 건강보험 급여 적용 및 횟수 차감하는 경우에 한함

※ 의학적 사유(의료진 판단)에 의한 비자발적 난임시술 실패·중단(▲공난포(난자 미채취), ▲미성숙난자 또는 비정상난자만 채취되어 수정가능한 난자 미획득) 시, 난임시술 횟수 차감 없이 지원 한도 내에서 지원 가능함

- 지원범위 : 일부·전액본인부담금 합계액의 90%에 해당하는 금액에 대해 지급가능(비급여 및 약제비는 제외)
- 지급범위 : 결정통지서에 안내된 기간내에 시술이 시작된 경우로서 시술시작일부터 난자채취를 시행했으나 ▲공난포만 채취한 경우, ▲성숙한 난자없이 미성숙 난자 또는 비정상 난자만 채취되어 수정 가능한 난자를 획득하지 못한 경우, 시술중단일까지의 시술비용을 지원
- 적용시점 : 난자채취일이 '24년 11월 1일 이후부터 지원 가능

● 지원최대금액 : 아래 표 참조

구분 (출산당 지원 횟수 및 최대 지원금액)			지원 금액 (연령구분 폐지)
체외수정	신선배아	1~20회	최대 110만원
	동결배아		최대 50만원
인공수정		1~5회	최대 30만원

제Ⅳ장 난임부부 지원사업

- 지원대상 난임시술 종류
  - 체외수정시술(IVF-ET)
    - 과배란유도, 난자채취, 난자세포질내 정자 직접 주입술(ICSI)
    - 배아보조 부화술(Hatching)
  - 접합자 난관내이식(ZIFT)
    - 과배란유도, 난자채취, 세포질내 정자 직접 주입술(ICSI)
  - 생식세포 난관내이식(GIFT)
  - 동결배아이식
  - 배아난관이식(TET)
  - 인공수정시술
    - 배란유도(배란유도제로 경구제나 주사제 또는 병합투여) 후 인공수정시술
    - 자연주기 인공수정시술
- 생명윤리 및 안전에 관한 법률상 허용되는 범위에서 지원
  - 특정의 성을 선택하여 수정하거나, 미성년자의 정자·난자 활용행위 금지
  - 매매된 정자·난자 활용 금지
  - 대리모 제외

    ※ 대리모는 '생명윤리 및 안전에 관한 법률' 및 '민법'과 관련된 현실적인 문제의 발생은 물론 윤리적 문제 야기로 국고 지원의 타당성이 떨어짐
  - (냉동난자 해동비) 수증 난자 제외
  - 기타 관련 법령의 허용범위 내에서만 시술

생명윤리 및 안전에 관한 법률

제23조(배아의 생성에 관한 준수사항) ① 누구든지 임신 외의 목적으로 배아를 생성하여서는 아니 된다.
② 누구든지 배아를 생성할 때 다음 각 호의 어느 하나에 해당하는 행위를 하여서는 아니 된다.
1. 특정의 성을 선택할 목적으로 난자와 정자를 선별하여 수정시키는 행위
2. 사망한 사람의 난자 또는 정자로 수정하는 행위
3. 미성년자의 난자 또는 정자로 수정하는 행위. 다만, 혼인한 미성년자가 그 자녀를 얻기 위하여 수정하는 경우는 제외한다.
③ 누구든지 금전, 재산상의 이익 또는 그 밖의 반대급부(反對給付)를 조건으로 배아나 난자 또는 정자를 제공 또는 이용하거나 이를 유인하거나 알선하여서는 아니 된다.

제66조(벌칙)
① 다음 각 호의 어느 하나에 해당하는 사람은 3년 이하의 징역에 처한다.
3. 제23조제1항을 위반하여 임신 외의 목적으로 배아를 생성한 사람
4. 제23조제3항을 위반하여 금전, 재산상의 이익 또는 그 밖의 반대급부를 조건으로 배아나 난자 또는 정자를 제공 또는 이용하거나 이를 유인하거나 알선한 사람

제67조(벌칙)
① 다음 각 호의 어느 하나에 해당하는 자는 2년 이하의 징역 또는 3천만원 이하의 벌금에 처한다.
1. 배아를 생성할 때 제23조제2항 각 호의 어느 하나에 해당하는 행위를 한 자

다. 신청 접수

□ 신청기간 및 방법

● 접수 : 연중 접수

- 신청은 원칙적으로 난임부부가 하되, 불가피한 경우 난임부부의 직계존속 또는 형제자매 신청 가능
- 난임부부의 직계존속이나 형제자매가 신청 시에는 가족관계를 증빙할 수 있는 신분증 제시 및 서류(가족관계증명서 등)제출

● 방법 : 보건소 방문(난임부부 중 여성의 주소지 관할 시·군·구 보건소) 또는 온라인(정부24, e보건소 공공보건포털) 신청

※ 지원대상자가 통지서 발급 이후 타 지역으로 전출 시, 지원결정통지서를 발급한 보건소에서 시술비 지급

※ 사실상 혼인관계인 경우, 최초 신청 시 방문 신청 필요(온라인 신청 불가)하며, 보건소장은 사실상 혼인관계를 확인하기 위해 이후에도 추가 방문을 요구할 수 있음

※ 전입보건소 요구 시, 전출보건소에서는 전입보건소에 관련 사항 문서 통보(통합정보시스템상 현황자료 입력조치 완료 후 문서 통보하고 원본은 보관)

❑ 제출서류

● 기본 첨부서류

① 난임부부 시술비 지원 신청서 1부 〈서식 1〉

② 난임 진단서 1부 〈서식 2, 3〉

* 난임 진단서는 1차 신청 시 제출한 내용을 최종 지원 시까지 갈음함. 단, 신청일 기준 10년이 경과한 경우 재발급 및 제출 필요

* 사실혼 부부의 경우, 난임진단서 없이 신청 가능. 시술 종료 후 비용청구 전까지 진단서를 별도 제출받아 PHIS에 입력하여야 함

③ 부부 모두의 건강보험증 사본 또는 건강보험자격확인서 1부씩

* 「국민건강보험법」 제5조 제1항 각 호에 따른 건강보험가입 제외대상자에 해당할 경우 자격증명서 또는 국가유공자등록증 등 확인서류 1부

④ 주민등록등본 1부(단, 부부가 별도의 주민등록지에 거주하고 있는 경우 가족관계증명서 1부 제출)

※ ③~④의 경우 「전자정부법」에 따라 행정정보의 공동이용을 통한 확인에 동의한 경우는 제출 생략

● 추가 첨부서류

⑤ 사실상 혼인관계인 경우

- 당사자 시술동의서 〈서식 10〉
- 제3자와의 혼인관계가 없다는 것을 확인할 수 있는 주민등록등본* 및 가족관계증명서(또는 혼인관계증명서) 당사자별 각 1부

  * 「전자정부법」에 따라 행정정보의 공동이용을 통한 확인에 동의한 경우는 제출 생략

  * 당사자가 외국인인 경우 대사관에서 발급한 '혼인요건 진술서', '미혼증명서' 중 1부 또는 자국 행정기관에서 발급받은 '가족관계증명서', '호적등본', 이에 준하는 서류 중 아포스티유 또는 영사확인을 거친 후 필요시 공증 및 번역 절차를 완료한 서류 1부(당사자가 외국인인 경우에 한함)(서류 유효기간 : 발급일로부터 1년)

- 1년 이상 사실상 혼인관계를 증명할 수 있는 공문서 1부(해당 공문서가 없는 경우 사실혼 확인보증서〈서식 11〉 및 보증인 신분증 사본 각 1부)

  * 주민등록등본상 동일 거주지에 1년 이상 동거한 기록이 있는 경우 제출 생략 가능

* 행정심판위원회, 보훈심사위원회, 범죄피해구조심의회, 의사상자심의위원회, 법원 판결문 등 정부기관에서 사실혼으로 인정한 공문서로서 반드시 1년 이상의 사실상 혼인관계 기간을 확인할 수 있어야 함

* 공문서 제출을 우선으로 받되, 해당 공문서가 없는 경우에 한해 사실혼 확인보증서를 징구(이 경우 보증인의 신분증 사본을 추가 징구하되, 주민등록번호 뒷자리는 삭제하여 보관)

* 사실혼 확인보증인은 반드시 내국인 성년자이어야 함(외국인 및 미성년자 불가능)

* 해외에서의 혼인신고 증빙서류는 인정하지 않음

- 1년 이상 체류를 증빙할 수 있는 외국인등록사실증명, 국내거소신고사실증명 중 1부(당사자가 외국인인 경우에 한함)

* 상기 서류 외에 1년 이상 체류를 추가 증빙하려는 경우 출입국기록을 추가 제출할 수 있음

‘행정정보 공동이용’ 활용 안내

- 행정정보 공동이용 등록사무명 : “난임부부 시술비 지원사업”

* 행정안전부에 민원사무로 등록되어 있음

- 이용 가능 정보내용
  - 건강보험 자격확인 및 건강보험료 납부확인서상의 고지금액 유무*

* 고지금액이 0원인 경우 급여개시유효일 등 건강보험 자격이 정상적으로 유효한지 파악하여야 함

- 보건소 업무담당자 사전조치 사항
  - 기관별 행정정보 공동이용 담당자(분임공동이용관리자)로부터 행정정보 공동이용 접근 권한을 신청하여야 함(보건소 권한 신청 부서는 구청 민원봉사과 등에서 담당)

- 시술대상자가 해야 할 사항
  - 지원신청서 뒷면의 ‘난임부부지원사업 개인정보 제공 동의서’에 동의 (서명)하여야 함.

* 행정정보 공동이용 화면 예시(고지금액)

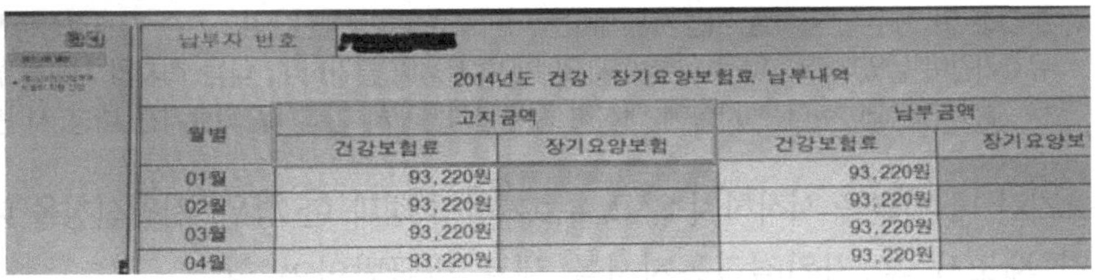

납부자 번호

2014년도 건강 · 장기요양보험료 납부내역

월별	고지금액		납부금액	
	건강보험료	장기요양보험	건강보험료	장기요양보
01월	93,220원		93,220원	
02월	93,220원		93,220원	
03월	93,220원		93,220원	
04월	93,220원		93,220원	

※ 국제결혼자의 경우 주민등록 조회가 불가능할 경우 가족관계증명서 제출

3 지원대상자 자격조사 및 지원결정

가. 지원대상 자격조사

● 시·군·구 보건소에서 신청서 접수시마다 연령 등 자격기준 조사

- 시술비지원 신청시마다 선정기준에 따른 지원자격 조사 후 '지원결정통지서' 배부

※ '지원결정통지서' 발급일부터 시술비 지원 가능

※ 온라인(정부 24, e보건소 공공포털) 신청의 경우, 신청 시 제출서류를 모두 구비하였다면 지원결정통지서의 발급일자를 지원 신청일로 지정하여 발급

나. 지원대상자 지원결정

● 수급권은 해당 난임부부에게 부여(선정)

● 신청자격 및 제출서류가 지원기준에 적합한 경우 지원결정통지서를 발급

- 지원결정통지서 발급 유효기간은 발급일로부터 6개월임

※ 보건소 및 정부 난임시술 지정기관에서는 지원 유효기간 경과 시 재신청을 통한 자격요건 재확인 후 지원결정통지서를 재발급 받아야 한다는 사실에 대하여 지원결정통지서 발급 및 의료기관 내방 시 반드시 안내

- 통지서 분실 시, 기존 통지서와 동일한 유효기간으로 재출력하여 배부

- 지원결정통지서는 1회만 유효하며, 중복사용 불가

※ 보건소 및 정부 난임시술 지정기관에서는 이미 시술을 진행한 경우 기존 지원결정통지서의 지원 유효기간이 남았더라도 다음 회차의 시술에 중복사용이 불가하며, 다음 회차의 시술을 받기 위해서는 재신청을 해야한다는 사실에 대하여 지원결정통지서 발급 및 의료기관 내방 시 반드시 안내

● 유효기간 내 시술을 시작하지 않고 유효기간이 경과 한 경우, 지원신청을 다시 하여 자격 재조사 후 지원결정통지서를 새로 발급받아야 함

- 단, 유효기간 변경을 원할 경우, 지원신청을 다시 하여 자격 재조사 후 새로 발급받아야 함

● 지원결정통지서 발급 이후 난임시술 종류를 변경하여야 하는 경우, 해당 시술

지원 신청용 진단서 등 제출서류가 지원기준에 적합한 경우 기존 발급일에 맞춰 기존 지원결정통지서의 난임시술 종류를 변경하여 교부

※ 예 체외수정 중 신선배아 방식을 동격배아 방식으로 변경하고자 하는 경우(신선→동결) 등

사실상 혼인관계 부부 지원결정통지서 발급 안내

1) '사실상 혼인관계' 확인은 지원신청 접수일 기준으로 하며, 사실혼 확인에 대한 유효기간은 해당 신청에 따른 지원결정통지서 발급일로부터 6개월임
2) 사실혼 확인 유효기간 내 또 다른 난임시술을 받는 경우, 사실상 혼인관계인 경우 제출하는 서류를 생략할 수 있음
3) 사실상 혼인관계 확인 유효기간 종료일이 지원결정통지서 유효기간 종료일보다 선행할 경우 해당 통지서의 유효기간 종료일은 사실상 혼인관계 확인 유효기간 종료일로 함
4) 사실상 혼인관계 부부에게 해당 지원결정통지서를 시술의료기관에 제출해야 건강보험 급여 적용이 가능함을 반드시 안내하여야 함

다. 건강보험 적용을 위한 사실상 혼인관계 인정

- 사실상 혼인관계를 확인한 경우라면 건강보험 적용만을 위해 지원결정통지서를 배부 가능
  - 다만, 지원결정통지서 내에 '지원한도액'을 해당사항없음(건강보험 급여만 적용)에 체크 후 배부하여야 함
- 사실상 혼인관계 확인 유효기간 내 또 다른 난임시술(건강보험 적용)을 받는 경우, 기존 통지서를 재출력하여 배부할 수 있음
- 보건소는 사실상 혼인관계만이 확인된 지원자에게는 해당 지원결정통지서를 시술의료기관에 제출하여야만 건강보험 급여 적용이 가능함을 반드시 안내하여야 함

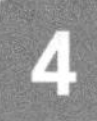

4 시술비 청구 및 지급

가. 시술비 청구

- 지원대상자는 시·군·구 보건소에서 '지원결정통지서' 〈서식 4〉를 교부받아 시술을 받는 정부지정시술 기관에 제출
  - 지원결정통지서 발급 이후에 발생된 시술비용에 대해서만 지원하며 시술이 종료된 경우 소급지원은 불가. 단, 시술시작일이 공휴일(토요일 포함)인 경우에는 공휴일의 다음 날(연휴인 경우에는 연휴의 마지막 날의 다음 날)까지 '지원결정통지서'를 교부받은 경우에 한하여 시술비 지원 대상으로 인정됨
  - 시술의료기관에서 발급한 진료비 계산서·영수증*(약제비 포함)을 첨부

    * 국민건강보험 요양급여의 기준에 관한 규칙(별칙 제6호 서식) 참조

■ 국민건강보험 요양급여의 기준에 관한 규칙 [별지 제6호서식] <개정 2020. 4. 3.>

[ ]외래 [ ]입원 ([ ]퇴원[ ]중간) 진료비 계산서 · 영수증

환자등록번호	환자 성명	진료기간		야간(공휴일)진료
		. . .부터	. . .까지	[ ] 야간 [ ] 공휴일
진료과목	질병군(DRG)번호	병실	환자구분	영수증번호(연월-일련번호)

항목		급여			비급여		금액산정내용	
		일부 본인부담		전액 본인부담	선택 진료료	선택진료료 외	⑦ 진료비 총액 (①+②+③+④+⑤)	
		본인부담금	공단부담금					
진찰료							⑧ 환자부담 총액 ((①-⑥)+③+④+⑤)	
입원료	1인실							
	2·3인실							
	4인실 이상							
식대							⑨ 이미 납부한 금액	
투약 및	행위료							

- 지정시술기관에서는 지원대상자에 대하여 일반 시술자(비 지원대상자)와 동일하게 진료 및 시술을 시행하고, 정부지원사업을 인지하지 못하여 시술 당사자가 지원대상에서 누락되는 일이 없도록 정부지원사업 안내를 반드시 실시

  ※ 관련 민원발생시 정부 시술지정기관 제외 등 조치

  - 특히, 시술 전 진료 시 난임부부 시술비 지원사업이 지역마다 다를 수 있으며, 자세한 사항은 지원대상자(여성)가 거주하는 관할 보건소에 문의해야 함을 반드시 안내

- 시술확인서 〈서식 5, 6〉 작성시 '시술시작일'은 통지서 발급일과 같지 않을 수 있으며, 순수하게 시술이 시작한 일자부터 임신확인일까지로 기재
  ※ 시술기간 통계의 정확도 제고를 위해 실제 시술의 시작과 끝을 정확히 기재할 것, 다만, 시술시작일이 통지서발급일보다 앞설 경우 지원금 청구시 통지서발급일부터 발생한 의료비만을 청구해야 함
- 시술 결과 임신한 경우, 시술확인서 상 임신낭 개수 기입이 누락되면 시술 대상자에 대한 시술비 지원이 불가하므로 임신낭 개수를 반드시 기입

● 사실상 혼인관계 당사자가 진단서 없이 최초 지원결정통지서를 발급받은 경우, 진단서를 보건소에 제출할 때까지 시술비가 지급되지 않음에 유의
- 시술 당사자가 직접 보건소에 진단서를 제출하거나, 시술의료기관에서 비용 청구 시 진단서를 같이 첨부할 수 있도록 조치

나. 시술비 지급 기준 및 절차

❑ 시술비 지급 기준

● (지급 범위) 결정통지서에 안내된 기간 내에 시술이 시작된 경우로서, 시술시작일* 부터 임신낭을 확인(또는 혈액·소변검사일)한 시술종료일까지 소요된 다음 시술비용에 대해 지급
  * 과배란 유도 시 약제 처방일 또는 자연주기 이용 시 생리 시작 후 내원일부터 적용 단, 남성 난임으로 상기 기간 이전에 정자채취 및 처리를 시행하는 경우 정자채취 및 처리 시행일부터 적용(건강보험 적용 기준과 동일)
- 건강보험 회차 적용(횟수 차감)을 통해 보험자(건강보험공단)가 비용을 부담하고 남은 시술비(일부본인부담금)
- 그 외 시술에 필요한 경우로서 건강보험에서 전액본인부담급여(100/100)가 인정된 금액
- 비급여 비용으로서 이 지침에 허용한다고 명시한 시술 및 약제비용*
  * 건강보험상 효과성 및 안전성이 일부 인정된 사례가 있어 정부지원의 타당성 역시 인정된 경우

● (지급 상한액) 시술기관에서는 시술대상자에게 정부지원금을 일부 본인부담금, 비급여 및 전액본인부담금을 선택하게 하여 청구

- 시술종류기준으로 청구지원 가능 금액이 다름에 유의(아래 표 참조)

구분 (출산당 지원 횟수 및 최대 지원금액)			지원 금액 (연령구분 폐지)
체외수정	신선배아	1~20회	최대 110만원
	동결배아		최대 50만원
인공수정		1~5회	최대 30만원

※ 단, 지역마다 지원가능금액 등 기준이 다를 수 있으므로 지원기준을 주민에게 충분히 홍보 필요

● (지급액 계산) 청구항목에 따라 지급되는 금액이 전부 지급되는 것이 아님에 유의

- (일부·전액본인부담금) 본인부담금 합계액의 90%에 해당하는 금액에 대해 지급 가능
- (비급여) 배아동결비는 최대 30만원, 착상유도제 및 유산방지제는 각각 20만원까지 지급 가능, (냉동난자 사용시) 해동비는 최대 30만원까지 지급 가능
- (지원금 합계) 상기 본인부담금 합계액의 90% 및 비급여 금액의 합산액은 지급상한액을 넘을 수 없음

※ 절사금액 발생에 대하여는 90% 초과분 발생액도 인정

※ 단, PHIS 시스템은 90% 반영분만 자동계산되므로 금액불일치 인정

예 시

☞ 1회차 신선배아 시술 시 일부 및 전액본인부담금이 100만원, 배아동결비 40만원, 유산방지제 15만원을 청구한 경우

- (일부 및 전액본인부담금) 90만원 = 100만원 × 90%
- (배아동결비) 30만원 (상한액)
- (유산방지제) 15만원 (청구액)

⇒ 합계액 : 110만원
(합계액은 135만원이나 상한액을 초과하였으므로, 지원금 상한액인 110만원 지급)

❑ 시술비 지급 절차

- (시술의료기관 청구 절차) 정부지원금은 시술을 종료한 후 시술대상자 주소지의 시·군·구 보건소에 청구 (청구서, 지원결정통지서 사본, 시술확인서, 진료영수증, 진료상세내역서, 통장사본 첨부)

  - 시술의료기관에서 보건소에 청구하는 시술비(지급범위에 해당하는 비용을 합산한 금액을 말함)가 정부지원금 상한액보다 초과된 경우라면, 정부지원금 상한액을 청구, 그 이외에는 시술비를 청구

  - 비급여, 일부본인부담금 및 전액본인부담금을 혼재하여 청구하려는 경우, 비급여 및 전액본인부담금액을 우선(선순위) 청구하고, 일부본인부담금을 후순위로 청구(본인부담상한제※ 적용 관련)

    ※ 전체 10분위 기준 연간 80만원(소득최저)에서 580만원(소득최고)까지 본인부담상한초과분에 대하여 다음연도에 건강보험공단에서 환급해주는 제도로, 별도 국가예산 등으로 지원받는 일부 본인부담금의 경우 환급대상에서 제외됨

  - 시술 중 의학적 판단 또는 개인적 사유에 따라 불가피하게 시술을 중단한 경우라도, 건강보험 횟수 차감이 되었다면 정부지원금 상한액 내에서 시술비 청구 가능(이 경우, 중단이유에 대해 시술확인서에 기재하여야 함)

    ※ 시술비 청구 〈서식 7〉는 시술 종료일로부터 1월 이내에 청구하되, 1개월이 지나서 청구하는 경우는 청구서의 지연 사유를 확인하고 보건소장이 그 사유가 타당하다고 판단하는 경우 6개월의 범위 내에서 지연청구 가능

- (지원대상자의 약제비 청구절차) 지원대상자는 시술과 직접적 관련 있는 원외약 처방을 받은 경우 시술확인서, 처방전, 약제비 영수증 등 제출 시 일부 본인부담금, 비급여(전액본인부담금 포함) 약제비에 대하여 정부지원금액 한도 내에서 지급 가능

  - 시·군·구(보건소)에서는 지원대상자 및 시술의료기관에 지급한 금액의 합산액이 정부지원금 상한액을 초과하지 않도록 유의하여야 함

    ※ 시술비 지급청구는 시술 완료 후 관련 서류(시술비 청구서 〈서식 8〉, 체외수정 또는 인공수정 시술확인서〈서식 5, 6〉 1매, 원외약처방전 및 영수증, 시술자 본인의 계좌 통장 사본)를 첨부하여 1개월 이내에 관할 보건소 또는 e보건소 공공보건포털로 청구하되, 1개월이 지나서 청구하는 경우는 청구서의 지연 사유를 확인하고 보건소장이 그 사유가 타당하다고 판단하는 경우 6개월의 범위 내에서 지연청구 가능

    ※ 개인에게 지급되는 시술비는 시술과 직접적 관련이 있는 원외처방약의 경우에만 해당되며, 의료기관의 시술비 청구금액 확인 후 지급이 되므로 개인지급에는 다소 시간이 걸릴 수 있음

- (지원대상자의 시술의료기관 외 민간의료기관에서의 착상유도제 또는 유산방지제 청구절차) 지원대상자는 2차 민간의료기관 및 보건소에서 프로게스테론 약제(착상유도제 또는 유산방지제)를 투약한 경우, 그 약제비용이 포함된 영수증을 제출하여 전부 본인부담금, 비급여 약제비에 대하여 정부지원금액 한도내에서 지급 가능
  - 시·군·구(보건소)에서는 지원대상자 및 시술의료기관에 지급한 금액의 합산액이 정부지원금 상한액을 초과하지 않도록 유의하여야 함

    ※ 시술비 지급청구는 시술 완료 후 관련서류(청구서 〈서식 8〉, 체외수정 또는 인공수정 시술확인서 〈서식 5, 6〉 1매, 원외약처방전 및 영수증, 시술자 본인의 계좌 통장 사본)를 첨부하여 1개월 이내에 관할 보건소로 청구하여야 함(약제비 청구절차와 동일)

    ※ 개인에게 지급되는 시술비는 약제비에 대해서만 해당되며, 투약에 대한 시술비(주사시술 비용) 및 진료비(본인부담액)에 대해서는 지원이 불가능함

- (지원대상자의 해동비 청구절차) 지원대상자가 냉동한 난자를 사용하여 임신·출산을 시도한 경우, 생식세포(난자) 동결보존 동의서 사본 및 해당 생식세포 냉동·해동 방법을 적은 동결보존 생식세포 소견서 각 1부, 시술비 청구서 및 시술확인서, 계산서·영수증 등을 제출하여 냉동난자 해동비에 대하여 정부지원금액 한도 내에서 지급 가능
  - 시·군·구(보건소)에서는 지원대상자 및 시술의료기관에 지급한 금액의 합산액이 정부지원금 상한액을 초과하지 않도록 유의하여야 함

    ※ 해동비 지급청구는 시술 완료 후 관련 서류(생식세포 동결보존 동의서, 동결보존 생식세포 소견서, 시술비 청구서 〈서식 12〉, 시술확인서〈서식 13〉, 계산서·영수증, 시술자 본인의 계좌 통장 사본)를 첨부하여 1개월 이내에 관할 보건소 또는 e보건소 공공보건포털로 청구하되, 1개월이 지나서 청구하는 경우는 청구서의 지연 사유를 확인하고 보건소장이 그 사유가 타당하다고 판단하는 경우 6개월의 범위 내에서 지연청구 가능

    ※ 단, 2025년 12월 31일 이전 실시된 냉동난자 사용 보조생식술의 경우 종전 '냉동난자 사용 보조생식술 지원 사업'과 동일하게 3개월 이내 청구 가능

- (보건소의 비용 지급 절차) 시·군·구(보건소)에서는 시술비와 약제비 청구서가 모두 접수된 날로부터 가급적 30일 이내에 해당 의료기관 및 지원대상자(개인)에게 시술비 지급(계좌 송금)

- 시술비가 정부지원금 이내인 경우에는 총 시술비를 확인하여 그 범위 내에서 지급
- 시술비 총액이 평균시술비에 비해 과다하거나 허위청구가 의심된 때에는 철저히 확인 후 지급

※ 전문의약품 주사제는 주사시술 당일날 투약하려는 약제만 원내처방되어야 함(의료법)

※ 전체 시술과정(약제 투여 시작일(냉동난자 사용하는 경우 해동 시작일)부터 초음파로 임신낭 확인일까지)이 둘 이상의 시술기관으로 나뉘어 있는 경우 시술비 신청시 각 시술기관의 시술확인서 및 영수증을 각각 첨부하여 시술과정과 내용의 중복 및 중단 등이 없이 연속적 시술행위가 이루어졌음을 신청자 및 의료기관이 입증(입증 곤란시 최초 지원결정통지서 제출 시술 기관의 시술비만 정부 지원 인정)

- 지원대상자에게 지급되는 시술비는 시술과 직접적 관련이 있는 원외약 처방인지 확인 후 시술본인의 계좌로 지급
- 비급여가 아닌 임신확인검사(뇨검사, 혈청검사 또는 초음파상 임신낭 확인검사)비 역시 청구 가능
- 배아 이식 전 각종 유전자검사, 면역력검사와 선택유산시술 비용 등은 지원 불가능

※ 해당 검사 및 시술은 법적으로 금지되어 있거나, 보편적이지 않은 타 비급여 시술을 유도하는 측면이 있으며, 효과성, 비용의 적절성 등 검증되지 못한 점 등을 종합적으로 고려

- 당해 연도 시술비지원 예산 부족으로 인해 발생한 미지급분에 대해서는 다음 연도 예산으로 지급 가능
- 시·군·구(보건소)는 본 지침의 시술지원 범위 내에서는 PHIS시스템을 통해 지원대상자 관리 등 절차를 처리할 수 있으나, 그 외 별도지원 사항에 대해서는 자치단체 자체적으로 시스템 마련하여 대상자 등 관리 필요

❑ 허용되는 비급여 지원 시술 및 약제비용 지원

● 비급여 비용의 지원 원칙

- 유산방지제, 착상유도제, 배아동결비용(보관비용을 포함함)은 전체시술과정(약제 투여 시작일부터 초음파로 임신낭 확인일까지) 중 발생되어 청구된 경우에만 지원이 인정됨(해동되었다 다시 동결하는 경우 지원 불가능)

- 각종 유전자검사, 면역력검사 및 선택유산시술 비용 등은 지원 불가능※

※ 해당 검사 및 시술은 법적으로 금지되어 있거나, 보편적이지 않은 타 비급여 시술을 유도하는 측면이 있으며, 효과성, 비용의 적절성 등을 건강보험 체계 내에서 검증되지 못한 점 등을 종합적으로 고려

- 각 비급여시술 및 약제별로 지원한도를 정하되, 그 총 합계액은 본인부담금 한도 내에서 지원

● 자궁착상유도제 및 유산방지제의 지원 방향

- (지원 약제 범위) 의약품안전나라(https://nedrug.mfds.go.kr)에서 주성분이 프로게스테론으로, 황체(기) 결함, 호르몬 이상 및 면역학적 요인 등을 보조해 주는 용도로 검색·확인된 약제

※ 프로게스테론 질정 및 주사, 타이유 프로게스테론 주사, 슈게스트 프로게스테론 주사, 제니퍼 프로게스테론 주사, 루티너스 질정, 유트로게스탄 질정, 예나트론 질정, 크리논 겔, 사이클로제스트, 프롤루텍스주 등

- (지원액) 각 약제용도 당 최대 20만원 한도 내에서 지원

● 배아 동결·보관비의 지원 방향

- (지원대상) 신선배아 시술에 따른 배아 이식 후 남은 배아, 자궁내막 등 여성의 건강상태가 이식을 하지 못할 상태 및 질병 확인 때문에 배양 배아를 향후 난임 시술 목적으로 배아를 동결, 보관할 필요가 있는 경우

- (지원액) 동결 및 최대 1년까지의 보관비용※에 한해 시술당 최대 30만원 지원

※ 시술기간 지원 원칙에도 불구하고, 1년간의 보관비용에 대해서 지원함

● 냉동난자 해동비의 지원 방향

- (지원대상) 가임력 보존을 목적으로 냉동한 난자를 임신·출산을 위해 사용할 경우, 보조생식술 비용 일부를 지원

- (지원액) 생식세포(난자) 해동비에 한해 시술당 최대 30만원 지원

5 난임부부 지원사업 심의위원회 구성·운영

가. 난임부부지원사업중앙심의위원회

❑ 설치·운영 : 보건복지부

❑ 위원 구성

- 대한산부인과학회, 대한생식의학회, 대한보조생식학회, 대한산부인과의사회, 건강 보험심사평가원, 국민건강보험공단, 대한비뇨기과학회, 여성계, 윤리계 등 각 단체의 장으로부터 추천을 받은 자와 보건복지부 공무원 등 15인 이내

※ 보건복지부 인구아동정책관은 당연직 위원으로 하고, 간사는 보건복지부 출산정책과장이 됨

❑ 의결방법

- 재적위원 과반수의 출석과 출석위원 과반수의 찬성으로 의결

※ 서면회의 시 재적위원 과반수의 의견 제출과 의견 제출위원 과반수의 찬성

❑ 기 능

- 난임부부 시술비 지원사업(체외수정 및 인공수정)의 의학적 기준 심의, 시술 관련 의료적 가이드 제시 및 각종 주요 사안 심의

나. 난임부부지원사업시·도심의위원회

❑ 설치·운영: 시·도

❑ 위원 구성

- 당연직위원(국장급 공무원)을 포함하여 9명 이내의 위원으로 구성하고, 담당 과장이 간사를 맡음
- 보건의료 수요자를 대표하는 사람 2명
- 의료법 제28조 및 제52조에 따른 의료인 단체 또는 의료기관 단체에서 추천하는 사람 3명
- 시·도 소속 3급 상당 공무원 1명
- 난임 관련 학식과 경험이 풍부한 전문가 3명

❑ 기능

- 난임부부 시술비 지원사업의 의학적 기준 심의 등 각종 주요 사안 심의

6 난임시술 의료기관 지정

가. 지정 및 지정절차

❑ 난임시술(체외수정 시술) 의료기관

1) 지정

- 지정권자 : 보건복지부장관
- 지정기관의 명칭 : "난임시술(체외수정 시술) 의료기관"
- 지정신청자격〈모자보건법 시행규칙 별표2〉
  - "생명윤리 및 안전에 관한 법률" 제22조(배아생성의료기관의 지정 등) 규정, 동법시행규칙 제17조(배아생성의료기관의 지정) 규정에 의거 보건복지부령이 정하는 시설 및 인력 등을 갖추어 "배아생성기관"으로 지정받은 의료기관중 본 사업 참여를 희망할 경우 〈모자보건법 시행규칙 별지 제9호의3서식〉을 작성하여 신청

2) 지정절차

- 정부지원 난임치료 체외수정 시술 사업에 참여하고자 하는 배아생성의료기관은 '난임시술(체외수정 시술) 의료기관 지정신청서' 〈모자보건법 시행규칙 별지 제9호의3서식〉를 제출
- 보건복지부장관은 난임시술(체외수정 시술) 의료기관 지정신청서를 검토하여 배아생성의료기관을 "난임시술(체외수정 시술) 의료기관"으로 지정·통보

❑ 난임시술(자궁내 정자주입 시술) 의료기관

1) 지정

- 지정권자 : 보건복지부장관
- 지정기관의 명칭 : “난임시술(자궁내 정자주입 시술) 의료기관”
- 지정신청 자격기준〈모자보건법 시행규칙 별표2〉
  - 시설기준 : 정액채취실(개인 프라이버시 보호가능한 독립적 공간), 진료실
    - 장비기준 : 초음파기기, 현미경을 포함한 정액검사장비, 정자분리 장비 (예시, 원심분리기 등)
  - 인력기준
    - 산부인과 전문의 1명 이상
    - 시술을 보조할 수 있는 간호사 또는 간호조무사 1명 이상을 두어야 함

2) 지정절차

- 정부 인공수정시술 지원사업에 참여하고자 하는 의료기관은 〈모자보건법 시행규칙 별지 제9호서식〉에 의한 난임시술(자궁내 정자주입 시술) 의료기관 지정신청서에 다음 각호의 서류를 준비하고 관할지역 보건소에 요청
  - 의료기관 개설신고증명서 또는 의료기관 개설허가증 사본
  - 시설, 장비 및 전문인력 명세서
  - 관할 보건소가 발급한 현지확인 의견서〈모자보건법 시행규칙 별지 제9호의2서식〉

    ※ 「생명윤리 및 안전에 관한 법률」 제22조에 의한 배아생성의료기관은〈모자보건법 시행규칙 별지 제9호의3서식에 의한〉“난임시술(체외수정 시술) 의료기관 지정신청서”로 갈음(배아생성의료기관 지정서사본 첨부). 단, 첨부서류가 면제되는 것은 아님
- 요청을 받은 보건소 담당자는 해당 의료기관에 현장방문하여 시설, 장비, 인력 등 자격기준 충족여부 점검 후 ‘자궁내 정자주입 시술 의료기관 지정신청 현지확인 의견서’를 발급

- 보건소로부터 점검표를 발급받은 해당 의료기관은 〈모자보건법 시행규칙 별지 제9호서식〉 에 의한 난임시술(자궁내 정자주입 시술) 의료기관 지정신청서에 상기 각호의 서류를 첨부하여 보건복지부에 제출
- 보건복지부장관은 난임시술 의료기관을 지정하는 때에는 〈모자보건법 시행규칙 별지 제9호의4서식〉에 의한 난임시술 의료기관 지정서를 교부할 수 있음

나. 체외수정 시술 및 인공수정 시술(공통)

❑ 의료기관 변경사항 신고

- 난임시술 의료기관은 기관의 명칭, 기관장(대표자), 소재지, 시설, 전문인력(의사에 한함)을 변경하려면 별지 제9호5서식의 변경신고서를 난임시술 의료기관 지정서 원본과 변경사항을 확인할 수 있는 서류를 첨부하여 변경사유가 발생한 날부터 30일 이내에 보건복지부장관에게 제출

변경사항을 확인할 수 있는 서류

변경항목	확인서류
기관의 명칭	의료기관 개설신고 증명서 사본 또는 의료기관 개설허가증 사본
기관장(대표자)	
소재지	
시설	시설 변경 신고 현황, 시설 평면도 및 시설 내부 사진
전문인력(의사)	인력 변경 신고 현황, 의사면허증 사본*

* 주민등록번호 및 사진은 삭제 후 제출

- 보건복지부는 지정사항 변경처리후 지정서를 고쳐 써서 발급하거나 재발급함

❑ 지정 반납 및 해지

- 난임시술 의료기관으로서의 기능이 상실된 의료기관은 난임시술의료기관 지정서를 보건복지부에 반납하여야 하며, 해당 기관에 대해서는 지정해지 하고 결정사항을 해당기관에 통지하며 "난임치료 시술지정기관 목록"에서 퇴록. 각 시·도에 통보

- "난임부부지원사업 시술 지정기관(체외수정 및 인공수정)"은 지정 반납 사유가 발생하면 그로부터 7일 이내에 보건복지부에 공문으로 보고하고 당해 시술기관 내에서는 관련 사실을 6개월 이상 반드시 안내(공지)하여 민원 불편이 발생하지 않도록 함

- 진단서 허위발급 및 시술비 허위청구, 시술비 과다 청구시 보건복지부에서 현황 파악 후 지정기관 제외 등 조치

❑ 난임치료시술지정기관 준수사항

- 정부에서 제공하는 '난임치료시술 가이드라인(체외수정 또는 인공수정시술)'을 준수하고 정부에서 제공하는 '양식'을 사용할 것

- 난임시술 전 부부 모두 난임의 원인에 대한 철저한 검사를 통해 내실 있는 시술이 이루어지도록 할 것

- '난임치료시술 지원결정 통지서'를 갖춘 환자에 대해 불필요한 의료 서비스로 환자의 실질적 혜택을 경감시키지 않을 것
  - 일반 환자에 비해 특별한 주사제 혹은 마취제, 시술 등을 사용하여 정부지원의 취지를 경감시키지 않을 것
  - 일반 환자에 비해 어떠한 차별 대우도 하지 않을 것

- 난임시술비지원사업 안내를 위하여 상담실 운영 등의 방법으로 성실한 상담을 해줄 것
  - 병원에 반드시 '정부지원사업 안내' 홍보문을 붙이고 적극적으로 홍보하며, 난임진단 사유로 내원한 환자에게는 반드시 정부지원사업 안내를 하여 불이익을 받는 자가 발생하지 않도록 할 것

- 정부지원 난임환자의 유치를 위해 환자와의 부당한 결탁 및 의료인으로서의 품위 손상행위를 하지말 것

- 정기적으로 시행할 정도관리와 질 관리 모니터링, 설명회 등에 필히 협조·참석할 것

- 지정조건 미준수나 지정기관으로서 부적합한 행위가 발견될 경우 지정기관에서 제외될 수 있음

- 시술확인서, 청구 영수증 등 시술 증빙자료를 성실히 구비하여 보건소(청구기관)에 제출할 것(시술 종료일로부터 1개월 이내 청구)

7 난임부부 심리 및 의료상담서비스 제공

가. 난임·임산부심리상담센터

● 난임환자 및 임산부 심리상담서비스 제공

구 분		내 용
대 상		난임부부, 유산 및 사산 경험 부부, 임신부, 산모, 양육모(출산 후 36개월 이내), 그 배우자 및 가족 등
상담문의 및 상담예약		22762276.nmc.or.kr ※ 중앙 및 권역 난임·임산부 심리상담센터 기관 안내 [표 1] 참조
상담 유형	대면	대상자나 가족 등이 직접 센터로 방문하여 대면상담, 대상자가 거주하는 연계기관으로 방문하여 상담
	비대면	전화, 온라인, 영상으로 상담
상담시간	예약제	(평일) 월~금 09 : 00 ~ 17 : 00
상담사		정신건강전문요원, 사회복지사, 임상심리사, 간호사

※ [표 1] 중앙 및 권역 난임·임산부 심리상담센터 기관 안내

* 위탁계약에 따라 운영기관이 변경될 수 있으므로 현행 운영기관은 중앙 난임·임산부 심리상담센터 누리집에서 확인

구분	운영기관	주소	전화	누리집
중앙	국립중앙의료원	서울 중구 을지로 245, 본관 2층	02-2276-2276	22762276.nmc.or.kr
인천	(의)아인의료재단 아인병원	인천 미추홀구 경인로 372,아인병원 5층	032-466-3268	www.id-incheon.co.kr
대구	경북대학교병원	대구 중구 달구벌대로 2167, 7층	053-261-3375	www.healthymom.or.kr
전남	의료법인 내일의료재단 현대여성아동병원	전남 순천시 장선배기1길 8, 3층	061-901-1234	www.hwc1234.co.kr
경기	인구보건복지협회 경기도지회	경기 수원시 팔달구 고화로14번길 11, 3층	031-255-3374	www.happyfamily3375.or.kr
경북	경상북도 안동의료원	경북 안동시 태사2길 73, 별관 3층	054-850-6367	happymoa.kr

구분	운영기관	주소	전화	누리집
서울	연세대학교의과대학 강남세브란스병원	(강남센터) 서울 강남구 연주로 211, 2동 3층 (송파센터) 서울 송파구 충민로 66, 가든파이브 영관 8층	(강남) 02-2019-4581 (송파) 02-6956-6248	www.mindcare-for-family.kr
경기 북부	동국대학교 일산불교병원	경기 고양시 일산동구 동국로 27	031-961-8500	happyfamily.dumc.or.kr
경북 서부	경상북도 김천의료원	경상북도 김천시 모암길 24 응급수납 2층	054-429-8540	www.healthymoa.kr
서울 서남	이화여자대학교 부속 목동병원	(금천구센터) 서울 금천구 시흥대로 239 금화빌딩 10층	(금천) 02-895-1002	www.fmc.or.kr
전북	예수병원	전북 전주시 완산구 서원로 366, 권익수행정동 1층	063-230-8950	www.jbpcc.kr
경남	창원한마음병원	경남 창원시 의창구 용동로57번길 8, 지하1층	055-225-0840	www.gncare.kr

● 난임·임산부심리상담센터 단계별 상담서비스 안내

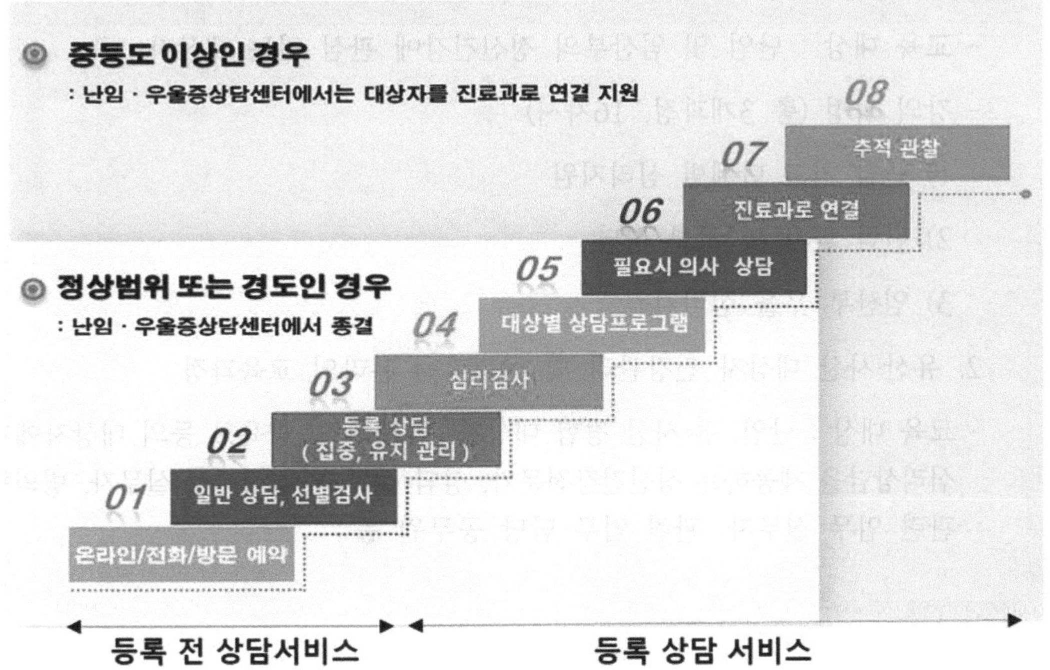

1. 선별검사 이후 등록 전 대상자의 우울증상 정도 및 알코올 사용 장애, 니코틴 의존도를 측정하기 위한 사전검사 실시, 일반상담(등록 전 상담)을 통해 지속 상담이 필요하다고 판단되는 경우 센터 등록 및 지속 상담을 진행함. 등록 전 대상자에 따라 필요한 연계기관, 기타 상담센터 등을 이용할 수 있도록 안내.
2. 등록 후 대상자의 우울, 불안, 스트레스 증상 등의 증상 및 정도를 측정하기 위한 심리검사 실시하며, 등록 상담제공. 또한 중앙센터에서 개발한 상담 프로그램을 이용한 집단 상담이나, 각 센터에서 자체적으로 실시하는 집단프로그램(산림치유프로그램, 원예치유프로그램 등)에 참여할 수 있음.
3. 등록관리 중 정신병리가 의심되거나 정신건강의학과 전문의의 진단 및 평가가 필요한 경우 진료의뢰나 의사상담 서비스를 제공함. 또한 정신건강의학과 진료의뢰 기준에 충족하는 의료급여 1·2종 및 중위소득 150% 이하에 해당자에게 의료비 중 본인부담금에 대한 의료비를 지원(1인 최대 30만원).

● 온라인 교육과정 운영

1. 난임 및 임산부 정신건강 전문가 온라인 교육과정

- 교육 대상 : 난임 및 임산부의 정신건강에 관심 있는 대상자
- 강의 과정 (총 3개과정, 16차시)
  1) 난임 치료 단계별 심리지원
  2) 난임 환자 및 부부 상담
  3) 임산부 우울 심리지원

2. 유산·사산 대상자 건강관리 및 심리지원 온라인 교육과정

- 교육 대상 : 난임, 유·사산 경험 대상자, 임산부 및 양육모 등의 대상자에게 심리상담을 제공하는 정신건강전문가, 상담 실무자, 접점부서 실무자, 병의원 관련 업무 실무자. 관련 업무 담당 공무원 등

- 강의 과정 (총 1개과정, 2차시)

  ※ 교육 신청 : 국립중앙의료원 공공보건의료교육 훈련센터 홈페이지 ▶ 이러닝 (사이버 연수원) ▶ 이러닝 과정 ▶ 전문임상 ▶ 산모, 신생아 ▶ 과정 신청 후 학습 가능(학습 누리집 : edunmc.hunet.co.kr/home)

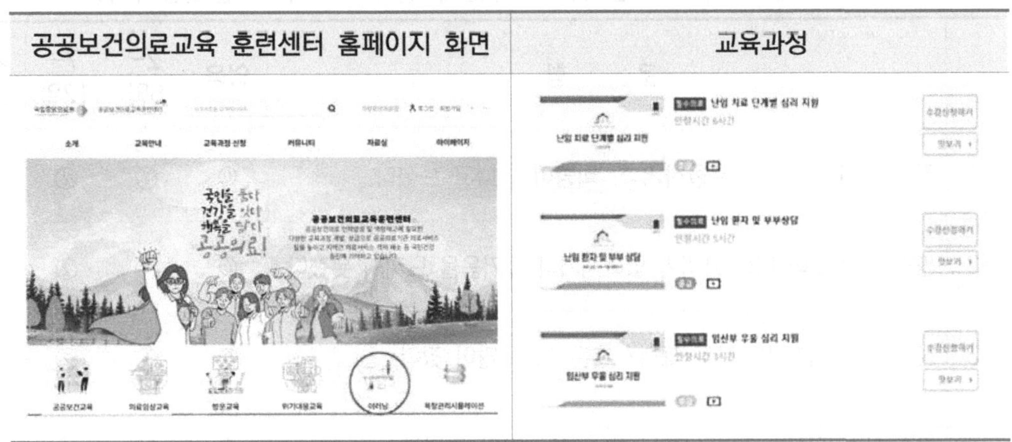

※ 본 과정은 내부 정책에 따라 변경될 수 있습니다.

참고 1 난임 부부를 위한 우울증 설문 (Patient Health Questionnaire, PHQ-9)

▸ 지난 2주 동안 아래 나열되는 증상들에 얼마나 자주 시달렸습니까?

	문 항	없음	2-6일	7-12일	거의 매일
1	기분이 가라앉거나, 우울하거나, 희망이 없다고 느꼈다.	⓪	①	②	③
2	평소 하던 일에 대한 흥미가 없어지거나 즐거움을 느끼지 못했다.	⓪	①	②	③
3	잠들기가 어렵거나 자주 깼다/ 혹은 너무 많이 잤다.	⓪	①	②	③
4	평소보다 식욕이 줄었다/혹은 평소보다 많이 먹었다.	⓪	①	②	③
5	다른 사람들이 눈치 챌 정도로 평소보다 말과 행동이 느려졌다/혹은 너무 안절부절 못해서 가만히 앉아 있을 수가 없었다.	⓪	①	②	③
6	피곤하고 기운이 없었다.	⓪	①	②	③
7	내가 잘못 했거나, 실패했다는 생각이 들었다/혹은 자신과 가족을 실망시켰다고 생각했다.	⓪	①	②	③
8	신문을 읽거나 TV를 보는 것과 같은 일상적인 일에도 집중 할 수가 없었다.	⓪	①	②	③
9	차라리 죽는 것이 더 낫겠다고 생각했다/혹은 자해할 생각을 했다.	⓪	①	②	③

- 총점 10점 이상일 때 상담 필요
- 9번 항목에 ① ~ ③ 체크 한 경우 상담 필요
- 박승진, 최혜라, 최지혜, 김건우, 홍진표(2010). 한글판 우울증선별도구(Patient Health Questionnaire-9, PHQ-9)의 신뢰도와 타당도. 대한불안학회지 6, 119-24

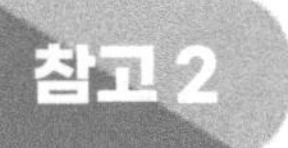

참고 2 임산부를 위한 우울증 설문임산부를 위한 우울증 설문 (Korea version of Edinburgh Postnatal Depression Scale, EPDS-K)

▶ **현재의 기분이 아니라, 지난 7일 동안의 기분을 가장 잘 표현한 대답에 표시해 주십시오.**

1. 나는 사물의 재미있는 면을 보고 웃을 수 있었다.	⓪ 예전과 똑같았다. ① 예전보다 조금 줄었다. ② 확실히 예전보다 많이 줄었다. ③ 전혀 그러지 않았다.
2. 나는 어떤 일들을 기쁜 마음으로 기다렸다.	⓪ 예전과 똑같았다. ① 예전보다 조금 줄었다. ② 확실히 예전보다 많이 줄었다. ③ 거의 그렇지 않았다.
3. 일이 잘못될 때면 공연히 자신을 탓하였다.	⓪ 전혀 그러지 않았다. ① 자주 그렇지 않았다. ② 가끔 그랬다. ③ 대부분 그랬다.
4. 나는 특별한 이유없이 불안하거나 걱정스러웠다	⓪ 전혀 그렇지 않았다. ① 거의 그렇지 않았다 ② 가끔 그랬다. ③ 자주 그랬다.
5. 특별한 이유없이 무섭거나 안절부절 못하였다.	⓪ 전혀 그렇지 않았다. ① 거의 그렇지 않았다. ② 가끔 그랬다. ③ 꽤 자주 그랬다.
6. 요즘 들어 많은 일들이 힘겹게 느껴졌다.	⓪ 그렇지 않았고, 평소와 다름없이 일을 잘 처리하였다. ① 그렇지 않았고, 대게는 일을 잘 처리하였다. ② 가끔 그러하였고, 평소처럼 일을 처리하기가 힘들었다. ③ 대부분 그러하였고, 일을 전혀 처리할 수 없었다.
7. 너무 불행하다고 느껴서 잠을 잘 수가 없었다.	⓪ 전혀 그렇지 않았다. ① 자주 그렇진 않았다. ② 가끔 그랬다. ③ 대부분 그랬다.
8. 슬프거나 비참하다고 느꼈다.	⓪ 전혀 그렇지 않았다. ① 자주 그렇지 않았다. ② 가끔 그랬다. ③ 대부분 그랬다.
9. 불행하다고 느껴서 울었다.	⓪ 전혀 그렇지 않았다. ① 가끔 그랬다. ② 자주 그랬다. ③ 대부분 그랬다.
10. 자해하고 싶은 마음이 생긴 적이 있다.	⓪ 전혀 그렇지 않았다. ① 거의 그렇지 않았다. ② 가끔 그랬다. ③ 자주 그랬다.

- 총점 10점 이상일 때 상담 필요
- 10번 항목에 ① ~ ③ 체크 한 경우 상담 필요
- 김용구, 원성두, 최소현, 이승민, 임혜진, 김계현, 신영철(2005). 한국이판 Edinburgh Postnatal Depression Scale의 타당화 연구. 대한우울조울병학회, 3(1), 42-49

● 난임부부 상담서비스 안내

- 보건소 담당자는 난임부부 지원결정 통지서 발급 시, 신청자에게 심리상담 서비스 제공에 대하여 안내.
  특히, 난임 부부를 위한 우울증 설문 (PHQ-9) 결과 10점 이상 혹은 9번 항목 ① ~ ③ 체크 한 경우 난임 · 우울증상담센터에 대한 정보를 제공하고 연계할 수 있도록 함.

> [참고] 체외수정 시술 3번 이상 등 난임환자 우울 고위험군 확률이 높은 대상자에 대한 정보는 다음 자료에서 확인 가능
>
> (난임·우울증상담센터 대상자 특성에 근거한 서비스 체계 고찰 및 개선 방안. 한국모자보건학회지, 2020.)

나. 민간단체

● 기관명: (사)한국난임가족연합회 02-3431-3382

- 사업내용: 난임예방교육, 난임극복교육 등
- 난임상담: 1899-1806(www.agaya.org)

8 기타 행정사항

가. 난임여성 프로게스테론 주사 지원

❑ 목적 : 장기간 지속 투약이 필요한 착상보조주사제를 인근 주사시술이 가능한 민간의료기관 또는 보건소에서 투약 지원

- 착상보조주사제 : 보조생식 시술 후 자궁착상 실패 또는 유산이 예상되는 난임 여성이 장기간 정해진 용량만큼 투약하는 프로게스테론 호르몬제로서 근육 내 직접 침습해야 하는 주사액을 의미
- 일반원칙 : 투약기관의 접근성, 시술 부작용 발생 시 대응 가능 여부 등을 검토하여 주사제 투약 편의성이 확보될 수 있도록 조치

❑ 주사 지원방식 : 투약하려는 민간의료기관 또는 보건소에서는 관련 주사제를 구비하고, 진찰 및 처방(조제) 후 주사제를 투여(의료법 제18조, 약사법 제23조)

- 해당 난임 여성이 장기간 시술 의료기관에 내원하기 곤란하여, 거주지 인근 의료기관에서 투약하려는 경우, 시술 의료기관에서는 주사제명, 투약용량, 기간, 투약 시 유의사항 등이 적힌 진료의뢰서를 난임 여성에게 발급하고, 투약하려는 의료기관에 사전 예약 후 방문할 수 있도록 반드시 안내
- 투약 가능한 의료기관 및 보건소는 난임 여성이 예약 후 방문 전까지 주사제를 구비할 수 있도록 조치하고, 방문한 난임 여성으로부터 진료의뢰서를 제출받은 후 진료, 처방 후 주사
- 보건소에서는 관할지역 내 투약 가능한 의료기관의 명칭, 투약가능 일시(시간, 요일) 등을 현행관리, 시술 및 약제 비용 징수를 위한 조례 개정 등 조치

나. 난임관련 상담 전용창구(시설) 설치 운용

❑ **목적(배경) : 난임상담 내역을 비공개하여 난임 당사자의 심리적 위축 및 프라이버시 침해 경감 유도**

* 국민 생활밀착형 일괄 제도개선 요청(국민권익위원회 사회제도개선과-2426, '19.12월)

❑ **추진방향 : 보건소 각 상황에 맞게 별도 상담 전용시설을 마련하거나 신청 창구를 타 모자보건사업(임신·출산 등) 지원신청 창구와 분리 운영**

난임부부 지원사업 (Q&A)

2026년 1월 1일 시행관련

① 지원결정통지서 유효기간 연장(3개월 → 6개월)

1. 지원결정통지서 유효기간 연장은 언제부터 적용되나요?

⇨ 2026년 1월 1일부터 발급된 지원결정통지서부터 적용됩니다.

2. 지원결정통지서 유효기간 내에 여러번 시술이 가능한가요?

⇨ 지원결정통지서는 매 시술마다 신청하여야 하며, 이미 시술을 시작하였다면 지원결정통지서의 유효기간이 남아있더라도 다음 회차의 시술을 하는 것은 불가하며 재신청하여야 합니다.

② 냉동난자 해동비 지원

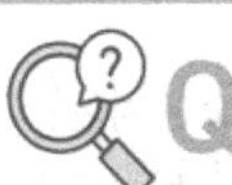

1. 냉동난자를 사용하여 보조생식술을 진행할 경우, 난임시술비지원은 체외수정(신선배아) 시술로 신청하면 되나요?

⇨ 냉동난자를 해동하여 수정하여 신선배아 방식으로 시술을 진행합니다.

2. 냉동난자 해동비는 본인부담금 공단부담금 상관없이 다 지원하나요?

⇨ 냉동난자 해동은 기본적으로 비급여를 지원합니다. 다만, 의학적 사유로 급여가 적용될 수 있으며 이 경우 본인부담금에 한해 지원금의 한도 내에서 지원합니다.

2024년 11월1일 시행관련

[1] (지원기준) 1인당 25회 → 출산당 25회

- 출산 후 추가적인 임신을 원할 경우 25회 추가 제공 관련

1. '24년 11월부터 난임시술 지원을 난임부부당 25회에서 출산당 25회로 변경에 대한 개선사항은 어떻게 되나요?

⇨ 난임시술을 통해 출산 후 추가적인 임신을 원할 경우 기존에 받은 지원 횟수는 전부 차감되며, 새롭게 25회의 기회가 주어집니다. 난임부부시술비 지원사업도 이에 기존에 받은 지원 횟수는 전부 차감되며, 새롭게 25회의 지원 기회가 주어집니다.

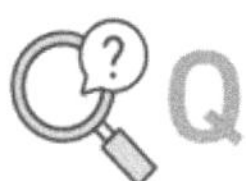

2. 체외수정 5회차에 임신 성공, '23년 2월에 첫째아를 출산함. 현재('24.10.20) 둘째아 임신을 위해 체외수정 8회차를 진행 중인데, 이 경우 체외수정 몇 차에 해당하나요?

⇨ 체외수정 총 8회 사용 중(첫째아 체외수정 5회 사용, 둘째아 체외수정 3회 사용 중)이었으나, 11월 1일부터 첫째아 5회를 제외한 둘째아 3회만 반영. 둘째아 체외수정 3회에 해당함

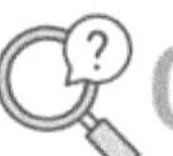

3. 출산당 급여인정 횟수의 적용기준은 어떻게 되나요?

⇨ 보조생식술 시술 이력있는 여성이 출산(사산* 포함) 후, 2024년 11월 1일부터 보조생식술을 재시행하는 경우 체외수정(신선배아, 동결배아) 20회, 인공수정 5회 횟수가 다시 적용됩니다. 난임부부 시술비 지원사업도 급여인정 횟수의 적용기준과 같습니다.

* 사산: 임신 20주 이후 태아 사망으로 임신이 종결된 경우 의미

⇨ 다만, 위 대상자가 2024년 11월 1일 전에 보조생식술을 재시행한 경우, 체외수정(신선배아, 동결배아) 20회, 인공수정 5회에서 이미 재시행한 횟수를 차감한 횟수가 적용됩니다.

② (본인부담) 건강보험 및 지자체 난임부부 시술비 지원사업 연령구분 폐지

- (건강보험 본임부담) 45세 이상 50% → 30% 관련
- (난임부부 시술비 지원사업) 연령구분 폐지(지원금액 44세 이하로 일원화)

구분 (출산당 지원 횟수 및 최대 지원금액)			지원 금액			
			기존(연령구분)		→	개선 (연령구분 폐지)
			만 44세 이하	만 45세 이상		
체외수정	신선배아	1~20회	최대 110만원	최대 90만원	→	최대 110만원
	동결배아		최대 50만원	최대 40만원		최대 50만원
인공수정		1~5회	최대 30만원	최대 20만원		최대 30만원

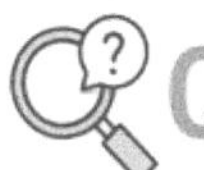

1. 선별급여(본인부담률 50%)로 보조생식술을 시행하던 45세 이상 여성의 경우, 2024년 11월 1일 이후에 급여적용은 어떻게 되나요?

⇨ 보조생식술 진료시작일을 기준으로 적용하므로, 진료시작일(과배란유도제 투여 등)에 선별급여(본인부담률 50%)인 경우 시술 과정 진행 중 2024년 11월 1일이 되더라도 해당 보조생식술 진료기간의 보조생식술 시술 행위는 선별급여(본인부담률 50%)로 적용됩니다. 난임부부 시술비 지원사업도 급여적용기준과 같습니다.

예시 1976년 1월 1일생의 경우

연번	시술 시작일	시술 종료일	본인부담률
①	2024년 9월 20일	2024년 10월 10일	선별급여(50%)
②	2024년 10월 15일	2024년 11월 5일	선별급여(50%)
③	2024년 11월 10일	2024년 12월 30일	30%

③ 난임시술(보조생식술)고시 개정(2024년11월1일 시행)관련 난임시술(보조생식술)재등록

1. 난임시술(보조생식술)재등록은 어떻게 하나요?

⇨ 2024년 11월1일 난임시술 관련하여, 급여횟수가 난임부부 당 25회에서 출산 당*25회로 확대되었습니다. 난임 시술 이력이 있으면서, 출산 이력이 있는 난임 부부는 '시술재등록'을 통하여 건강보험 급여적용 횟수를 기존 시술횟수 등을 반영하여 새롭게 부여받을 수 있습니다.

* 출산당 : 임신20주 이후(20주 1일부터)태아 사망으로 임신이 종결된 경우 포함

⇨ 시술 재등록 희망 난임부부의 경우 시술 재등록 신청서*와 관련 첨부서류** 작성, 시술지정의료기관에서 재등록 관련 서류를 국민건강보험공단에 송부, '시술재등록'을 통해 건강보험 급여적용 횟수를 기존 시술횟수 등을 반영하여 새롭게 부여받을 수 있게 됩니다.

* 재등록 신청서 및 **관련 첨부서류는 국민건강보험공단 및 시술지정의료기관을 통해 안내받음

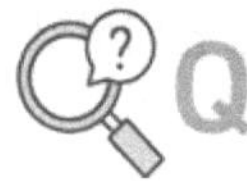

2. 난임시술을 받아 출산한 경우에만, 난임시술(보조생식술)재등록을 할수 있나요?

⇨ 난임시술을 받아 출산한 경우, 재등록하여야 하고, 난임시술을 진행하다 자연임신으로 출산한 경우에도 보조생식술을 받기를 원하는 경우, 재등록하여야 합니다.

⇨ 따라서, 보조생식술을 받은 이력이 있는 여성 중 출산(자연임신 포함)을 한 여성의 경우, 보조생식술을 받기를 원하는 경우, 재등록하여 주시기 바랍니다.

4 난임부부 시술비 지원사업 시술중단(공난포, 미성숙난자 등) 지원 관련

Q 1. 시술중단(공난포, 미성숙난자 등) 어떤 경우인가요?

⇨ 의학적 사유(의료진 판단)에 의한 비자발적 난임시술 실패·중단은 ▼공난포만 채취한 경우(난자 미채취), ▼성숙한 난자없이 미성숙 난자 또는 비정상 난자만 채취되어 수정 가능한 난자를 획득하지 못한 경우에 한함

Q 2. 시술중단시 유효기간이 남아있으면 기존 지원결정통지서로 시술가능한가요?

⇨ 기존 지원결정통지서로 보조생식술을 진행하는 것은 가능하지 않습니다.

⇨ 현재 시술중단 또는 시술종료된 경우 모두 지원결정통지서 유효기간과 관계없이 재사용이 가능하지 않습니다.

⇨ 따라서, 공난포등으로 인한 시술중단시 결정통지서의 유효기간이 남아있더라도 난임부부시술비 지원신청서(서식1호) 재신청후 난임부부 시술비 지원결정통지서(서식)를 의료기관에 제출해야 정부지원 난임치료를 시작할 수 있습니다.

Q 3. 신청서식(5호)작성방법은?

⇨ 예시1 (시술중단) 난자채취결과 공난포 등으로 채취되지 않은 경우 건강보험 횟수는 미차감, 건강보험적용후 정부지원가능합니다. 단 일부·전액본인부담금 합계액의 90%만 지원가능합니다.

⇨ 예시2 (시술중단) 시술 중 의학적 판단 또는 개인적 사유에 따라 불가피하게 시술을 중단할 경우라도, 건강보험 횟수 차감이 되었다면 정부지원금 상한액 내에서 시술비 청구가능합니다. 이 경우 중단이유에 대해 시술확인서에 기재하여야 합니다.

Q 4. 지원내용 및 신청절차는?

⇨ (일부·전액본인부담금) 본인부담금 합계액의 90% 지원, 신선배아 최대110만원, 동결배아 최대 50만원 (비급여 및 약제비는 신청 불가),

⇨ 난임시술의료기관에서 대상자의 보건소에 청구(서식5, 서식7)

Q 5. 지급범위는?

⇨ 결정통지서에 안내된 기간내에 시술이 시작된 경우로서 시술시작일*부터 난자채취를 시행했으나 공난포만 채취된 경우, 성숙한 난자없이 미성숙 난자 또는 비정상 난자만 채취되어 수정 가능한 난자를 획득하지 못하여 시술중단일까지 시술비용에 대해 지급

⇨ 난자채취일이 '24.11월1일부터 적용되며 기준범위는 기간내에 시술이 시작된 경우로서 시술시작일부터 난자채취를 시행했으나 공난포만 채취된 경우, 성숙한 난자없이 미성숙 난자 또는 비정상 난자만 채취되어 수정 가능한 난자를 획득하지 못하여 시술중단일까지 시술비용에 대해 지급

지원신청 자격

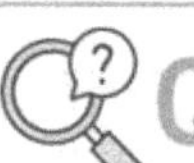

Q 1. 가임기 여성 연령기준은 어떤 근거인가요?

⇨ 15~49세 기준은 UN에서 쓰는 국제 기준입니다.

Q 2. 체외수정 지정병원으로 지정받기 전에 민원인이 지원결정통지서를 가지고 시술한 경우

⇨ 난임부부 정부지원사업은 지정된 시술기관에서 시술한 경우 지원이 가능하므로 위 경우 지원이 불가합니다.

3. 오늘 혼인신고하고, 혼인신고 접수증 제출하였을 경우 난임부부 신청 가능한지?

➡ 혼인신고 처리기간을 고려하여 모든 조건을 충족할 경우, 지원결정 통지서 발급 가능. 단, 이후 혼인을 증명할 수 있는 서류는 추가로 제출해야 합니다.

4. 난임지원 진단서는 지침에 있는 서식을 이용해야 하나요? 해당 전문의도 맞고, 난임이라고 나온 다른 진단서는 불가한가요?

➡ 반드시 지침의 진단서 양식을 사용해야 하며 정부에서 지정받은 시술기관에서 작성 하여야 합니다.

5. 다른 나라의 영주권자(우리나라 국적 보유, 주민등록말소)와 외국인(미국 국적) 부부가 건강보험 가입한 경우 난임부부 지원이 가능한가요?

➡ 영주귀국 신고를 하고 주민등록 생성·재등록 및 부부 모두 건강보험 가입, 보험료 고지 여부가 확인된 경우는 지원가능. 다만, 재외국민 주민등록자와 외국인(미국국적) 부부는 지원불가.

6. 1차 지원결정통지를 받고 시술종료(1차신청 당시 부부 모두 건강보험가입) 후 남편만 영주권 취득하면서 건강보험 미가입 상태로 변경됨. 이 경우 1차 지원결정 근거로 2차 지원이 가능한가요?

➡ 불가. 지원기준이 부부 모두 건강보험 가입자여야 하므로 남편이 건강보험 가입할 경우 지원이 가능합니다.

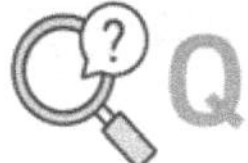

7. 해외 체류 후 국내 들어와서 건강보험 자격회복하고 바로 난임시술 하려고 합니다. 현재 건강보험료는 '0원'이고, 고지금액은 확인되지 않습니다. 이 경우 지원결정 가능한가요?

⇨ 건강보험료 고지금액 유무* 확인 이후 신청 가능(입국하여 보험급여 정지 해제 후 고지된 납부확인서상의 고지금액)

* 고지금액이 0원인 경우 급여개시유효일 등 건강보험 자격이 정상적으로 유효한지 파악하여야 함

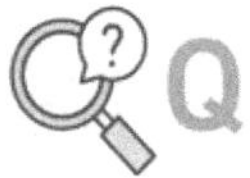

8. 남편 직장일로 해외거주. 건강보험가입자 자격정지됨. 난임시술을 위하여 일주일간 입국하였고 입국기간 동안 자격회복 후 건강보험 자격 정리 후 난임지원 신청 가능한가?

⇨ 입국 후 건강보험 자격취득 및 보험급여 정지 해제 처리 후 첨부 서류를 모두 제출할 수 있다면 난임지원 신청 가능함.

9. 남편이 해외 체류 중인 경우

⇨ 부부가 모두 건강보험 가입자 이어야 하므로 남편의 건강보험 급여 정지 해제 처리 후 기준에 부합하면 지원 가능합니다.

10. 우리나라 거주하는 미군남편(건강보험가입 안됨)과 결혼한 한국인부인(건강보험가입)이 난임부부 신청이 가능한가요?

⇨ 불가. 부부모두 건강보험에 가입해야만 지원 가능함.

11. 외국유학, 외국에서 소득활동중인 자가 난임부부 지원을 받기 위해서는 국내 입국 하여 건강보험료를 납부해야 하나요?

⇨ 국내 입국하여 건강보험 급여 정지 해제 처리 후 고지된 보험료가 확인되어야 합니다.

12. 지원결정통지 후 시술은 받지 않은 상태에서 자연임신이 된 경우 철회하고 추후 지원하면 되는 건가요?

➪ 지원결정통지서 유효기간(6개월) 이후 자동 소멸되므로 별도의 철회 없이 추후 새로이 신청가능 함

신청 접수

1. 부부 주소지 다른 경우 신청 장소

➪ 부인 주소지 관할 시·군·구 보건소에 신청해야 함

2. 부인(외국인·A주소)과 남편(한국인·B주소)주소지가 각각 다를 경우 난임부부 신청을 어디에 해야 하나요?

➪ 배우자가(부인 또는 남편) 외국인일 경우는 주민등록번호가 있는 자(한국인)의 주소지에 난임부부지원 신청을 하여야 합니다.

* 다만, 부득이 사업 및 직장 등의 이유로 실질적 거주지가 주민등록번호의 주소지가 아닌 타 지역에서 난임시술을 받을 경우 관계서류 확인 후 신청가능
* 부부 모두 한국인일 경우는 부인 주소지로 신청하는 것이 원칙임.

3. A지역보건소에서 지원결정통지서 발급 후 타 지역으로 전출입 재신청해야 하는지?

➪ 재신청하지 않아도 됨. A보건소에서 발급한 지원결정통지서로 가능

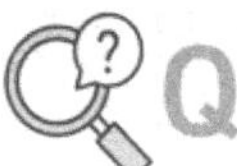

**4. 1, 2차지원대상자가 외국인으로 주민번호가 6번으로 사용하다가 국적 취득으로 인해서 주민번호를 취득함.
3차지원 신청시 어떻게 기입을 해야 될지 문의**

⇨ 현재 주민번호로 기입하여 지원결정통지서 발급하면 됨

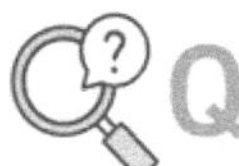

**5. 1차 난임치료 지원신청시 의료급여 수급자였다가 2차 난임 치료 지원 신청시 건강 보험가입자가 됨.
이 경우 2차 난임치료 지원 신청시 서류제출 해야 하나요?**

⇨ 제출. 시술비 지원 신청시마다 선정기준에 따른 지원자격을 조사해야 함

**6. 1차 난임부부 지원받고 이혼함.
재혼후 난임시술비 지원 신청시 신규와 동일한 서류 제출해야 하나요?**

⇨ 네. 진단서 포함하여 제출해야 합니다.

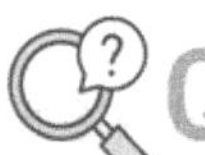

7. 체외수정시술 진단서 제출시 인공수정시술기관으로만 지정된 의료기관에서 체외수정시술 진단서를 받아 제출해도 되는지?

⇨ 인공수정 시술시관으로만 지정된 의료기관이기 때문에 체외수정시술 진단서 발급을 인정할 수 없음.

8. 과거에 인공수정 지원 1회 후 체외수정시술 신청시 신청서류 별도로 받아야 하는지?

⇨ 각각의 사업이므로 별도 신청

9. 난임부부 신청시 관련 구비서류(신청인 신분증 포함) 모두 작성해서 가지고 왔을 경우 대리신청(시부모, 친정부모)이 가능한가요?

⇨ 가능. 신청은 원칙적으로 난임부부가 하되, 불가피한 경우 난임부부의 직계존속이나 형제자매가 신청시에는 가족관계를 증빙할 수 있는 신분증 제시 및 서류(가족관계증명서 등)를 제출하여야 합니다.

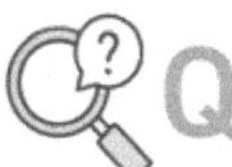

10. 오래전에 지원결정통지서를 발급받고 1차 시술 받지 않아서 재신청 대상인데 난임 진단서를 다시 제출해야하나요(난임 진단서의 유효기간)?

⇨ 난임 진단서는 1차 신청시 제출한 내용을 최종 지원시까지 갈음합니다. 다만, 신청일 기준 진단서 발급일로부터 10년이 경과하였다면 다시 발급받아 제출하여야 합니다.

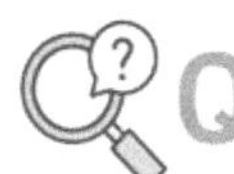

11. 난임부부 지원사업 개인정보 제공동의서 제출은 신규나 기존 대상자 모두 받아야 하나요?
기존대상자의 가족동의는 언제 가족 기준으로 받아야 하나요?

⇨ 개인정보보호법 시행에 따라 제출받아야 하므로 신규뿐 아니라 기존 대상자도 개인정보 제공동의서 받아야 함. 가족은 신청 시점에 조사한 가족 기준의 동의서 제출받으면 됨.

치료기간 및 시술 허용범위

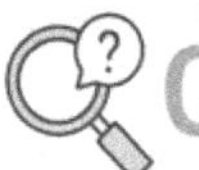

1. 2차 대상자인데, 시술 중 지원결정통지서 유효기간이 도래한 경우 시술비 지원이 되나요?

⇨ 유효기간 내에 시술을 시작할 경우 시술비 지원 가능

2. 지원결정통지서 받았으나 유효기간이 경과된 경우

⇨ 6개월 경과시 지원신청을 다시 하여 자격 재조사 후 지원결정통지서를 다시 발급받아야 함

3. 난임부부 시술비 지원범위는?

⇨ 요양기관에서 발급한 체외수정시술비 및 인공수정시술비 진료비 계산서·영수증 (약제비 포함)에 기재된 급여 항목 중 일부 본인부담금, 전액본인부담금 및 비급여 항목 지원

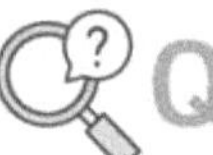

4. 배아생성동의서 보관기간은?

⇨ 생명윤리 및 안전에 관한 법률 시행규칙 제20조제4항에서 배아생성의료기관은 동의서를 10년간 보존하여야 한다고 규정하고 있습니다.

시술 및 시술비 지급

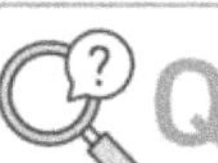

1. 난임부부지원사업 시술비 지원기간은?

⇨ 약제 투여시작일부터 초음파로 임신낭 확인일까지입니다.

2. 난자공여시 기증자의 생식세포 채취를 위한 의료비 지원이 가능한가요?

⇨ 난임부부 정부지원금은 시술지원 신청자에 한함(기증자에 대한 시술지원 불가)

3. 체외수정시술비 지원시 혈액검사하여 혈액형, 호르몬, 성병 검사들을 실시한 경우 혈액검사비용도 지원되나요?

⇨ 시술기간에 발생되며, 건강보험이 적용되어 일부본인부담금이 발생한다면, 지원가능함.

4. 지원받는 통장계좌를 남편계좌로 해도 되나요?

⇨ 신청인이 부인이므로 부인계좌로 입금하는 것이 타당합니다. 단, 부득이 부인의 계좌로 입금하는 것이 어려울 경우 남편의 계좌로 입금하는 것은 가능합니다.

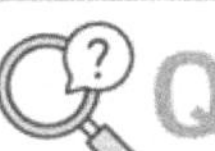

5. 추가로 처방받은 유산방지주사제, 착상유도주사제도 정부 지원에 포함 되나요?

⇨ 가능. 유산방지제와 착상유도제는 각 20만원까지 지원 가능합니다. 다만, 시술비 포함한 지원금은 각 시술별 상한액을 넘지 않아야 합니다.

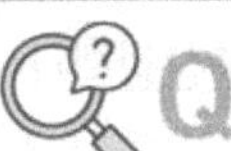

6. 민간단체, 직장 등에서 시술비를 지원받을 경우 정부지원이 가능한가요?

⇨ 시술비를 지원받았다면 직장 등에서 지원받은 금액을 제외하고 신청 가능합니다. 단, 지원사업 지원범위와 중복되지 않는 비급여항목 등을 지원받았다면 제외 없이 신청할 수 있습니다.

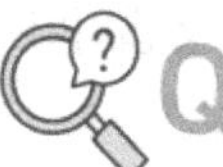

7. 원외약제비 신청 시, 구비서류를 우편, 팩스, 이메일 등으로 제출하는 것이 가능한지?

⇨ 가능합니다.

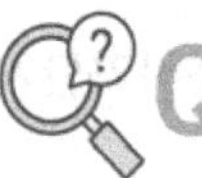

8. 사실혼 부부의 공휴일(토요일) 시술시 지원결정통지서 소급발급 가능한가요?

➡ 소급지원불가(사실혼 부부는 지원결정통지서가 있어야 보험적용 및 시술시작이 가능)

9. 사실혼 확인 유효기간 내 다음 시술을 토요일에 시작하는 경우 시술비 지원가능한가요?

➡ 소급지원가능(지원결정통지서 발급 이후에 발생된 시술비용에 대해서만 지원하며 시술이 종료된 경우 소급지원은 불가. 단, 시술시작일이 공휴일(토요일 포함)인 경우에는 공휴일의 다음 날(연휴인 경우에는 연휴의 마지막 날의 다음날)까지 '지원결정통지서'를 교부받은 경우에 한하여 시술비 지원 대상으로 인정됨)

난임치료시술기관 지정

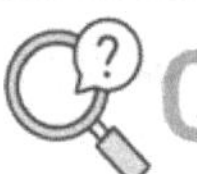

1. 정부지정 난임시술기관 신청서 제출방법

➡ 문서24를 활용한 전자 제출 또는 우편 제출이 가능합니다.(※ 전자제출 권장)

➡ (전자 제출시) 문서24 활용(받는 기관 : 보건복지부 출산정책과)

➡ (우편 제출시) 세종특별자치시 가름로 143, KT&G 세종타워 B 12층 보건복지부 출산정책과

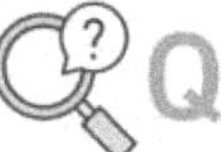

2. 정부지정 난임시술기관 업데이트

➡ 난임시술기관 신규 지정 시 보건기관통합시스템 및 건강보험공단시스템에 반영을 위해 한국사회보장정보원 및 건강보험심사평가원에 지정 현황을 통보하여 업데이트하고 있습니다.

3. 난임치료시술기관 지정 번호

⇨ 체외수정의 경우 질병관리본부에서 지정받은 배아생성의료기관 지정번호와 동일한 '체외수정시술기관 지정번호'가 시스템에 반영되어 있으며, 인공수정의 경우 "지정년도- 일련번호"의 형태로 지정되어 시스템에 반영되어 있음

※ 난임시술기관 확인 경로
보건복지부홈페이지→정보공개/사전정보공표→인구정책

난임시술 가이드라인 개정 관련 Q&A

1. 개정가이드라인 적용 기준일자는?

⇨ 2015년 10월 1일부터 시작되는 인공/체외 수정 시술에 적용

- (진단서) '15.10.1일부터 인공/체외수정 진단서 발급하는 경우
- (시술확인서) '15.10.1일부터 시술이 시작되는 경우
- (이식배아수 적용) '15.10.1일부터 이식되는 배아 시술부터 적용
  * '15.10.1일 이전에 냉동보관중인 동결배아는 '16.3.31.까지 시술의사의 판단에 따라 종전 가이드라인 적용 가능

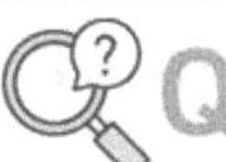

2. 체외수정 진단서는 누가 발급해야 하나요?

⇨ 체외수정 진단서는 정부지정 난임시술 의료기관의 시술 의사가 발급 합니다.

* 비뇨기과 의사는 정부지원 난임시술 진단서를 발급하지 않습니다.
비뇨기과에서 남성 요인 난임을 진단받았다면, 환자는 비뇨기과 진단서를 난임시술 의료기관에 제출하고, 시술 의사가 여성요인 검사결과 및 남성요인 진단서를 검토·판단 후 난임시술 진단서를 발급합니다.

예시1 비뇨기과에서 정액검사한 경우 : 시술 대상자는 비뇨기과에서 발급한 정액 검사 결과서를 정부지정 시술기관(산부인과) 시술의사에게 제출하고 시술 의사가 검토 후 판단

예시2 비뇨기과에서 남성요인(가이드라인 5번항목) 진단서를 발급받은 경우 : 비뇨 기과에서 발급한 일반 진단서를 지정 의료기관 시술의사에게 제출하고, 지정 의료기관은 여성요인에 대한 검사 후 최종 진단서 발급

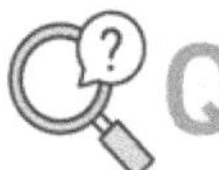

3. 난임기간 산정시 사실혼 상태에서의 자연임신시도 기간도 포함할 수 있나요?

➪ 사실혼 관계에서 자연임신을 시도하였으나 임신이 되지 않은 경우도 난임기간으로 인정합니다 (피임기간은 제외).

4. 여성의 자궁난관조영술(HSG)을 대체할 수 있는 검사 방법은?

➪ 시술 대상 여성이 시행한 복강경 검사 혹은 개복 검사 (Explo-laparotomy)를 통해 나팔관 통관 여부를 확인하였고 이를 진단서로 제출한 경우

➪ 조영 물질을 이용하여 난관 통관을 초음파로 확인하는 방법인 HyCoSy (hysterosalpingo-contrast sonograhpy)실시하여 결과를 제출한 경우.
(초음파상 결과를 영상으로 찍어 의무 기록지에 기록하여 확인 가능토록 하여야 함)

※ 식염수만을 사용하는 난관 검사(SIS)는 인정 불가

5. 여성의 자궁난관조영술 검사를 생략할 수 있는 경우는?

➪ 나팔관 질환 등으로 양측 나팔관을 절제한 경우 또는 나팔관 수술 후에도 양측 나팔관 폐쇄나 심한 유착으로 정상임신이 어렵다고 생각되는 경우 또는 남성요인 난임으로 체외수정 시술로만 임신이 기대시(의사의 소견서나 진단서를 제출)

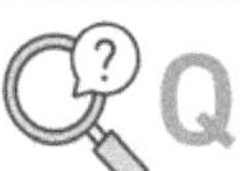

6. 양측난관 절제 등으로 자궁난관검사를 생략할 수 있는 경우 추가검사는 필요 없는지?

➪ 양측난관 절제 등으로 자궁난관검사를 생략한 경우 자궁상태 확인을 위해 자궁검사 (자궁초음파, 자궁경 등)는 반드시 실시하여야 합니다.

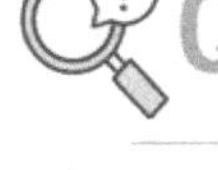

7. 기존에 정부지원 없이 자비로 인공수정 또는 체외수정 시술을 받은 여성이 정부지원 대상자로 신규 신청할 경우 자궁난관조영술을 실시하여야 하는지?

⇨ 기존에 자궁난관조영술 검사를 실시한 적이 있으면 기존 검사결과서를 제출하시면 인정되며, 자궁난관조영술 검사를 이행한 적이 없으면 검사를 하여야 함.

8. 남성요인 난임으로 체외수정 시술로만 임신을 기대할 수 있는 경우 여성의 자궁난관 조영술 검사를 시행하여야 하는지?

⇨ 자궁난관조영술 검사 대상 아님.

9. 난소기능 저하의 진단 기준은?

⇨ 아래 3가지 요인 중 2가지 이상에 해당하는 경우에 난소기능 저하로 진단하여 체외수정 시술을 지원할 수 있다.

① 난소기능 검사(Ovarian reserve test)결과 기능저하

〈난소기능 검사결과 비정상 기준〉

1) 초기 난포기 질식 초음파상 양측 난소에 난포 수(Antral follicle count; AFC)가 6개 이하
2) AMH 검사결과 1.0ng/mL이하
3) FSH 12mIU/ml 이상

② POR(POOR OVARIAN RESERVE)의 위험인자

- 나이 40이상, 터너증후군(Turner syndrome), FMR1 premutation, 골반염증 (Pelvic infection), 난관손상(Tubal damage), 크라미디아 검사 양성 (Chlamydia antibody test; +), 자궁내막종(Ovarian endometrioma), 난소 낭종 수술력 (Ovarian surgery for ovarian cysts), 항암치료 (Chemotherapy, 특히, alkylating agent), 생리주기가 짧아짐 (Shortening of the menstrual cycle) 등

③ POR(POOR OVARIAN RESPONSE) 과거력

- 3개 미만의 growing follicles로 인하여 cycle이 취소되거나, 혹은 적어도 하루에 150 IU FSH 이상을 적용한 ovarian stimulation protocol 에서 3개 이하의 oocytes가 얻어지는 경우.

* 예시1 AMH 검사결과 0.6ng/mL이하이면서, POR위험인자로 터너증후군인 자

** 예시2 FSH 12 mIU/ml 이상이면서, POR과거력에서 난자가 3개 이하로 얻어진 경우

제Ⅳ장 난임부부 지원사업

10. 최대 이식배아 수의 여성 연령에 대한 판단 기준은?

⇨ 배아 이식 여성의 연령 판단은 배아 이식일을 기준으로 주민등록상의 생년월일과 만나이를 기준하여 판단합니다.

11. 35세 이상의 여성이 동결배아를 해동하여 이식할 경우 배양 일수가 다른 배아를 함께 이식할 경우 최대 이식배아 수는?

⇨ 배양일 기준 5~6일 배아와 2~4일 배아를 함께 이식할 경우에는 5~6일 배아의 이식 수 기준을 준용합니다.

* 예시 여성연령 35세 이상, 보존중인 동결배아(5~6일 배양배아 1개, 2~4일 배양배아 4개) 일 경우 최대 이식 배아 수

\- (5~6일 배양 배아 1개 + 2~4일 배양배아 1개 = 최대 2개) 또는 (2~4일 배양 배아 최대 3개) 이식 가능

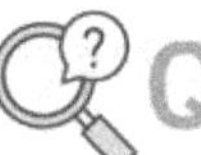

12. 체외수정 시술 적응증에 해당하는 착상전 유전진단의 기준?

⇨ 생명윤리법시행령 제21조 별표3 및 보건복지부 고시에 의거 배아를 대상으로 유전자 검사 할 수 있는 유전질환이 있는 경우(Preimplantation genetic diagnosis, PGD)에 한 합니다.

* 착상 전 유전 선별검사 (Preimplantation genetic screening, PGS)는 체외수정 시술 적응증에 해당하지 않음.

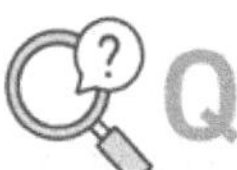

13. 체외수정 진단서 상 난임의 원인이 '원인불명 난임'인 경우 체외수정 필요사유 부분은 어떻게 선택할 수 있는지?

⇨ 원인불명 난임으로 진단된 경우 체외수정 필요사유의 '3.원인불명 난임'을 선택하거나, 2-2 배란유도 기왕력, 2-3 인공수정 기왕력이 있는 경우도 선택 가능합니다.

14. 체외수정 가이드라인의 남성요인(5번 항목) 진단서는 어디서 발급하는지?

⇨ 남성요인(5번 항목)에 대한 진단서는 비뇨기과에서 발급합니다.
시술 대상자는 비뇨기과에서 발급받은 일반 진단서를 난임시술 지정 의료기관의 시술의사에게 제출하여야 합니다

* 비뇨기과에서 발급하는 진단서는 정부 지정 진단서 양식이 아닌 일반 진단서 양식으로 발급하시면 됩니다.

15. 비뇨기과에서 남성 요인(체외수정 가이드라인 5번항목)으로 진단받은 경우 정액검사가 필요한지?

⇨ 비뇨기과에서 체외수정 가이드라인 남성 요인 (제 5항목)으로 진단받아 진단서를 제출한 경우 정액검사를 생략할 수 있음

* 단 비뇨기과의 남성요인 진단서 발급 날짜를 정액검사 날짜로 대체하여 기재.

16. 정액검사결과서의 유효기간은?

⇨ 인공수정 및 체외수정 진단일 기준 6개월 이내 검사결과서로 인정

17. 남성 측 난임요인은 어떻게 진단하나요?

⇨ 첫번째로 시행한 정액검사에서 2010년도 WHO 기준에 따라 정자의 수(정자밀도)나 운동성에 이상이 있는 경우 2~7일의 금욕기간을 가진 후 정액검사를 반복합니다.

⇨ 반복 정액검사에서도 이상이 있는 경우 신체검사를 시행하여 정계정맥류 유무를 확인 해야 합니다.

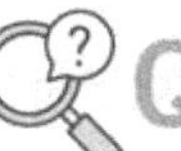

Q 18. 남성검사 결과 어떤 경우에 비뇨기과로 의뢰해야 하나요?

⇨ ① 반복 시행한 정액검사에서 정자의 수나 운동성에 이상이 있으며 신체검사에서 정계 정맥류가 확인된 경우 비뇨기과로 의뢰하여야 합니다. 단, 아래 요건에 해당하는 경우 정계정맥류제거술 없이 보조생식술을 시행할 수 있습니다.

- 여성 연령 35세 이상
- 양측난관 폐색, 난소기능 저하 등 보조생식술을 시행하여야 하는 여성요인이 있는 경우

⇨ ② 정액검사에서 무정자증인 경우 비뇨기과로 의뢰해야 합니다.

Q 19. 정액검사 결과 정액에 문제가 있어 보조생식술이 필요할 경우 진단서에 어떻게 기재해야 하는지?

⇨ ① 난임의 원인으로 '남성요인' 선택

* 시술의사는 인공수정 또는 체외수정 시술 여부 판단

② 시술방법 결정

- 인공수정 시 (필요 사유 2번 남성요인 선택 후 2-1 선택, 여백에 상세사유 기재)
- 체외수정 시 (필요 사유 1번의 1-5기타 선택 후 상세사유 기재)

Q 20. 남성요인의 정관절제술 후 상태(5-2)에서 어떠한 경우에 정관문합술을 실패한 경우로 판단하는지?

⇨ 정관문합술의 실패는 개통 실패를 의미합니다. 수술 후 3개월 이내 사정액에서 정자가 검출되지 않거나, 처음에는 정자가 검출되었으나 나중에 추가 정액검사를 시행하였을 때 사정액에서 정자가 검출되지 않는 경우를 말합니다.

- 이러한 경우 보조생식술을 시행하지 말고 재수술을 시행해야 합니다.
- 재수술을 하였음에도 불구하고 정자가 검출되지 않는 경우 (개통 실패)나 정자가 출현해도 1년 이내 임신이 되지 않는 경우 보조생식술 시행을 권장합니다.

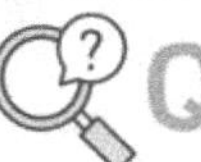

Q 21. 시술확인서 상 총 시술비의 기준은?

⇨ 총 시술비는 환자가 부담하는 의료비를 파악하기 위함으로 급여부분의 일부본인부담금, 전액본인부담금과 비급여 의료비를 합한 금액으로 기재합니다.

Q 22. 시술확인서의 '시술기간' 및 '시술결과 임신 여부'란에 화학적 임신의 경우 초음파 검사일자를 반드시 기재해야 하는지?

⇨ 시술확인서에 임신인 경우 초음파로 임신낭을 확인한 날짜를 시술종료일로 기재.

⇨ 단, 화학적 임신의 경우는 혈액검사 결과 양성(임신)으로 나왔으나 여러번의 혈액 검사 결과 수치가 점점 떨어져 의사판단하에 초음파 검사를 하지 않았다면 '시술결과 임신 여부'란의 화학적 임신에 표시하고 '시술기간'에는 혈액검사일자를 시술종료일로 기재.

※ 화학적 임신의 경우 혈액검사 결과 양성인 상태로 수치의 변화가 없어 자궁내의 상태를 확인하기 위해 초음파를 실시하는 경우는 '시술 결과 임신여부'란에 화학적 임신에 체크하고 '시술기간'에는 초음파 검사일자를 시술종료일로 기재

[서식 제1호]

(앞면)

난임부부 시술비 지원 신청서

신청인 (난임 부부 중 여성)	성명	주민등록번호 또는 외국인등록번호
	주소	
	전화번호	E-mail
배우자	성명	주민등록번호 또는 외국인등록번호
	주소	
	전화번호	E-mail
시술 종류 및 차수	시술 종류 [ ] 신선배아 [ ] 동결배아 [ ] 인공수정	시술 회차
인적사항 확인	신청인의 건강보험 가입 또는 의료급여 수급 여부 [ ] 건강보험 직장가입자 [ ] 건강보험 지역가입자 [ ] 의료급여 수급자 [ ] 미가입(사실혼 대상자의 건강보험적용에 한함)	
	배우자의 건강보험 가입 또는 의료급여 수급 여부 [ ] 건강보험 직장가입자 [ ] 건강보험 지역가입자 [ ] 의료급여 수급자 [ ] 미가입(사실혼 대상자의 건강보험적용에 한함)	

「모자보건법」 제11조제1항의 지원을 위해 위와 같이 신청합니다.

년 월 일

신청인 (서명 또는 인)

시·군·구 보건소장 귀하

첨부서류	1. 진단서 1부(최초 신청시에만 제출) 2. 부부별 건강보험증 사본 또는 건강보험자격확인서 각 1부(의료급여 수급자의 경우 자격증명서 1부) 3. 부부 관계를 증명할 수 있는 주민등록등본 또는 가족관계증명서 1부 4. 주민등록등본 및 가족관계증명서 당사자별 각 1부(사실혼의 경우) 5. 개인정보 제공동의서 1부 6. 당사자 시술동의서 1부(사실혼의 경우) 7. 1년 이상 사실상 혼인관계를 증명할 수 있는 공문서 1부(사실혼의 경우) * 주민등록등본으로 확인할 수 있는 경우 생략 가능, 해당 공문서가 없는 경우 사실혼 확인보증서를 제출 8. 당사자 중 1인이 외국인인 경우, 신청일 기준 외국인등록사실증명, 국내거소신고사실증명 중 1부 * 위 서류 외에 1년 이상 체류를 추가로 증빙하려는 경우 출입국기록증명서를 추가 제출할 수 있음

※ 유의사항 : 1) 허위 기재 시 지원대상에서 제외되며, 지급된 지원 비용은 환수 조치됩니다.
2) 정부지원 시술결과(출생아 포함)에 대해 보건소에서 확인 질문이 있을 경우 성실히 응답하여야 합니다.
3) 첨부서류 2~4의 경우, 「전자정부법」에 따라 행정정보의 공동이용을 통한 확인에 동의할 경우에는 제출을 생략할 수 있습니다.
4) 보건복지부에서는 시술관련 개인정보를 통계 등 정부정책과 관련해서만 활용할 것임을 알려 드립니다.

난임부부 지원사업 개인정보 제공 동의서

(뒷면)

난임부부지원사업 시술비 신청 및 지원대상자와 관련하여 「개인정보보호법」 제15조, 제17조, 제18조, 제23조, 제24조, 제26조의 규정에 의거 다음의 본인 개인정보 제공 및 활용에 동의합니다.

- 다 음 -

❒ 개인정보를 제공받는 기관 및 사업 : 보건복지부, 전국 보건소(시·도사업과 포함), 한국사회보장정보원, 국민건강보험 공단의 난임부부 지원사업, 난임부부 지원사업 통계관리를 위해 보건복지부에서 위탁한 기관

❒ 개인정보화일(DB)수집의 목적
- ○ 난임부부시술비지원 대상자 선정 및 관리
- ○ 보건소통합정보시스템을 통한 시술신청, 지원현황 조사 또는 확인 시 활용
- ○ 난임부부지원사업 통계자료 수집, 분석, 결과 추출 및 정책 기초연구 자료로 활용
- ○ 난임부부지원사업이 타 지원사업과 연계될 경우 활용

❒ 개인정보수집항목
- ○ 난임부부 : 성명, 주민등록번호, 주소, 전화번호, 휴대폰번호, 전자메일주소, 건강보험가입현황, 건강보험료, 시술확인서 내용(시술병원, 시술명, 시술원인, 사용약, 시술기간, 난자채취일, 채취난자수 등), 혼인관계, 출생아의 출생·성장 관련 현황 등
- ○ 난임부부를 제외한 가족 : 성명, 주민등록번호, 주소, 건강보험가입현황, 건강보험료

❒ 개인정보보유 및 이용기간
- ○ 보건복지부·전국 보건소(시·도시업과 포함)에서 대상자 선정·관리를 위한 개인정보 수집·활용 시 : 영구

❒ 개인정보 조회·열람·활용 동의내용
- ○ 주민등록등(초)본 조회·열람(세대원 수, 출생여부 확인)
- ○ 가족관계증명서(가족관계, 혼인 여부 및 가족수 확인)
- ○ 건강보험료납부확인서(건강보험료 및 고지금액 확인)
- ○ 건강보험카드(건강보험 가입자 및 피부양자 현황 확인)
- ○ 난임부부지원 신청, 시술현황, 지원내용 확인 및 통계자료 수집분석
- ○ 난임부부지원사업이 타 지원사업과 연계될 경우 활용
- ○ 가족관계 확인 및 선정기준 확인을 위한 '행정정보공동이용' 조회 동의

❒ 개인정보 수집 동의 거부
- ○ 본인 및 가족에 대한 개인정보 수집 동의에 거부할 수 있으며, 동의 거부 시 지원 신청이 제한됩니다.

성 명	개인정보 수집 및 이용	고유식별정보 처리	민감정보 처리	업무위탁에 따른 개인정보 처리
	□동의함 □동의하지 않음	□동의함 □동의하지 않음	□동의함 □동의하지 않음	□동의함 □동의하지 않음
	□동의함 □동의하지 않음	□동의함 □동의하지 않음	□동의함 □동의하지 않음	□동의함 □동의하지 않음
	□동의함 □동의하지 않음	□동의함 □동의하지 않음	□동의함 □동의하지 않음	□동의함 □동의하지 않음
	□동의함 □동의하지 않음	□동의함 □동의하지 않음	□동의함 □동의하지 않음	□동의함 □동의하지 않음

본인은 "시술비 지원신청"과 관련하여 상기 사항의 목적에 한하여 개인정보 제공 및 조회 열람 활용에 동의합니다.

20 년 월 일

동의자 성명	관 계	동의확인(서명)
		(인)
		(인)
		(인)
		(인)

※ 관계표시 방법 : 본인(시술받는 여성), 남편, 아들, 딸, 시부, 시모, 부, 모

※ 건강보험료 산정 시 가족 수에 포함되는 사람을 기재하시기 바랍니다.

[서식 제2호]

진 단 서 (체외수정시술 지원 신청용)

<table>
<tr><td rowspan="4">수진자
성명</td><td rowspan="2">아 내</td><td rowspan="2"></td><td>주민등록번호</td><td></td><td rowspan="4">법률혼
여부</td><td rowspan="4">☐ 법률혼

☐ 법률혼 아님
(사실혼)</td></tr>
<tr><td>연락처</td><td></td></tr>
<tr><td rowspan="2">남 편</td><td rowspan="2"></td><td>주민등록번호</td><td></td></tr>
<tr><td>연락처</td><td></td></tr>
<tr><td colspan="2">난임의 원인
(다중선택 가능)</td><td colspan="5">☐남성요인 ☐배란기능장애 ☐난소기능저하 ☐난관요인 ☐자궁요인 ☐자궁내막증
☐원인불명(원인 불명의 경우, 다른 요인 선택 불가) ☐ 기타( )</td></tr>
<tr><td colspan="2">필수검사 시행
(모두 체크)</td><td colspan="5">☐ 정액검사(WHO, 2010 기준) (검사일자 : 년 월 일)
※ 정액검사 예외 ☐ 4번 남성요인 항목에 대한 비뇨기과 진단서 별도 제출한 경우 ☐ 냉동배아, 냉동정자로 시술하는 경우
(진단서 발급일자 : 20 년 월 일)
☐ 자궁 및 난관검사(검사일자 : 년 월 일)
▪ 검사방법 ☐HSG, ☐HyCoSy, ☐복강경 검사 ☐개복수술력
※ 난관검사 예외 ☐ 양측나팔관 폐쇄 또는 절제, 심한 유착으로 인한 나팔관 기능 부전 진단서를 제출하여 나팔관 검사 없이 자궁 검사만 실시한 경우 ☐ 난소기능 저하 등 여성원인으로 체외수정이 반드시 필요한 경우 ☐ 남성요인(무정자 등) 난임으로 체외수정시술로만 임신을 기대할 수 있는 경우 ☐ 조영제알러지반응 등
(자궁 검사명 : , 검사일자 : 20 년 월 일)
☐ 정상 배란 유무 (검사일자 : 년 월 일)
* 기타검사(☐ 진단복강경, ☐ 자궁내시경검사, ☐ 호르몬검사)</td></tr>
<tr><td colspan="2">필수검사 결과
의학적 소견
(타기관 검사포함)</td><td colspan="5">① 정액 검사 ☐ 정상 ☐ 이상
② 자궁난관 검사 ☐ 정상 ☐ 이상
③ 배란 기능 ☐ 정상 ☐ 이상</td></tr>
<tr><td colspan="2" rowspan="5">체외수정 필요사유
(의학적 기준
가이드라인)
* 중복 선택 가능</td><td colspan="5">1. 체외수정시술 이외의 난임 치료로 임신을 기대하기 어려운 경우
☐ 1-1 양측 난관 폐쇄 (피임시술로 인한 폐색 제외) ☐ 1-2 중증 자궁내막증
☐ 1-3 난소기능저하 ☐ 1-4 착상전 유전진단이 필요한 경우
☐ 1-5 기타 (상세 사유 :)</td></tr>
<tr><td colspan="5">2. 체외수정시술 이외 난임 치료에 의하여 1년 이상 임신이 되지 않는 경우
☐ 2-1 난관 성형술 기왕력 ☐ 2-2 배란 유도 기왕력 ☐ 2-3 인공 수정 기왕력
☐ 2-4 기타 (상세 사유 :)</td></tr>
<tr><td colspan="5">3 원인 불명 난임(정액검사와 배란기능, 자궁강 및 난관 검사결과 모두 정상 소견)
☐ 3-1-1 여성연령 35세 미만이나 3년 이상 임신되지 않은 경우
☐ 3-1-1 (단서조항) 여성연령 35세 이상이나 1년 이상 임신되지 않은 경우</td></tr>
<tr><td colspan="5">4. 남성 요인
☐ 4-1 저성선자극호르몬성 성선기능저하증 진단 후 24개월 이상 호르몬 치료한 경우
☐ 4-2 정관절제술에 대한 수술적 치료 후 지속되는 난임
☐ 4-3 정계정맥류 진단 치료 후 1년 이상 지속되는 난임
☐ 4-4 폐쇄성 무정자증 진단 및 수술적 치료 후 지속되는 난임
☐ 4-5 비폐쇄성 무정자증 진단 후 고환 조직 검사에서 정자가 발견된 경우</td></tr>
<tr><td colspan="5">5. 기타사유 ( )</td></tr>
<tr><td colspan="2">임신시도 기간
(피임기간제외)</td><td colspan="5">☐ 1년 ~2년 ☐ 2년 ~ 3년 ☐ 3년 이상</td></tr>
<tr><td colspan="2">이전 보조생술 이행 여부
(타병원 시술 포함)</td><td colspan="3">☐ 있음
▪ 인공수정( )회, ▪ 체외수정( )회</td><td colspan="2">☐ 없음</td></tr>
<tr><td rowspan="2">체외수정
시술기관
지정번호</td><td rowspan="2" colspan="2"></td><td rowspan="2">의료
기관명</td><td rowspan="2"></td><td>전화</td><td></td></tr>
<tr><td>FAX</td><td></td></tr>
<tr><td colspan="5">☐ 기존 진료받은 환자가 지원 신청을 위해 진료기록부 등에 따라 발급한 경우로 진단 연월일</td><td colspan="2">20 년 월 일</td></tr>
</table>

위와 같이 확인합니다.

20 년 월 일

의사면허번호 :

전문의자격번호 : 과 번

담당의사 : (서명) 기관명 : (직인)

시·군·구 보건소장 귀하

[서식 제3호]

진 단 서(인공수정시술 지원신청용)

<table>
<tr><td rowspan="4">수진자
성명</td><td rowspan="2">아내</td><td rowspan="2"></td><td>주민등록번호</td><td></td><td rowspan="4">법률혼
여부</td><td rowspan="4">□ 법률혼
□ 법률혼 아님
(사실혼)</td></tr>
<tr><td>연락처</td><td></td></tr>
<tr><td rowspan="2">남편</td><td rowspan="2"></td><td>주민등록번호</td><td></td></tr>
<tr><td>연락처</td><td></td></tr>
<tr><td colspan="2">난임의 원인
(다중선택 가능)</td><td colspan="5">□남성요인 □배란기능장애 □난소기능저하 □난관요인 □자궁요인 □자궁내막증
□원인불명(원인 불명의 경우, 다른 요인 선택 불가) □ 기타( )</td></tr>
<tr><td colspan="2">필수검사 시행
(모두 체크)</td><td colspan="5">□ 정액검사(WHO, 2010 기준) (검사일자 : 년 월 일)
□ 자궁 및 난관검사 (검사일자: 년 월 일)
▪ 검사방법 : □HSG, □HyCoSy, □복강경 검사 □개복수술력
□ 정상 배란 유무 (검사일자 : 년 월 일)
* 기타검사(□ 진단복강경, □ 자궁내시경검사, □ 호르몬검사)</td></tr>
<tr><td colspan="2">필수검사 결과
의학적 소견
(타기관 검사포함)</td><td colspan="5">① 정액 검사 □ 정상 □ 이상
② 자궁난관 검사 □ 정상 □ 이상
③ 배란 기능 □ 정상 □ 이상</td></tr>
<tr><td colspan="2">인공수정 필요 사유
(의학적 기준 가이드라인)</td><td colspan="5">1. 원인불명 난임 (정액검사와 배란기능, 자궁강 및 난관 검사결과 모두 정상 소견)
□ 1-1-1 여성연령 35세 미만이면서 1년 이상 자연임신 되지 않은 경우
□ 1-1-1 (단서조항) 여성연령 35세 이상이면서 6개월 이상 자연임신 되지 않은 경우
2. 남성요인
□ 2-1 정계정맥류가 없는데도 정액 검사 이상 소견 확인
□ 2-2 사정 장애 등 기타 이유( )
3. 자궁내막증
□ 3-1 자궁내막증 수술 후 자연임신 시도 6개월 이상 경과
□ 3-2 임상적으로 의심되는 자궁내막증을 동반하면서 자연임신 시도 1년 이상 경과
4. 기타사유 ( )</td></tr>
<tr><td colspan="2">임신 시도 기간
(피임기간 제외)</td><td colspan="5">□ 6개월 ~ 1년 □ 1년 ~ 2년 □ 3년 이상</td></tr>
<tr><td colspan="2">이전 보조생식술 이행 여부
(타병원 시술 포함)</td><td colspan="4">□ 있음
▪ 인공수정( )회, ▪ 체외수정( )회</td><td>□ 없음</td></tr>
<tr><td rowspan="2">인공수정
시술기관
지정번호</td><td rowspan="2" colspan="2"></td><td rowspan="2">의료
기관명</td><td rowspan="2"></td><td>전화</td><td></td></tr>
<tr><td>FAX</td><td></td></tr>
<tr><td colspan="5">□ 기존 진료받은 환자가 지원 신청을 위해 진료기록부 등에 따라 발급한 경우로 진단 연월일</td><td colspan="2">20 년 월 일</td></tr>
<tr><td colspan="7">위와 같이 확인합니다.
20 년 월 일
의사면허번호 :
전문의자격번호 : 과 번
담당의사 : (서명) 기관명 (직인)

시·군·구 보건소장 귀하

* 진단의사는 난임진단 전 여성의 배란기능을 검사하고 반드시 자궁 및 난관 검사결과 및 남성의 정액검사결과지를 확인한 후 진단서를 발급하여야 함</td></tr>
</table>

[서식 제4호]

일련번호 20 - 호

난임부부 시술비 지원결정통지서

발급일자
20 . . . (요일)

<table>
<tr><td>주 소</td><td colspan="4"></td><td rowspan="1">연락처</td><td colspan="2">(자택)
(휴대폰)</td></tr>
<tr><td rowspan="2">성 명</td><td>부인</td><td></td><td>생년월일</td><td>년 월 일</td><td rowspan="2">혼인
관계</td><td colspan="2" rowspan="2">□ 법률혼
□ 사실혼</td></tr>
<tr><td>남편</td><td></td><td>생년월일</td><td>년 월 일</td></tr>
<tr><td>출산 횟수</td><td colspan="7">□ 0회 □ 1회 □ 2회 □ 3회 □ 4회 □ 5회 □ 기타(회)
※ 생존아 및 사산아(재태20주이후 사산 포함) 출산을 모두 포함하여 기재 (다태아 출산의 경우 출산 1회로 산정)</td></tr>
<tr><td>시술종류
및
지원한도액</td><td colspan="4">▶ 신선(□ 110만원 □기타( ))
▶ 동결(□ 50만원 □기타( ))
▶ 인공(□ 30만원 □기타( ))
▶ 해당사항 없음 (사실혼 부부로서 건강보험 급여 적용만)
(□ 신선, □ 동결, □ 인공)</td><td>회차</td><td colspan="2">( )차</td></tr>
<tr><td>유효기간</td><td colspan="7">20 년 월 일 ~ 월 일까지
* 유효기간내 시술을 시작하지 못할 경우 자동 효력 상실(재신청을 통해 지원결정통지서 재발급 필요)
* 사실상 혼인관계 확인 유효기간 종료일이 지원결정통지서 유효기간 종료일보다 선행할 경우 해당 통지서의 유효기간 종료일은 사실상 혼인관계 확인 유효기간 종료일로 함</td></tr>
<tr><td colspan="8">위와 같이 시술을 의뢰합니다.
시·군·구 보건소장 직인</td></tr>
</table>

〈준수사항〉

※ 지원 대상자

① 지원대상자는 원칙적으로 난임시술 의료기관을 방문하는 최초 진료일에 "지원 결정통지서"를 미리 제출하셔야 정부지원 난임치료를 시작할 수 있습니다.

② 시술비는 1회 시술비 지원 한도액 범위내에서 본인부담금(일부·전부)의 90%, 비급여(착상유도제, 유산방지제 각 20만원 및 배아동결비 30만원 한도)에 대하여 지원이 됩니다.

③ 지원대상자가 희망하는 시술지정기관에서 자유롭게 시술을 받되, 지원결정통지서 유효기간 내에 시술을 시작하여야 합니다. 유효기간이 경과한 경우, 반드시 새로운 결정통지서를 발급받아 시술기관에 재제출하여야 시술비를 지원 받을 수 있습니다.

④ 지원결정통지서의 시술종류와 다른 방법으로 시술받고자 하는 경우(예: 신선→인공), 시술을 중단하거나 시술도중 시술기관을 변경할 경우는 지원결정통지서를 발급한 보건소에 알려야 합니다.(시술비 신청 시 각 시술기관의 시술확인서 및 영수증을 각각 첨부)

⑤ 시술 의료기관이 아닌 인근 의료기관에서 프로게스테론 주사제를 투약하려는 경우, 거주지 관할 보건소에 문의하여, 투약 가능한 의료기관의 안내 및 투약절차 등을 안내받을 수 있습니다.

⑥ 난임시술 이력이 있는 난임부부가 다음 임신을 위한 난임시술 지원 횟수 25회를 다시 제공받기 위해서는 난임시술의료기관에서 시술재등록 필요합니다.

⑦ 공난포등으로 인한 시술중단시 결정통지서의 유효기간이 남아있더라도 난임부부시술비지원신청서(서식1호) 재신청후 난임부부 시술비 지원결정통지서(서식)를 의료기관에 제출해야 정부지원 난임치료를 시작할 수 있습니다.

※ 지정 의료기관

① 시술지정기관은 모든 시술대상자에 대하여 본 결정통지서 제출 이전 시술내용에 대하여는 정부 지원이 되지 않음을 정확히 안내 후 시술을 시작하여야 합니다.

② 본 지원결정통지서 "유효기간"이 경과한 지원대상자에게는 난임시술을 실시했더라도 정부지원금을 청구할 수 없습니다.

③ 부작용 등 경증 및 중등증 이상의 후유증 등은 건강보험 적용항목이므로 정부지원시술비에 포함시키거나 별도로 청구할 수 없습니다.

④ 시술기관은 난임치료시술을 제공함에 있어 동사업 지침을 준수하지 않거나 지정기관으로서의 기능이 상실되거나 부적합한 경우 지정기관에서 제외될 수 있습니다.

⑤ 시술기관 통계 관리를 위해 시술이력을 건강보험심사평가원에 제공하는 등 모니터링에 적극 협조하여야 합니다.

⑥ 사실상 혼인관계인 당사자의 시술을 수행한 후, 반드시 '요양기관 정보마당'에 사실혼 표기 입력 후 비용을 청구하여야 합니다.

⑦ 공난포등으로 인한 시술중단시 건강보험적용후, 시술횟수차감없이 체외수정시술확인서(서식5로)로 보건소에 비용을 청구하여야 합니다. 시술 지정기관은 모든 시술대상자에게 공난포등으로 인한 시술중단시 결정통지서의 유효기간이 남아있더라도 난임부부시술비지원신청서(서식1호) 재신청후 난임부부 시술비 지원결정통지서(서식)를 의료기관에 제출해야 정부지원 난임치료를 시작할 수 있음을 안내 후 시술을 시작하여야 합니다.

[서식 제5호]

(앞면)

체외수정 시술확인서

일련 번호	20 - 호		
시술 종류 및 결정통지서차수	[ ] 신선배아 [ ] 동결배아 / ( ) 차		
수진자 성명 (여성)		주민등록번호	
		연락처	
출산 횟수	□ 0회 □ 1회 □ 2회 □ 3회 □ 4회 □ 5회 □ 기타(회) ※ 생존아 및 사산아(재태20주이후 사산 포함) 출산을 모두 포함하여 기재 (다태아 출산의 경우 출산 1회로 산정)		
건강보험 적용 시술종류 및 차감차수	[ ] 신선배아 [ ] 동결배아 / ( ) 차		
시술기간 [약제 투여일] → [임신반응/임신낭 확인일, 시술중단일]	20 년 월 일 ~ 20 년 월 일		
임신반응 검사일	20 년 월 일, hCG 수치 :		
시술 결과 임신 여부	□ 자궁내 임신 (초음파 임신낭 확인일 년 월 일) ▶ 임신낭 개수______개 (자궁내임신시 필수) ※ 임신한 경우 임신낭 개수 기입이 누락된 경우에는 시술비 지원이 안됨		
	□임신실패 □자궁외 임신 □화학적임신 □치료도중 자연임신 □기타 : ______		
시술 중단	□자연임신 □OHSS □의학적판단(사유 :) □의학적판단 외 개인사정 □수정실패 □공난포(난자 미채취) □미성숙난자 또는 비정상난자만 채취되어 수정가능한 난자 미획득		

시술 비용 (단위 : 원)								
총 시술비 (A+C+D)	일부본인 부담금 (A)	보험자(공단)부담금 (B)	전액 본인부담금 (C)	비급여 (D)				보건소 청구비용
				유산 방지	착상 보조	동결 보관	기타	

체외수정 시술기관 지정번호		의료 기관명		전화	
				FAX	

위와 같이 정부지원 체외수정시술을 시행하였음을 확인합니다.

20 년 월 일

의사면허번호 : __________번 전문의자격번호 : __________과__________번

담당의사 : __________(서명 또는 날인) 시술기관대표 : ____________________ (직인)

시·군·구 보건소장 귀하

〈준수사항〉

※ 지원 대상자 : 공난포등으로 인한 시술중단시 결정통지서의 유효기간이 남아있더라도 난임부부시술비지원신청서(서식1호) 재신청후 난임부부 시술비 지원결정통지서(서식)를 의료기관에 제출해야 정부지원 난임치료를 시작할 수 있습니다.

※ 지정 의료기관 : 공난포등으로 인한 시술중단시 건강보험적용후, 시술횟수차감없이 체외수정시술확인서(서식5로)로 보건소에 비용을 청구하여야 합니다. 시술 지정기관은 모든 시술대상자에게 공난포등으로 인한 시술중단시 결정통지서의 유효기간이 남아있더라도 난임부부시술비지원신청서(서식1호) 재신청후 난임부부 시술비 지원결정통지서(서식)를 의료기관에 제출해야 정부지원 난임치료를 시작할 수 있음을 안내 후 시술을 시작하여야 합니다.

(뒷면)

시술확인서 작성시 유의사항

1. 누락되는 항목이 없이 모두 기입해 주시기 바랍니다. (미기재 항목이 있을시 접수가 불가합니다)
2. 난임부부 시술비 지원 사업의 시술 횟수 차감은 건강보험 급여 적용 및 횟수 차감하는 경우에 한합니다.

   〈시술중단〉의 경우는 아래와 같습니다.

   - 난임시술 진행 중 의학적 판단 또는 개인적 사유에 따라 불가피하게 시술을 중단할 경우라도, 건강보험 횟수 차감이 되었다면 정부지원금 상한액 내에서 시술비 청구가능합니다.
   - 난자채취결과 공난포 등으로 채취되지 않은 경우(난자미채취, 수정가능한 난자 미획득) 건강보험 횟수는 차감하지 않고, 지원가능합니다. 단 일부·전액본인부담금 합계액의 90%만 지원가능합니다. (약제비, 비급여 항목 제외)
3. 시술 기간의 시작일은 약제 투여 시작일 즉, GnRH agonist, gonadotropin, clomiphene citrate, aromatase inhibitor, estradiol valerate 등 과배란유도 시작일을 기입합니다. 자연주기법을 시도한 경우에는 시술주기의 생리 3일째를 시작일로 기입합니다.(시술 기간의 시작일은 지원결정통지서 발급일과 같지 않아도 되나, 정부지원금은 통지서 발급일 이후 발생한 비용부터 지원 가능합니다.)
4. 시술 기간의 종료일은 배아 이식후 최초로 임신반응검사를 시행한 날짜입니다. 단, 임신의 경우(자궁외 임신, 화학적임신 포함) 초음파상 최종 임신낭을 확인한 날짜를 기입합니다.
5. 임신반응검사 : 배아이식 후 최초로 임신반응검사를 시행한 날짜와 혈중 β-hCG 수치를 기입합니다.
6. 임신여부 : '자궁내 임신'은 반드시 초음파로 임신낭을 확인한 경우에 한합니다. 화학적 임신, 즉 혈액 검사로는 임신반응이 양성이었으나 임신낭을 확인하지 못한 경우 '화학적 임신'란에 표시하시기 바랍니다. '자궁내 임신'인 경우 임신낭의 개수를 반드시 함께 기입하시기 바랍니다.
7. 시술을 진행하다가 중단한 경우 그 사유를 체크하시기 바라며, 의학적 판단으로 중단한 경우 상세사유를 기입하시기 바랍니다.
8. 체외수정시술기관 지정번호 : 체외수정시술기관 지정번호를 기입합니다. 인공수정시술지정기관 코드를 기입하지 않도록 주의하시기 바랍니다.
9. 총 시술비용은 일부본인부담금, 비급여 의료비와 급여부분의 환자 전액본인부담액을 기재하여 주시기 바랍니다(총 시술비용은 난임부부 시술비 지원통지서 발급일로부터가 아닌, 전체 시술 기간에 발생한 비용을 기재합니다.)

〈주의〉 시술 확인서 기재시 본 유의사항을 지켜 주시고, 내용이 잘못 기재되는 일이 없도록 주의하시기 바랍니다. 기재 내용이 사실과 다를 경우 시술기관 지정 취소 등의 불이익이 발생할 수 있습니다.

10. 지원결정통지서의 시술 차수와 시술확인서의 시술 차수가 일치해야 합니다.

[서식 제6호]

(앞면)

인공수정 시술확인서

<table>
<tr><td>일련 번호</td><td colspan="6">20 - 호</td></tr>
<tr><td>시술 종류 및 차수</td><td colspan="6">인공수정 / 차</td></tr>
<tr><td rowspan="2">수진자 성명
(여성)</td><td rowspan="2" colspan="2"></td><td colspan="2">주민등록번호</td><td colspan="2"></td></tr>
<tr><td colspan="2">연락처</td><td colspan="2"></td></tr>
<tr><td>출산 횟수</td><td colspan="6">□ 0회 □ 1회 □ 2회 □ 3회 □ 4회 □ 5회 □ 기타(회)
※ 생존아 및 사산아(재태20주이후 사산 포함) 출산을 모두 포함하여 기재
(다태아 출산의 경우 출산 1회로 산정)</td></tr>
<tr><td>건강보험 적용
시술종류 및 차수</td><td colspan="6">인공수정 / ( ) 차</td></tr>
<tr><td>시술명</td><td colspan="6">□ 자연주기
□ 배란유도(□주사제제 단독 □경구제제 단독 □경구제 + 주사제 병용)
□ 정자공여</td></tr>
<tr><td colspan="7">시술 결과</td></tr>
<tr><td>시술기간</td><td colspan="6">년 월 일 (약제 첫투여일 또는 월경 제3일, 통지서발급일과는 무관) ~
년 월 일 (임신확인검사일 또는 초음파상 임신낭 확인일)</td></tr>
<tr><td>인공수정 시술일</td><td colspan="6">년 월 일</td></tr>
<tr><td>임신반응 검사일</td><td colspan="6">□ 요검사 (년 월 일), 결과 ( )
□ 혈청검사 (년 월 일), 결과 ( )</td></tr>
<tr><td>시술 결과 임신 여부</td><td colspan="6">□ 자궁내 임신 (초음파 임신낭 확인일 년 월 일)
▶ 임신낭 개수_______개 (자궁내임신시 필수)
※ 임신한 경우 임신낭 개수 기입이 누락된 경우에는 시술비 지원이 안됨
□임신실패 □자궁외 임신 □화학적임신 □치료도중 자연임신 □기타 : ______</td></tr>
<tr><td>시술 중단</td><td colspan="6">□자연임신 □OHSS □의학적판단(사유 :)
□의학적판단 외 개인사정 □수정실패</td></tr>
<tr><td colspan="7">시술 비용 (단위 : 원)</td></tr>
</table>

<table>
<tr><td rowspan="2">총 시술비
(A+C+D)</td><td rowspan="2">일부본인부담금
(A)</td><td rowspan="2">보험자
(공단)부담금
(B)</td><td rowspan="2">전액본인
부담금
(C)</td><td colspan="4">비급여
(D)</td><td rowspan="2">보건소
청구비용</td></tr>
<tr><td>유산
방지</td><td>착상
보조</td><td>동결
보관</td><td>기타</td></tr>
<tr><td></td><td></td><td></td><td></td><td></td><td></td><td></td><td></td><td></td></tr>
</table>

<table>
<tr><td rowspan="2">인공수정
시술기관
지정번호</td><td rowspan="2"></td><td rowspan="2">의료
기관명</td><td rowspan="2"></td><td>전화</td><td></td></tr>
<tr><td>FAX</td><td></td></tr>
</table>

위와 같이 정부지원 인공수정시술을 시행하였음을 확인합니다.

20 년 월 일

의사면허번호 : ____________번 전문의자격번호 : ____________과____________번

담당의사 : ________________(서명 또는 날인) 시술기관대표 : ______________________ (직인)

시·군·구 보건소장 귀하

(뒷면)

시술확인서 작성시 유의사항

1. 누락되는 항목이 없이 모두 기입해 주시기 바랍니다. (미기재 항목이 있을시 접수가 불가합니다)
2. 시술 방식 중 해당하는 사항 모두를 선택하여 기입해 주시기 바랍니다.
3. 건강보험이 적용되는 시술(횟수의 차감)에 대해서만 지원이 가능합니다. 해당 시술의 건강보험 지원 차수를 표시하여주시기 바랍니다.
4. 시술 기간의 시작일은 약제 투여의 시작일 즉, GnRH agonist, gonadotropin, clomiphene citrate, aromatase inhibitor 등 배란유도와 관련된 약제의 투여 시작일을 기입합니다. 자연주기법을 시도한 경우에는 시술주기의 생리 3일째를 시작일로 기입합니다.
5. 시술 기간의 종료일은 배아 이식후 최초로 임신반응검사를 시행한 날짜입니다. 단, 임신의 경우 (자궁외임신, 화학적임신 포함) 초음파상 최종 임신낭을 확인한 날짜를 기입합니다.
6. '자궁내 임신'은 반드시 초음파로 임신낭을 확인한 경우에 한합니다. 자궁내 임신인 경우 임신낭의 개수를 반드시 함께 기입하시기 바랍니다. 자궁내 임신의 경우 임신낭 개수 기입이 누락된 경우에는 시술비 지원이 안됩니다.
7. 임신반응검사는 인공수정 후 최초로 임신반응검사를 시행한 날짜와 검사종류 및 그 결과를 기입합니다.
8. 시술을 진행하다가 중단한 경우 그 사유를 체크하시기 바라며, 의학적 판단 또는 의학적판단외 개인사정 등으로 중단한 경우 상세사유를 기입하시기 바랍니다.
9. 총 시술비용은 일부본인부담금, 비급여 의료비와 급여부분의 환자 전액본인부담액을 기재하여 주시기 바랍니다.(총 시술비용은 난임부부 시술비 지원통지서 발급일로부터가 아닌 전체 시술 기간에 발생한 비용을 기재합니다.)
10. 기관코드 : 난임부부지원사업(인공수정시술) 지정기관 코드로서 보건복지부에서 각 시술기관에 부여한 고유번호를 말합니다. 체외수정시술 지정기관 코드가 아닙니다.

〈주의〉 시술 확인서의 기재시 본 유의사항을 지켜 주시고, 내용이 잘못 기재되거나 누락되는 일이 없도록 주의하시기 바랍니다. 기재 내용이 사실과 다를 경우 시술기관 지정 취소 등의 불이익이 발생할 수 있습니다.

11. 지원결정통지서의 시술 차수와 시술확인서의 시술 차수가 일치해야 합니다.

[서식 제7호]

□ 체외수정/ □ 인공수정 시술비 청구서(의료기관용)

<table>
<tr><td>청구금액</td><td colspan="6">금 원</td></tr>
<tr><td>청구내역
(건수)</td><td colspan="6">20 년 월 일 ~ 20 년 월 일 기간 중
외 ______명의 체외수정/인공수정 시술비(명단별첨)</td></tr>
<tr><td>기 관 명</td><td colspan="3"></td><td colspan="2">대 표 자</td><td></td></tr>
<tr><td>기관주소</td><td colspan="6"></td></tr>
<tr><td>전화번호</td><td colspan="3"></td><td>의료기관
등록번호</td><td colspan="2"></td></tr>
<tr><td>은 행 명</td><td></td><td>계좌번호</td><td colspan="2"></td><td>예금주</td><td></td></tr>
<tr><td>지연청구 사유
(1개월 이후
청구 사유)</td><td colspan="6"></td></tr>
</table>

위와 같이 청구합니다.

20 년 월 일

청구인 (직인)

시·군·구 보건소장 귀하

※ 첨부서류 : 1. 피시술자 명단 ( )부
2. 난임치료 시술확인서( )매
3. 통장사본 1부
4. 진료 영수증
5. 일부본인부담금, 비급여 및 전액본인부담액 진료비 내역서
6. 진료상세내역서

※ 시술비 지급청구는 시술 완료후 관련서류(시술확인서 및 영수증 등)를 첨부하여 1개월 이내에 시술대상자 관할 보건소로 청구하여야 합니다.

※ 연내 시술자는 반드시 연내 청구하여 예산집행에 차질이 없도록 해야 합니다.

[서식 제8호]

□ 체외수정/ □ 인공수정 시술비 청구서(신청인용)

<table>
<tr><td>청구금액</td><td colspan="7">금 원</td></tr>
<tr><td>지원결정
통지서
발급일자</td><td colspan="7">년 월 일</td></tr>
<tr><td>신청자</td><td colspan="2">성 명</td><td></td><td>주민등록번호</td><td></td><td>연령</td><td>만 세</td></tr>
<tr><td>주소</td><td colspan="7"></td></tr>
<tr><td>전화번호</td><td colspan="4"></td><td>E-mail</td><td colspan="2"></td></tr>
<tr><td>은 행 명</td><td></td><td>계좌번호</td><td colspan="2"></td><td>예금주</td><td colspan="2"></td></tr>
<tr><td>지연청구 사유
(1개월 이후
청구 사유)</td><td colspan="7"></td></tr>
</table>

위와 같이 청구합니다.

20 년 월 일

청구인 (서명 또는 날인)

시·군·구 보건소장 귀하

※ 첨부서류 : 1. 체외수정 또는 인공수정 시술확인서 사본 1매
2. (시술 외 의료기관에서 난임주사 시술을 받아 주사제를 청구하려는 경우) 진료비 영수증 각 1부
3. (원외처방된 약제를 청구하려는 경우) 처방전 및 약국 영수증 사본 각 1매
4. 통장사본 1부.

※ 시술비 지급청구는 시술 완료 후 관련서류(진료비영수증, 원외약처방전 및 영수증, 시술자본인의 계좌 통장사본증 등)를 첨부하여 1개월 이내에 관할 보건소로 청구하여야 합니다.

※ 개인이 청구하는 시술비는 프로게스테론 주사제(난임주사제)의 시술의료기관 외에서의 원내처방 및 시술과 직접적 관련이 있는 원외처방약의 경우에만 해당되며, 의료기관의 시술비 청구금액 확인 후 지급이 되므로 개인지급에는 다소 시간이 걸릴 수 있습니다.

※ 시술자는 반드시 시술받은 당해에 청구하여 예산집행에 차질이 없도록 해야 합니다.

[서식 제9호]

체외수정시술 기록지

■ 병원명 :
■ 담당의 :

■ 환자이름		■ 병록번호	
■ 주민등록번호		■ 전화번호	
■ 난임원인			
■ 시 술 명			
■ 적 응 증	1.	2.	

Date										
MCD#	#1	#2	#3	#4	#5	#6	#7	#8	#9	#10
Medication										
(　　　)										
(　　　)										
LH/FSH										
E2										
U/S : Right										
Left										
Endometrium										
C.M										
Date								* Remark		
MCD#	#11	#12	#13	#14	#15	#16	#17			
Medication										
(　　　)										
(　　　)										
LH/FSH										
E2										
U/S : Right										
Left										
Endometrium										
C.M										

■ 체외수정 시술 결과

OPU		ET		Banking	
Date		Date		Date	
No.		No.		No.	

■ Pregnancy Follow up

Date	B-HCG	Sono finding	other
			8

제Ⅳ장 난임부부 지원사업

[서식 제10호]

사실상 혼인관계 당사자의 보조생식술 동의서

두 당사자는 다음 각 사항을 안내받았으며 이견이 없음에 동의합니다.

1. 두 당사자는 법률적 혼인관계가 아니지만, 1년 이상 혼인 의사가 존재하여 신청일 현재 동거 등 상호 합의 하에 실질적인 혼인관계를 유지하고 있습니다.

2. 두 당사자가 만약 사실상 혼인관계가 아님에도 보조생식술(인공수정 및 체외수정)의 건강보험 적용 및 정부지원 보조를 받기 위해 허위로 사실상 혼인관계를 주장한 경우, 관련비용의 환수는 물론 형법 등 관계법에 따라 처벌 등 법적 책임을 지는 것에 동의합니다.

3. '난임부부 시술비 지원사업'을 신청하여 결정통지된 '사실상 혼인관계'는 보조생식술(인공수정 및 체외수정)의 건강보험 적용 및 정부지원 여부를 확인하기 위한 것이며, 그 외에 다른 법적 효력을 없음을 인지하였습니다.

20 . . .

당사자1 : (인) 연락처 :
생년월일 :
주소 :

당사자2 : (인) 연락처 :
생년월일 :
주소 :

000보건소장 귀하

[서식 제11호]

사실혼 확인보증서

당사자1 : 연락처 :
생년월일 :
주소 :

당사자2 : 연락처 :
생년월일 :
주소 :

위 당사자1과 당사자2는 사실상 혼인관계가 있으며, (.   .   .)부터 현재까지 1년 이상의 부부공동생활을 유지하고 있습니다. 해당 사실은 보증인이 보증할 수 있으며, 보증일 이후에 해당 사실과 다르다고 인정된 경우 보증인이 관계법령에 따라 법적 책임을 지는 것에 동의합니다.

또한, 사실혼 보증 사무에 대해 추가 제출한 서류에 기록된 보증인의 개인정보를 처리하는 것에 동의합니다.

20   .   .   .

보증인1 : (인) (당사자(1, 2)와의 관계 :   )
생년월일 : 연락처 :
주소 :

보증인2 : (인) (당사자(1, 2)와의 관계 :   )
생년월일 : 연락처 :
주소 :

000보건소장 귀하

※ 추가 제출 서류 : 보증인의 신분증 사본 각 1부
(생년월일과 성별을 제외한 주민등록번호는 삭제)

제Ⅳ장 난임부부 지원사업

[서식 제12호]

냉동난자 사용 보조생식술 지원 시술비 청구서

※ 색상이 어두운 난은 신청인이 작성하지 않습니다

접수번호	접수일	처리기간

청구금액	금 원		
지원결정통지서 발급일자	년 월 일		
신청자 (청구인)	성명		주민등록번호
	전화번호		
	예금주	은행명	계좌번호
	주소		
지연청구 사유 (1개월 이후 청구 사유)			

「모자보건법」 제11조제2항제4호에 따른 지원을 위해 위와 같이 청구합니다.

년 월 일

신청인(청구인) (서명 또는 인)

시·군·구 보건소장 귀하

첨부서류	1. 냉동난자사용보조생식술확인서 1매 2. 진료비 영수증 각 1부 3. (원외처방된 약제를 청구하려는 경우) 처방전 및 약국 영수증 사본 각 1매 4. 통장사본 1부

유의사항

1. 허위 서류 제출 시 지원대상에서 제외되며, 지급된 지원 비용은 환수 조치됩니다.
2. 정부지원 시술결과(출생아 포함)에 대해 보건소에서 확인 질문이 있을 경우 성실히 응답하여야 합니다.
3. 시술비 지급 청구는 시술 완료 후 관련 서류(영수증, 통장사본 등)를 첨부하여 30일 이내에 지원결정통지한 보건소에 청구하여야 합니다.

   * 농협중앙회와 지역농협을 구분하여 은행명을 작성합니다.
4. 개인이 청구하는 시술비는 프로게스테론 주사제(난임주사제)의 시술기관 외에서의 원내처방 및 시술과 직접적 관련이 있는 원외처방약의 경우에만 해당되며, 의료기관의 시술비 청구금액 확인 후 지급이 되므로 개인지급에는 다소 시간이 걸릴 수 있습니다.
5. 시술자는 반드시 시술받은 당해연도에 청구하여 예산집행에 차질이 없도록 하여야 합니다.

210mm×297mm[백상지(80g/㎡) 또는 중질지(80g/㎡)]

(뒷면)

난임부부 지원사업 개인정보 제공 동의서

난임부부지원사업 시술비 신청 및 지원대상자와 관련하여 「개인정보보호법」 제15조, 제17조, 제18조, 제23조, 제24조, 제26조의 규정에 의거 다음의 본인 개인정보 제공 및 활용에 동의합니다.

- 다 음 -

❒ 개인정보를 제공받는 기관 및 사업 : 보건복지부, 전국 보건소(시·도사업과 포함), 한국사회보장정보원, 국민건강보험 공단의 난임부부 지원사업, 난임부부 지원사업 통계관리를 위해 보건복지부에서 위탁한 기관

❒ 개인정보화일(DB)수집의 목적
- ○ 난임부부시술비지원 대상자 선정 및 관리
- ○ 보건소통합정보시스템을 통한 시술신청, 지원현황 조사 또는 확인 시 활용
- ○ 난임부부지원사업 통계자료 수집, 분석, 결과 추출 및 정책 기초연구 자료로 활용
- ○ 난임부부지원사업이 타 지원사업과 연계될 경우 활용

❒ 개인정보수집항목
- ○ 난임부부 : 성명, 주민등록번호, 주소, 전화번호, 휴대폰번호, 전자메일주소, 건강보험가입현황, 건강보험료, 시술확인서 내용(시술병원, 시술명, 시술원인, 사용약, 시술기간, 난자채취일, 채취난자수 등), 혼인관계, 출생아의 출생·성장 관련 현황 등
- ○ 난임부부를 제외한 가족 : 성명, 주민등록번호, 주소, 건강보험가입현황, 건강보험료

❒ 개인정보보유 및 이용기간
- ○ 보건복지부·전국 보건소(시·도사업과 포함)에서 대상자 선정·관리를 위한 개인정보 수집·활용 시 : 영구

❒ 개인정보 조회·열람·활용 동의내용
- ○ 주민등록등(초)본 조회·열람(세대원 수, 출생여부 확인)
- ○ 가족관계증명서(가족관계, 혼인 여부 및 가족수 확인)
- ○ 건강보험료납부확인서(건강보험료 및 고지금액 확인)
- ○ 건강보험카드(건강보험 가입자 및 피부양자 현황 확인)
- ○ 난임부부지원 신청, 시술현황, 지원내용 확인 및 통계자료 수집분석
- ○ 난임부부지원사업이 타 지원사업과 연계될 경우 활용
- ○ 가족관계 확인 및 선정기준 확인을 위한 '행정정보공동이용' 조회 동의

❒ 개인정보 수집 동의 거부
- ○ 본인 및 가족에 대한 개인정보 수집 동의에 거부할 수 있으며, 동의 거부 시 지원 신청이 제한됩니다.

성 명	개인정보 수집 및 이용	고유식별정보 처리	민감정보 처리	업무위탁에 따른 개인정보 처리
	□동의함 □동의하지 않음	□동의함 □동의하지 않음	□동의함 □동의하지 않음	□동의함 □동의하지 않음
	□동의함 □동의하지 않음	□동의함 □동의하지 않음	□동의함 □동의하지 않음	□동의함 □동의하지 않음
	□동의함 □동의하지 않음	□동의함 □동의하지 않음	□동의함 □동의하지 않음	□동의함 □동의하지 않음
	□동의함 □동의하지 않음	□동의함 □동의하지 않음	□동의함 □동의하지 않음	□동의함 □동의하지 않음

본인은 "시술비 지원신청"과 관련하여 상기 사항의 목적에 한하여 개인정보 제공 및 조회 열람 활용에 동의합니다.

20 년 월 일

동의자 성명	관 계	동의확인(서명)
		(인)
		(인)
		(인)
		(인)

※ 관계표시 방법 : 본인(시술받는 여성), 남편, 아들, 딸, 시부, 시모, 부, 모

※ 건강보험료 산정 시 가족 수에 포함되는 사람을 기재하시기 바랍니다.

[서식 제13호]

(앞면)

일련 번호	20 - 호
시술 차수	( ) 차

냉동난자 사용 보조생식술 확인서

수진자 성명 (여성)		주민등록번호	
		연락처	

난임부부 시술비 지원사업	□비대상 □동시 신청 확인(해동 비용만 지원)
시술기간 [해동 시작일] → [임신반응/임신낭 확인일, 시술중단일]	20 년 월 일 ~ 20 년 월 일
임신반응 검사일	20 년 월 일, hCG 수치 :
시술 결과 임신 여부	□ 자궁내 임신 (초음파 임신낭 확인일 년 월 일) ▶ 임신낭 개수________개 (자궁내임신시 필수) ※ 임신한 경우 임신낭 개수 기입이 누락된 경우에는 시술비 지원이 안됨 □임신실패 □자궁외 임신 □화학적임신 □치료도중 자연임신 □기타 : ______
시술 중단	□자연임신 □OHSS □의학적판단(사유 :) □의학적판단 외 개인사정 □수정실패

시술 비용 (단위 : 원)

총 시술비 (A+C+D+E)	해동 (A)	수정 및 확인 (B)	배아 배양 및 관찰 (C)	배아이식 (초음파유도료 포함) (D)	시술 후 단계 (E)			보건소 청구비용
					검사비	유산 방지제	착상 보조제	

체외수정 시술기관 지정번호		의료 기관명		전화	
				FAX	

위와 같이 냉동난자 사용 보조생식술을 시행하였음을 확인합니다.

20 년 월 일

의사면허번호 : ____________번 전문의자격번호 : ____________과 ____________번

담당의사 : ________________(서명 또는 날인) 시술기관대표 : ________________________ (직인)

시·군·구 보건소장 귀하

(뒷면)

시술확인서 작성시 유의사항

1. 누락되는 항목이 없이 모두 기입해 주시기 바랍니다. (미기재 항목이 있을시 접수가 불가합니다)

2. 난임부부 시술비 지원사업 동시 신청 및 지원결정 여부를 확인합니다(난임부부 시술비 지원사업 대상자인 경우 해동 비용에 대해서만 지원합니다).

3. 시술 기간은 냉동한 난자를 해동 시작일부터입니다(시술 기간의 시작일은 지원결정통지서 발급일과 같지 않아도 되나, 정부지원금은 통지서 발급일 이후 발생한 비용부터 지원 가능합니다).

4. 시술 기간의 종료일은 배아 이식후 최초로 임신반응검사를 시행한 날짜입니다. 단, 임신의 경우(자궁외임신, 화학적임신 포함) 초음파상 최종 임신낭을 확인한 날짜를 기입합니다.

5. 임신반응검사 : 배아이식 후 최초로 임신반응검사를 시행한 날짜와 혈중 β-hCG 수치를 기입합니다.

6. 임신여부 : '자궁내 임신'은 반드시 초음파로 임신낭을 확인한 경우에 한합니다. 화학적 임신, 즉 혈액 검사로는 임신반응이 양성이었으나 임신낭을 확인하지 못한 경우 '화학적 임신'란에 표시하시기 바랍니다. '자궁내 임신'인 경우 임신낭의 개수를 반드시 함께 기입하시기 바랍니다.

7. 시술을 진행하다가 중단한 경우 그 사유를 체크하시기 바라며, 의학적 판단으로 중단한 경우 상세사유를 기입하시기 바랍니다.

8. 체외수정 시술 지정 난임시술 의료기관 지정번호를 기입합니다. 인공수정 시술 지정번호를 기입하지 않도록 주의하시기 바랍니다.

9. 총 시술비용은 해동, 수정 및 확인, 배아 배양 및 관찰, 배아이식(초음파유도료 포함), 시술 후 단계 중 검사비, 주사제(유산방지제, 착상보조제)에 대하여 발생한 실제 비용을 기재합니다(난임부부 시술비 지원 대상자인 경우 해동 비용만 기재합니다).

〈주의〉 시술 확인서 기재시 본 유의사항을 지켜 주시고, 내용이 잘못 기재되는 일이 없도록 주의하시기 바랍니다. 기재 내용이 사실과 다를 경우 시술기관 지정 취소 등의 불이익이 발생할 수 있습니다.

10. 지원결정통지서의 시술 차수와 시술확인서의 시술 차수가 일치해야 합니다.

[별지 제15호의2서식] 〈신설 2021. 12. 30.〉

생식세포 동결 보존 동의서
([ ]난자 [ ]정자)

동의서 관리번호		
배아생성의료기관명		
채취 대상자	성명	생년월일
	연락처	성별
상담자	성명	
담당의사	성명	

※ 귀하의 생식세포(난자 또는 정자)는 임신을 목적으로 채취 및 보관되며, 「생명윤리 및 안전에 관한 법률」 제23조제1항에 따라 배아는 임신의 목적으로만 생성됩니다. 이와 관련하여 상담자로부터 다음의 사항에 대한 충분한 설명을 들으십시오.

1. 귀하의 생식세포는 임신을 위한 배아 생성 목적으로만 사용되며, 임신 목적으로의 이용 계획이 없어 더 이상 보관을 원하지 않을 경우에는 폐기됩니다.
2. 귀하의 생식세포 보존기간은 귀하가 정할 수 있으며, 임신을 목적으로 배아를 생성하기 전까지 안전하게 보존됩니다.
3. 임신을 목적으로 하는 경우에는 처음 정한 보존기간을 변경할 수는 있으나 임신을 목적으로 사용하지 않을 경우에는 「폐기물관리법」 제13조에 따른 기준 및 방법에 따라 폐기됩니다.
4. 임신을 목적으로 사용하고 남은 난자와 정자는 배아생성 등에 관한 동의서에 따라 연구 목적으로 제공될 수 있습니다.
5. 배아생성의료기관은 동의권자가 요청하는 경우, 임신 목적의 사용 계획을 확인한 후 생식세포를 폐기하거나 이관할 수 있습니다.
6. 동의권자의 개인정보는 법에 따라 보호되며, 배아생성의료기관은 동의권자의 개인정보를 보호할 의무가 있습니다.

※ 위의 모든 사항에 대해 충분한 설명을 듣고, 모든 동결보존 과정이 완료된 후 동의서 사본을 1부 받아야 합니다.

난자 정보		정자 정보	
난자 채취일		정자 채취일	
채취된 난자 수(단위)	(개)	채취된 정자 (단위)	(vials/straw)
폐기된 난자 수(단위)	(개)	폐기된 정자 (단위)	(vials/straw)
보존된 난자 수(단위)	(개)	보존된 정자 (단위)	(vials/straw)
보존 요청 기간	년	보존 요청 기간	년

본인은 「생명윤리 및 안전에 관한 법률」 제24조 및 같은 법 시행규칙 제20조제2항에 따라 임신 목적으로 배아 생성을 위해 생식세포를 채취하면서 담당의사로부터 채취 과정 등의 위험성과 부작용, 생식세포 및 개인정보의 처리 및 보호 등에 관한 사항에 대해 충분한 설명을 들어 이해하고 위의 동결 보존에 대하여 자발적인 의사로 동의합니다.

동의서 작성일 년 월 일

채취 대상자 (서명 또는 인)

상담자 (서명 또는 인)

담당의사 (서명 또는 인)

210mm×297mm[백상지(80g/㎡)]

〈참고 서식〉

동결 보존 소견서

□ 배아 □ 난자 □ 정자

Ⅰ. 동의권자 정보

성 명 : 박 O O 생년월일 : 19XX. XX. XX

배우자 : 김 O O 생년월일 : 19XX. XX. XX

Ⅱ. 상태 및 정보

Cane Label	2020. 2. 20 박OO	2020. 8. 10 박OO
채 취 일	2020. 2. 14	2020. 8. 7
냉 동 일	2020. 2. 20	2020. 8. 10
냉동방법	Vitrification	
보관용기 및 개수	EM Grid x 1 (Grid 당 1개)	EM Grid x 2 (Grid 당 1개)
냉동시 상태	Expanded Blastocyst x 1	Expanded Blastocyst x 2
수량	x 3	

Ⅲ. 동결방법 :
(동결용액, 방법 및 시간 포함)

Ⅳ. 해동방법 :
(해동용액, 방법 및 시간 포함)

Ⅴ. 작성자 성명 :
담당의사 성명 :
문의사항 : XXXXX병원 산부인과 (전화 : 02-XXX-XXXX)

제Ⅳ장
난임부부 지원사업

■ 모자보건법 시행규칙 [별지 제9호서식] 〈신설 2016. 6. 23.〉

난임시술(자궁내 정자주입 시술) 의료기관 지정신청서

※ 색상이 어두운 난은 신청인이 작성하지 않으며, [ ]에는 해당되는 곳에 √표를 합니다.

접수번호	접수일	처리기간 30일

의료기관	명칭	전화번호
	소재지	
	종류 [ ] 의원 [ ] 병원 [ ] 종합병원	
	신고(허가)번호	
기관의 장 (대표자)	성명	전화번호
	주소	
	면허번호(법인등록번호)	생년월일

「모자보건법」 제11조의3제1항 및 같은 법 시행규칙 제8조제3항에 따라 위와 같이 신청합니다.

년 월 일

기관의 장(대표자) (서명 또는 인)

보건복지부장관 귀하

신청인 제출서류	1. 「의료법 시행규칙」 제25조제3항에 따른 의료기관 개설신고증명서 사본 또는 같은 법 시행규칙 제27조제3항에 따른 의료기관 개설허가증 사본 2. 시설·장비 및 전문인력의 명세서 3. 관할 보건소가 발급한 현지확인 의견서	수수료 없음
담당 공무원 확인사항	의사 면허증	

행정정보 공동이용 동의서

본인은 이 건 업무처리와 관련하여 담당 공무원이 「전자정부법」 제36조에 따른 행정정보의 공동이용을 통하여 위의 담당 공무원 확인사항을 확인하는 것에 동의합니다. * 동의하지 않는 경우에는 신청인이 직접 관련 서류를 제출하여야 합니다.

주민등록번호 : 신청인(기관의 장) (서명 또는 인)

처리 절차

신청서 작성	→	검토 (현지확인)	→	접수 및 검토	→	결재	→	지정서 발급
신청인		처 리 기 관 (보건소)		처 리 기 관 (보건복지부)		처 리 기 관 (보건복지부)		처 리 기 관 (보건복지부)

210mm×297mm[백상지(80g/㎡) 또는 중질지(80g/㎡)]

■ 모자보건법 시행규칙 [별지 제9호의2서식] 〈신설 2016. 6. 23.〉

(앞쪽)

자궁내 정자주입 시술 의료기관 지정신청 현지확인 의견서

의료기관	명칭	기관의 장(대표자)
	소재지	전화번호
확인자	소속	직급
	성명	

1. 시설 현황			
1) 진료실	□ 있음	□ 없음	일반진료실
2) 독립적인 공간의 정액채취실	□ 있음	□ 없음	정액채취실의 경우 다른 용도의 방과 같이 사용하지 않아야 함
2. 장비 현황			
1) 초음파기기	□ 있음	□ 없음	작동여부 확인
2) 현미경	□ 있음	□ 없음	작동여부 확인
3) 정액검사장비(세포계수기)	□ 있음	□ 없음	작동여부 확인
4) 정자분리장비(원심분리기)	□ 있음	□ 없음	작동여부 확인
3. 전문인력 현황			
1) 의사인력	□ 산부인과 전문의(　　명) □ 전문의(　　명) □ 일반의사(　　명)		
2) 간호인력	□ 간호사(　　명) □ 간호조무사(　　명)		

「모자보건법」 제11조의3제1항 및 같은 법 시행규칙 제8조제4항에 따라 위와 같이 자궁내 정자주입 시술 의료기관 현지확인 의견서를 통보합니다.

년　　월　　일

보건소장 　　직인

210mm×297mm[백상지(80g/㎡) 또는 중질지(80g/㎡)]

(뒤쪽)

<table>
<tr><th colspan="2">구 분</th><th colspan="6">현 황</th></tr>
<tr><td colspan="2">시설현황</td><td colspan="6">□ 진료실 □ 정액채취실 □ 기타 ( )</td></tr>
<tr><td colspan="2">장비현황</td><td colspan="6">□ 초음파기기 □ 현미경 □ 정액검사장비 ( )
□ 정자분리장비 ( )</td></tr>
<tr><td rowspan="9">전문
인력
현황</td><td>구 분</td><td>성 명</td><td>생년월일</td><td>면허번호
또는
자격번호</td><td>산부인과 전문의
자격번호</td><td>채용일자</td><td>전화번호
(E-mail)</td></tr>
<tr><td rowspan="2">의 사</td><td></td><td></td><td></td><td></td><td></td><td></td></tr>
<tr><td></td><td></td><td></td><td></td><td></td><td></td></tr>
<tr><td rowspan="2">간호사</td><td></td><td></td><td></td><td></td><td></td><td></td></tr>
<tr><td></td><td></td><td></td><td></td><td></td><td></td></tr>
<tr><td rowspan="2">간호
조무사</td><td></td><td></td><td></td><td></td><td></td><td></td></tr>
<tr><td></td><td></td><td></td><td></td><td></td><td></td></tr>
<tr><td rowspan="2">기 타</td><td></td><td></td><td></td><td></td><td></td><td></td></tr>
<tr><td></td><td></td><td></td><td></td><td></td><td></td></tr>
<tr><td colspan="2">정액검사방법</td><td colspan="6"></td></tr>
<tr><td colspan="2">정자처리방법</td><td colspan="6"></td></tr>
<tr><td colspan="2">특기사항</td><td colspan="6"></td></tr>
<tr><td colspan="2">담당자 확인</td><td>관할
보건소</td><td></td><td>직급</td><td></td><td>확인자</td><td>(서명 또는 인)</td></tr>
</table>

■ 모자보건법 시행규칙 [별지 제9호의3서식] 〈신설 2016. 6. 23.〉

난임시술(체외수정 시술) 의료기관 지정신청서

※ 색상이 어두운 난은 신청인이 작성하지 않으며, [ ]에는 해당되는 곳에 √표를 합니다.

접수번호	접수일	처리기간 30일

의료기관	명칭	전화번호	
	소재지		
	종류 [ ] 의원 [ ] 병원 [ ] 종합병원		
	신고(허가)번호		
배아생성 의료기관 지정	지정번호	지정일자 년 월 일	
기관의 장 (대표자)	성명	전화번호	
	주소		
	면허번호(법인등록번호)	생년월일	

「모자보건법」 제11조의3제1항 및 같은 법 시행규칙 제8조제5항에 따라 위와 같이 신청합니다.

[ ] 같은 법 시행규칙 제8조제6항에 따라 자궁내 정자주입 시술 의료기관의 지정을 함께 신청합니다.

년 월 일

기관의 장(대표자) (서명 또는 인)

보건복지부장관 귀하

구분	내용	수수료
신청인 제출서류	「생명윤리 및 안전에 관한 법률 시행규칙」 제17조제4항에 따른 배아생성의료기관 지정서 사본	수수료 없음
담당 공무원 확인사항	의사 면허증	

행정정보 공동이용 동의서

본인은 이 건 업무처리와 관련하여 담당 공무원이 「전자정부법」 제36조에 따른 행정정보의 공동이용을 통하여 위의 담당 공무원 확인사항을 확인하는 것에 동의합니다. * 동의하지 않는 경우에는 신청인이 직접 관련 서류를 제출하여야 합니다.

주민등록번호 : 신청인(기관의장) (서명 또는 인)

처리 절차

신청서 작성	→	접수	→	검토	→	결재	→	지정서 발급
신청인		처 리 기 관 (보건복지부)		처 리 기 관 (보건복지부)		처 리 기 관 (보건복지부)		처 리 기 관 (보건복지부)

210mm×297mm[백상지(80g/㎡) 또는 중질지(80g/㎡)]

■ 모자보건법 시행규칙 [별지 제9호의4서식] 〈신설 2016. 6. 23.〉

(앞쪽)

제 호

난임시술 의료기관 지정서
[ ]자궁내 정자주입 시술 [ ]체외수정 시술

○ 기관의 명칭 :

○ 기관의 소재지 :

○ 기관의 장 성명 :

「모자보건법」 제11조의3제1항 및 같은 법 시행규칙 제8조제8항에 따라 위와 같이 난임시술 의료기관으로 지정합니다.

년 월 일

보건복지부장관 직인

210mm×297mm[백상지(150g/㎡)]

(뒤쪽)

변경사항 등			
연 월 일	내 용	확인자	서명

■ 모자보건법 시행규칙 [별지 제9호의5서식] 〈신설 2016. 6. 23.〉

난임시술 의료기관 변경신고서
[ ]자궁내 정자주입 시술 의료기관 [ ]체외수정 시술 의료기관

※ 색상이 어두운 난은 신청인이 작성하지 않으며, [ ]에는 해당되는 곳에 √표를 합니다.

접수번호	접수일	처리기간 7일

신고기관	명칭	지정번호
	기관의 장 성명	전화번호
	소재지	

변경사항	항목	변경 전	변경 후	사유

「모자보건법」 제11조의3제1항 및 같은 법 시행규칙 제9조제1항에 따라 위와 같이 변경신고합니다.

년 월 일

신고인(기관의 장) (서명 또는 인)

보건복지부장관 귀하

신청인 제출서류	1. 난임시술 의료기관 지정서 원본 2. 변경사항을 확인할 수 있는 서류	수수료 없음

처리 절차

신고서 작성	→	접수	→	검토	→	확인
신고인		처 리 기 관 (보건복지부)		처 리 기 관 (보건복지부)		처 리 기 관 (보건복지부)

210mm×297mm[백상지(80g/㎡) 또는 중질지(80g/㎡)]

정부지원 시술(체외수정, 인공수정)기관 지정 조건 및 유의사항

① 정부에서 제공하는 '난임부부 지원사업 가이드라인'을 준수하고 정부에서 제공하는 '양식'을 사용할 것

② 난임시술 전 원인에 대한 철저한 검사를 통해 내실있는 시술이 이루어지도록 할 것

③ '난임치료시술 지원결정 통지서'를 갖춘 환자에 대해 불필요한 의료 서비스로 환자의 실질적 혜택을 경감시키지 않을 것

- 일반환자에 비해 특별한 주사제 혹은 마취제시술 등을 사용하여 정부지원의 취지를 경감시키지 않을 것
- 일반환자에 비해 어떠한 차별 대우도 하지 않을 것
- 난임지원사업에 대한 환자의 질문에 상담실 운영 등의 방법으로 성실한 상담을 해 줄 것
- 병원에 반드시 '정부지원 시술기관'에 대한 홍보문을 붙이고 적극적으로 홍보에 참여할 것

④ 정부지원 난임환자의 유치를 위해 환자와의 부당한 결탁 및 의료인으로서의 품위 손상행위를 하지 말 것

⑤ 정기적으로 시행할 정도관리와 질 관리 모니터링에 협조할 것

- 정기적, 비정기적 결과 보고에 성실하게 임할 것
- 정기적, 비정기적 사후관리 결과와 연령대별, 환자 조건별 임신율 등은 필요시 중앙심의위원회와 협의 후 일부 제한적 공개도 가능

⑥ 시술확인서 및 시술비 청구서 작성 시 누락·부정항목이 발생하지 않도록 성실히 기재할 것

⑦ 주소이전, 명칭변경, 대표자변경 등 변경사항이 발생한 경우 반드시 보건복지부 (출산정책과)로 보고할 것

⑧ "생명윤리 및 안전에 관한 법률"상 허용하는 범위 내에서 정부지원 대상자의 시술을 할 것

* 인공수정시술의 경우, 시술기관 비치용 "인공수정시술 기록지"는 각 병원의 고유양식이 있을 경우 고유양식을 사용하고 고유양식이 없을 경우, 별도 '인공수정시술 기록지'를 만들어 기록·관리 할 것

⑨ 지정 조건 및 유의사항 미준수나 지정기관으로서 부적합한 행위가 발견될 경우 지정기관에서 제외될 수 있음

⑩ 기타 정부지원사업의 변동시도 시술비 청구 및 지정조건을 준수할 것

참 고 시술 가이드라인

체외수정 시술 의학적 기준 가이드라인

(난임부부 지원사업 중앙심의위원회, '15.8.31. 개정, '15.10.1. 시행)

1. 체외수정시술 이외의 난임 치료로 임신을 기대하기 어려운 경우

1.1. 양측 난관 폐색 (피임시술로 인한 인공 폐색 제외)

1-2. 중증 자궁내막증

1-3. 난소기능 저하

1-4. 착상전 유전진단이 필요한 경우

1-5. 기타 : 상세사유 기입

2. 체외수정시술 이외의 난임 치료에 의하여 1년 이상 임신이 되지 않는 경우

2-1. 난관성형술 기왕력

2-2. 배란유도 기왕력

2-3. 인공수정 기왕력

2-4. 기타 : 상세 사유 기입 요함

3. 원인불명 난임

3-1. 정액검사·배란기능·자궁강 및 난관검사 결과 의학적 소견상 모두 정상으로 진단되었으나 아래 조건 해당자

3-1-1. 3년이상 임신이 되지 않은 경우
단, 부인연령이 35세 이상인 경우 1년 이상 임신이 되지 않은 경우

〈검사 기준〉

- **배란기능** : 황체기 중반 혈중 프로게스테론 검사로 확인하는 것을 추천하나, 규칙 적인 월경주기를 가지면서 배란증상을 보일 경우 정상배란으로 판단 가능
- **자궁강 및 난관검사** : 자궁난관조영술(HSG)로 진단하는 것을 원칙으로 한다.
- **정액검사 정상기준(WHO, 2010)** : 총 사정액 1.5ml 이상, 정자수 1천5백만/ml 이상, 전진성 운동 정자의 비율이 32% 이상이거나 운동성 있는 정자비율이 40% 이상, 엄격기준에 따른 정상적인 모양의 정자 4% 이상

4. 이식할 최대배아 수('15.10월 시행)

연령별	5~6일 배양 후 (Blastocyst)	2~4일 배양 후 (Cleavage-stage embryos)
35세 미만	1개	2개
35세 이상	2개	3개

※ 동결배아를 해동하여 이식하는 경우에도 동일한 기준 적용

5. 남성요인

5-1. 시상하부나 뇌하수체 질환으로 인한 저성선자극호르몬성 성선기능저하증

① GnRH, hCG/hMG 등의 호르몬치료가 보조생식술 적용에 우선 시행되어야 한다.

② 최소한 24개월간 호르몬치료를 지속하며 정액검사 지표의 향상과 임신 여부를 주기적으로 관찰해야 하며 이 기간 중 자연임신이 되지 않는 경우 보조생식술을 시행할 수 있다.

5-2. 정관절제술(vasectomy) 후 상태

① 2회 반복 정관문합술이 실패한 경우 보조생식술을 시행할 수 있다.

② 수술후 3개월내에 사정액에서 정자가 관찰되지 않거나, 정자가 출현한 이후 1년이내 임신이 되지 않은 경우 보조생식술을 시행할 수 있다.

③ 정관문합술이 불가하다는 비뇨기과 전문의 진단서가 있을 경우

5-3 정계정맥류 (varicocele)

① 정액검사에서 이상 소견 (정자의 수, 운동성 저하 또는 형태 이상)이 있고 정계 정맥류가 확인된 경우 보조생식술에 앞서 정계정맥류제거술이 시행되어야 한다.

② 정계정맥류제거술 후 6개월 이내에 정액검사 지표의 향상이 없거나, 수술 후 정액검사 지표 향상이 있으나 1년 이내 임신이 되지 않는 경우 보조 생식술을 시행할 수 있다.

5-4. 폐쇄성 무정자증 (obstructive azoospermia)

① 폐쇄성 무정자증이 의심되는 경우 (외성기 신체검사 상 정상인 무정자증) 고환생검을 반드시 시행해야 하며, 정상적인 정자생산기능이 확인되면 보조생식술 시행에 우선하여 폐쇄성 무정자 증에 대한 수술적 치료가 시행되어야 한다.

- 폐쇄성 무정자증에 대한 수술적 교정이 실패했거나 불가능한 경우는 진단서 등에 의사의 소견(사유 및 내용)을 상세히 기록하여야 한다. 단, 수술적 교정이 불가능한 폐쇄성 무정자증이란 정관무발생, 다발적 정관폐쇄, 부고환 전체 폐쇄를 말한다.

② 부고환 폐쇄가 의심되면 부고환정관문합술이 우선 시행되어야 한다.
- 부고환정관문합술 후 최소한 6개월까지 사정액 내 정자의 출현 유무를 관찰해야 한다.
- 부고환정관문합술 시도 중 정자를 발견하지 못한 경우 즉시 보조생식술을 시행할 수 있다.
- 성공적인 부고환정관문합술 후 6개월 이내에 사정액 내 정자가 출현하지 않거나, 정자가 출현하였으나 수술 후 1년 이내에 임신이 되지 않는 경우 보조생식술을 시행할 수 있다.

③ 사정관 폐쇄에 의한 무정자증이 의심되는 경우 (소량의 산성 정액) 정확한 진단을 위하여 경직장 초음파검사 또는 정관촬영술을 시행하여야 하며 사정관 폐쇄가 확인된 경우 사정관의 경요도절제술이 우선 시행되어야 한다.

5-5. 비폐쇄성 무정자증

① 비폐쇄성 무정자증의 경우 고환 조직검사에서 정자가 발견되어 체외수정이 가능할 경우 보조생식술 시행 가능

난임시술 의료기관 현황 안내

난임시술 의료기관 현황은 보건복지부와 건강보험심사평가원 누리집, 지역보건의료정보시스템(PHIS)에서 확인할 수 있습니다.

* 보건복지부 홈페이지 → 정보공개(사전정보공표) → 인구아동/인구출산 → 정부 체외수정(인공수정) 시술 지정기관 현황
* PHIS : 진단서 등록/시술확인서 등록/청구 - 난임시술 의료기관 검색 팝업 확인

인공수정 시술 의학적 기준 가이드라인

(난임부부 지원사업 중앙심의위원회, '15.8.31. 개정, 15.10.1. 시행)

1. 원인불명 난임

1-1. 정액검사·배란기능·자궁강 및 난관검사 결과 의학적 소견상 모두 정상으로 진단되었으나 아래 조건 해당자

1-1-1. 1년이상 자연임신이 되지 않은 경우
단, 부인연령이 35세 이상인 자는 6개월 이상 자연임신이 되지 않은 경우

〈검사 기준〉

- **배란기능** : 황체기 중반 혈중 프로게스테론 검사로 확인하는 것을 추천하나, 규칙적인 월경주기를 가지면서 배란증상을 보일 경우 정상배란으로 판단 가능
- **자궁강 및 난관검사** : 자궁난관조영술(HSG)로 진단하는 것을 원칙으로 하며, 검사(HSG) 결과 최소한 한쪽 나팔관은 정상이어야 함
- **정액검사 정상기준(WHO, 2010)** : 총 사정액 1.5ml 이상, 정자수 1천5백만/ml 이상, 전진성 운동 정자의 비율이 32% 이상이거나 운동성 있는 정자비율이 40% 이상, 엄격기준에 따른 정상적인 모양의 정자 4% 이상

2. 남성 요인

2-1. 정계정맥류가 없다는 신체검사 확인 후 2010년 세계보건기구(WHO) 기준 정액검사 결과 정자수가 적거나 정자의 운동성이 저하되어 있는 경우

2-2. 사정장애 등 기타 남성불임의 경우

* 진단서에 인공수정이 필요한 상세사유 반드시 기입

3. 자궁내막증

3-1. 과거 자궁내막증 수술 후 자연 임신 시도 6개월이상 경과된 경우

3-2. 임상적으로 의심되는 자궁내막증 소견이 있으면서, 1년 이상 자연임신이 되지 않은 경우

4. **기타 사유** : 상세 사유 기입

V

영구 불임 예상 난자·정자 냉동 지원사업

1. 사업 개요
2. 지원 절차
3. 행정 사항

V 영구 불임 예상 난자·정자 냉동 지원사업

1 사업 개요

가. 추진 배경 및 목적

❑ 추진 배경

● 임신·출산에 대한 국가와 사회의 책임이 강조되는 추세나,

- 생식기능이 저하되는 독성치료 또는 난소·고환 절제 등의 의료행위로 인하여 영구 불임이 예상되어 가임력 보전이 필요한 자를 위한 지원 부재

● 이에 결혼 여부와 관계없이 영구 불임이 예상되어 가임력 보전이 필요한 자가 향후 보존된 생식세포(난자·정자)로 임신·출산할 수 있도록 생식세포 동결·보존 지원 필요

❑ 목 적

● 의료행위로 인한 생식기능 손상으로 영구 불임이 예상되는 자에게 생식세포 동결·보존 비용을 지원함으로써 가임력을 보전하고 임신·출산 가능성 확보

❑ 추진 방향

● 생식기능이 손상되는 의료행위로 인하여 영구 불임이 되기 전에 가임력 보전을 위해 생식세포를 동결·보존하는 경우, 관련 비용의 일부를 지원

● 의학적 근거를 기반으로 건강에 미치는 영향 및 효과성 등을 고려하여 사업 추진

● 가임력이 있는 자는 자연 임신으로 출산할 수 있는 환경 조성에 집중하고, 가임력 저하가 예상되어 불가피하게 생식세포 동결·보존이 필요한 자에게 한정하여 지원

나. 추진 근거 및 경과

❑ 추진 근거

모자보건법

제11조(난임 극복 지원사업) 국가와 지방자치단체는 난임 등 생식건강문제를 극복하기 위한 지원을 할 수 있다.

제11조의7(생식세포 동결·보존 등을 위한 지원) ① 국가와 지방자치단체는 난소 또는 고환 절제 등 대통령령으로 정하는 의학적 사유에 의한 치료로 인하여 생식건강의 손상으로 영구적인 불임이 예상되어 생식세포의 동결·보존을 통한 가임력 보전이 필요한 사람의 생식세포 보존을 위한 지원을 할 수 있다. ② 제1항에 따른 지원의 내용 및 방법 등에 필요한 사항은 보건복지부령으로 정한다.[본조신설 2024.1.23. 시행 2025.1.24.]]

모자보건법 시행령

제14조(생식세포 동결 · 보존 등을 위한 지원 요건) 국가와 지방자치단체는 법 제11조의7제1항에 따라 다음 각 호의 사유로 인한 생식건강의 손상으로 영구적인 불임이 예상되어 생식세포의 동결 · 보존을 통한 가임력 보전이 필요한 사람에 대하여 생식세포 보존을 위한 지원을 할 수 있다.

1. 유착성자궁부속기절제술
2. 부속기종양적출술
3. 난소부분절제술
4. 고환적출술
5. 고환악성종양적출술
6. 부고환적출술
7. 다음 각 목의 항암치료
   가. 항암제 투여
   나. 복부 또는 골반 부위가 포함된 방사선 치료
   다. 면역 억제 치료
8. 다음 각 목의 염색체 이상
   가. 터너증후군
   나. 클라인펠터증후군
   다. 균형전이에 따른 생식기 기능 저하

모자보건법 시행규칙

제12조의7(생식세포 동결 · 보존 등을 위한 지원 내용 및 방법) ① 국가와 지방자치단체는 법 제11조의7제1항에 따라 영 제14조 각 호의 사유로 인한 생식건강의 손상으로 영구적인 불임이 예상되는 사람의 생식세포 동결 · 보존 등에 필요한 비용의 일부를 지원할 수 있다.

② 제1항에 따른 지원을 받으려는 사람은 법 제11조의3제1항 및 이 규칙 제8조제1항에 따라 지정된 난임시술 의료기관에서 생식세포의 동결 · 보존 시술을 받은 후 주소지를 관할하는 특별자치시장 · 특별자치도지사 또는 시장 · 군수 · 구청장에게 해당 시술비의 일부를 청구할 수 있다.

③ 제1항 및 제2항에서 규정한 사항 외에 생식세포의 동결 · 보존 등을 위한 세부 지원 내용 및 방법 등에 관한 사항은 보건복지부장관이 정한다.

❑ 추진 경과

- 2024. 1. 23.「모자보건법」상 **생식세포 동결·보존 등을 위한 지원 근거** 조항 신설
- 2024. 6.「저출생 추세 반전 대책」 추진과제로, ‘영구적 불임 예상 생식세포 동결·보존 지원’ 반영
- 2025. 4. 영구 불임 예상 난자·정자 냉동 지원사업 시행
  - (지원대상) 영구 불임이 예상되어 가임력 보전이 필요한 남녀
  - (지원횟수) 생애 1회
  - (지원금액) 본인부담금의 50%, 여) 최대 200만원, 남) 최대 30만원
  - (지원내용) 난자·정자 냉동을 위한 검사, 과배란 유도, 동결, 보관 비용 일부 (지원제외: 입원료, 생식세포 동결·보존과 무관한 검사료 등)

다. 기관별 담당업무

❑ 보건복지부(인구아동정책관 출산정책과)

- 영구 불임 예상 난자·정자 냉동 지원사업 계획·지침 수립
- 영구 불임 예상 난자·정자 냉동 지원사업 성과평가 및 국고보조금 지원

❑ 광역지방자치단체

- 기초지방자치단체(보건소)에 지침 안내 및 예산배정, 지원규모 조정, 사업홍보
- 난임부부 시술비 지원사업 시·도심의위원회 내 영구 불임 예상 난자·정자 냉동 지원 분과위원회 구성·운영
- 기타 영구 불임 예상 난자·정자 냉동 지원사업에 관한 지도·감독

❑ 기초지방자치단체(보건소)

- 영구 불임 예상 난자·정자 냉동 지원사업 안내 및 홍보, 지원신청 접수
- 지원 대상 비용 청구 심사 및 지급

❑ 난임시술 의료기관

- 영구 불임 예상 생식세포 동결·보존 실행(의학적 가이드라인 등 준수)
- 영구 불임 예상 난자·정자 냉동 지원 관련 기록지 비치 및 당사자나 정부의 자료 제출 요구 시 협조
- 기타 모자보건법 등에 따른 난임시술 의료기관으로서 의무 준수

❑ 사업 체계

영구 불임 예상 난자·정자 냉동 지원사업 체계도

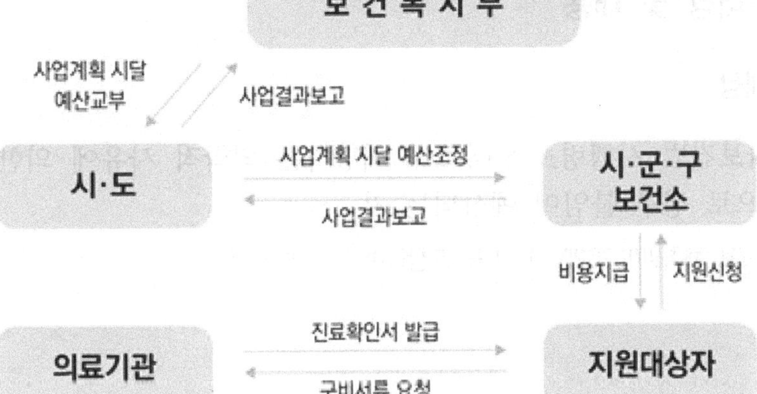

영구 불임 예상 난자·정자 냉동 지원사업 흐름도

보건복지부	시·도	시·군·구 (보건소)	대상자	의료기관
지침 수립 및 국고 배정 →	지침 안내 및 예산 교부 →	① 사업 안내 (대면, 전화) →	② 상담 및 문의 →	③ 생식세포 동결·보존 진행 (진단서, 확인서, 영수증, 세부 내역서 발급) ↓
		⑥ 청구 내역 확인 및 비용 지급 ←	⑤ 신청 및 비용 청구 (주민등록상 주소지 보건소) ←	④ 대상자가 비용 우선 납부
성과 평가 ←	실적 보고 ←	실적 보고	←	자료 제출

2 영구 불임 예상 난자·정자 냉동 지원 절차

가. 지원 대상 및 내용

❑ 지원 대상

1. 「모자보건법 시행령」 제14조에 해당하는 의학적 사유에 의한 생식건강의 손상으로 영구 불임이 예상되는 자

※ 생식세포 채취일이 2025. 1. 1.을 포함하여 그 이후일 것

의학적 사유: 모자보건법 시행령 제14조

1. 유착성자궁부속기절제술 2. 부속기종양적출술 3. 난소부분절제술
4. 고환적출술 5. 고환악성종양적출술 6. 부고환적출술
7. 항암치료(항암제 투여, 복부 및 골반 부위 포함 방사선 치료, 면역 억제 치료)
8. 염색체 이상(터너증후군, 클라인펠터증후군, 균형전이에 따른 생식기 기능 저하)

- 의학적 사유는 열거된 수술·치료에 해당된다고 인정할 수 있다면 폭넓게 인정

※ 항암 목적의 항호르몬치료(내분비치료)도 항암치료에 포함

- 열거된 수술·치료를 진행할 예정이거나, 진행 완료 후에도 생식기능 보전이 필요한 경우 지원 가능

2. 주민등록이 되어 있는 대한민국 국적 소유자(주민등록 말소자, 재외국민 주민등록자는 대상에서 제외)이면서, 건강보험 가입이 확인되는 자

※ 재외국민 주민등록 관련 법령 : 주민등록법 제6조, 제24조 참조

※ 「국민건강보험법」 제5조 제1항 각 호에 따른 건강보험가입 제외대상자에 해당하는 사실이 확인되는 자 포함

❑ 지원 내용

● 지원 범위 : 검사, 과배란유도, 생식세포(난자·정자) 채취, 동결, 보관 비용 일부 지원

- 생식세포 동결·보존과 관련된 비용이면 지원 금액 한도 내 지원 가능

※ 지원제외 : 입원료, 생식세포 동결·보존과 관련 없는 검사료, 연장 보관료 등

- 지원 횟수 : 생애 1회
- 지원 금액 : 본인부담금의 50%, 여) 최대 200만 원, 남) 최대 30만 원
- 생명윤리 및 안전에 관한 법률상 허용되는 범위에서 지원
- 중앙정부, 지자체, 민간의 유사 사업과 중복지원 불가하며 유리한 사업으로 안내

※ 가령, 만19세 ~ 만49세 암 환자는 대한암협회 암 환자 가임력 보존 의료비 지원사업(여성 최대 300만 원, 남성 최대 30만 원 지원. '25년 기준)으로 우선 안내하며, 지원 탈락된 경우 영구 불임 예상 난자·정자 냉동 지원사업 지원 가능

(참고) 대한암협회 청년 암 환자 가임력 보존 의료비 지원사업('25년 기준)

신청 조건	• 암질환 또는 암치료로 인한 가임력 저하가 우려되는 암 환자 중 가임력 보존 시술을 받은 자 및 받으려는 자 - 만19세 ~ 만49세 기혼 여성 또는 미혼 남성, 미혼 여성 - 이미 가임력 보존 시술을 받은 경우, 마지막 시술일이 신청 시점으로부터 1년 이내인 자
경제 조건	• 중위소득 180% 이하인 자

나. 지원 절차 개요

❑ 지원 신청 방법

- 희망자는 ① 난임시술 의료기관에서 생식세포(난자·정자) 동결·보존을 진행한 후 ② 시술비를 의료기관에 납부하고, ③ 의료기관으로부터 관련 증빙자료를 발급받아, ④ 주민등록상 주소지 관할 보건소에 지원 신청하면 ⑤ 비용 지급

①동결·보존		②비용 납부		③서류 구비		④지원 신청		⑤지급
의료기관 방문하여 생식세포 동결·보존 진행	➡	검사, 채취, 동결, 보존 비용 납부	➡	신청을 위한 관련 서류 구비 (의료기관 요청 등)	➡	e보건소 또는 관할 보건소 방문 * 채취일로부터 6개월 이내 신청	➡	서류 확인 후 지원범위 내 지급 * 신청일로부터 1개월 이내 지급
난임시술 의료기관		난임시술 의료기관		대상자		대상자		지자체(보건소)

다. 신청

❑ 신청권자

- 지원 대상 본인
- 불가피한 경우 지원 대상 본인의 배우자 또는 직계존속
  - 관계를 증명할 수 있는 ①신분증, ②가족관계증명서 등 제출

❑ 신청 기간

- 생식세포 채취일로부터 6개월
  - 단, 예외적으로 보건소장이 기한 내 신청이 불가한 타당한 사유가 있는 것으로 인정하는 경우, 지연 신청 가능

  ※ 2025. 1. 1.을 포함하여 그 이후에 생식세포를 채취한 자일 것

❑ 신청 방법

- 방문 신청 : 주민등록상 주소지 관할 보건소
  - 신청서, 동의서 작성 및 구비서류 제출
- 온라인 신청 : e보건소(e-health.go.kr)
  - e보건소 인증서 로그인(가입 불요) 후 '영구 불임 예상 난자·정자 냉동 지원' 신청
  - ① 신청 내용 작성, ② 구비서류 첨부

❑ 신청 시 제출서류

● 공통 서류

1) 직접 구비

① 영구 불임 예상 난자·정자 냉동 지원 신청서[서식 제1호]

② 개인정보 수집·이용 및 행정정보 공동이용 동의서[서식 제2호]

③ 신청인 본인 명의의 통장사본

* 타인 명의의 통장으로 지급이 불가피하다고 보건소장이 인정하는 경우 지급받고자 하는 통장사본을 제출하도록 하여 해당 계좌로 지급 가능

- 단, [서식 제2호]의 행정정보 공동이용 미동의 시, 1) 주민등록등본, 2) 본인 건강보험증 사본 또는 건강보험자격확인서 추가 제출 필요

* 「국민건강보험법」 제5조 제1항 각 호에 따른 건강보험가입 제외대상자에 해당할 경우 자격증명서 또는 국가유공자등록증 등 확인서류 1부

2) 의료기관에 요청

④ 「모자보건법 시행령」 제14조(생식세포 동결·보존 등을 위한 지원 요건)에 따른 의학적 사유 해당 여부에 관한 의사의 진단서

⑤ 영구 불임 예상 난자·정자 동결·보존 확인서 [서식 제3호]

⑥ 외래 진료비 계산서·영수증

* 국민건강보험 요양급여의 기준에 관한 규칙 [별지 제6호서식] [외래, 입원(퇴원, 중간)] 진료비 계산서·영수증

⑦ 진료비 세부산정내역(세부내역서)

* 진료비 세부산정내역 서식 등에 관한 기준 [별지 제1호 서식] 진료비 세부산정내역

난임시술 의료기관 현황 안내

난임시술 의료기관 현황은 보건복지부와 건강보험심사평가원 누리집, 지역보건의료정보시스템(PHIS)에서 확인할 수 있습니다.

* 보건복지부 홈페이지 → 정보공개(사전정보공표) → 인구아동/인구출산 → 난임시술 의료기관 현황

* PHIS : 진단서 등록/시술확인서 등록/청구 난임시술 의료기관 검색 팝업 확인

[ ]외래 [ ]입원 ([ ]퇴원[ ]중간) 진료비 계산서 · 영수증

진료비 세부산정내역

행정정보 공동이용 활용 안내

- 행정정보 공동이용 등록사무명 : "영구적 불임 예상 생식세포 동결·보존 등 지원"
- 이용 가능 정보내용
  - 건강보험 자격확인 및 건강보험료 납부확인서상의 고지금액 유무*

  * 고지금액이 0원인 경우 급여 개시유효일 등 건강보험 자격이 정상적으로 유효한지 파악하여야 함
- 보건소 업무담당자 사전조치 사항
  - 행정정보 공동이용 담당자(분임공동이용관리자)로부터 행정정보 공동이용 접근 권한을 신청하여야 함 (보건소 권한 신청 부서는 구청 민원봉사과 등에서 담당)
- 대상자가 해야 할 사항
  - '개인정보 수집·이용 동의서 및 행정정보 공동이용 동의서'에 동의(서명)하여야 함.

라. 지원 결정 및 지급

❑ 지급 절차

- 지원 대상 해당 여부 확인하여 지급 결정
  - 지급 불가 결정 시, 지급 기한 내 사유 적시하여 신청자에게 통지
- 영수증 및 세부내역서 확인하여 지급액 결정
  - 지급금 결정 후 예산 소진 등 사유로 지급 지연 시, 지급 기한 내 사유 적시하여 신청자에게 통지
- 지급 기한 내 지급 후 시스템(PHIS)상 지급 처리(통계 및 실적 반영)

❑ 지급 결정

- 확인 사항

  ① 주민등록상 주소지 및 건강보험자격 확인

  ② 「모자보건법 시행령」 제14조 의학적 사유 해당 여부(의사 진단서)

  ③ 동결·보존 확인서상 생식세포 채취일로부터 6개월 이내 신청 여부

  ※ 생식세포 채취일이 2025. 1. 1. 이후인지 여부도 확인

- 「모자보건법」 제11조의7 및 같은 법 시행령 제14조에 따른 지원 대상에 해당하면, 지급액 결정
- 지원 대상에 해당하지 않는 경우, 지원 불가 통보
  - 주소지 오신청인 경우 신청자에게 고지하여 재신청 요청

❑ 지급액 결정

- 난자·정자 냉동을 위한 검사, 과배란 유도 및 채취, 동결, 보관에 필요한 본인부담금의 50%를 지원금액 한도(여성 200만 원, 남성 30만 원) 내 지원

- 의학적 판단 또는 개인적 사유에 따라 불가피하게 동결·보존을 중단한 경우라도 신청 가능하며 이 경우, 중단 사유가 동결·보존확인서[서식 제3호]에 기재되어야 함

- 동결·보존을 위해 원외약처방을 받은 경우 시술확인서, 처방전, 약제비 영수증 등 제출 시 정부지원금액 한도 내에서 지급 가능

※ 전문의약품 주사제는 주사시술 당일에 투약하려는 약제만 원내처방되어야 함(「의료법」)

- 비용 총액이 평균 비용에 비해 과다하거나 허위 청구가 의심된 때에는 철저히 확인 후 지급 결정

❑ 지급 기한

- 신청일로부터 1개월 이내 지급(신청인 본인 계좌 송금)

※ 예산 부족 등으로 지급 지연이 불가피한 경우, 신청자에게 지연 사유를 충분히 설명

- 연도 말 신청 건에 대한 확인 과정에서 회계연도를 넘긴 경우 차년도 지급이월 가능
  - 회계연도를 넘겨 지원하는 경우에도 1개월 이내 지급 원칙 준수

※ 1개월 이내 지급이 불가한 경우 신청자에게 지연 사유를 지급 기한 내 고지

- 지급 후 지역보건의료정보시스템(PHIS)에 반드시 지급 처리 완료

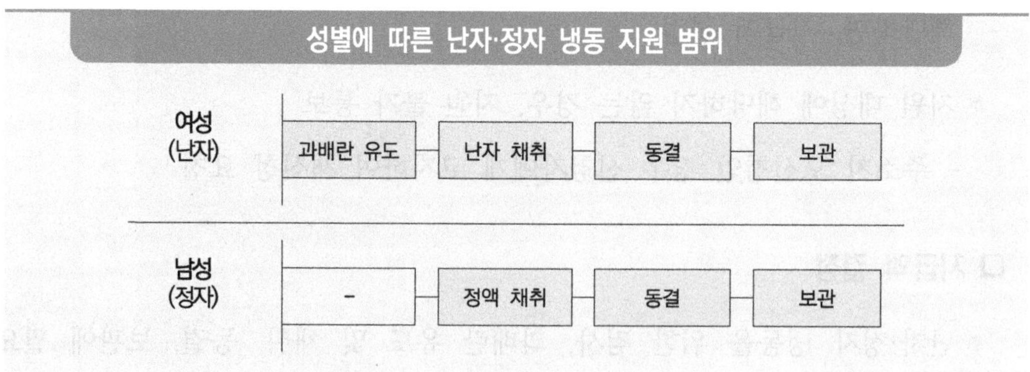

3 행정 사항

가. PHIS 사용에 관한 내용

- 시스템 운영 절차
- 담당자 권한 : PHIS 접근 권한 신청

❑ 정보시스템 입력 및 사업실적 보고

- 영구 불임 예상 난자·정자 냉동 지원 대상자의 주요 정보는 지역보건의료정보시스템(PHIS)에 시술비 지급 전까지 입력 완료되어야 함
- 지급 후 시스템(PHIS)상 지급 처리(통계 및 실적 반영) 필수
- 사업실적 보고는 정보시스템 입력내역을 활용해 매월 말일자로 산출
- 예산은 2회 이상 나누어 교부하고, 분기별 예산 집행 현황을 파악하여 필요 시 예산 불용액이 발생하지 않도록 지자체 보조 예산(국비) 변경 예정
  - 지역보건의료정보시스템으로 입력된 값을 바탕으로 매월 말 기준 예산집행 현황보고서(예산총액, 국비집행액, 지방비집행액)를 통해 예산집행률 파악 예정
  - 긴급히 예산집행 현황자료가 필요한 경우에는 별도 제출 요청

❑ 예산집행 결과보고 및 정산

- 시도 및 시군구는 회계연도 종료 시 「보조금의 관리에 관한 법률」에 따라 예산집행 결과를 차기 연도 3월 말까지 보건복지부에 보고하여야 함

* 「보조금 관리에 관한 법률 시행령」 제12조에 의거 지방자치단체의 장이 보조사업자 또는 간접보조사업자의 경우에는 실적 보고 사유가 발생한 날부터 3개월 내 실적 보고

나. 개인정보 제공 및 관리에 관한 사항

❑ 개 요

- 영구 불임 예상 난자·정자 냉동 지원사업 업무 수행 과정에서 처리하는 자료, 정보, 민원 정보는 외부에 무단유출 시 개인의 재산과 이익을 부당하게 침해할 수 있으므로 업무용 이외에 불법이용 방지 및 사용정보가 누출되지 아니하도록 개인정보 관리 철저

❑ 개인정보 관리

- 영구 불임 예상 난자·정자 냉동 지원사업과 관련하여 처리하는 정보 등은 그 목적을 제외하고는 다른 용도로 사용할 수 없음
- 개인정보의 처리를 행하는 시·군·구(보건소) 담당자 또는 건강보험심사평가원에 종사하거나 종사하였던 자는 직무상 알게 된 개인정보를 누설 또는 권한 없이 처리하거나 타인의 이용에 제공하는 등 부당한 목적을 위하여 사용할 수 없음
- 보건복지부, 지방자치단체, 한국사회보장정보원, 건강보험심사평가원, 한국건강증진개발원은 정보 등이 분실·도난·유출·변조 또는 훼손되지 아니하도록 안전성 확보에 필요한 조치를 취하여야 하고, 외부 기관에 정보를 제공할 수 없음
- 사업 수행기관 등은 개인정보보호를 위하여 정기적으로 소속 직원 교육 및 점검 실시

[서식 제1호] 영구 불임 예상 난자·정자 냉동 지원 신청서

영구 불임 예상 난자·정자 냉동 지원 신청서

신청인 정보 (□여성 / □남성)

성명	주민등록번호 -
주소	
연락처(핸드폰)	이메일

동결·보존 정보

의학적 사유 *「모자보건법」 시행령 제14조	□ 유착성자궁부속기절제술 □ 부속기종양적출술 □ 난소부분절제술 □ 고환적출술 □ 고환악성종양적출술 □ 부고환적출술 □ 항암치료 (□ 항암제 투여, □ 복부 또는 골반 부위 포함 방사선 치료, □ 면역 억제 치료) □ 염색체 이상 (□ 터너증후군 □ 클라인펠터증후군 □ 균형전이에 따른 생식기 기능 저하)
절차 시작일(검사, 과배란 유도 등) 년 월 일	생식세포 채취일 년 월 일

청구 정보

동결·보존비 본인부담 총액(A) 금 원		지원 청구 금액(A÷2) 금 원
예금주 * 신청인 본인 명의	은행명	계좌번호
지연 청구 시 사유(6개월 경과)		

「모자보건법」 제11조의7에 따른 지원을 위해 위와 같이 신청합니다.

년 월 일

신청인(대리인) (서명 또는 인)

신청인과의 관계 (대리인이 신청하는 경우)

시·군·구 보건소장 귀하

첨부서류	① 개인정보 수집·이용 및 행정정보 공동이용 동의서[서식 제2호] ② 주민등록표 등·초본 ③ 본인의 건강보험증 사본 또는 건강보험자격확인서 * ②, ③ 행정정보 공동이용[서식 제2호] 동의 시, 제출 생략 ④ 신청인 본인 명의의 통장사본 ⑤ 「모자보건법」 시행령 제14조(생식세포 동결·보존 등을 위한 지원 요건)에 따른 의학적 사유 해당 여부에 관한 의사의 진단서 ⑥ 영구 불임 예상 난자·정자 동결·보존 확인서[서식 3호] ⑦ 외래 진료비 계산서·영수증 ⑧ 진료비 세부산정내역(세부내역서)

유의사항

※ 유의 사항 : 허위 기재 시 지원 대상에서 제외되며, 지급된 지원 비용은 환수 조치됩니다.
※ 청구 기한 : 생식세포(난자·정자) 채취일로부터 6개월 이내 신청(청구)
※ 지급 기한 : 청구일로부터 1개월 이내 지급
* ①지급 불가 결정 또는 ②예산 부족 등으로 행정 처리 지연이 불가피한 경우 지급 기한 내 사유 고지

210mm×297mm[백상지(80g/㎡) 또는 중질지(80g/㎡)]

[서식 제2호] 개인정보 수집·이용 및 행정정보 공동이용 동의서

개인정보 수집·이용 동의서

보건복지부, 특별자치시장, 특별자치도지사, 시장, 군수, 구청장, 한국사회보장정보원, 건강보험심사평가원, 한국건강증진개발원은 「개인정보보호법」 제15조 및 제17조, 제18조, 제22조, 제23조, 제24조, 제26조의 규정에 의거하여 개인정보를 수집·활용하고 있습니다.

■ 개인정보 활용 안내

○ 항목 : 성명, 성별, 주소, 주민등록번호, 연락처, 이메일, 계좌번호, 가족관계 증명서, 건강보험가입현황, 동결·보존 정보(동결·보존 생식세포 확인서, 의학적 사유에 해당하는 의사의 진단서), 청구 정보
○ 고유식별정보: 주민등록번호, 민감정보: 동결·보존 정보
○ 수집·이용 목적
- 대상자 신청, 선정, 확인, 관리
- 지역보건의료정보시스템을 통한 현황 조사
- 사업 통계자료 수집·분석·결과 추출 및 정책 기초연구 자료 활용
- 타 지원사업과 연계될 경우 활용

■ 개인정보 3자 제공 안내

○ 한국사회보장정보원, 건강보험심사평가원, 한국건강증진개발원은 사업 운영 지원, 통계 분석·추출, 조사·연구를 위하여 위 개인정보를 제공

■ 개인정보 보유 및 이용기간 안내

○ 위 개인정보는 전자이용권 이용 자격 종료 후 5년 동안 보유 및 이용됩니다.

■ 개인정보 및 고유식별정보 처리에 관한 동의

○ 개인정보 처리에 동의하십니까?	[ ] 동의함	[ ] 동의하지 않음
○ 제3자 제공에 동의하십니까?	[ ] 동의함	[ ] 동의하지 않음
○ 고유식별정보 및 민감정보 처리에 동의하십니까?	[ ] 동의함	[ ] 동의하지 않음

■ 동의를 거부할 권리 및 거부 시 불이익 안내

○ 위 내용은 영구 불임 예상 난자·정자 냉동지원을 위해 필요한 정보에 해당하며 그 내용에 관하여 개인정보 제공 동의를 거부할 권리가 있습니다. 다만, 동의 거부 시, 영구 불임 예상 난자·정자 냉동지원이 제한됩니다.

행정정보 공동이용 동의서

○ 이용기관인 시군구(보건소)가 위 개인정보 수집·이용 목적을 달성할 수 있도록 업무처리담당자가 「전자정부법」 제36조에 따른 행정정보의 공동이용을 통해 주민등록표 등·초본, 건강보험자격확인서를 확인하는 것에 동의합니까?
* 동의하지 아니한 경우에 본인이 해당 구비서류를 제출하여야 합니다.

[ ] 동의함 [ ] 동의하지 않음

20 년 월 일

신청인(대리인) : (서명 또는 인)

신청인과의 관계 : (대리인이 신청하는 경우)

보건복지부·특별자치시장·특별자치도지사·시장·군수·구청장 귀하

[서식 제3호] 〈신설 2025. 4. 28.〉 (앞면)

영구 불임 예상 난자·정자 동결·보존 확인서

일련 번호	20 - 호						
대상자 성명 (□여성 / □남성)		주민등록번호					
		연락처					
의학적 사유	□ 유착성자궁부속기절제술 □ 부속기종양적출술 □ 난소부분절제술 □ 고환적출술 □ 고환악성종양적출술 □ 부고환적출술 □ 항암치료 (□ 항암제 투여, □ 복부 또는 골반 부위 포함 방사선 치료, □ 면역 억제 치료) □ 염색체 이상 (□ 터너증후군 □ 클라인펠터증후군 □ 균형전이에 따른 생식기 기능 저하)						
생식세포(난자·정자) 동결일 / 보관기간	동결일/보관시작일 20 년 월 일			보관종료일 20 년 월 일			
생식세포 채취 여부 및 보관	□ 난자 정보			□ 정자 정보			
	난자 채취일			정자 채취일			
	채취된 난자 수(단위)	(개)		채취된 정자(단위)	(vials/straw)		
	폐기된 난자 수(단위)	(개)		폐기된 정자(단위)	(vials/straw)		
	보존된 난자 수(단위)	(개)		보존된 정자(단위)	(vials/straw)		
	보존 요청 기간	년		보존 요청 기간	년		
동결·보존 중단 시 사유							

비용 (단위 : 원)						
총 비용 (A+B+C+D)	일부 본인 부담금 (A)	보험자(공단) 부담금 (B)	전액 본인부담금 (C)	비급여 (D)		
				동결비	보관비	기타
체외수정 시술기관 지정번호		의료 기관명		전화		
				FAX		

위와 같이 영구 불임 예상 생식세포(난자·정자) 동결·보존을 시행하였음을 확인합니다.

20 년 월 일

의사면허번호 : ________ 번 전문의자격번호 : ________ 과 ________ 번

담당의사 : ________ (서명 또는 날인) 시술기관대표 : ________ (직인)

시·군·구 보건소장 귀하

제Ⅳ장 난임부부 지원사업

(뒷면)

동결·보존 확인서 작성 시 유의사항

1. 누락되는 항목이 없이 모두 기입해 주시기 바랍니다. (미기재 항목이 있을 시 접수가 불가합니다)
2. 의학적 사유 해당 여부를 확인해 주시기 바랍니다. (「모자보건법」 시행령 제14조 각호 사유에 해당하는 경우만 지원 가능합니다)
3. 생식세포 채취일이 2025년 1월 1일 이후인 시술 건에 대하여 지원 가능합니다. (채취일 기준 6개월 내 청구하여야 합니다.)
4. 체외수정 시술 난임시술 의료기관 지정번호를 기입합니다. 인공수정 시술 지정번호를 기입하지 않도록 주의하시기 바랍니다.
5. 총 시술비용은 검사, 과배란 유도(여성), 채취, 동결, 보존에 대하여 발생한 실제 비용을 기재합니다.

〈주의〉 동결·보존 확인서 기재 시 본 유의사항을 지켜 주시고, 내용이 잘못 기재되는 일이 없도록 주의하시기 바랍니다. 기재 내용이 사실과 다를 경우 시술기관 지정 취소 등의 불이익이 발생할 수 있습니다.

영구 불임 예상 난자·정자 냉동 지원사업 (Q&A)

지원 대상

Q 1. 지원을 위한 연령 제한이 있나요?

⇨ 없습니다. 연령과 무관하게 지원받을 수 있습니다.

Q 2. 의학적 사유의 범위는 어떻게 되나요?

⇨ 「모자보건법」 시행령 제 14조에 규정된 의료행위에 해당한다고 판단할 수 있는 경우에는 폭넓게 인정 가능합니다.

⇨ 예를 들어, 유방암 치료를 위해 항호르몬 치료를 받는 경우, 시행령 제14조 제7호 항암치료로 인정될 수 있습니다.

Q 3. 암종에 관계없이 모든 종류의 항암치료 대상자에게 지원 가능한가요?

⇨ 해당 항암치료로 생식기능이 저하가 우려되는 경우라면, 암종에 관계없이 모든 종류의 항암치료 대상자에 대하여 지원 가능합니다.

Q 4. 의학적 사유에 의한 치료 후에도 동결·보존 시 지원 가능한가요?

⇨ 가능합니다. 의학적 사유에 의한 치료 후에도 여전히 생식기능을 보존할 수 있다면, 동결·보존 절차 지원이 가능합니다.

⇨ (예시) 한쪽 고환만 절제된 경우, 1차 항암치료를 받고 2차 항암치료를 받는 경우 등에도 아직 생식기능을 보존할 수 있다면 지원 가능

제Ⅳ장 난임부부 지원사업

지원 범위

1. 본인부담금 지원하는 범위는 어떻게 되나요?

➪ 검사, 과배란 유도, 생식세포 채취, 동결, 보관 등 생식세포 보존·동결을 위한 직접적 비용이면 비급여 포함하여 지원 금액 한도 내에 지원이 가능합니다. 그러나 입원료, 연장 보관료, 생식세포 보존·동결과 무관한 검사비 등은 지원하지 않습니다.

➪ (예시) 동결·보존 절차를 위한 투약 및 조제료, 주사료, 마취료, 처치 및 수술료, 비급여 약제비 및 동결·보존 절차와 직접적인 관련이 있는 진찰료 등도 포함 가능

2. 생식세포(난자·정자) 보관비용은 최대 몇 년까지 지원 가능한가요?

➪ 의료기관별 초기 보관기간이 상이합니다. 지원금액 한도 내에서 초기 보관료를 지원하며, 연장 보관료는 지원하지 않습니다.

3. 두 번 이상 실시하여 발생한 비용(검사료, 보관료 등)을 한꺼번에 청구할 수 있나요?

➪ 원칙상 불가합니다. 다만, 한 번의 난자·정자의 동결·보존 절차 내에서 각 행위에 연속성이 있을 경우, 한꺼번에 청구 가능합니다. 그러나, 기본 보관기간 외에 연장을 위한 보관료는 지원하지 않습니다.

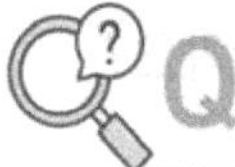

4. 의학적 판단 또는 개인적 사유에 따라 불가피하게 시술을 중단한 경우에도 지원이 가능한가요?

➪ 지원 가능하며 지원 횟수도 차감되지 않습니다. 중단 사유는 영구 불임 예상 난자·정자 동결·보존 확인서[서식 제3호]에 기재되어야 하며, 중단 사유의 불가피성이 인정되는 경우에만 지원이 가능합니다.

신청 절차

1. 신청과 동결·보존 절차의 선후 관계는 어떻게 되나요?

⇨ 선 동결·보존, 후 신청입니다. 즉, 신청 이전에 먼저 난자 또는 정자의 동결·보존 절차를 완료하고 의료기관에 의료비를 납부한 후, 필요 서류를 구비하여 신청하여야 합니다.

2. 영구 불임 예상 난자·정자 냉동 지원을 위한 검사 비용과 임신 사전건강관리 지원 사업의 검사 비용은 중복 지원이 가능한가요?

⇨ 불가합니다. 임신 사전건강관리 지원 사업은 고위험 요인을 조기에 발견하기 위한 목적으로 지원하고 있으며, 영구 불임 예상 난자·정자 냉동 지원 사업은 의학적 사유로 인하여 영구 불임이 예상되는 자를 대상으로 가임력 보전을 위해 지원하고 있습니다. 동일한 한 건의 검사에 대해 중복지원은 불가합니다. 다만, 각 사업의 목적에 따라 다른 날짜에 별도로 검사한 경우에는 각 사업의 지원이 가능합니다.

⇨ (예시) 과거에 임신 사전건강관리 지원 사업으로 검사를 지원받았고, 6개월 후 영구 불임 예상으로 인하여 생식세포 냉동을 위해 검사를 받은 경우 지원 가능

3. 난임부부 시술비 지원 사업과 중복 지원이 가능한가요?

⇨ 난임부부 시술비 지원 사업으로 지원받으신 경우, 중복 지원은 불가합니다.

⇨ 다만, 기 지원받은 난임시술과는 별도로 비연속적으로 생식세포 냉동을 하시는 경우에는 지원이 가능합니다.

4. 그 외 다른 지원사업과 중복 지원이 가능한가요?

⇨ 지방자치단체의 자체 사업 등 다른 유사사업의 지원을 받으신 경우, 중복 지원은 불가합니다.

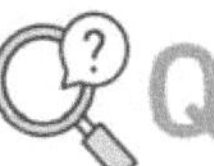

5. 의료기관에 요청하는 서류 중 의사의 진단서와 생식세포 동결·보존 확인서 [서식 제3호] 는 누가 발급하나요?

➡ 의사의 진단서는 모자보건법 시행령 제14조에 따른 의학적 사유로 인해 영구적인 불임이 예상된다고 진단한 의료기관에서 발급합니다.

➡ 생식세포 동결·보존 확인서 [서식 제2호] 는 생식세포 냉동을 실시하는 난임시술 의료기관에서 발급합니다.

※ 진단서를 발급한 의료기관과 생식세포 동결·보존확인서를 발급한 난임시술 의료기관은 다를 수 있습니다.

VI

청소년산모 임신·출산 의료비 지원사업

IV

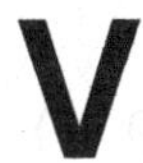

Ⅴ 청소년산모 임신·출산 의료비 지원사업

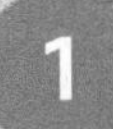

1 사업 개요

가. 추진배경

- 청소년산모 특성상 사회적 노출 기피, 부모와의 관계단절 등으로 산전관리가 미흡한 실정

나. 목 적

- 산전관리가 취약한 청소년산모 대상으로 임신·출산 의료비를 지원함으로써 청소년 산모와 태아의 건강증진 도모

다. 추진경과

- 청소년산모 임신·출산 의료비 지원 사업 도입 확정('10.12.)
- 청소년산모 임신·출산 의료비 지원 사업 지침 마련·통보('11.1.)
  - (지원대상 및 방식) 미혼모자시설에 입소한 만 18세 이하 청소년산모, 직접청구
- 청소년산모 임신·출산 의료비 지원 전용카드 도입 추진('11.9~12.)
- 청소년산모 임신·출산 의료비 지원 지원대상 확대 및 지원방식 개선('12.1.)
  - (지원대상) 미혼모자시설에 입소한 만 18세 이하 청소년산모
    → 만 18세 이하 모든 청소년산모
  - (지원방식) 직접청구 → 전용카드(보건소에서 발급되는 개인 지정형 정부기관 법인체크카드)

- 청소년산모 임신·출산 의료비 지원 국민행복카드 도입('15.5.)
- 청소년산모 임신·출산 의료비 지원 지원범위 및 사용기간 확대('19.1.)
  - (지원범위) 임산부의 임신·출산 관련 진료비 중 본인부담 의료비 → 출생일로부터 1년 이내의 영유아의 요양기관 진료비 및 처방에 의한 약제·치료재료 구입비용 중 본인부담비용 추가
  - (사용기간) 분만예정일 이후 60일까지 → 분만예정일 이후 1년까지
- 청소년산모 임신·출산 의료비 지원범위에 임산부의 약국 사용 추가('20.7.)
  - (지원범위) 임산부의 임신·출산과 관련한 의료비 외에 처방에 의한 약제·치료재료 구입비용 중 본인부담비용에 대해서도 지원
- 청소년산모 임신·출산 의료비 지원 대상 확대('21.1.)
  - (지원대상) 만 18세 이하 → 만 19세 이하
- 청소년산모 임신·출산 의료비 지원 항목 및 지원기간 확대('22.1)
  - (지원항목) 임산부 및 2세 미만 영유아의 모든 의료비 및 약제·치료재료 구입비
  - (지원기간) 분만예정일 이후 2년까지

라. 서비스 개요

- 지원대상자
  - 만 19세 이하 산모로 청소년산모 임신·출산 의료비 지원 신청자

    * 연령은 "임신확인서"상 '임신확인일' 기준으로 만 19세까지 이며, 소득·재산 기준 없음

    * (연령 산정 예시) '06.2.10. 출생한 김산모가 청소년산모 임신·출산의료비 지원을 받기 위한 임신확인일은 언제까지 인가요?〈'26.2.9.〉
- 지원범위
  - 임산부 및 2세 미만 영유아의 모든 의료비 및 약제·치료재료 구입비

    * 산후조리원 비용은 지원 불가

- 지원금액
  - 임신 1회 당 120만원 범위 내
- 사용기간
  - 카드 수령 후(국민행복카드 소지자는 서비스신청 승인 다음날)부터 분만예정일(유산진단일, 출산 이후 서비스 신청한 경우 출산일) 이후 2년까지
    - * 예 분만예정일이 2026.5.1.인 경우 2028.4.30.까지 사용 가능
- 지원방법
  - 요양기관에서 국민행복카드로 결제

마. 서비스 운영방식

- 관련근거
  - 모자보건법 제3조(국가와 지방자치단체의 책임)
  - 사회서비스 이용 및 이용권 관리에 관한 법률 제9조(사회서비스이용권의 발급신청), 제10조(신청에 따른 조사), 제11조(사회서비스이용권의 발급) 및 제28조(사회서비스 전자이용권의 관리체계 구축)
  - 사회서비스 이용 및 이용권 관리에 관한 법률 시행령 제7조(업무의 위탁), 제8조의3 (민감정보 및 고유식별정보의 처리)
  - 국민행복카드 통합카드 운영관리 사업 계약 제2조 및 제3조
- 운영방식
  - 국가바우처 운영관리시스템 활용(한국사회보장정보원에 운영 위탁)
  - (위탁 기관 및 업무) 바우처사업 운영 전담기구인 한국사회보장정보원
    - 청소년산모 임신·출산 의료비의 신청접수 및 자격결정
    - 이용권 사용금액에 대한 비용처리 및 정산
    - 예탁금 관리 등

- (카드발급) 국가바우처 운영관리사업 계약에 따른 전담카드사
  • BC카드의 회원카드사, 롯데카드, 삼성카드, KB국민카드, 신한카드

● 운용절차

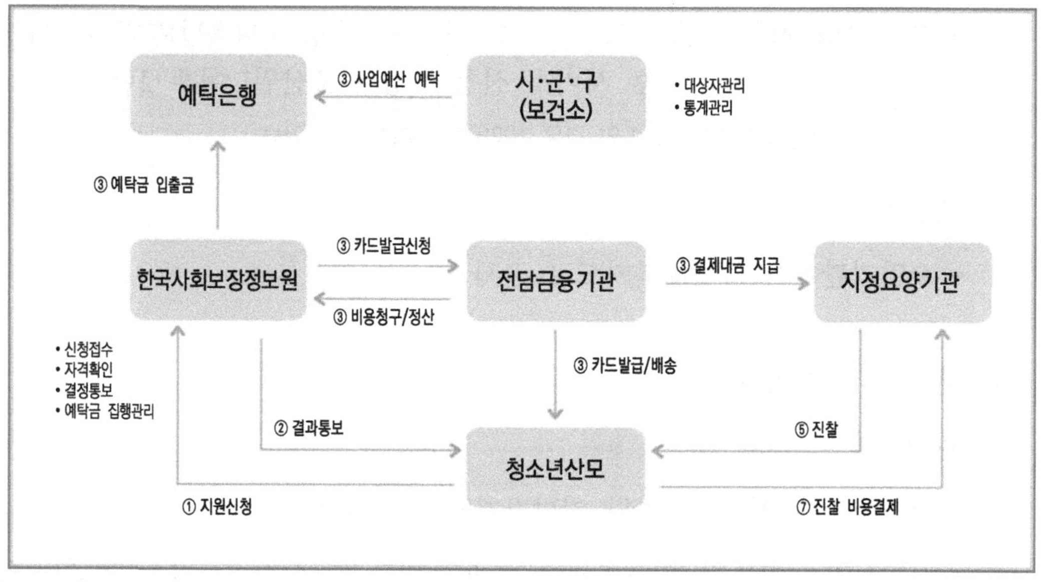

바. 바우처 신청 및 이용절차

단계	내용
임신확인	• (신청인) 사회서비스 전자바우처 홈페이지에서 "청소년산모 임신·출산의료비 지원 신청 및 임신확인서" 다운로드 받아 요양기관을 방문하여 임신사실을 확인(요양기관 확인란 작성)
서비스신청	• (신청인) 임신확인서 등 구비서류를 지참하여 사회서비스 전자바우처 홈페이지를 방문하여 바우처 지원 및 국민행복카드(체크카드 또는 전용카드) 신청 - 임신확인서 및 주민등록등본 등 구비서류 우편 송부 - 우편접수처 : 서울특별시 광진구 능동로 400 한국사회보장정보원 청소년산모 임신·출산 의료비 지원사업 담당부서 * 국민행복카드 소지자는 카드 신청 및 발급 절차 불필요
서비스접수 및 자격결정	• (한국사회보장정보원) 국가바우처 시스템을 통해 서비스 접수 및 대상자 자격 결정
바우처생성	• (한국사회보장정보원) 바우처 생성 및 카드신청 정보 송신
카드발급	• (카드사) 카드발급 상담(전화) 및 카드발급
카드 수령	• (신청인) 국민행복카드 확인 후 본인 서명
바우처 사용	• (신청인) 요양기관에서 사용 - 사용범위 : 1회 임신으로 120만원 범위 내 * 카드 수령 후~분만예정일 +2년까지 사용 가능

※ 국민건강보험공단의 '임신출산 진료비 사업' 신청시 한국사회보장정보원에 신청정보와 주민등록 주소지 정보를 제공하는 것에 동의한 경우, 사회서비스 전자바우처 홈페이지 신청 및 구비서류 제출 절차 생략

사. 기관별 담당업무

구 분	업무 내용
보건복지부	• 기본계획 수립 • 사업평가 및 지도·감독 • 사업 홍보 및 교육
보 건 소	• 청소년산모 임신·출산 의료비 지원 신청 접수 및 지원 대상자 관리 • 청소년산모 임신·출산 의료비 예탁 및 통계 보고
요양기관	• 청소년산모 임신·출산 의료비 대상자 관리 • 청소년산모 임신·출산 의료비 청구 및 수령
한국사회보장정보원	• 청소년산모 임신·출산 의료비 지원 신청접수 및 자격결정 • 청소년산모 임신·출산 의료비 지원 바우처 생성 및 관리 • 청소년산모 임신·출산 의료비 예탁금 운영 및 관리 • 국가바우처 운영관리시스템 운영
전담금융기관 (카드사)	• 국민행복카드 발급 및 거래내역 관리 • 한국사회보장정보원과 정산
예탁은행	• 사업비 예탁계좌 관리 • 예탁금 입/출금 관리

2 서비스 대상자 선정

가. 신청기준

- 임산부 본인 또는 그 가족(민법 제779조에 따른 가족*)
  - 임산부 본인 신청을 원칙으로 하되, 고위험임신 등의 사유로 불가피하게 본인 신청이 어려운 경우 가족이 대리 신청 가능

  ※ 배우자, 직계혈족, 형제자매, 직계혈족의 배우자, 배우자의 직계혈족, 배우자의 형제자매

나. 신청절차

주 체	절 차
요양기관	**임신 확인** (임신확인서의 임신확인란 기재)
임산부 또는 가족, 시설담당자,	**온라인 신청 및 구비서류 우편 송부** (신청일로부터 15일 이내에 한국사회보장정보원에 도착하도록 송부)
한국사회보장정보원	**서비스 신청 접수 및 자격 결정**
전담금융기관	**카드발급 상담전화 및 카드발급** (카드발급신청 및 개인정보활용 동의 유선 상담) * 국민행복카드는 카드사(은행)를 직접 방문하여 별도 신청이 가능하고, 기 발급 받은 국민행복카드도 이용 가능 ※ 단, 건강보험공단 임신출산진료비 지원을 받고 있는 경우, 동일 카드로만 청소년산모 의료비지원 바우처 결제 가능
임산부	**카드 수령** (카드가입신청서 별도 작성 본인 서명 필요)

※ 신청한 카드사에서 대상자 본인 확인을 위한 발급상담 전화가 발신됨. 다만, 전화연결이 지연되는 경우 카드 발급이 지연됨.
※ 전담금융기관에서 청소년 임산부에게 카드발급 상담전화 시 본인여부, 카드수령지 등 확인
※ 임산부는 카드수령 시 카드 가입신청서 별도 작성 및 임산부 본인 서명 필요

● 신청권자 : 임산부 본인 또는 그 가족

- 임산부 본인이 신청하는 것을 원칙으로 하되, 고위험 임신 등의 사유로 불가피하게 본인이 신청하기 어려운 경우 위임장을 가지고 대리 신청 가능
- 가족의 범위 : 민법 제779조에 따른 가족으로서 배우자, 직계혈족 및 형제자매, 직계혈족의 배우자, 배우자의 직계혈족 및 배우자의 형제자매

● 신청 접수처

- 온라인신청 : 사회서비스 전자바우처 홈페이지(www.socialservice.or.kr)
- 구비서류 접수 : 한국사회보장정보원 바우처사업본부 청소년산모 업무 담당

※ 주소 : 서울특별시 광진구 능동로 400(중곡동, 보건복지행정타운 17층)
한국사회보장정보원 바우처사업본부 청소년산모 바우처 사업 담당자 (우편번호) 04933

> ※ 국민건강보험공단의 '임신출산 진료비 사업' 신청 또는 임신서비스 통합처리(맘편한 임신) 신청시 한국사회보장정보원에 신청정보와 주민등록 주소지 정보를 제공하는 것에 동의한 경우, 사회서비스 전자바우처 홈페이지 신청 및 구비서류 제출 절차 생략

● 제출서류

- 청소년산모 본인이 신청한 경우
  - 요양기관에서 발급받은 '청소년산모 임신출산 의료비 지원 신청 및 임신확인서(서식 제1호)' 1부(이하 '임신확인서'라 한다.)
  - 임산부의 연령 및 현재 거주지를 파악할 수 있는 '주민등록등본' 1부

※ '주민등록등본'은 발급일로부터 3개월 이내 제출하여야 인정되므로, 가능한 최근 발급한 '주민등록등본' 제출

※ 신청서상의 임신확인란을 요양기관에서 확인 받은 후 신청

※ 의료비 지원대상자가 만14세 미만인 경우에는 "임신확인서" 뒷면의 맨 하단에 있는 '법정대리인'란에 반드시 동의 서명 후 제출

※ 외국인 산모의 경우, 외국인등록증 사본 또는 국내거소신고증, 국민건강보험(또는 의료급여) 가입 여부 확인을 위한 추가서류(건강보험자격득실확인서 등) 제출

> ※ 청소년산모가 본인 또는 가족 휴대폰인증 문제로 온라인 신청이 불가하여 미혼모자시설, 권역별 미혼모·부자지원기관, 가까운 보건소에 신청 할 경우 해당 기관에서는 본인 확인 후 제출서류를 받아서 공문으로 한국사회보장정보원에 신속하게 우편 송부
>
> * 제출서류 : 임신확인서, 주민등록등본, 본인확인을 위한 신분증(학생증, 청소년증, 주민등록증 등) 사본
>
> * 청소년산모가 기관을 방문하여 신청할 경우 산모는 「사회서비스 전자바우처 포털」에서 온라인 접수는 하지 않음(한국사회보장정보원에서 등록함)

- 청소년산모 가족이 대리 신청한 경우
  - 요양기관에서 발급받은 '임신확인서(서식 제1호)' 1부
  - 임산부의 연령 및 현재 거주지를 파악할 수 있는 '주민등록등본' 1부
  - 위임장(서식 제3호), 대리인 신분증 사본, 청소년산모(임산부)와의 가족관계를 입증(주민등록등본, 가족관계증명서 등)할 수 있는 서류

    ※ 영유아의 법정대리인이 신청하는 경우 영유아와 법정대리인 및 영유아와 임산부와의 관계를 입증할 수 있는 각각의 서류 : 주민등록표 등본, 가족관계증명서 등

● 제출기한

- 온라인 신청일로부터 15일 이내에 한국사회보장정보원에 도착하도록 송부

  ※ 제출기한 내에 제출서류(임신확인서, 주민등록등본 등)를 미제출한(미비한 경우 포함) 사람에게는 신청 또는 서류도착일로부터 10일 이내에 보완서류를 제출하도록 안내

다. 결 정

● 한국사회보장정보원 담당자는 신청 이후 구비서류 내용을 확인하여 접수 처리 및 대상자 자격 결정

※ 전담금융기관의 카드발급 상담전화를 위해 전화번호 기재 필수(휴대전화번호는 본인 확인에 반드시 필요하므로 기재)

※ 요양기관기호, 면허번호 반드시 기재, 개인정보 제공 및 활용 동의에 대한 본인서명 확인

● 대상자 선정 결과는 국가바우처 운영관리시스템을 통해 전담금융기관(카드사)으로 전송

라. 통지, 발급 및 카드수령

● 전담금융기관(카드사)에서 본인확인(카드발급 상담전화 실시) 후 카드 발급 및 서비스 이용 방법 등 안내

- 이용권 지원액, 서비스 이용 절차 및 서비스 범위 등 안내

● 전담금융기관은 대상자에게 카드를 개별로 송부하고, 서비스이용 방법 안내

- 자격결정 완료일로부터 7~10일 이내에 카드발급 및 배송

● 전담금융기관의 카드발급 상담 전화 확인 때 본인이 요청한 카드수령 주소지로 배송

- 임산부는 카드수령 시 카드가입신청서를 별도 작성하며, 본인서명날인 후 카드수령 가능(원칙적으로 본인이 국민행복카드 수령)
- 신분증(학생증, 청소년증, 주민등록증 등) 또는 주민등록등본(가족관계 증명서 등) 제시

※ 전담금융기관 영업점을 방문하여 카드 수령 가능

마. 변 경

● 임신확인일, 분만예정일 변경시 '청소년산모 임신·출산 의료비 지원 신청 변경 신고서(서식 제2호)'를 작성하여 한국사회보장정보원으로 제출

※ 변경사항 신고 시에는 요양기관 확인란(임신확인서)을 요양기관에서 먼저 확인 받은 후 신청 가능

※ 성명, 주민등록번호는 전담금융기관(카드사)을 통해 변경 신청 가능

● 변경신청 절차

주 체	절 차
요양기관	임신확인일(분만예정일) 변경
임산부 또는 가족, 시설담당자,	온라인 신청 및 구비서류 우편 송부 (신청일로부터 15일 이내에 한국사회보장정보원에 도착하도록 송부)
한국사회보장정보원	변경신청서 접수 및 사용기간 변경 처리
전담금융기관	바우처 사용기간 변경 처리 (바우처 사용기간 변경처리 후 정보원에게 통보하고, 처리결과를 임산부에게 통지)
임산부	변경된 임신확인일 또는 유산일로부터 2년간 사용

3 이용권(국민행복카드) 지급 및 이용

가. 개 요

- 서비스 대상자로 결정된 자에게는 이용권(국민행복카드) 발급
  - 전담금융기관은 이용권(국민행복카드) 신청발급 절차 후 발송
- 요양기관은 서비스 제공 후 대상자로부터 국민행복카드를 받아 결제 처리

나. 이용권(국민행복카드) 발급

1) 이용권(국민행복카드) 발급 절차

- 사회서비스 전자바우처 홈페이지에 접속 후 청소년산모 임신·출산의료비 지원 신청 시 해당 카드사 지정 선택
  - 자격결정 후 해당 금융기관에서 지원신청서에 기재한 핸드폰(본인 또는 신청인 명의)으로 카드발급상담 후 발급
  - 이용권(국민행복카드)은 반드시 임산부 본인 명의로 발급 신청

    ※ 서비스 신청 시 '국민행복카드사'를 선택하면, 대상자 자격결정 후 전담금융기관으로 카드신청 정보 전송(국민행복카드 소지자는 카드 신청 및 발급 불필요)
- 전담금융기관에서 이용권(국민행복카드)을 서비스 대상자에게 개별 발송

2) 이용권(국민행복카드)의 종류

- 카드의 종류 및 발급 원칙
  - 체크카드, 전용카드(계좌 미연계 체크카드)
    - 체크카드 발급을 기본으로 하고, 전용카드는 계좌계설이 어려워 체크카드 발급이 원칙적으로 불가능한 자에게만 발급

- 카드는 서비스 대상자 명의로 발급
  - 가족이 신청하는 경우 위임장 및 임산부와의 관계서류 첨부
  - 금융기관의 카드발급 상담전화 시 임산부 본인과 반드시 통화하여 확인
- 체크카드 발급을 위해서는 서비스 대상자 본인 명의로 개설된 결제 계좌 필요
  - 체크카드는 국민행복카드 신청 카드사별로 상이

【 각 카드사별 개설 가능한 체크카드 계좌 】

카드사	개설 가능한 계좌
BC카드	우리은행, IBK기업은행, 부산은행, 대구은행, 경남은행, NH농협, 스탠다드차타드, 수협은행, 제주은행, 광주은행, 전북은행, 우체국, 하나은행
롯데카드	신한은행, KB국민은행, 우리은행, 하나은행, 스탠다드차타드, 외환은행, 전북은행, IBK기업은행, NH농협, 수협은행, 부산은행, 대구은행, 경남은행, 광주은행,
삼성카드	광주은행, 대구은행, 부산은행, 새마을금고, 스탠다드차타드, 신한은행, 외환은행, 전북은행, 하나은행, 우리은행, KB국민은행, 경남은행, IBK기업은행, NH농협
KB국민카드	온라인 KB국민카드 및 KB국민은행 전국 영업점
신한카드	온라인 신한카드 및 신한은행 전국 영업점

※ 카드사와 개설 가능한 계좌은행은 국민행복카드와 동일하게 운영되므로 국민행복카드 변동시 청소년산모 임신·출산 의료비지원도 변동됨

- 계좌 개설이 필요한 경우 임산부 본인이 신분증(학생증, 청소년증, 주민등록증 등) 및 주민등록등본(실명확인용)을 지참하고 계좌 개설이 가능한 은행에 방문하여 직접 개설
  - 다만, 만 14세 미만인 경우 보호자(부모 등) 신분증 및 가족을 확인할 수 있는 가족관계증명서 등을 지참하고 부모가 카드사별 계좌 개설이 가능한 은행에 방문하여 개설(금융기관 방문 전에 전화로 필요서류 확인 요망)

3) 카드 결제기준

- 지원금 포인트는 이용권(국민행복카드) 발급 시 생성
  ※ 카드 수령 시에는 포인트가 생성된 카드임
- 사용 기간 내 미 사용된 지원금(포인트)은 자동 소멸
- 청소년 산모 임신·출산 의료비를 결제하는 요양기관은 결제승인코드 '38' 입력

4) 카드 재발급

- 성명, 주민등록번호 변경에 따른 카드 재발급은 전담금융기관에서 안내 및 신청
- 카드 훼손 또는 분실 시 전담금융기관에 신고 후 재발급
  ※ 분실할 경우 재발급 시까지 이용할 수 없으므로 관리 철저 요망
  ※ 분실 사실을 미신고하거나 신고지연으로 타인이 사용한 경우 나머지 차액만 지원되므로 관리에 철저를 기하고 분실 시 즉시 신고할 것

5) 이용권(국민행복카드) 관련 주의사항

- 카드 수령 후 반드시 임산부 본인이 보관
- 사회서비스 전자바우처 포털 및 전담금융기관에서 자신의 지원금(포인트) 잔액 및 사용 내역 등 확인 가능

다. 이용권(국민행복카드) 지원내용

1) 이용권(국민행복카드) 지원액 및 지원방법

- 1회 임신에 120만원 범위 내 지원
- 임산부 및 2세미만 영아의 모든 의료비 및 약제·치료재료 구입비

2) 사용기간

- 사용기간 : 분만예정일(유산진단일, 출산 이후 서비스 신청한 경우 출산일)이후 2년까지
  - 사용기간 내 사용하지 않은 지원금은 사용기간 경과 후 자동 소멸
  - 지원된 이용권(국민행복카드)은 카드 수령 후(국민행복카드 소지자는 서비스 신청 승인 다음날)부터 분만예정일 + 2년까지 임산부 및 2세미만 영유아의 모든 의료비 및 약제·치료재료 구입비 지불에 사용
- 지원금 정지자는 지원금 정지일의 익일부터 카드 서비스가 정지

3) 이용권(국민행복카드) 부정사용 시

- 타인에게 '국민행복카드'를 양도하거나 매매 등으로 부정 사용이 확인될 경우 부당 이득 환수 및 서비스 대상자 자격 박탈
- 동일한 진료 항목의 동일한 금액에 대해 타 지원금과 중복 사용한 경우, 해당 금액 만큼 환수 및 서비스 대상자 자격 박탈
  - 국가(지자체 포함) 또는 사회공헌기금 등으로부터 의료비를 지원 받은 경우 동일한 진료 항목의 동일한 금액에 대해서는 중복사용 불가
  - 다만, 동일 진료 항목의 의료비 본인부담금이 타지원금의 이용금액을 초과하여 발생한 경우, 부족분에 한하여 '청소년산모 임신·출산 의료비 지원'으로 이용가능
- 이용범위에 벗어난 진료 항목에 대한 청구(모자보건법 제14조를 벗어난 범위의 인공임신중절 등) 및 요양기관과 담합에 의한 부정 사용일 경우 해당 금액만큼 환수 조치
- 부정 사용을 확인한 경우 시군구(보건소)는 서비스 대상자 자격 박탈 조치 및 대상자나 기관에 부당 이득 환수예정통보서 발송 후 현금 고지 및 환수

4 서비스 실시

가. 서비스 이용절차

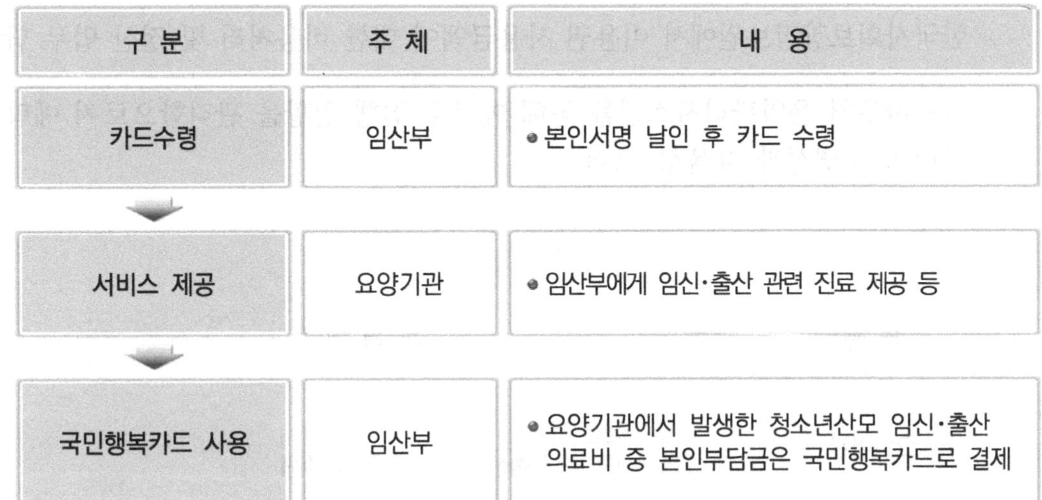

구 분	주 체	내 용
카드수령	임산부	• 본인서명 날인 후 카드 수령
서비스 제공	요양기관	• 임산부에게 임신·출산 관련 진료 제공 등
국민행복카드 사용	임산부	• 요양기관에서 발생한 청소년산모 임신·출산 의료비 중 본인부담금은 국민행복카드로 결제

나. 서비스 이용범위

- 임산부 및 2세 미만 영유아의 모든 의료비 및 약제·치료재료 구입비
- 입원, 외래 진료 구분 없이 결제 가능
- 임신 1회당 120만원 범위내 지원
  * 임산부는 서비스 사용 전에 지원금 잔액 확인 가능(전자바우처 포털 확인 및 카드사 유선 확인)

5 예산 집행 및 정산

가. 개 요

- 한국사회보장정보원에서 이용권 사용금액에 대한 비용처리 및 정산 업무 담당
- 국가바우처 운영관리시스템을 통해 예탁금 집행 현황을 관리함으로써 예탁금 관리의 투명성과 효율성 고취

【 기관별 예산집행 관련사항 】

주 체	관 련 업 무
요양기관	• 카드 가맹점 계약 • 청소년산모 임신·출산 의료비 청구 및 수령
보건복지부 및 시군구(보건소)	• 청소년산모 임신·출산 의료비 지원 사업 관리 (사업 예산 예탁업무 포함) • 한국사회보장정보원에 업무위탁·관리 감독 • 청소년산모 임신·출산 의료비 사후관리 등
전담금융기관	• 요양기관 이용권(국민행복카드) 가맹점 관리 • 이용권(국민행복카드) 발행 및 거래내역 관리 • 사업비 및 예탁금 정산
예탁은행	• 지정 예탁계좌 관리
한국사회보장정보원	• 예탁금 비용처리 및 정산

나. 사업 예산

- 456백만원(국비+지방비, 지자체 보조 50%)

다. 추진 체계

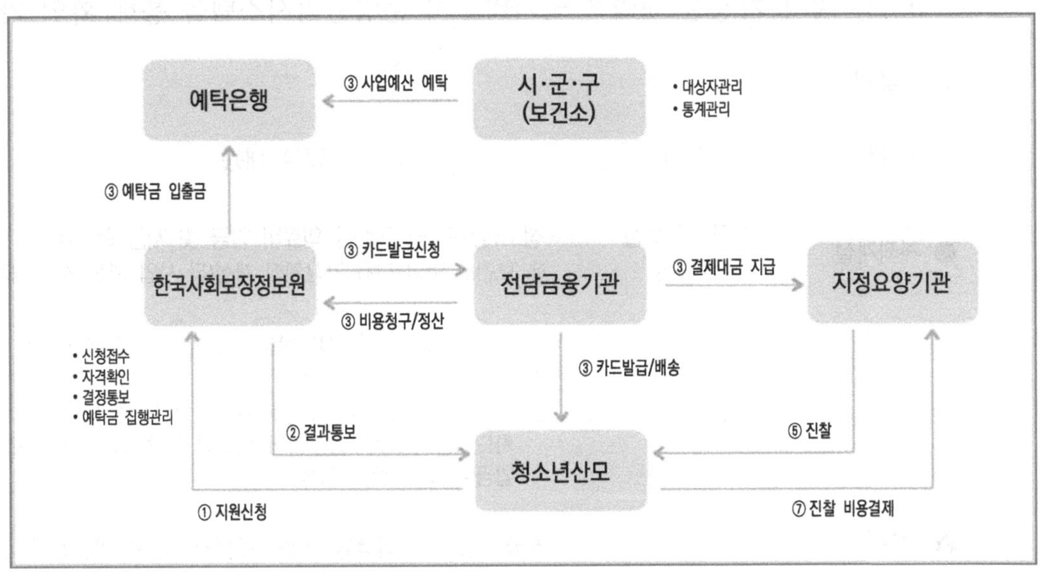

라. 예산관리 및 비용정산

- 청소년산모 임신·출산 의료비 회계연도는 정부 회계연도와 동일
- 보건복지부는 시·도의 사업실적을 감안하여 분기별 예산 배정, 시·도는 관할 시·군·구(보건소)의 사업실적 등을 감안하여 사업예산 배정
- 시·군·구(보건소)는 예산집행현황 및 지원실적을 매년초 시·도에 보고하고, 시·도는 익월 15일까지 보건복지부에 보고
- 이용권(국민행복카드) 이용자가 이사간 경우 서비스 이용 카드발급 시·군·구(보건소)에서 이용기간 만료 시까지 의료비 지원
  - 이용권(국민행복카드) 발급 후 주소 변경이 있는 경우 신청 당시 주민등록상 거주지 관할 시·군·구(보건소)에서 의료비 계속 지원

- 시·군·구(보건소)는 매분기(1, 4, 7, 10월 5일까지 선납) 첫월 5일까지 보건복지부에서 안내한 시·군·구(보건소)별 계좌에 입금
- 한국사회보장정보원은 이용내역과 결제액을 비교·확인하여 예산 집행 및 운영
  - 월정산 및 분기정산 내역은 국가바우처 운영관리시스템을 통해 확인 가능
- 정산절차

구 분	주 체	업무 내용
❶ 계좌개설	한국사회보장정보원	• 청소년산모 임신·출산 의료비 입금 및 지급계좌 개설 ※ 보건소 명의 전용 가상계좌 개설(타 사업 예산 입금 금지)
❷ 입금	시군구(보건소)	• 매분기 첫월(1,4,7,10) 5일까지 반드시 전용계좌에 선입금 ※ 입금 지연 시, 미수금 연체처리로 지역 내 대상자의 카드사용이 모두 중단되어 민원이 발생 할 수 있으므로 입금일 필히 준수 요망
❸ 청구	카드사	• 전월 카드이용내역을 당월 5일까지 정보원에 청구
❹ 정산	한국사회보장정보원	• 청구된 카드이용내역과 결제액을 시군구(보건소)별로 비교·확인하여 예산집행 및 운영
❺ 내역확인	시군구(보건소)	• 국가바우처운영관리시스템을 통해 매월 지출된 의료비 확인

마. 비용의 예탁 및 정산

- 예탁금 수납계좌 및 지급계좌
  - 한국사회보장정보원은 예탁은행에서 지정하는 지점에 청소년산모 임신·출산 의료비 지원용 자금관리를 위한 예탁금 계좌 개설
  - 한국사회보장정보원은 짝수년도와 홀수년도를 구분하여 효율적인 연말정산 및 관리를 위해 2개의 모계좌 개설

    ※ 모계좌 개설 및 변경 시 보건복지부 및 시·군·구(보건소)에 통보

● 비용 예탁

- 시·군·구(보건소)는 매분기 첫 월 5일까지 한국사회보장정보원 지정 계좌에 입금
  * 한국사회보장정보원이 연1회 지정계좌를 안내하며, 전자바우처시스템 내 "예탁금관리>사업별예탁금 계좌조회"화면에서 시·군·구별 지정계좌 확인이 가능
  * 사업비 예탁 시 예금주는 '시사체명 + 사업명'으로 부여 (예 : 서울종로구임신, 충북충주시임신, 제주제주시임신 등)
- 시·군·구청장은 사업비 예탁 후 전자바우처시스템 내 '예탁금관리>예탁금 현황조회' 화면에서 정상 예탁 여부를 확인

● 예탁금의 정산 및 결산

- 한국사회보장정보원은 예탁금 중에서 지급내역을 월 단위로 국가바우처 운영관리 시스템을 통해 정산관리
- 정산은 카드사에서 매입(결제 및 결제취소)으로 확정한 일자를 기준으로 함
  ※ 예시 국민행복카드 결제일은 '25.12.31.이나 카드사 매입이 '26.1.2. 발생한 경우 '26년 사업 예산으로 카드사에 지급됨
  ※ 전년도 국민행복카드 결제건이 금년도에 취소된 경우 취소금액은 금년도 해당월 정산금액에 반영됨
- 시·군·구(보건소)는 국가바우처 운영관리시스템을 통해 해당 시·군·구(보건소)의 예탁금 집행내역 확인 및 활용
  ※ 전자바우처시스템의 "매출및정산>월별정산관리/ 연도별 정산관리" 화면에서 확인 가능

● 예탁금의 회계관리

- 청소년산모 임신·출산 의료비의 회계연도는 정부 회계연도와 동일
- 사업연도 종료 시 이용자별 보유 중인 바우처(지원금)를 다음 회계연도로 이월

● 예탁금의 이자수입 관리 등

- 한국사회보장정보원은 예탁으로 인해 발생한 이자수입은 연말정산시 환급
- 한국사회보장정보원은 각 시·군·구(보건소)별 예탁금 사용 잔액 및 이자수입이 발생할 경우, 해당 시·군·구(보건소)가 지정한 계좌로 회계연도 종료 후 2개월 이내에 환급 처리
- 한국사회보장정보원은 예탁금 사용 잔액 및 이자수입 환급 시 10원 단위 미만은 절사 하되, 절사한 금액은 한국사회보장정보원 수입으로 처리

6 비용의 지불 정산

가. 청소년산모 임신·출산 의료비의 청구

- 요양기관은 서비스 제공 후 한국사회보장정보원과 연계된 전담금융기관(카드사)에 청구
  - 청구 방법 : 별도의 청구절차 없이 임산부의 임신·출산 진료비 범위 내에서 이용권 (국민행복카드)으로 단말기를 이용하여 결제
  - 청구 시점 : 이용권(국민행복카드) 결제 시점
  - 청구 대상
    - 본인부담금
    - 입원, 외래 진료행태 구분 없이 가능
    - 초음파, 양수검사 등 비급여 내역이나 건강보험 요양급여기준에 의한 급여 내역 청구 가능

나. 청구 및 지급 절차

- ① 임산부 서비스 이용 ⇒ ② 국민행복카드 결제(기존 단말기 사용) ⇒ ③ 카드매출 전표 출력 ⇒ ④ 해당 카드사(BC/롯데/삼성/KB국민/신한 카드)로 송신 ⇒ ⑤요양기관에 비용 지급(매입 후 3~4영업일 이내)

다. 이용권 카드이용대금 지급시기 및 본인부담금 납부방법

구 분		내 용
지급 시기	요양기관 (가맹점)	- 요양기관(가맹점)과 전담금융기관(BC카드, 롯데카드, 삼성카드,KB국민카드, 신한카드) 간 가맹점 계약에 따라 카드전표 매입 후 3~4영업일 내 가맹점 수수료 공제 후 지급 ※ 가맹점 계약 시 체결내용에 따라 요양기관별로 지급시기 및 수수료율은 상이할 수 있음
납부 방법	임산부 (카드회원)	- 체크카드 : 가맹점에서 카드사용 승인 시 회원계좌에서 즉시 출금 - 전용카드 : 가맹점에서 카드사용 승인 시 별도 납부절차 없이 결제

라. 임신·출산 진료비용의 지급

● 결제시점의 자격 및 요양기관 점검

- 전담 금융기관은 결제시점마다 대상자 자격 및 요양기관 확인 후 정상인 경우에만 결제

※ 부정사용, 유산, 사망 등에 의하여 지원금 정지자로 확인된 자는 결제대상에서 제외

※ 요양기관 휴·폐업, 탈퇴 등으로 국민건강보험공단에서 통보한 기관은 결제대상에서 제외

● 전담금융기관과 요양기관 간에 기 체결된 가맹점 계약에 따라 기일이내 요양기관 계좌에 입금

마. 업무처리 절차

구 분	주 체	내 용
임신·출산 관련 의료서비스 이용	임산부	• 요양기관에서 청소년산모 임신·출산 관련 의료 서비스 이용 - 입원, 외래 구분 없이 급여, 비급여 진료 가능
청 구	요양기관	• 국민행복카드로 이용 단말기 결제
지 급	전담금융기관 (카드사)	• 전담금융기관은 사망자 등 정보원에서 통보한 부적격자 여부 수시 확인 • 요양기관에서 청구된 임신·출산 진료비 지급 • 한국사회보장정보원에 지급한 금액 청구
정 산	한국사회보장정보원	• 전담금융기관에서 요양기관에 지급한 금액 지급
지급(이용)내역 확인	시·군·구	• 월별 임신·출산 의료비 지급(이용) 내역을 국가바우처운영관리시스템으로 확인 및 관리

바. 이용내역 및 통계 관리

- 한국사회보장정보원은 전담금융기관에서 통보한 지급(이용)내역 등을 총괄하여 통계 관리
  - 매월 청소년산모 임신·출산 진료비 지급(이용)에 대하여 정산 관리
- 보건복지부 및 시·군·구(보건소)는 국가바우처운영관리시스템 정산내역을 통계현황 등 보고 시 활용

7 개인정보 관리

가. 개 요

- 「청소년산모 임신·출산 의료비 지원사업」 업무 수행과정에서 처리하는 자료, 정보, 민원 정보는 외부에 무단유출 시 개인의 재산과 이익을 부당하게 침해할 수 있으므로 업무용 이외에 불법이용 방지 및 사용정보가 누출되지 아니하도록 개인정보 관리 철저

나. 개인정보 관리

- 「청소년산모 임신·출산 의료비 지원사업」과 관련하여 처리하는 정보 등은 그 목적을 제외하고는 다른 용도로 사용할 수 없음
- 개인정보의 처리를 행하는 시·군·구(보건소) 담당자 또는 한국사회보장정보원과 전담 금융기관에 종사하거나 종사하였던 자는 직무상 알게 된 개인정보를 누설 또는 권한 없이 처리하거나 타인의 이용에 제공하는 등 부당한 목적을 위하여 사용할 수 없음
- 한국사회보장정보원과 전담금융기관은 정보 등이 분실·도난·유출·변조 또는 훼손되지 아니하도록 안전성 확보에 필요한 조치를 취하여야 하고, 외부 기관에 정보를 제공할 수 없음
- 홈페이지 등을 통해 임산부에게 지원금 확인 등 정보를 제공할 경우에 개인정보가 노출 또는 유출되지 않도록 본인인증 절차를 거쳐 제공
- 한국사회보장정보원과 전담 금융기관은 개인정보보호를 위하여 정기적으로 소속 직원 교육 및 점검 실시
- '임신확인서' 및 제출서류는 신청 접수일부터 3년간 보관 후 파기

청소년산모 임신·출산 의료비 지원사업 (Q&A)

1. 청소년산모 임신출산 의료비지원 대상은?

요양기관(산부인과 병·의원)에서 발급한 '임신확인서'로 임신이 확인된 만 19세이하 산모입니다. 연령기준은 '임신확인서'상 임신확인일 기준으로 만 19세까지 입니다. 별도 소득기준은 없으나, 신청접수 시 자격상실자 (주민등록말소자, 국외 출국자 등)는 제외 됩니다.

※ (연령산정 예시) '06.2.10. 출생한 김산모가 청소년산모 임신·출산 의료비지원을 받기 위한 임신확인일은 언제까지인가요?〈'26.2.9.〉

2. 신청방법 및 신청 접수처는?

구비서류(요양기관에서 받은 임신확인서, 주민등록등본)를 준비하여 사회서비스 전자바우처 홈페이지(www.socialservice.or.kr)에서 신청한 후, 구비서류(임신 확인서, 주민등록등본)를 한국사회보장정보원에 우편으로 제출하면 됩니다. 동 구비서류 외 다른 확인서(진단서, 소견서, 산모수첩 등)로는 신청할 수 없으며, 신청서 작성 시 반드시 본인 명의로 신청하여야 합니다.

※ 국민건강보험공단의 '임신출산 진료비 사업' 신청 또는 임신서비스 통합처리(맘편한 임신) 신청시 한국사회보장정보원에 신청정보와 주민등록 주소지 정보를 제공하는 것에 동의한 경우, 사회서비스 전자바우처 홈페이지 신청 및 구비서류 제출 절차 생략

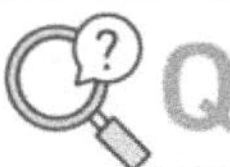

3. 대리신청이 가능한가요?

원칙적으로 임산부 본인이 신청해야 합니다. 다만, 고위험임신 등의 사유로 불가피하게 본인이 등록 신청하기 어려운 경우에는 가족 신청도 가능

* 청소년산모가 본인 또는 가족 휴대폰 인증 문제 등으로 온라인 신청이 불가하여 미혼모자시설, 권역별 미혼모·부자지원기관, 가까운 보건소에 신청할 경우 해당 기관에서는 본인 확인 후 제출 서류를 받아서 공문으로 한국사회보장정보원에 송부(이 경우 한국사회보장정보원에서 접수 등록하므로 해당 기관이나 청소년산모는 온라인 접수를 하지 않음)

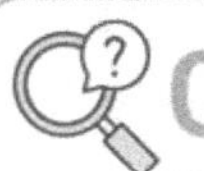

4. '청소년산모 임신출산 의료비 지원' 사용 가능 기간은?

임산부 본인이 '국민행복카드'를 수령 받은 일자(국민행복카드 소지자는 서비스신청 승인 다음날)로부터 당초 구비서류로 제출했던 '임신확인서'에 기재된 분만예정일 +2년까지 사용가능합니다. 사용 가능기간이 지나면 지원금잔액은 자동적으로 소멸되어 사용할 수 없게 됩니다.

5. 임신·출산과 관련된 모든 진료에 사용할 수 있나요?

지원액 120만원 범위 내에서 임산부 및 2세미만 영유아의 모든 의료비 및 약제·치료재료 구입비에 사용할 수 있습니다.

6. 카드 신청 후 발급에서 수령까지의 절차는 어떻게 되나요?

접수시점은 신청자가 우편으로 송부한 구비서류를 한국사회보장정보원에서 받은 일자이며, 구비 서류가 모두 맞으면, 카드사에서 임산부가 기재한 연락처로 카드발급 상담전화를 합니다.

카드 상담을 거친 후 10일 이내에 임산부가 지정한 각 은행 영업점 방문 또는 인편으로 카드를 발송하면서 신청자 휴대폰번호로 안내 메세지를 발송합니다.

신분증(학생증, 청소년증, 주민등록증 등), 주민등록등본을 제시하여 본인확인 과정을 거친 후 수령합니다. 단, 20일 이내에 수령하지 않으면 동 카드를 폐기할 수 있으므로 반드시 발송 안내 확인 후 20일 이내에 수령하여야 합니다.

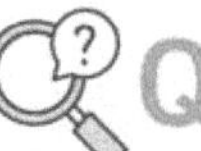

7. '임신확인서'는 어디서 발급 받나요?

'임신확인서'는 병·의원에서 발급 받을 수 있습니다. '임신확인서'상의 임신확인일은 의료기관 의사로부터 임신확인 받은 날을 의미합니다.

임신확인서 양식은 사회서비스 전자바우처에서 다운로드하여 사용하시면 됩니다.

8. 1일 또는 1회 사용금액에 제한이 있습니까?

사용금액에 대한 제한은 없습니다.

9. 임신 횟수에 따라 청소년산모 임신·출산 의료비지원 혜택에 제한이 있나요?

임신 횟수에 따른 제한은 없으며, 1회 임신시마다 120만원 이내 지원됩니다.

10. 유산·조산 이후에도 혜택을 받을 수 있나요?

산모와 태아의 건강증진이 목적이므로 유산, 조산 전후 발생한 비용에도 사용 가능합니다. 임신 중 신청하는 경우 사용종료일이 분만예정일부터 2년까지, 출산(유산) 후 신청하는 경우 사용종료일은 출산(유산)일부터 2년까지입니다.

* 사용중지 신고전화 : 한국사회보장정보원 상담센터 1566-3232(단축4번)

11. '청소년산모 임신·출산 의료비 지원'과 '임신·출산 진료비 지원'을 동시에 받을 수 있나요?

국민건강보험(또는 의료급여)에 가입된 만 19세 이하 산모는 '청소년산모 임신·출산 의료비 지원'과 '임신·출산 진료비 지원'을 동시에 받을 수 있습니다.

동시 이용자인 경우 건강보험 임신·출산 진료비 지급금이 먼저 차감되고 그 후 청소년산모 임신·출산 의료비 지원금이 차감됩니다.

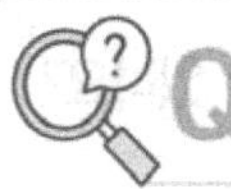

12. 출산을 한 이후에도 '청소년산모 임신·출산 의료비 지원'을 신청할 수 있나요?

출산(유·사산 포함)을 한 이후라도 지원기간(출산일 또는 유·사산일부터 2년까지) 이내라면 신청이 가능하며, 제출서류(출산 또는 유·사산을 확인할 수 있는 서류, 주민등록등본, 본인확인을 위한 신분증 사본)를 구비하여 온라인(사회서비스전자바우처 홈페이지)으로 신청하여야 합니다.

* 온라인 신청이 불가하여 보건소에 신청할 경우 해당 보건소에서는 한국사회보장정보원으로 공문 신청 후 제출서류는 우편 송부

※ 출산 이후 '청소년 산모 임신·출산 의료비 지원'을 신청한 경우, 임신확인일은 분만일로부터 10개월 전일로 인정

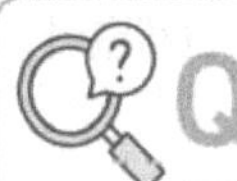

13. '국민행복카드' 수령전이나 카드 미지참시, 사후 카드 결제를 할 수 있나요?

'청소년산모 임신·출산 의료비 지원' 사용 가능일자는 카드수령일 기준 이므로 본인이 카드수령 전에 의료비를 납부하고 차후 소급해서 카드로 결제 할 수는 없습니다.

또한 청소년산모 임신·출산 의료비 결제는 카드 미지참시에는 지원금에 대한 혜택을 받을 수 없습니다.

14. 카드 결제 후, 취소나 변경절차는 어떻게 되나요?

카드 결제 후 취소는 카드단말기를 통하여 취소 승인거래를 하면 됩니다. 변경 시에도 먼저 취소 승인을 하고 정당한 카드결제를 하여야 합니다. 즉, 일반카드 처리절차와 동일하며, 부분취소는 안됩니다.

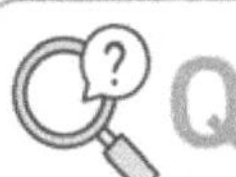

15. 카드를 훼손하거나 분실하여 이용할 수 없는 경우에는 어떻게 해야 하나요?

BC카드, 롯데카드, 삼성카드, KB국민카드, 신한카드 대표전화로 전화 신고하거나 지점을 방문하여 서면으로 신고 후 재발급 받아 사용해야 합니다.

단, 분실 사실을 미신고하여 타인이 사용한 경우 나머지 차액만 입금하므로 분실 시에는 즉시 신고하기 바랍니다.

Q 16. '청소년산모 임신·출산 의료비 지원' 사용 가능액(잔액)을 확인할 수 있나요?

임산부 본인의 지원금 잔액 및 사용내역 확인이 필요한 경우 사회서비스 전자바우처 홈페이지 확인 및 카드사에 유선통화 후 파악할 수 있습니다.

Q 17. '국민행복카드'는 어떤 카드 인가요?

청소년산모 임신·출산 의료비지원에 사용하는 '국민행복카드'는 사용자 본인 체크카드 또는 전용카드입니다. 카드 사용방법이 비정상(타인 사용 등)적일 경우 사용자의 의사와 관계없이 보건소 요청으로 즉시 사용이 중지될 수 있습니다.

또한, 할부로 결제되지 않으며 국외지역 사용이 불가능한 국내전용 카드입니다. 카드결제 체크계좌는 본인 계좌이며, 사용자가 부담하는 카드연회비와 수수료는 없습니다.

Q 18. 보건소 담당자가 "국민행복카드"로 이용한 내역을 어떻게 확인할 수 있나요?

국가바우처 운영관리시스템에서 카드별로 카드승인내역을 조회할 수 있습니다.

※ 화면경로 : 전자바우처〉매출및정산〉금융카드지급내역조회

Q 19. 분만시 병실 이용료로 사용할 수 있나요?

의료기관에 입원한 병실 이용료로 사용 가능합니다. 병실 이용 기간이나 1인실 또는 다인실의 제한은 없습니다.

20. 청소년산모 임신·출산의료비는 외국인에게 지원 가능한가요?

국민건강보험(또는 의료급여)에 가입된 외국인의 경우 지원이 가능합니다.

* 국민건강보험(또는 의료급여) 가입 여부 확인을 위하여 추가서류(건강보험자격득실확인서등) 필수 제출

21. 영유아의 예방 접종비용으로 사용할 수 있나요?

가능합니다. 출생일로부터 2년 이내 영유아의 경우 국가예방접종에 포함되지 않는 비급여 예방접종 시에도 사용 가능합니다.

[서식 제1호]

(앞 쪽)

청소년산모 임신·출산 의료비지원 신청 및 임신확인서

①성 명 (임산부)		②주민등록번호		카드 구분 ☐ 비씨카드 (은행) ☐ 롯데카드 ☐ 삼성카드 ☐ KB국민카드 ☐ 신한카드
③연락처	(자택	(핸드폰)		
④주 소				

※ 요양기관 확인란(임신확인서)

〈임신·출산〉

구분		날 짜
임신	⑤ 임신 확인일	년 월 일 ※ 초음파로 자궁 내 임신낭이 관찰된 이후부터 기재 가능
	⑥ 분만 예정일	년 월 일
출산 (출생)	⑦ 출산일 (출생일)	년 월 일

〈유산〉

구분	날 짜
⑧ 유산 또는 자궁 외 임신 진단일	년 월 일 ※ ㉮ 또는 ㉯ 중 하나를 충족하는 경우 기재 가능 ㉮ 정상적으로 임신이 진행되지 않은 경우 중 혈청 β- hCG가 500mIU/mL 이상으로 측정된 적이 있는 경우 ㉯ 초음파 또는 혈청 β- hCG로 임신이 확인된 후 임신 종결을 위한 수술(개복수술, 복강경수술, 소파수술 등) 또는 약물치료(Methotrexate 등)를 한 경우 ※ 인공임신중절수술은 신청 대상 아님

위에 기록한 사항이 사실임을 확인함

년 월 일

⑨ 요양기관명(기 호): ( ) (직인)

⑩ 담당의사(면허번호): ( ) (서명 또는 인)

위와 같이 청소년산모 임신·출산 의료비를 신청합니다.

년 월 일

⑪신청인(대리인) 성명 : (서명 또는 인)

⑫신청인과의 관계 : (대리인이 신청하는 경우)

보건복지부장관 귀하

첨부서류	"신청인 제출서류" 참조	수수료 없음
신청인의 범위	○ 수급권자 본인 ○ 민법 제779조에 따른 가족	
신청인 제출서류	○ 수급권자(임산부) 본인 신청시 제출서류 - "청소년산모 임신·출산 의료비지원 신청 및 임신확인서"(이하 '임신확인서'라 한다) - 수급권자(임산부)의 연령 및 거주지를 입증 할 수 있는 "주민등록등본" ○ 대리인 신청시 제출서류 - "청소년산모 임신·출산 의료비지원 신청 및 임신확인서"(이하 '임신확인서'라 한다) - 수급권자(임산부)의 연령 및 거주지를 입증 할 수 있는 "주민등록등본" - 대리인 신분증 사본, 대리권을 확인할 수 있는 위임장(서식 제3호 참조) - 임산부와의 가족관계를 입증할 수 있는 서류(주민등록등본, 가족관계증명서)	

※ 뒤쪽의 개인정보처리에 대한 내용을 확인하시고 신청서를 계속 작성합니다.

(뒤 쪽)

⑬개인정보 수집 및 이용 동의서

■ **개인정보 및 고유식별정보 활용 안내**

○ 항 목 : 성명, 주민등록번호, 주소, 연락처, 임신확인일, 분만예정일, 요양기관, 담당의사(면허번호), 국민행복카드 정보 (카드사, 유효기간 등 이력 포함), 서비스 이용내역

○ 수집·이용 목적
- 청소년산모 임신출산 의료비 지원 제도 관련 본인 확인 및 자격 결정에 관한 업무
- 이용권(국민행복카드)의 생성 및 이용대금 정산 등에 관한 업무
- 보육료 호환 결제를 위해 아이행복카드(보육통합정보시스템) 연계 업무
- 그 외 국가바우처 운영관리시스템 운영 및 관리에 관한 업무
- 허위·초과 결제, 대상자 자격위반 조사 등 이용권 적정급여 관리에 관한 업무
- 기타 이용권 제도 운영에 필요한 통계 자료 생산 등

■ **개인정보 제3자 제공 안내**

○ 국민행복카드 제작 및 발송관련 상담전화를 위해 해당 카드사에 성명, 연락처 제공
 * 해당 카드사 상담전화 시 본인확인, 카드종류, 배송처 등 카드발급과 관련하여 별도 동의를 거침

○ 온라인 신청 시 본인 인증을 위해 해당 통신사에 성명, 생년월일, 성별, 통신사, 휴대폰번호 제공

■ **개인정보 및 고유식별번호(민감정보 포함) 처리 근거 안내**

○ 고유식별정보 및 민감정보 : 주민등록번호, 임신출산정보 (신청서에 적힌 정보)

○ 「개인정보보호법」 제15조 및 제17조, 제18조, 제22조, 제23조, 제24조, 제24조의2에 따라 「사회서비스 이용 및 이용권 관리에 관한 법률」 제10조(신청에 따른 조사) 및 같은 법 시행령 제8조의3(민감정보 및 고유식별정보의 처리)에 근거하여 해당 정보를 처리하고 있습니다.

■ **개인정보 보유 및 이용기간 안내**

○ 위 개인정보는 전자이용권 이용 자격 종료 후 5년 동안 보유 및 이용됩니다.
다만, 본 서식은 신청 접수일부터 2년간 보관 후 파기됨을 고지합니다.

■ **개인정보 및 고유식별정보 처리에 관한 동의**

○ 개인정보 처리에 동의하십니까? [ ] 동의함 [ ] 동의하지 않음
○ 제3자 제공에 동의하십니까? [ ] 동의함 [ ] 동의하지 않음
○ 고유식별정보 및 민감정보 처리에 동의하십니까? [ ] 동의함 [ ] 동의하지 않음

■ **동의를 거부할 권리 및 거부시 불이익 안내**

○ 위 내용은 청소년 산모 임신·출산 의료비 지원 사업 수행을 위해 필요한 최소한의 정보에 해당하며 그 내용에 관하여 개인정보 제공 동의를 거부할 권리가 있으며, 동의 거부에 따른 불이익은 없습니다. 다만, 청소년 산모 임신·출산 의료비 지원을 제공받을 수 있는 대상자가 될 수 없음을 알려 드립니다.

행정정보 공동이용 동의서

○ 이 건 업무처리와 관련하여 관계 행정기관의 장이 「전자정부법」 제36조에 따른 행정정보의 공동이용을 통해 확인사항을 위의 담당공무원이 확인하는 것에 동의합니까?

[ ] 동의함 [ ] 동의하지 않음

위와 같이 청소년산모 임신출산의료비 지원을 신청합니다.

20 년 월 일

신청인(대리인) : (서명 또는 인)

신청인과의 관계 : (대리인이 신청하는 경우)

보건복지부·특별자치시장·특별자치도지사·시장·군수·구청장·한국사회보장정보원 귀하

※ 임산부가 만 14세 미만인 경우 반드시 법정대리인의 동의가 아래와 같이 추가적으로 필요함
법정대리인 : (서명 또는 인) 연락처 :

청소년산모 임신·출산 의료비지원 신청 및 임신확인서 작성요령

① : 성명(임산부)의 성명을 한글로 기재합니다.

② : 주민등록번호를 기재합니다.

③ : <u>본인명의 휴대전화가 있는 경우에 반드시 기재</u>해야 됩니다.
휴대전화 또는 자택전화 중 하나를 반드시 기재 하여야 하며, 개인 연락처가 없는 경우 카드발급시 필요한 상담절차를 진행하기 위한 보호자 또는 대리인의 연락처를 반드시 기재합니다.

④ : <u>반드시 주민등록등본 상 주소를 작성</u>합니다.

⑤ ~ ⑩ : 요양기관에서 기재하는 항목입니다.

⑪ 반드시 신청인 <u>본인의 이름을 기재한 후 본인이 서명을 하거나 인장을 찍어야 합니다.</u>
- 본인이 신청할 경우 반드시 본인의 성명, 서명 기재
- 대리인이 신청할 경우 반드시 대리인의 성명, 서명 기재

⑫ 대리인이 신청한 경우에만 기재
(작성 예시) 모, 부, 언니, 오빠 등

⑬ 개인정보 수집 및 이용 동의서 내용 중에서 '개인정보 수집 및 이용 동의서' 및 '행정정보 공동이용 동의서'의 동의함(○)에 표시해 주시고, '신청일자', '신청인 성명 및 서명'(대리인이 신청한 경우 대리인 포함)란 반드시 기재 요망

⑭ 우편송부처 : (04933) <u>서울특별시 광진구 능동로 400 보건복지행정타운 17층, 한국사회보장정보원 바우처사업본부 청소년산모 바우처 사업 담당자</u>

[서식 제2호]

(앞 쪽)

청소년산모 임신·출산 의료비 지원 신청 변경신고서

신청인 (임산부)	①성명	②주민등록번호
		-
③전화번호	자택 :	휴대전화(□ SKT □ LGU+ □ KT) :

변 경 사 항

확인 구분		변경 전	변경 후
임신	임신확인일	년 월 일	년 월 일
	분만예정일	년 월 일	년 월 일
출산	출산일	년 월 일	년 월 일
유산 또는 자궁 외 임신 진단일		년 월 일	년 월 일

위에 기록한 사항이 사실임을 확인함

년 월 일

요양기관명(기 호): ( ) (직인)

담당의사(면허번호): ( ) (서명 또는 인)

위와 같이 청소년산모 임신·출산 의료비 신청내용을 변경 신고합니다.

년 월 일

⑩신청인(대리인) 성명 : (서명 또는 인)

⑪신청인과의 관계 : (대리인이 신청하는 경우)

보건복지부장관 귀하

구비서류 : 수진자(임산부)와의 관계를 입증할 수 있는 서류(가족이 신청한 경우에 한합니다.)
- 주민등록등본(또는 가족관계증명서 등)

비고 : 1. 변경사항 신고 시 임신확인서를 요양기관에서 먼저 확인 받은 후 신청 가능합니다.
2. 성명 개명, 주민등록번호 정정 등 단순 인적사항만 변경된 경우는 동 지원 신청 변경 신고대상이 아닙니다.

※ 뒤쪽의 개인정보처리에 대한 내용을 확인하시고 신청서를 계속 작성합니다.

(뒤 쪽)

⑫개인정보 수집 및 이용 동의서

■ 개인정보 및 고유식별정보 활용 안내

○ 항목 : 성명, 주민등록번호, 주소, 연락처, 임신확인일, 분만예정일, 요양기관, 담당의사(면허번호), 국민행복카드 정보 (카드사, 유효기간 등 이력 포함), 서비스 이용내역

○ 수집·이용 목적
- 청소년산모 임신출산 의료비 지원 제도 관련 본인 확인 및 자격 결정에 관한 업무
- 이용권(국민행복카드)의 생성 및 이용대금 정산 등에 관한 업무
- 보육료 호환 결제를 위해 아이행복카드(보육통합정보시스템)와 연계 등 국가바우처 시스템 운영에 관한 업무
- 허위·초과 결제, 대상자 자격위반 조사 등 이용권 적정급여 관리에 관한 업무
- 기타 이용권 제도 운영에 필요한 통계 자료 생산 등

■ 개인정보 제3자 제공 안내

○ 국민행복카드 제작 및 발송관련 상담전화를 위해 해당 카드사에 성명, 연락처 제공
 * 해당 카드사 상담전화 시 본인확인, 카드종류, 배송처 등 카드발급과 관련하여 별도 동의를 거침

○ 온라인신청 시 본인인증을 위해 해당 통신사에 성명, 성별, 생년월일, 통신사, 휴대폰번호 제공

■ 개인정보 및 고유식별번호(민감정보 포함) 처리 근거 안내

○ 고유식별정보 및 민감정보 : 주민등록번호, 임신출산정보 (신청서에 적힌 정보)

○ 「개인정보보호법」 제15조 및 제17조, 제18조, 제22조, 제23조, 제24조, 제24조의2에 따라 「사회서비스 이용 및 이용권 관리에 관한 법률」 제10조(신청에 따른 조사) 및 같은 법 시행령 제8조의3(민감정보 및 고유식별정보의 처리)에 근거하여 해당 정보를 처리하고 있습니다.

■ 개인정보 보유 및 이용기간 안내

○ 위 개인정보는 전자이용권 이용 자격 종료 후 5년 동안 보유 및 이용됩니다.
 다만, 본 서식은 신청 접수일부터 2년간 보관 후 파기됨을 고지합니다.

■ 개인정보 및 고유식별정보 처리에 관한 동의

○ 개인정보 처리에 동의하십니까?	[ ] 동의함	[ ] 동의하지 않음
○ 제3자 제공에 동의하십니까?	[ ] 동의함	[ ] 동의하지 않음
○ 고유식별정보 및 민감정보 처리에 동의하십니까?	[ ] 동의함	[ ] 동의하지 않음

■ 동의를 거부할 권리 및 거부시 불이익 안내

○ 위 내용은 청소년 산모 임신·출산 의료비 지원 사업 수행을 위해 필요한 최소한의 정보에 해당하며 그 내용에 관하여 개인정보 제공 동의를 거부할 권리가 있으며, 동의 거부에 따른 불이익은 없습니다. 다만, 청소년 산모 임신·출산 의료비 지원을 제공받을 수 있는 대상자가 될 수 없음을 알려 드립니다.

행정정보 공동이용 동의서

○ 이 건 업무처리와 관련하여 관계 행정기관의 장이 「전자정부법」 제36조에 따른 행정정보의 공동이용을 통해 확인사항을 위의 담당공무원이 확인하는 것에 동의합니까?

[ ] 동의함 [ ] 동의하지 않음

위와 같이 청소년산모 임신출산의료비 지원을 신청합니다.

20 년 월 일

신청인(대리인) : (서명 또는 인)

신청인과의 관계 : (대리인이 신청하는 경우)

보건복지부·특별자치시장·특별자치도지사·시장·군수·구청장·한국사회보장정보원 귀하

※ 임산부가 만 14세 미만인 경우 반드시 법정대리인의 동의가 아래와 같이 추가적으로 필요함
 법정대리인 : (서명 또는 인) 연락처 :

청소년산모 임신·출산 의료비지원 신청 및 임신확인서 작성요령

①: 성명(임산부)의 성명을 한글로 기재합니다.

②: 주민등록번호를 기재합니다.

③: 본인명의 휴대전화가 있는 경우에 반드시 기재해야 됩니다.
휴대전화 또는 자택전화 중 하나를 반드시 기재 하여야 하며, 개인 연락처가 없는 경우 카드발급시 필요한 상담절차를 진행하기 위한 보호자 또는 대리인의 연락처를 반드시 기재합니다.

④ ~ ⑨: 요양기관에서 기재하는 항목입니다.

⑩ 반드시 신청인 본인의 이름을 기재한 후 본인이 서명을 하거나 인장을 찍어야 합니다.
- 본인이 신청할 경우 반드시 본인의 성명, 서명 기재
- 대리인이 신청할 경우 반드시 대리인의 성명, 서명 기재

⑪ 대리인이 신청한 경우에만 기재
(작성 예시) 모, 부, 언니, 오빠 등

⑫ 개인정보 수집 및 이용 동의서 내용 중에서 '개인정보 수집 및 이용 동의서' 및 '행정정보 공동이용 동의서'의 동의함(○)에 표시해 주시고, '신청일자', '신청인 성명 및 서명'(대리인이 신청한 경우 대리인 포함)란 반드시 기재 요망

⑬ 우편송부처 : (04933) 서울특별시 광진구 능동로 400 보건복지행정타운 17층, 한국사회보장정보원 바우처사업본부 청소년산모 바우처 사업 담당자

[서식 제3호]

위 임 장

위임인(위임하는 사람)

성　　명 :
생 년 월 일 :
주　　소 :
전 화 번 호 :

대리인(위임받는 사람)

성　　명 :
생 년 월 일 :
주　　소 :
전 화 번 호 :
위임인(신청인)과의 관계 :

위 위임인은 청소년산모 임신·출산 의료비 서비스 신청에 관련한 모든 사항을 대리인에게 위임합니다.

※ 「주민등록법」 제37조제10호에 따라 다른 사람의 주민등록번호를 부정 사용한 자는 3년 이하의 징역 또는 1천만원 이하의 벌금에 처해집니다.

20　　년　　월　　일

위 임 인 : (서명 또는 인)

210mm×297mm[백상지(80g/㎡) 또는 중질지(80g/㎡)]

[서식 제4호] 임신·출산 관련 서비스 통합처리에 관한 규정 [별지 제2호 서식] (앞쪽)

출산서비스 통합처리 신청서

※ 색상이 어두운 난은 신청인이 작성하지 아니하며, [ ]에는 해당되는 곳에 √표를 합니다.

접수번호	접수일자	처리기간	신청 시 별도안내

신청인 (대리 신청인)	성명		주민등록번호 (외국인등록번호)		출산자와의 관계		휴대전화	
							집전화	
	도로명주소 (주민등록주소지)							

출산자 (산모)	성명		주민등록번호 (외국인등록번호)		휴대전화	
					집전화	
	도로명주소 (주민등록주소지)					

※ 출산자와 신청인이 동일인인 경우 "출산자"란 작성 생략 / 해산급여 신청인 중 시설거주자는 시설소재지 주소를 기재

가족 사항	세대주와 관계	성명	주민등록번호 (외국인등록번호)	동거여부	주소 (세대를 달리하는 경우에만 주소 기재)
	본인			[ ] 예 [ ] 아니오	
	배우자			[ ] 예 [ ] 아니오	
	자			[ ] 예 [ ] 아니오	
	자			[ ] 예 [ ] 아니오	
	자			[ ] 예 [ ] 아니오	

지방자치단체 서비스 *(지자체별로 정함)*		
	출산 지원금	*[ ] 둘째자녀(이름:) [ ] 셋째자녀(이름:) [ ] 넷째자녀 이상(이름:)*
	출산용품교환권	*수령지 주소 : ※ 셋째 자녀 이후부터 지원*
	다둥이행복카드 (신분확인용)발급	*카드 수령지 주소 :* *※ 신용·체크카드 발급을 원하실 경우 00은행 영업점을 방문해 신청하실 수 있습니다.(문의:0000-0000)*
	모유수유 클리닉	*[ ] ※ 사전예약제로 운영 중이며, 예약은 000보건소(02-000-0000)로 전화예약도 가능합니다.*
	...	

전국 공통 서비스	서비스명	출생자 성명	신청 사항						
	양육수당		[ ] 가정양육수당 [ ] 농어촌양육수당			1. 국외출생 여부 : [ ] 예 [ ] 아니오 2. 복수국적 여부 : [ ] 예 [ ] 아니오 * 출생증명서에 따라 신청인이 기재			
	아동수당		[ ] 아동수당						
	해산급여		[ ] 해산급여(출산자의 주민등록 주소지에서만 신청 가능)						
	저소득층 기저귀 조제분유 지원		기본지원대상	[ ] 기저귀 ([ ]국기초 [ ]차상위 [ ]한부모 [ ]기타) [ ] 조제분유([ ]산모의 사망·질병 [ ]아동복지시설 등 아동 [ ]기타)					
			국민행복카드신청	[ ] BC카드 (은행) ※ IBK기업은행, 수협은행, NH농협, 우리은행(우리카드), 하나은행(하나카드), iM뱅크(구,대구은행), BNK부산은행, BNK경남은행, 광주은행, 제주은행, 신협, 우체국	[ ] KB국민카드	[ ] 롯데카드	[ ] 삼성카드	[ ] 신한카드	
			※ 신규 신청자의 경우, 발급 희망 카드사 및 회원 은행사를 선택합니다. 국민행복카드를 기 소지하고 있는 경우, 해당 카드사를 선택합니다.						
	여성장애인 출산비용 지원		[ ] 출산비용 지원(등록장애인)						
	전기료 경감		[ ] 출산가구 [ ] 다자녀(3명 이상)	고객명 :	고객번호 :				
	다자녀(3명이상) 도시가스료 경감	※ 출생자 모두 기재	[ ] 도시가스사업자명 :	고객명 :	고객번호 :				
	다자녀(3명이상) 지역난방비 경감		[ ] 지역난방사업자명(코드) :	고객명 :	고객번호 :				

급여 계좌	성 명	출산자와의 관계	대상서비스	금융기관명	계좌번호	참고사항 등

※양육수당과 아동수당의 지급계좌는 부·모 또는 아동 명의의 계좌만 가능, 여성장애인출산비용 지원 지급계좌는 본인 명의의 통장만 가능
※아동수당, 해산급여는 압류방지통장 사용 가능, 그 외 서비스는 일반통장만 사용

결과 통지 방법	[ ] 문자 서비스(SMS) : 결정사항, 제공기관 연락처 등 간단한 안내

위와 같이 출산서비스를 신청합니다.

20 년 월 일

신청인(대리 신청인) 성명 : (서명 또는 인)

시장·군수·구청장 귀하

※ 본 서식의 서비스명칭 등은 관련법령, 지침 등의 개정·변경 또는 지방자치단체의 여건에 따라 변경하여 사용한다.

210㎜×297㎜[백상지(80g/㎡) 또는 중질지(80g/㎡)]

[뒤쪽]

신청인 제출서류	1. 신청서(별지 제2호 서식) 2. 신청인(대리 신청인) 신분증(주민등록증, 운전면허증, 여권 등) 3. 가족관계증명서(대리신청 또는 출생신고 완료 후 추후에 신청할 경우에 해당) 4. 조제분유 지원신청의 경우 의사진단서(소견서), 가족관계증명서 등 산모의 질환 또는 사망을 증빙하는 서류 및 시설입소증명서, 가정위탁보호확인서 등 시설아동, 가정위탁아동 등임을 증명하는 서류(조제분유 업무담당자에게 별도 제출 필요)
담당공무원 확인사항	주민등록등본, 외국인등록사실증명, 농업경영체증명, 장애인증명, 국민기초생활수급자증명, 그 밖에 관련 법령(지침, 조례, 규칙 등)에서 제출서류로 정한 것
참고사항	1. 신청하는 곳 : 출생자 주민등록주소지 읍·면·동 (다만, 해산급여는 출산자의 주민등록 주소지 읍·면·동) 2. 신청인(대리 신청인 포함)의 범위 : 출산자 본인, 출산자의 배우자, 출산자의 친부모 및 시부모

유의사항, 행정정보공동이용 및 개인정보 활용·제공 동의서

1. 부정수급으로 적발된 경우 「영유아보육법」 제54조제4항4호, 「국민기초생활보장법」 제49조, 「아동수당법」 제24조, 「사회보장급여의 이용 제공 및 수급권자의 발굴에 관한 법률」 제22조 및 제54조 등에 따른 징역, 벌금, 구류 또는 과료에 처합니다.
2. 해산급여(출산에 따른 해산급여 지급에 한함 ※ 사산에 따른 해산급여는 별도 신청)는 보건소에서 시행하는 산모 신생아 건강관리 지원사업(산모 신생아 도우미서비스)과 중복신청이 불가합니다.
3. 출산 가구 전기료 경감과 다자녀 전기료 경감은 중복으로 지원되지 않으므로, 셋째 자녀의 경우 다자녀 전기료 경감으로 신청하시기 바랍니다.
4. 본인은 이건 업무처리와 관련하여 담당 공무원이 「전자정부법」 제36조제1항에 따른 행정정보의 공동이용을 통하여 위의 담당공무원 확인사항을 확인하는 것에 동의합니다.
   ※ 동의하지 않을 경우 신청인이 직접 관련 서류를 제출하여야 합니다.
   [ ] 동의함　　　　[ ] 동의하지 않음
5. 본인은 이건 업무처리와 관련하여 개인정보보호법 제23조제1호에 따른 아래의 민감정보를 담당 공무원이 사회보장정보시스템을 통해 조회하는 데 동의합니다.
   ※ 민감정보 처리에 대한 동의를 거부할 권리가 있습니다. 그러나 동의하지 않을 경우 신청인이 장애인 증명서, 국민기초생활수급자증명서를 직접 제출하여야 합니다.

항목	이용 목적	보유기간
해산급여 대상여부	저소득층해산급여 대상자 자격 확인	대상자격 조회 시
장애인 여부	여성장애인 출산비용 지원 대상자 자격확인	대상자격 조회 시

   [ ] 동의함　　　　[ ] 동의하지 않음
6. 저소득층 기저귀·조제분유 지원을 위하여 아래의 내용과 같이 개인정보를 수집하고, 수집한 개인정보를 보건복지부 및 한국사회보장정보원, 해당카드사에 아래의 내용과 같이 제공하는 것에 동의합니다.
   - 사회보장급여의 이용 제공 및 수급권자의 발굴에 관한 법률 제7조 및 제19조, 제23조에 따라 지원대상자의 선정 및 확인조사 등을 위한 개인정보 수집 및 활용
   - 지원제공 계약 및 본인확인 업무, 이용권 적정급여 관리업무, 국민행복카드 발급에 필요한 안내 및 확인(상담전화(TM)), 이용권 제작 및 배송을 위한 정보 제공
   - 이용권의 생성 및 본인부담금 청구 등 업무, 이용권 결제를 위한 인증번호 또는 결제내역 송·수신(SMS), 기저귀 및 조제분유 결제 내역 확인 및 우편물·휴대전화 문자메세지 발송을 위한 정보 제공

   [ ] 동의함　　　　[ ] 동의하지 않음
7. 시장·군수·구청장이 국가 및 지방자치단체, 기타 관계기관(한국전력공사, 한국지역난방공사, 도시가스사업자 등)에서 다자녀가구 또는 출산가구에게 제공하는 각종 경감서비스 등의 신청을 대행하기 위해 필요한 개인정보를 상기기관에 제공하는 것에 동의(보유기간 : 3년, 제공항목 : 성명, 주소, 주민등록번호, 외국인등록번호, 연락처, 고객번호, 그 밖에 필요한 정보 등, 기타 상세내용은 개별기관 홈페이지 참조)합니다. ※ 개인정보 제공에 대한 동의를 거부할 권리가 있습니다. 그러나 동의를 거부할 경우 원활한 서비스 제공에 일부 제한을 받을 수 있습니다.
   [ ] 동의함　　　　[ ] 동의하지 않음
8. 전기료, 지역난방비, 도시가스료는 이사 등으로 주민등록주소지 변경 시 반드시 관할 한국전력공사, 한국지역난방공사, 도시가스사업자 등에 연락하여 이전 주소지 적용 건을 해지한 후 새로운 주소지로 재신청하셔야 계속 경감 적용이 됩니다.
   ※ 지역난방은 공급자별로 감면이 해당되지 않는 곳이 있으며 연 1회 경감요금을 정산하여 환급함
8. 양육수당·아동수당 신청 시 수당을 지급받고자 하는 계좌주가 아동 또는 아동의 부·모가 아닌 경우, 아동의 주소지 읍·면·동 주민센터에 방문하여 아동 및 보육 담당공무원과 상담한 후 별도로 신청하여야 합니다.
9. 출산서비스 통합처리 신청을 위해 작성·제출하신 서류는 반환하지 않습니다.

본인(대리인 포함)은 유의사항에 대하여 담당공무원으로부터 안내받았으며 위의 내용을 확인합니다.

20　　년　　월　　일

신청인(대리 신청인) :　　　　　　(서명 또는 인)

처 리 절 차

신청서 작성	➔	접 수	➔	등록, 심사, 자격 확인	➔	선정통지 및 서비스제공
신청인 (대리신청인)		읍·면·동		시·군·구, 보건소, 한국전력, 도시가스회사, 난방공사 등		시·군·구, 보건소, 한국전력, 도시가스회사, 난방공사 등

청소년산모(임산부) 신청 매뉴얼

❑ 청소년산모 임신·출산 의료비 지원 바우처 신청 및 이용절차

단 계	업무주체	내 용
임신확인	서비스신청자	• 요양기관에서 "청소년산모 임신·출산 의료비 지원 신청 및 임신확인서"를 발급
서비스 온라인 신청	서비스 신청자	• 전자바우처 포털(www.socialservice.or.kr)에 접속하여 청소년산모 임신·출산의료비 사업을 선택하여 청소년산모 임신·출산 의료비지원 신청 및 국민행복카드(체크카드 또는 전용 카드) 신청 - 구비서류(임신확인서 및 주민등록등본 등)는 우편 송부 - 우편접수처 : 한국사회보장정보원 청소년산모 바우처 업무 담당부서
서비스 자격결정	한국사회보장 정보원	• 신청내역 및 구비서류에 대해 접수 및 상담(전화) 후 자격 결정 및 카드신청 정보 송신
카드 발급	카드사	• 카드발급 상담(전화) 및 카드발급 ※ 카드가입신청서 및 개인정보활용동의서 유선 상담
카드 수령	서비스 이용자	• 국민행복카드 확인 후 본인서명 ※ 카드가입신청서 별도 작성 본인 서명 필요
바우처 사용	서비스 이용자	• 요양기관에서 사용 - 사용범위 : 1회 임신으로 120만원 범위 내 ※ 카드 수령 후~분만예정일 + 2년까지 사용 가능

※ 국민건강보험공단의 '임신출산 진료비 사업' 신청시 한국사회보장정보원에 신청정보와 주민등록 주소지 정보를 제공하는 것에 동의한 경우, 사회서비스 전자바우처 홈페이지 신청 및 구비서류 제출 절차 생략

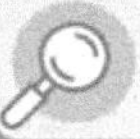

전자 바우처 포털 서비스 지원 신청

- 사회서비스 전자바우처 포털(www.socialservice.or.kr)에 접속하여 청소년산모 임신·출산의료비 지원 신청을 진행합니다.

1. 지원사업 확인

❑ 초기 화면 “청소년산모 임신·출산의료비 지원사업” 이미지 또는, 사업별 소개 메뉴의 “청소년산모 임신·출산의료비 지원사업” 선택합니다.

① “청소년산모 임신·출산의료비 지원사업” 이미지를 선택합니다.

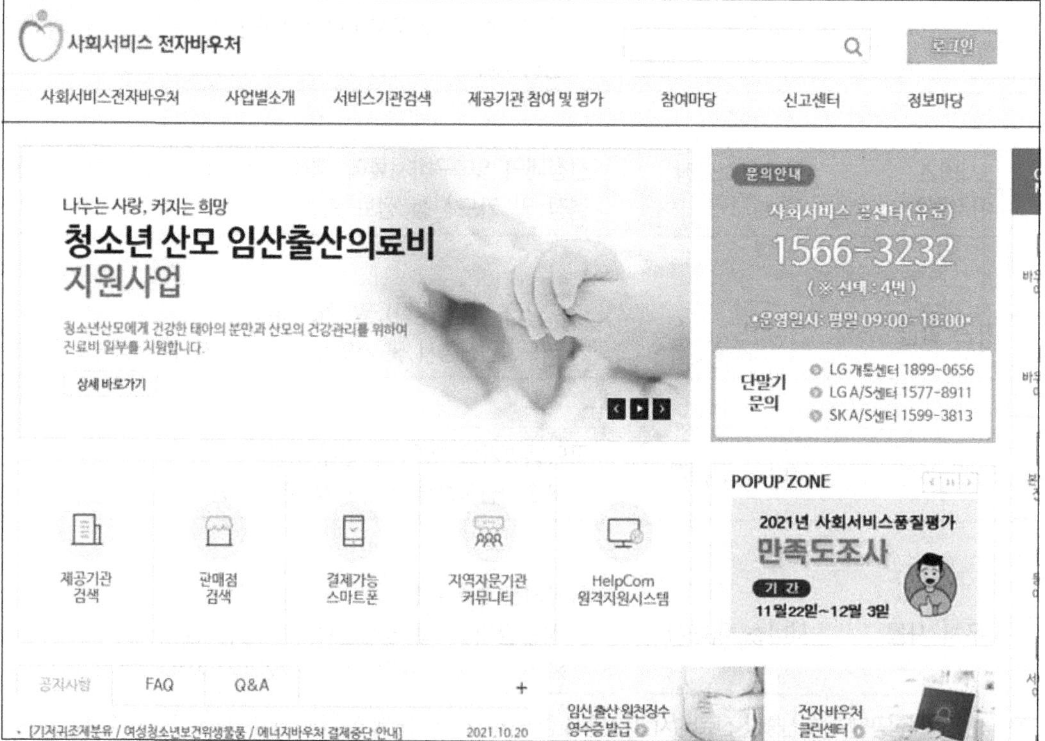

② 또는, 사업별 소개의 "청소년산모 임신·출산의료비 지원사업" 메뉴를 선택합니다.

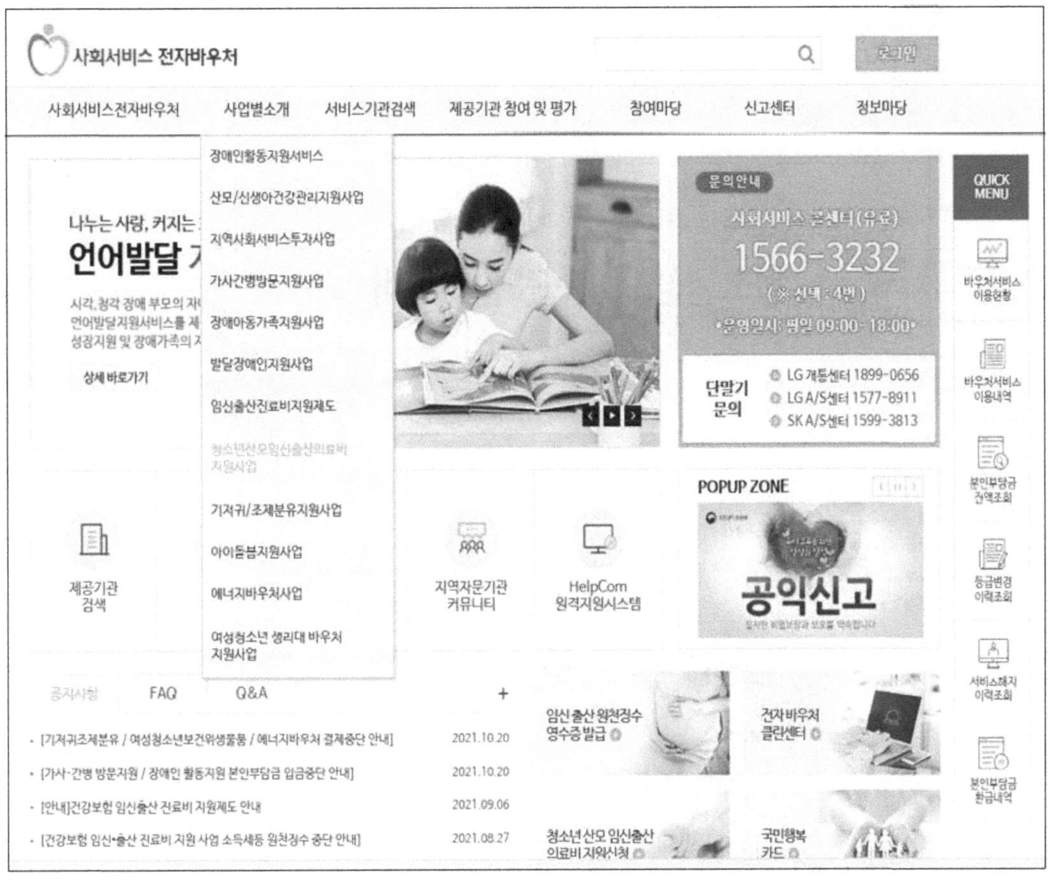

③ 청소년산모 임신·출산의료비 지원 사업 소개 내용을 확인합니다.

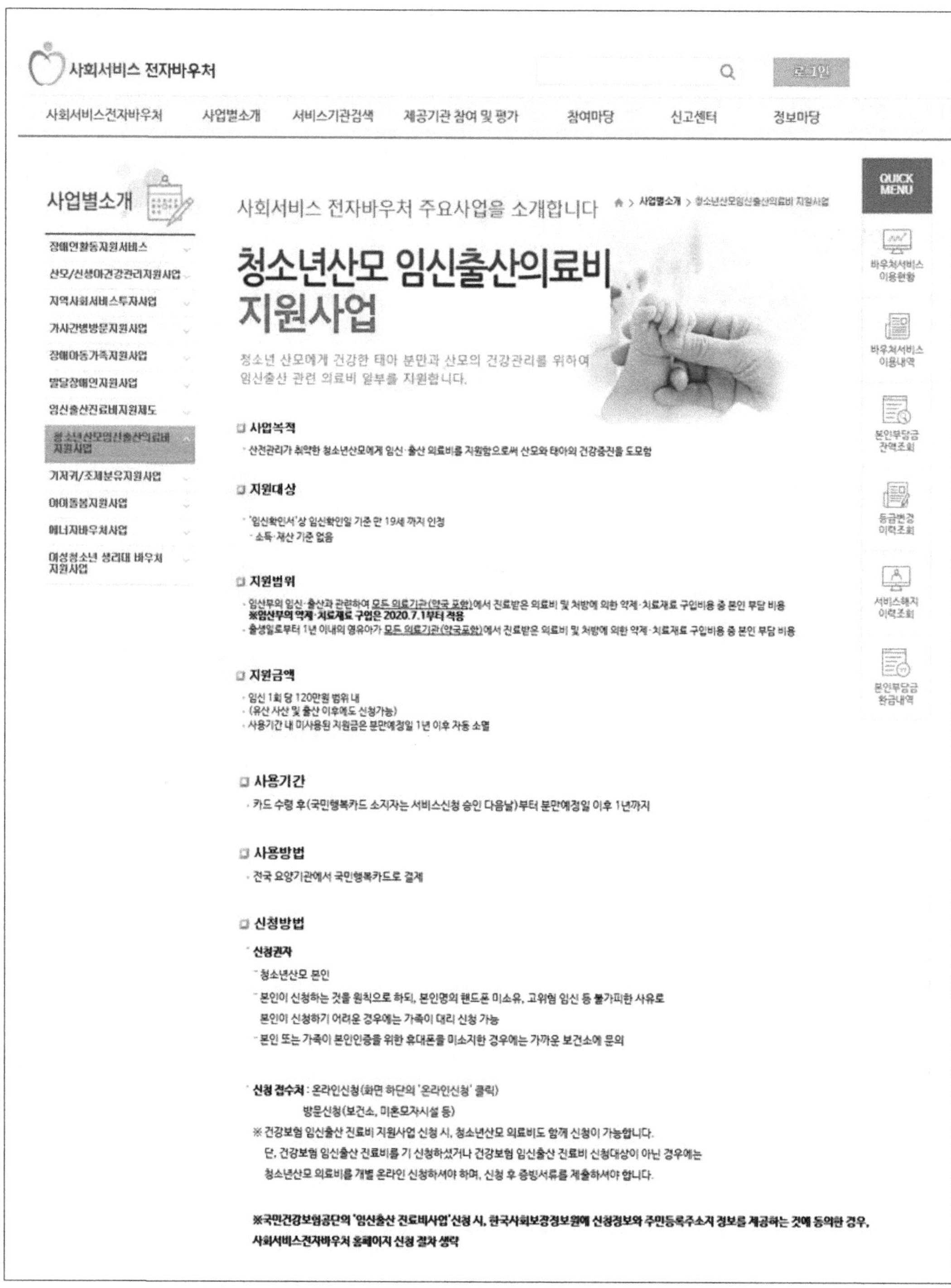

사회서비스 전자바우처

로그인

사회서비스전자바우처 | 사업별소개 | 서비스기관검색 | 제공기관 참여 및 평가 | 참여마당 | 신고센터 | 정보마당

사업별소개

- 장애인활동지원서비스
- 산모/신생아건강관리지원사업
- 지역사회서비스투자사업
- 가사간병방문지원사업
- 장애아동가족지원사업
- 발달장애인지원사업
- 임신출산진료비지원제도
- 청소년산모임신출산의료비 지원사업
- 기저귀/조제분유지원사업
- 아이돌봄지원사업
- 에너지바우처사업
- 여성청소년 생리대 바우처 지원사업

사회서비스 전자바우처 주요사업을 소개합니다

사업별소개 > 청소년산모임신출산의료비 지원사업

청소년산모 임신출산의료비 지원사업

청소년 산모에게 건강한 태아 분만과 산모의 건강관리를 위하여 임신출산 관련 의료비 일부를 지원합니다.

사업목적

- 산전관리가 취약한 청소년산모에게 임신·출산 의료비를 지원함으로써 산모와 태아의 건강증진을 도모함

지원대상

- '임신확인서'상 임신확인일 기준 만 19세 까지 인정
  - 소득·재산 기준 없음

지원범위

- 임산부의 임신·출산과 관련하여 모든 의료기관(약국 포함)에서 진료받은 의료비 및 처방에 의한 약제·치료재료 구입비용 중 본인 부담 비용
  ※임산부의 약제·치료재료 구입은 2020.7.1부터 적용
- 출생일로부터 1년 이내의 영유아가 모든 의료기관(약국포함)에서 진료받은 의료비 및 처방에 의한 약제·치료재료 구입비용 중 본인 부담 비용

지원금액

- 임신 1회 당 120만원 범위 내
- (유산 사산 및 출산 이후에도 신청가능)
- 사용기간 내 미사용된 지원금은 분만예정일 1년 이후 자동 소멸

사용기간

- 카드 수령 후(국민행복카드 소지자는 서비스신청 승인 다음날)부터 분만예정일 이후 1년까지

사용방법

- 전국 요양기관에서 국민행복카드로 결제

신청방법

- **신청권자**
  - 청소년산모 본인
  - 본인이 신청하는 것을 원칙으로 하되, 본인명의 핸드폰 미소유, 고위험 임신 등 불가피한 사유로 본인이 신청하기 어려운 경우에는 가족이 대리 신청 가능
  - 본인 또는 가족이 본인인증을 위한 휴대폰을 미소지한 경우에는 가까운 보건소에 문의

- **신청 접수처** : 온라인신청(화면 하단의 '온라인신청' 클릭)
  방문신청(보건소, 미혼모자시설 등)

※ 건강보험 임신출산 진료비 지원사업 신청 시, 청소년산모 의료비도 함께 신청이 가능합니다.
단, 건강보험 임신출산 진료비를 기 신청하셨거나 건강보험 임신출산 진료비 신청대상이 아닌 경우에는 청소년산모 의료비를 개별 온라인 신청하셔야 하며, 신청 후 증빙서류를 제출하셔야 합니다.

※국민건강보험공단의 '임신출산 진료비사업'신청 시, 한국사회보장정보원에 신청정보와 주민등록주소지 정보를 제공하는 것에 동의한 경우, 사회서비스전자바우처 홈페이지 신청 절차 생략

QUICK MENU

- 바우처서비스 이용현황
- 바우처서비스 이용내역
- 본인부담금 잔액조회
- 등급변경 이력조회
- 서비스해지 이력조회
- 본인부담금 환급내역

2. 서류 양식 다운로드

❑ 서비스 지원에 필요한 서류 양식을 다운로드 합니다.

· 제출서류

- 청소년산모 본인이 신청하는 경우

① '청소년산모 임신출산 의료비 지원 신청 및 임신 확인서' 1부 (화면 하단의 '임신확인서 다운로드')

※ 요양기관에서 임신확인 받은 후 제출

※ 청소년산모 대상자가 만 14세 미만인 경우에는 '임신확인서' 뒷면 맨 하단에 있는 "법정대리인"란에 반드시 동의 서명 후 제출

② 임신부의 연령 및 현재 거주지를 파악 할 수 있는 '주민등록등본' 1부

※ 발급일로부터 3개월 이내 제출본만 인정되므로, 가능한 최근 발급한 '주민등록등본' 제출

- 청소년산모의 가족이 대리 신청하는 경우

① '청소년산모 임신출산 의료비 지원 신청 및 임신 확인서' 1부 (화면 하단의 '임신확인서 다운로드')

② 임신부의 연령 및 현재 거주지를 파악 할 수 있는 '주민등록등본' 1부

③ '위임장' 1부 (화면 하단의 '위임장 다운로드')

④ 대리신청인의 신분증 사본

⑤ 청소년산모와의 가족 관계를 입증할 수 있는 서류 (주민등록등본, 가족관계증명서 등)

· 서류제출 우편송부처

- [04933] 서울특별시 광진구 능동로 400 보건복지행정타운 한국사회보장정보원 청소년산모 업무 담당자

· 신청 및 기타문의

- 한국사회보장정보원 콜센터 : 1566-3232 (4번 사회서비스 선택)

- 휴대폰인증 장애문의(KCB 고객센터) : 02-708-1000

2021년 청소년산모 임신출산의료비 지원사업 안내 (파일저장)

임신확인서다운로드 › 변경양식다운로드 › 위임장다운로드 ›

온라인신청 신청내역확인

① 서비스 신청을 하는 경우

- 서비스 지원을 받기 위해 **"임신확인서"**를 다운로드한 후 양식 마지막에 있는 "작성요령"을 참고해 신청서를 작성합니다.
- 임신확인란은 요양기관에서 발급을 받아야합니다.

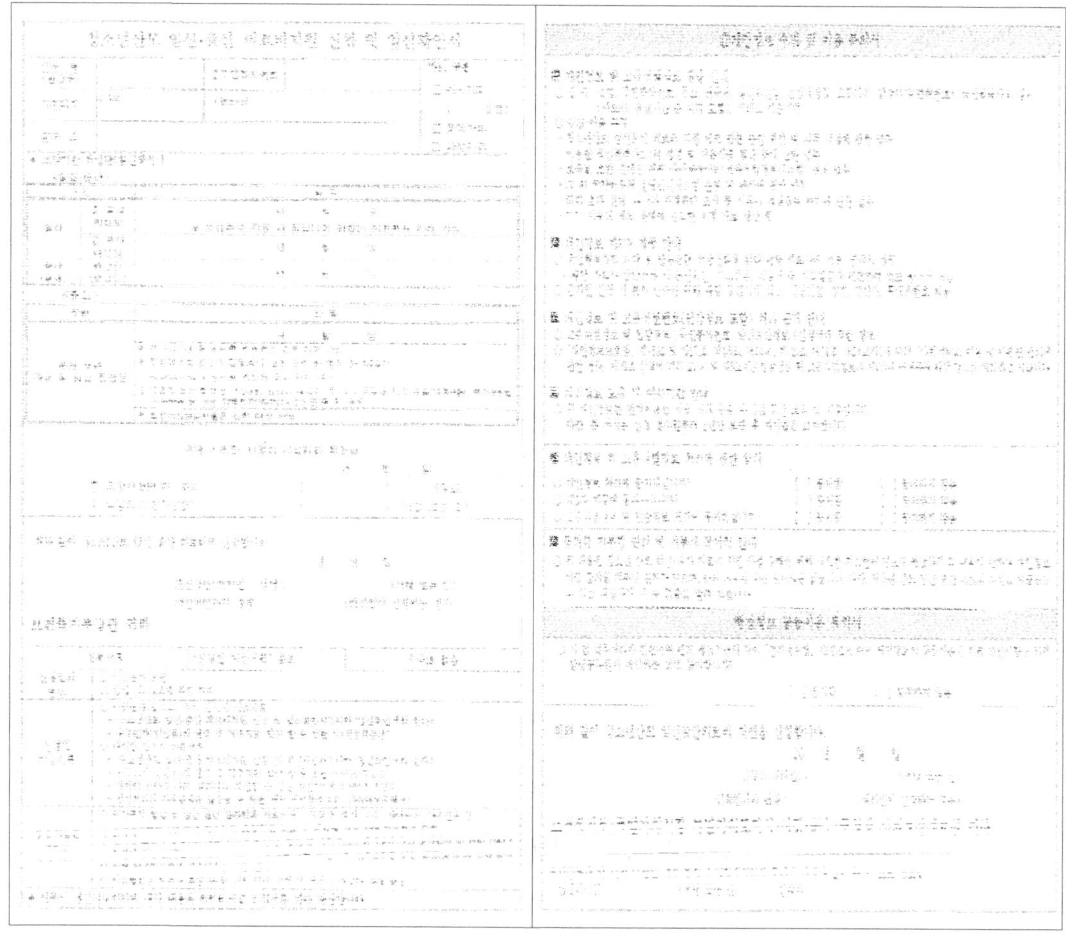

※ 요양기관기호, 면허번호 등 관련정보 반드시 기재, 개인정보 이용 동의서에 동의 및 서명합니다.
※ 임산부가 만 14세 미만 아동인 경우 신청서식 하단에 법정대리인 동의(서명)를 별도로 구하여 제출해야 합니다.
※ 성명변경, 주민번호 정정 신청은 카드사에 별도 신청합니다.

② 임신확인일, 분만예정일을 변경신청 하는 경우

- 제출한 임신확인서를 변경하기 위해서는 "**변경양식**"을 다운로드하여 양식 마지막에 있는 "작성요령"을 참고해서 신청서를 작성합니다.
- '요양기관 확인란'은 요양기관에서 발급받아야합니다.

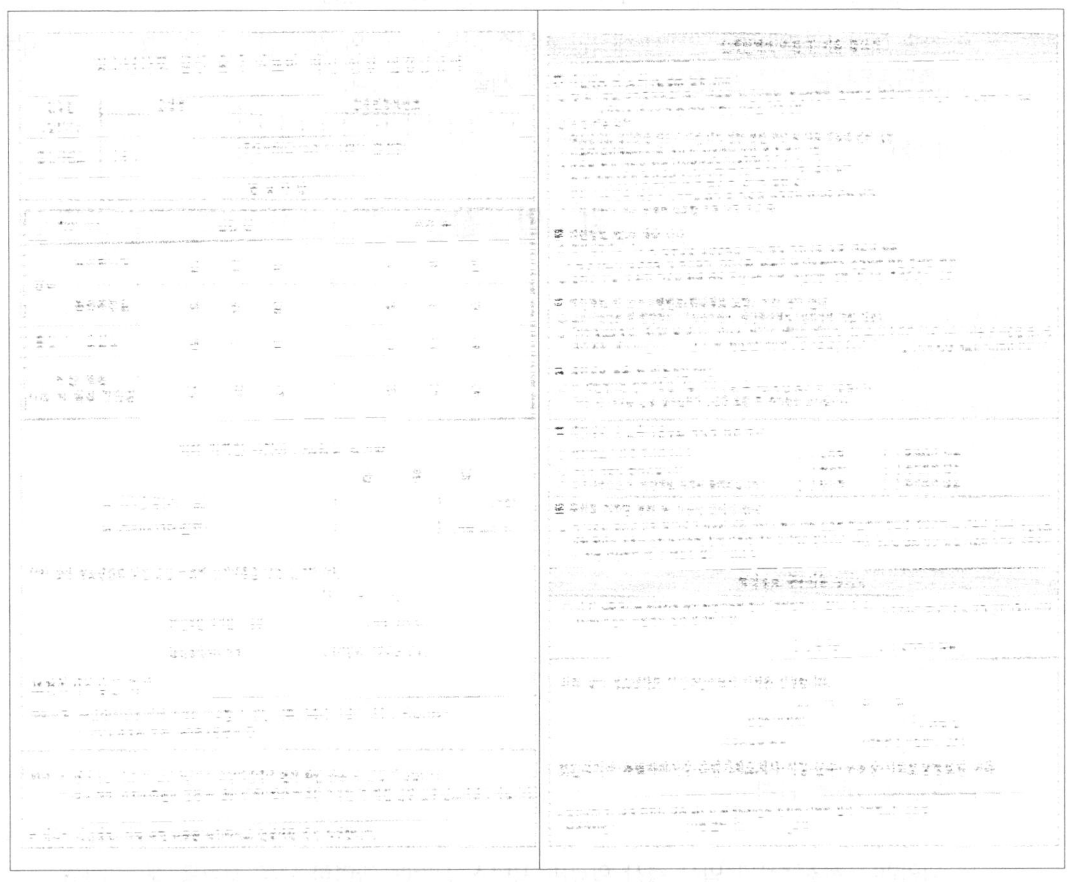

※ 요양기관기호, 면허번호 등 관련정보 반드시 기재, 개인정보 이용 동의서에 동의 및 서명합니다.
※ 임산부가 만 14세 미만인 경우 신청서식 하단에 법정대리인 동의(서명)를 별도로 구하여 제출해야 합니다.
※ 성명변경, 주민번호 정정 신청은 카드사에 별도 신청합니다.

③ 대리신청 하는 경우

- 대리 신청이 필요한 경우 **"위임장 다운로드"**를 하여 위임인 및 대리인 정보를 작성합니다.

※ 임산부 본인이 신청하는 것을 원칙으로 하되, 고위험 임신 등의 사유로 불가피하게 본인이 신청 하기 어려운 경우 위임장을 가지고 가족이 대리 신청을 할 수 있습니다.

※ 가족 대리 신청의 경우 반드시 **대리인 신분증 사본**과 위임인 간의 관계를 입증할 수 있는 서류(**주민등록등본, 가족관계증명서** 등)를 추가 제출해야 합니다.

(서식 제3호)

위 임 장

위임인(위임하는 사람)
성　　명 :
생년월일 :
주　　소 :
전화번호 :

대리인(위임받는 사람)
성　　명 :
생년월일 :
주　　소 :
전화번호 :
위임인(신청인)과의 관계 :

위 위임인은 청소년산모 임신·출산 의료비 서비스 신청에 관련한 모든 사항을 대리인에게 위임합니다.

* 「주민등록법」 제37조제10호에 따라 다른 사람의 주민등록번호를 부정 사용한 자는 3년 이하의 징역 또는 1천만원 이하의 벌금에 처해집니다.

20 년 월 일

위임인 : (서명 또는 인)

3. 서비스 지원 신청

❑ 서비스 온라인 신청은 개인정보 활용 동의 〉 신청확인 〉 지원신청 〉 신청완료 단계로 신청을 합니다.

① "온라인신청" 버튼을 눌러 신청을 진행합니다.

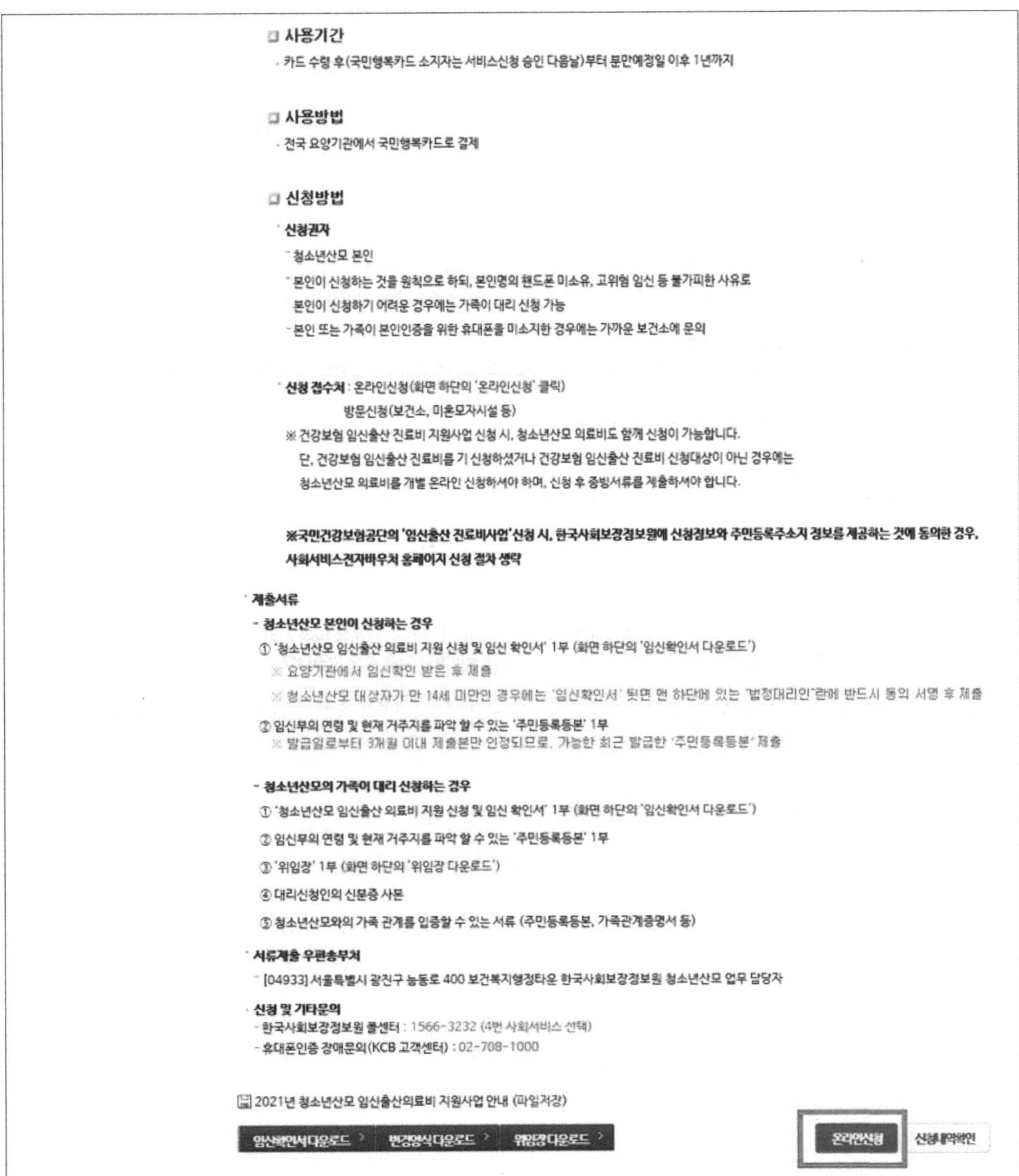

❑ 사용기간

- 카드 수령 후(국민행복카드 소지자는 서비스신청 승인 다음날)부터 분만예정일 이후 1년까지

❑ 사용방법

- 전국 요양기관에서 국민행복카드로 결제

❑ 신청방법

· **신청권자**

- 청소년산모 본인
- 본인이 신청하는 것을 원칙으로 하되, 본인명의 핸드폰 미소유, 고위험 임신 등 불가피한 사유로 본인이 신청하기 어려운 경우에는 가족이 대리 신청 가능
- 본인 또는 가족이 본인인증을 위한 휴대폰을 미소지한 경우에는 가까운 보건소에 문의

· **신청 접수처** : 온라인신청(화면 하단의 '온라인신청' 클릭)
방문신청(보건소, 미혼모자시설 등)

※ 건강보험 임신출산 진료비 지원사업 신청 시, 청소년산모 의료비도 함께 신청이 가능합니다.
단, 건강보험 임신출산 진료비를 기 신청하셨거나 건강보험 임신출산 진료비 신청대상이 아닌 경우에는 청소년산모 의료비를 개별 온라인 신청하셔야 하며, 신청 후 증빙서류를 제출하셔야 합니다.

※국민건강보험공단의 '임산출산 진료비사업'신청 시, 한국사회보장정보원에 신청정보와 주민등록주소지 정보를 제공하는 것에 동의한 경우, 사회서비스전자바우처 홈페이지 신청 절차 생략

· **제출서류**

- 청소년산모 본인이 신청하는 경우

① '청소년산모 임신출산 의료비 지원 신청 및 임신 확인서' 1부 (화면 하단의 '임신확인서 다운로드')
※ 요양기관에서 임신확인 받은 후 제출
※ 청소년산모 대상자가 만 14세 미만인 경우에는 '임신확인서' 뒷면 맨 하단에 있는 "법정대리인"란에 반드시 동의 서명 후 제출

② 임신부의 연령 및 현재 거주지를 파악 할 수 있는 '주민등록등본' 1부
※ 발급일로부터 3개월 이내 제출본만 인정되므로, 가능한 최근 발급한 '주민등록등본' 제출

- 청소년산모의 가족이 대리 신청하는 경우

① '청소년산모 임신출산 의료비 지원 신청 및 임신 확인서' 1부 (화면 하단의 '임신확인서 다운로드')
② 임신부의 연령 및 현재 거주지를 파악 할 수 있는 '주민등록등본' 1부
③ '위임장' 1부 (화면 하단의 '위임장 다운로드')
④ 대리신청인의 신분증 사본
⑤ 청소년산모와의 가족 관계를 입증할 수 있는 서류 (주민등록등본, 가족관계증명서 등)

· **서류제출 우편송부처**

- [04933] 서울특별시 광진구 능동로 400 보건복지행정타운 한국사회보장정보원 청소년산모 업무 담당자

· **신청 및 기타문의**

- 한국사회보장정보원 콜센터 : 1566-3232 (4번 사회서비스 선택)
- 휴대폰인증 장애문의(KCB 고객센터) : 02-708-1000

2021년 청소년산모 임신출산의료비 지원사업 안내 (파일저장)

임신확인서다운로드 › | 변경양식다운로드 › | 위임장다운로드 › | 온라인신청 | 신청내역확인

② 개인정보 활용 동의 등에 대한 동의

- '개인정보 활용에 대한 안내' 및 '온라인신청 서비스 정책에 대한 안내'를 확인하여 동의한 후, "**확인**" 버튼을 누릅니다.

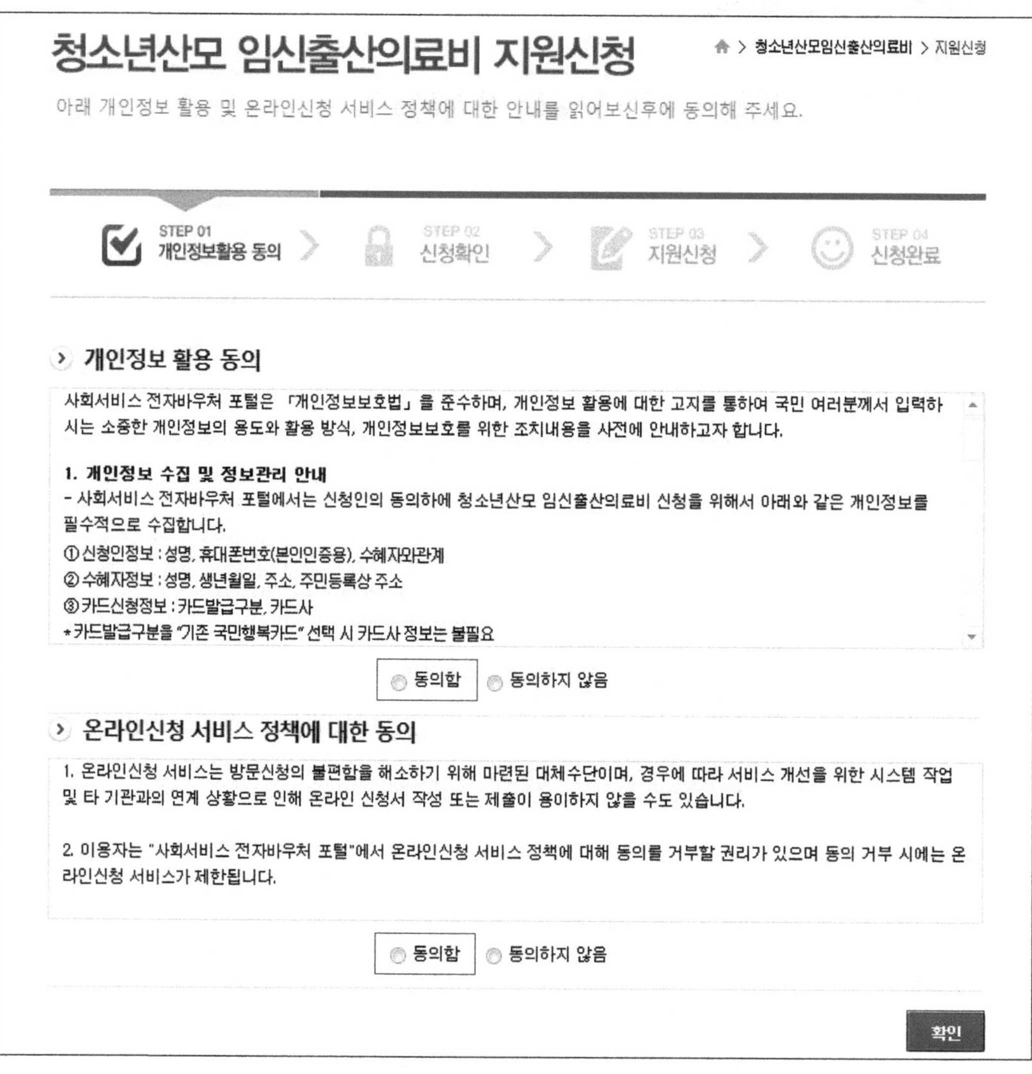

③ 신청 확인(본인 인증)

- 수혜자의 이름과 수혜자의 생년월일을 입력하여 확인 후, 신청자가 수혜자 본인인 경우, 본인의 휴대폰 번호로 인증을 수행합니다.

※ 임산부 본인이 인정하는 것을 원칙으로 하되, 고위험 임신 등의 사유로 불가피하게 본인이 인증하기 어려운 경우에는 가족이 대리 신청 및 인증 가능합니다.

※ 수혜자는 청소년산모 임신출산의료비 서비스 지원대상자입니다.

④ 신청정보 입력(지원신청)

- 수혜자의 휴대폰번호, 주민등록상 주소, 수혜자와 신청자의 관계, 수혜자의 카드발급 구분, 카드사를 입력합니다.

※ 전담금융기관의 카드발급 상담전화를 위해 전화번호 기재 필수(휴대전화 기재 필수)입니다.

※ 카드발급은 신규 또는 기존 국민행복카드로 신청이 가능하며, 기존 카드일 경우에는 기존에 발급된 카드사에서 카드 사용이 가능합니다.

- 신청정보를 확인하고 "**신청**" 버튼을 누릅니다.

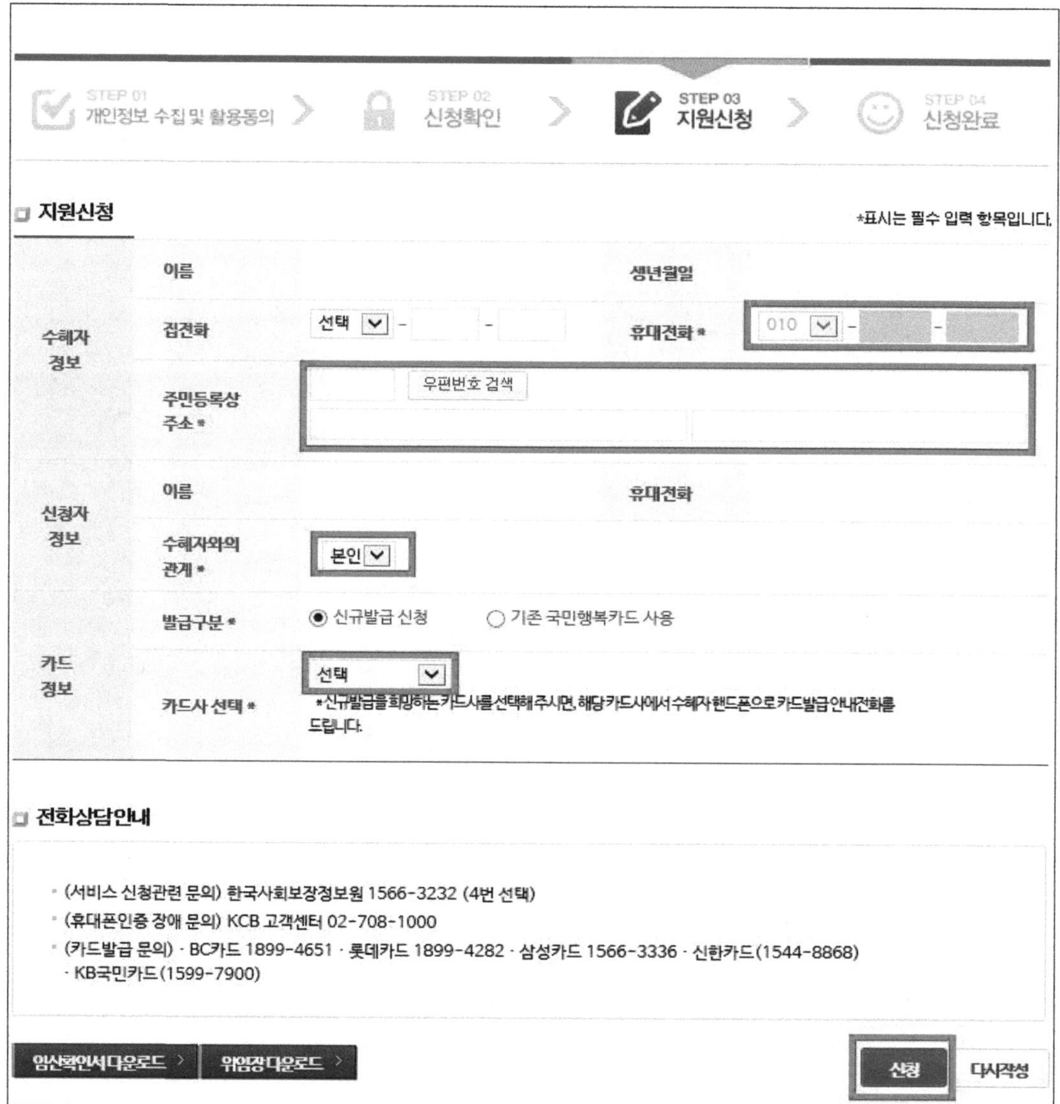

⑤ 신청 완료

- 청소년산모 임신·출산 의료비 지원 신청이 완료되었음을 확인하고 임신확인서 등 관련 구비서류를 제출기한까지 우편 송부합니다.

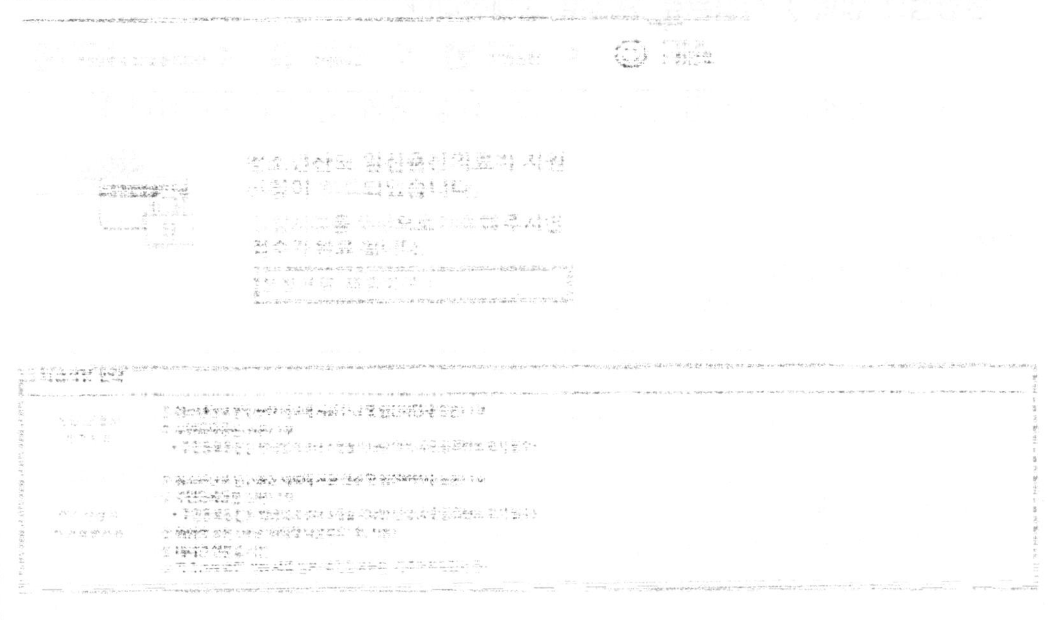

* 서류를 제출한 경우에만 접수완료 처리되며, 접수처리 이전까지 신청정보 수정가능
(접수가 완료된 이후에는 신청정보 수정불가)
** 청소년산모 임신출산의료비는 자격승인 후, 국민행복카드 발급일부터 사용이 가능합니다.

우편제출주소

○ [04933] 서울특별시 광진구 능동로 400 보건복지행정타운 한국사회보장정보원 청소년산모 업무 담당자
* 우편배송 중 분실 또는 개인정보 유출방지를 위해 등기발송을 권장합니다.

국민행복카드(청소년산모 임신·출산의료비) 이용권 부정사용시 환수 및 자격박탈

○ 타인에게 '국민행복카드'를 양도하거나 매매 등으로 부정사용이 확인 될 경우 부당 이득 환수 및 서비스 대상자 자격 박탈
○ 이용범위에 벗어난 진료항목에 대한 청구(불법 인공임신중절 등) 및 요양기관과 담합에 의한 부정사용일 경우 해당 금액만큼 환수 조치

문의처

- (서비스신청관련 문의) 한국사회보장정보원 1566-3232(4번 선택)
- (카드발급 문의) BC카드 1899-4651 롯데카드 1899-4282 삼성카드 1566-3336 신한카드(1544-8868) KB국민카드(1599-7900)

임신확인서다운로드 > 위임장다운로드 >

※ 온라인신청 이후 절차

- 한국사회보장정보원 : 구비서류 접수 확인 후 대상자 자격 결정
- 금융기관(카드사) : 카드발급관련 상담 및 안내
- 서비스 이용자 : 카드수령 후 서비스 이용

4. 서비스 신청내역 변경

❑ 서비스 신청내역을 '변경' 또는 '재신청'하는 경우 신청내역확인 〉 본인인증 〉 변경정보 입력 〉 신청완료 단계로 진행합니다.

① "신청내역확인" 버튼을 눌러 서비스 신청 내역 변경을 진행합니다.

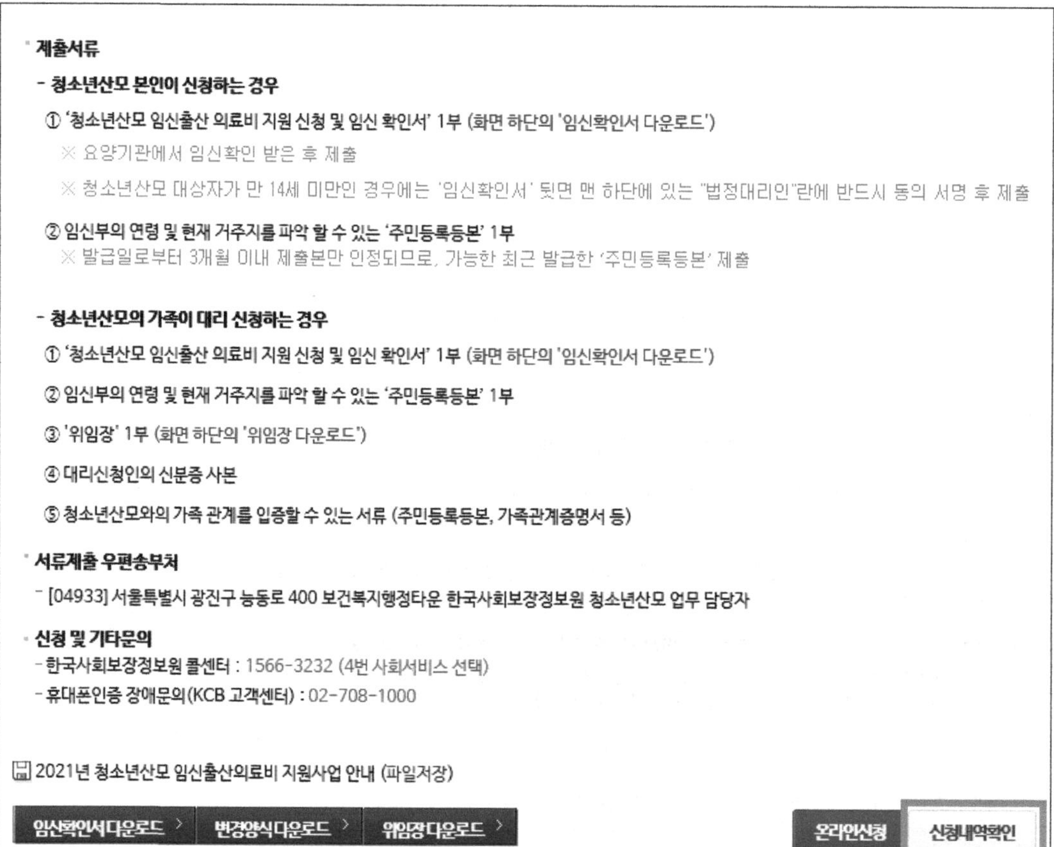

※ 개인정보 활용 동의 없이 신청확인(본인인증)화면으로 이동 합니다.

② 신청 내역 확인을 위한 휴대폰 인증

- 수혜자의 이름과 수혜자의 생년월일, 임신확인일을 입력하여 확인 후, 신청자가 수혜자 본인인 경우, 본인의 휴대폰 번호로 인증을 수행합니다.

※ 임산부 본인이 인정하는 것을 원칙으로 하되, 고위험 임신 등의 사유로 불가피하게 본인이 인증하기 어려운 경우에는 가족이 대리 신청 및 인증 가능합니다.

※ 수혜자는 청소년산모 임신출산의료비 서비스 지원대상자입니다.

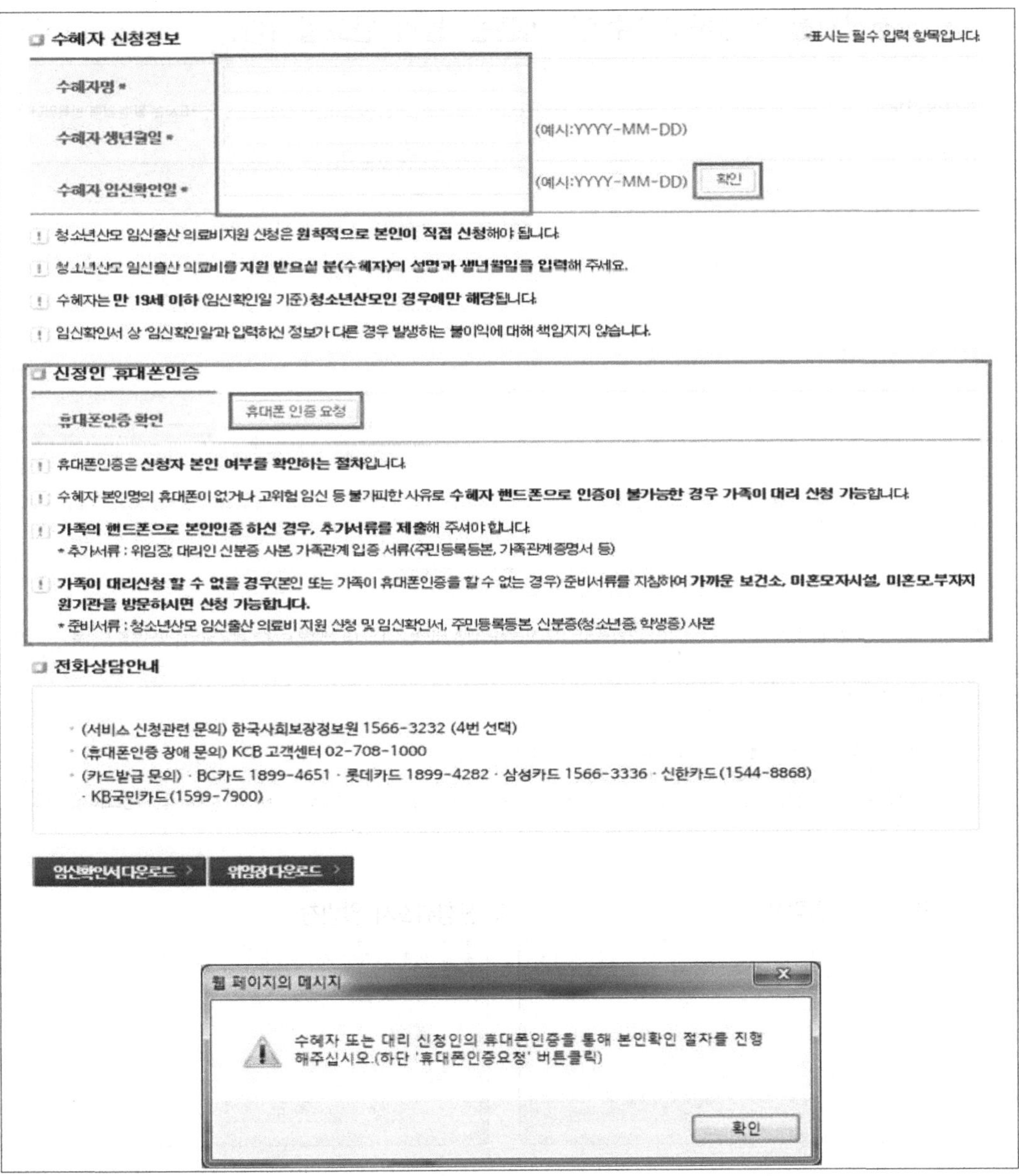

③ 신청정보 입력 수정완료

- 처리상태가 "신청완료" 임을 확인 후 변경할 정보를 입력합니다.

※ 처리상태가 접수, 승인, 거절인 경우 수정 및 신청취소는 처리 불가 합니다.

※ 전담금융기관의 카드발급 상담전화를 위해 전화번호 기재 필수(휴대전화 기재 필수) 입니다.

※ 카드발급은 신규 또는 기존 국민행복카드로 신청이 가능하며, 기존 카드일 경우에는 기존에 발급된 카드사에서 카드 사용이 가능합니다.

- 신청정보를 확인하고 "**수정**" 버튼을 눌러 완료합니다.

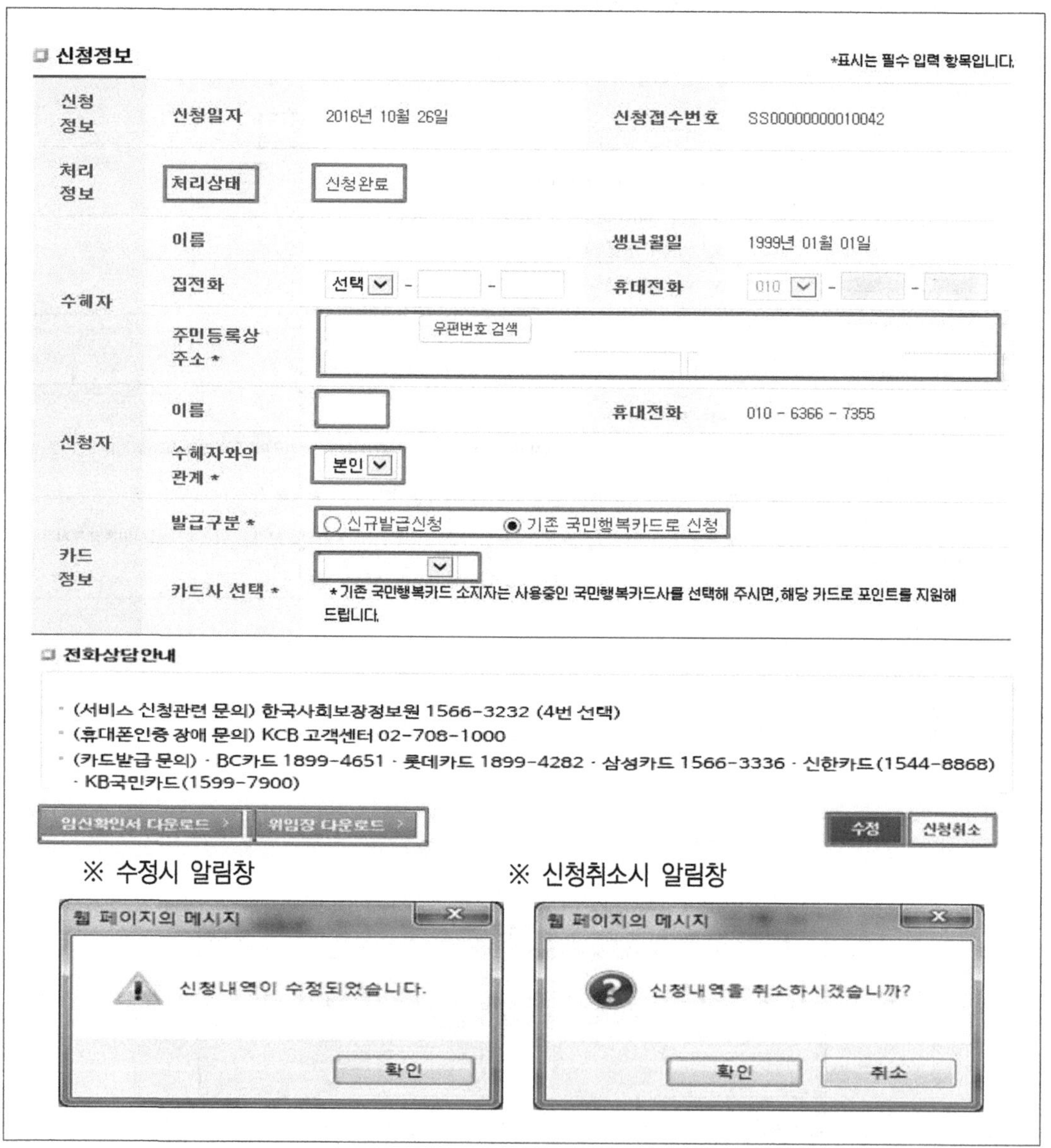

서비스 이용자 포탈 이용 매뉴얼

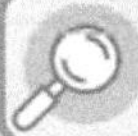

전자 바우처 포털 서비스 내역 확인

● 사회서비스 전자바우처 포털(www.socialservice.or.kr) 접속하여 청소년 산모 임신·출산의료비 서비스 내역을 확인합니다.

1. 회원가입

□ 서비스 내역 확인을 위해 "회원가입"을 진행합니다.

① 회원가입

- 초기 화면에서 "회원가입"을 선택합니다.

② 서비스 이용자 선택

- 회원가입 유형에서 서비스 이용자를 선택합니다.

※ 바우처 서비스 자격이 있는 대상자에 한해 회원가입 가능

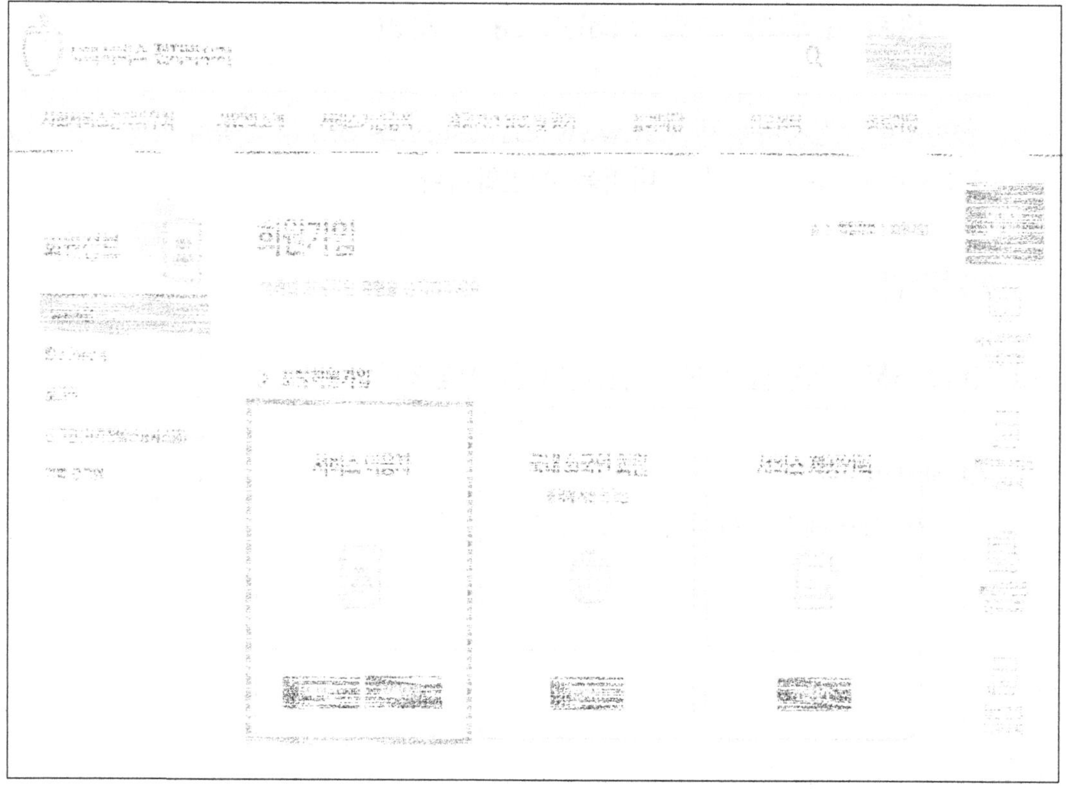

③ 약관 동의

- "개인정보 수집 및 이용에 대한 안내"를 확인하고 "동의함"을 체크하고 다음 단계로 넘어갑니다.

청소년산모 임신출산의료비 지원신청

> 청소년산모임신출산의료비 > 지원신청

아래 개인정보 활용 및 온라인신청 서비스 정책에 대한 안내를 읽어보신후에 동의해 주세요.

 STEP 01 개인정보활용 동의 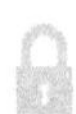 STEP 02 신청확인  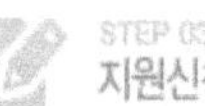 STEP 03 지원신청  STEP 04 신청완료

개인정보 활용 동의

사회서비스 전자바우처 포털은 「개인정보보호법」을 준수하며, 개인정보 활용에 대한 고지를 통하여 국민 여러분께서 입력하시는 소중한 개인정보의 용도와 활용 방식, 개인정보보호를 위한 조치내용을 사전에 안내하고자 합니다.

1. 개인정보 수집 및 정보관리 안내

- 사회서비스 전자바우처 포털에서는 신청인의 동의하에 청소년산모 임신출산의료비 신청을 위해서 아래와 같은 개인정보를 필수적으로 수집합니다.

①신청인정보 : 성명, 휴대폰번호(본인인증용), 수혜자와관계
②수혜자정보 : 성명, 생년월일, 주소, 주민등록상 주소
③카드신청정보 : 카드발급구분, 카드사
*카드발급구분을 "기존 국민행복카드" 선택 시 카드사 정보는 불필요

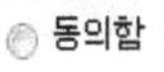 ○ 동의하지 않음

온라인신청 서비스 정책에 대한 동의

1. 온라인신청 서비스는 방문신청의 불편함을 해소하기 위해 마련된 대체수단이며, 경우에 따라 서비스 개선을 위한 시스템 작업 및 타 기관과의 연계 상황으로 인해 온라인 신청서 작성 또는 제출이 용이하지 않을 수도 있습니다.

2. 이용자는 "사회서비스 전자바우처 포털"에서 온라인신청 서비스 정책에 대해 동의를 거부할 권리가 있으며 동의 거부 시에는 온라인신청 서비스가 제한됩니다.

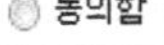 ○ 동의하지 않음

확인

④ 본인확인

• 성명과 주민등록번호를 입력하고 "본인확인"을 누릅니다.

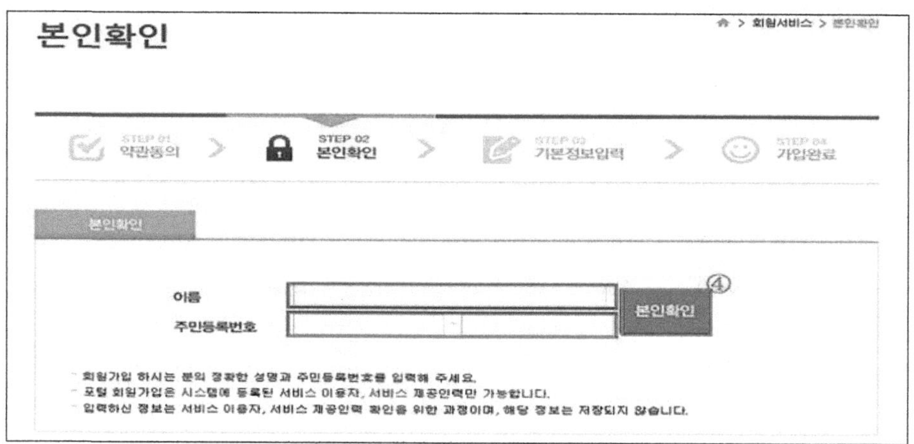

⑤ 기본정보입력

• 아이디와 비밀번호, 이메일주소, 휴대폰, 전화번호, 관심정보를 입력 후 "회원가입" 버튼을 누릅니다.

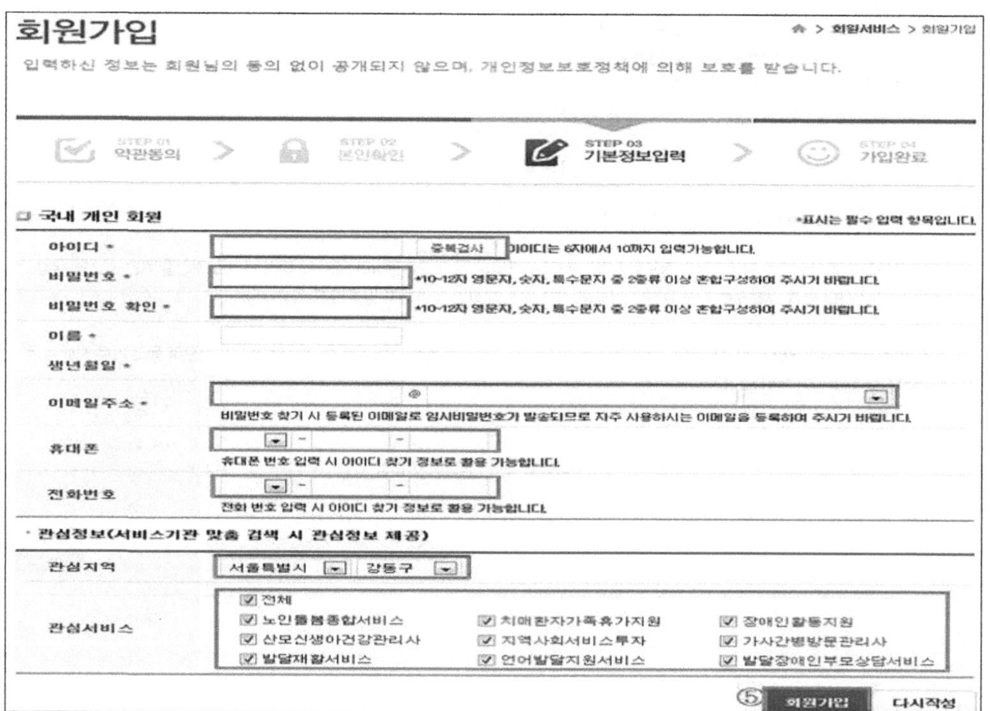

⑥ 회원가입 완료

- 회원가입이 완료되었음을 확인한 후 "로그인 바로가기" 버튼을 눌러 로그인 화면으로 이동합니다.

회원가입
회원서비스 > 회원가입
회원가입이 완료되었습니다.
STEP 01 약관동의
STEP 02 본인확인
STEP 03 기본정보입력
STEP 04 가입완료
회원가입이 완료되었습니다.
사회서비스 전자바우처 홈페이지 회원가입을 진심으로 환영합니다.
회원님의 정보는 로그인후 마이페이지에서 확인하실수 있습니다.
바우처 관련 다양한 서비스는 마이페이지에서 편리하게 이용하세요.
로그인 바로가기

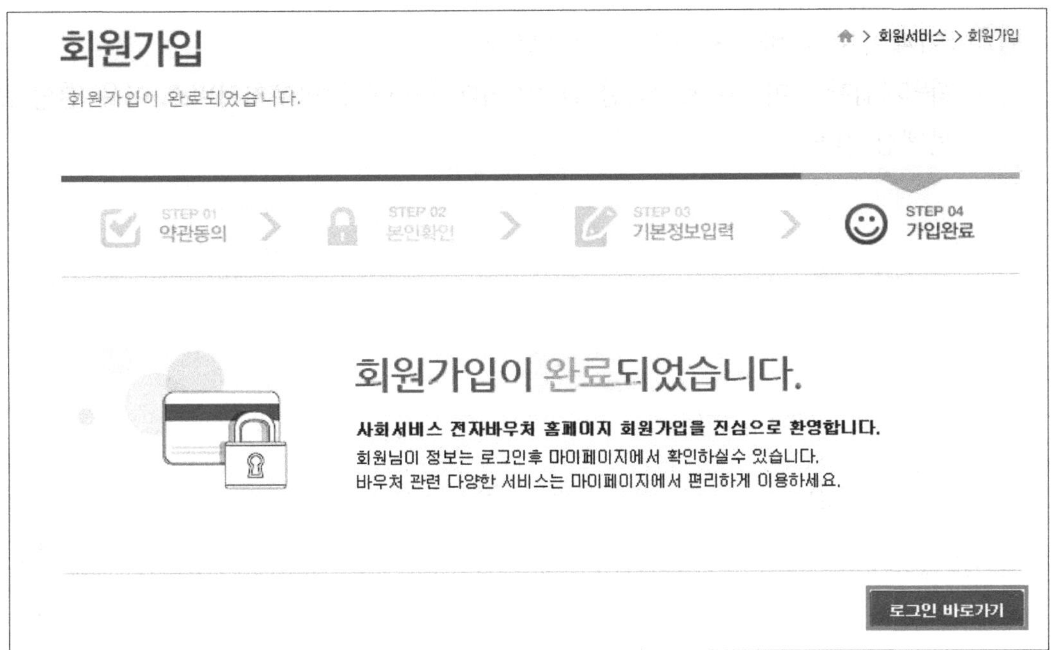

⑦ 로그인

- 아이디와 비밀번호를 입력한 후, "로그인" 버튼을 누릅니다.

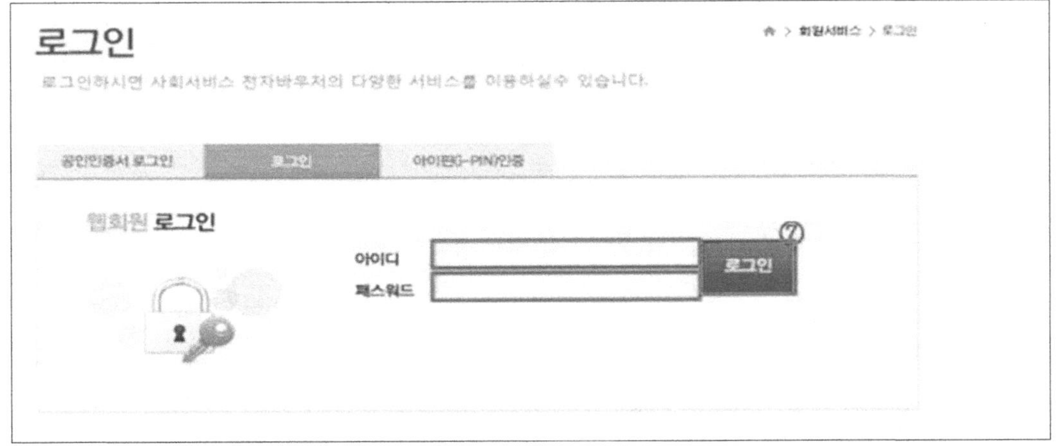

2. 바우처서비스 이용현황 조회

❑ 신청한 바우처서비스를 확인하기 위해 '바우처서비스 이용현황'을 선택합니다.

① 마이페이지 〉 바우처서비스 이용현황

- 회원가입한 아이디로 로그인한 뒤, **"마이페이지"**에서 **"바우처서비스 이용 현황"**을 선택합니다.

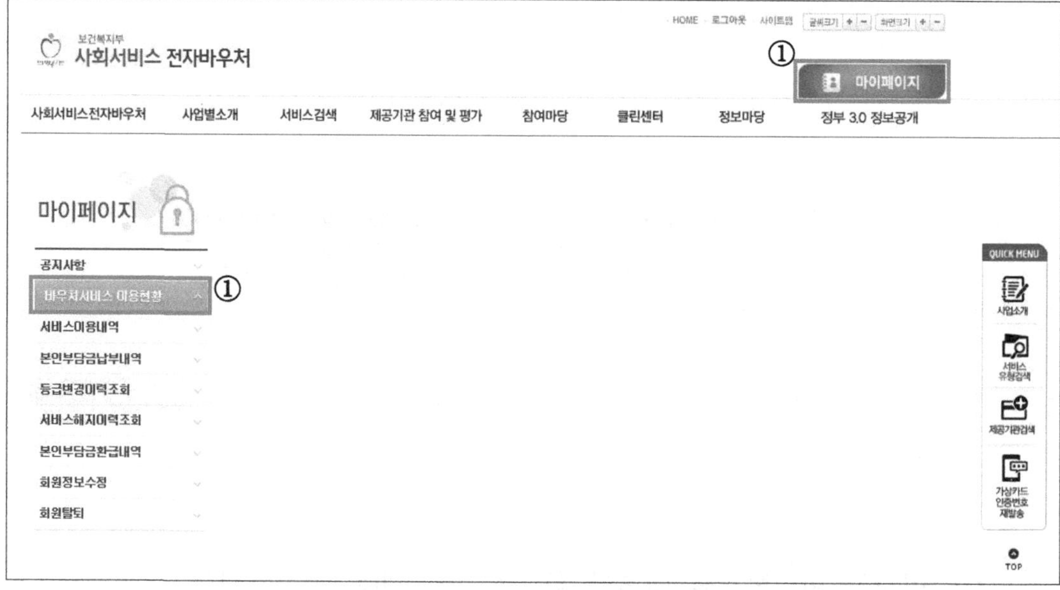

② 바우처서비스 이용현황 조회

- 바우처카드(국민행복카드) 정보와 바우처 잔량을 확인할 수 있습니다.

바우처서비스이용현황

> 마이페이지 > 바우처서비스이용현황

회원님의 바우처카드 정보와 서비스 이용현황을 관리하실수 있습니다

회원 님 께서는 현재 총 1건 의 바우처 서비스 를 이용하고 계십니다.

본인부담금 납부계좌

은행명		계좌번호	

바우처 카드

카드번호	-	카드번호	-

국민행복카드

카드번호	LT00-****-****-0015	카드사	롯데카드
사업유형	임신출산진료비지원 , 청소년산모임신출산의료비지원		

! 국민행복카드의 이용정보는 실시간으로 수신되지 않아 바우처 실잔량과 상이할 수 있으니 정확한 바우처잔량 확인은 해당 카드사로 문의하시기 바랍니다.

가상카드 휴대폰번호

사업구분	없음	통신사	없음
이름	없음	휴대폰번호	없음

! 가상카드 인증번호 회원님이 가상카드 인증번호를 조회하실수 있습니다 [인증번호 조회]

신청정보

서비스 유형 : 임신출산지원

- 바우처 총보유 1,700,000 P
- 청소년산모임신출산의료비지원 바우처 총사용 -70,000 P
- 임신출산진료비지원 바우처 총사용 -140,000 P
- 바우처 잔량 1,490,000 P

* 바우처 총보유/잔량은 임신출산진료비와 청소년산모임신출산의료비가 합산된 포인트입니다.

[사용내역조회]

3. 서비스 이용내역 조회

❑ 바우처서비스 이용내역을 조회하기 위해 '서비스 이용내역'을 선택합니다.

① 마이페이지 〉 서비스이용내역

- 회원가입한 아이디로 로그인한 뒤, **"마이페이지"**에서 **"서비스 이용내역"**을 선택합니다.

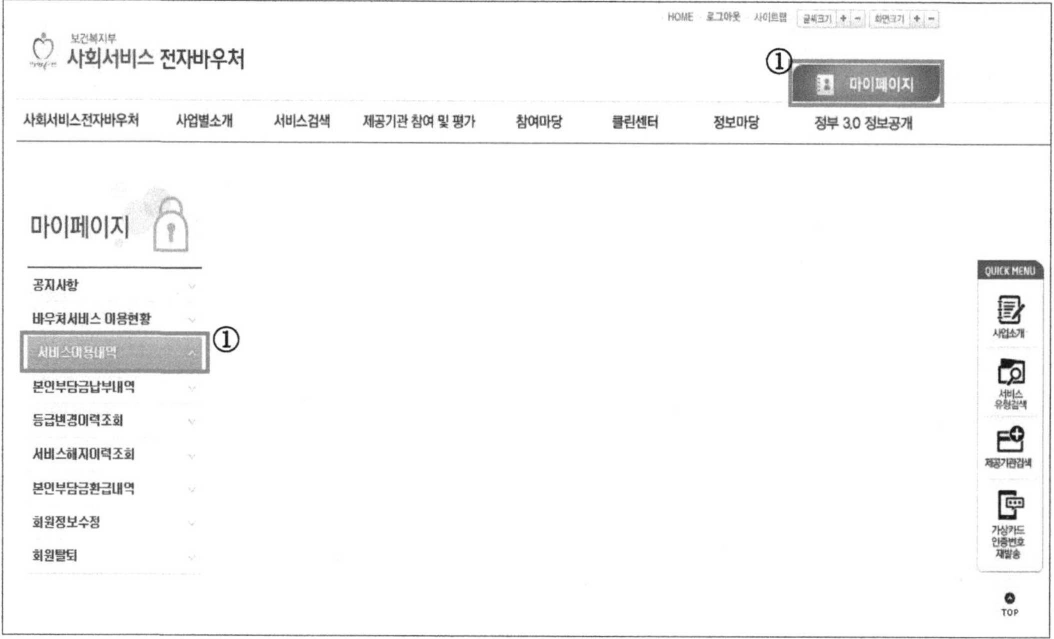

② 서비스 이용내역 조회

- 결제유형, 결제구분, 승인일자, 사업구분을 선택한 뒤, "**조회**" 버튼을 누르면 서비스별 이용내역을 확인할 수 있습니다.

※ 청소년산모 임신·출산 의료비지원사업의 이용내역을 정확하게 확인하기 위해서는 해당 카드사로 문의하시기 바랍니다.

서비스이용내역

> 마이페이지 > 서비스이용내역

회원님의 서비스 이용내역을 검색 확인하실 수 있습니다

결제유형	전체	결제구분	전체
승인일자	2015-05-01 ~ 2015-06-01	사업구분	전체

② 조회 | 엑셀다운로드

결제일시	서비스이용일자		사업구분	서비스유형	승인금액	결제유형	결제구분	반납일자
	시작시간	종료시간						
2015.05.26 10:45:56	2015.05.26		임신출산지원	임신출산진료비지원	60,000	단말기	정상결제	
2015.05.26 10:45:56	2015.05.26		임신출산지원	임신출산진료비지원	80,000	단말기	정상결제	
2015.05.18 16:20:20	2015.05.18		임신출산지원	청소년산모임신출산의료비지원	70,000	단말기	정상결제	

! 이용내역의 조회는 1개월 단위입니다.

! 임신출산진료비지원과 청소년산모임신출산의료비지원 이용내역은 실시간으로 수신되지 않으므로 정확한 이용내역은 해당 카드사로 문의하시기 바랍니다.

1

VII

고위험 임산부 의료비 지원사업

Ⅵ / 고위험 임산부 의료비 지원사업

1 사업 개요

가. 사업목적

- 고위험 임신의 적정 치료·관리에 필요한 진료비를 지원하여 경제적 부담 경감 및 건강한 출산과 모자 건강 보장

나. 추진경과

- 「고위험 임산부 의료비 지원사업」 국정과제(62-2)로 확정('13.5월)
- '15년 사업추진 계획수립('15.3월), 사업지침 마련 및 지자체 통보('15.6월)
- '15.7월부터 전국 사업 시행(조기진통, 분만관련 출혈, 중증 임신중독증)
- '18년 지원대상 질환 확대(양막의 조기파열, 태반조기박리)
- '19년 지원대상 질환 확대
  - (1월) 전치태반, 절박유산, 양수과다증, 양수과소증, 분만전 출혈, 자궁경부 무력증
  - (7월) 고혈압, 다태임신, 당뇨병, 대사장애를 동반한 임신과다구토, 신질환, 심부전, 자궁 내 성장 제한, 자궁 및 자궁의 부속기 질환
- '24년 소득기준(기준중위소득 180% 이하) 폐지

다. 사업근거

모자보건법

제10조(임산부·영유아·미숙아등의 건강관리 등)

② 국가와 지방자치단체는 임산부·영유아·미숙아등 중 입원진료가 필요한 사람에게 다음 각 호의 의료지원을 할 수 있다.

1. 진찰 2. 약제나 치료재료의 지급 3. 처치, 수술, 그 밖의 치료 4. 의료시설에의 수용
5. 간호 6. 이송

라. 지원원칙

- 고위험 임산부의 적정 치료·관리에 따른 경제적 부담을 덜어줄 수 있도록 예산지원의 우선순위가 높은 19대 고위험 임신질환* 중심으로 지원
  - 일반적인 임신 출산에 비해 추가로 소요되는 비급여 진료비 위주로 지원

* 19대 고위험 임신질환 : 조기진통, 분만관련 출혈, 중증 임신중독증, 양막의 조기파열, 태반조기박리, 전치태반, 절박유산, 양수과다증, 양수과소증, 분만전 출혈, 자궁경부무력증,고혈압, 다태임신, 당뇨병, 대사장애를 동반한 임신과다구토, 신질환, 심부전, 자궁 내 성장 제한, 자궁 및 자궁의 부속기 질환

마. 사업추진 체계도

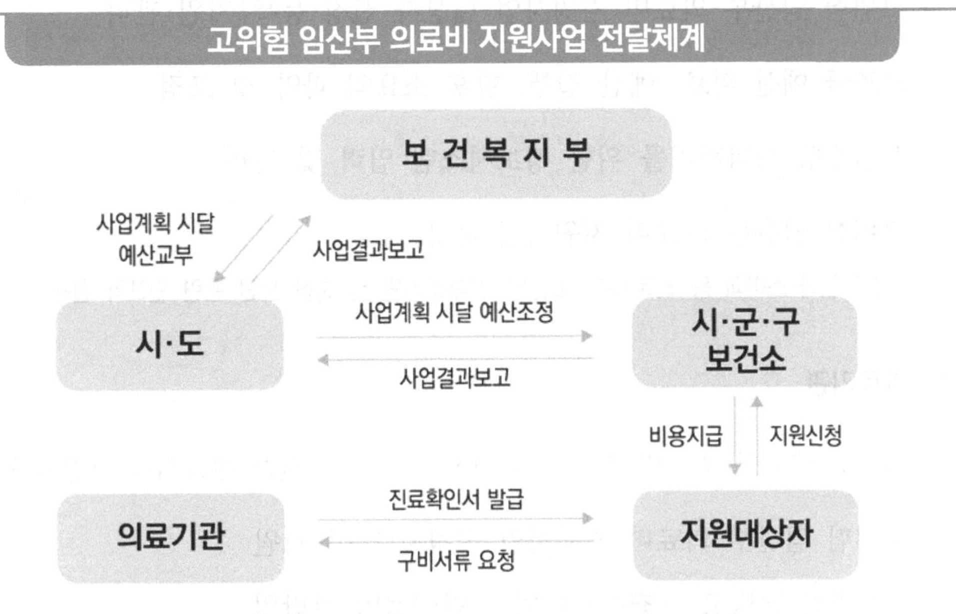

바. 기관별 담당업무

1) 보건복지부

- 고위험 임산부 의료비 지원사업 계획 수립 및 평가
- 고위험 임산부 의료비 지원사업 사업지침 마련·배포
- 고위험 임산부 의료비 지원사업 정보시스템(이하 “정보시스템”) 운영

2) 시·도

- 고위험 임산부 의료비 지원사업 지도·감독
- 보조금 예산 확보 및 시·군·구 예산집행상황 점검·조정
- 고위험 임산부 의료비 지원사업 관련 통계 관리
- 고위험 임산부 의료비 지원사업 홍보

3) 시·군·구(보건소)

- 고위험 임산부 의료비 지원사업 대상자 선정·등록·지원·관리
- 보조금 예산 확보, 예산 집행, 향후 소요액 파악 및 조정
- 사업수행 성과관리를 위한 정보시스템 입력 및 관리
- 고위험 임산부 의료비 지원사업 홍보
  * 산부인과·소아과 등 의료기관, 조산원, 산후조리원 등 출산·분만 관련 인프라 활용

4) 의료기관

- 고위험 임산부 의료비 지원사업 신청을 위한 보건소 제출서식(신청서 등) 비치
- 고위험 임산부 의료비 지원사업 신청서 작성 지원
  - 질병명·질병코드·최초진단일·분만예정일·분만일
- 신청 관련 구비서류(의사진단서, 입퇴원진료확인서, 진료비 영수증, 진료비 세부내역서, 출생증명서 또는 사산증명서 등) 발급 지원
- 가임기 여성 및 임산부 등 의료기관 이용자 중심으로 지역주민 대상 고위험 임산부 의료비 지원사업 안내·홍보 지원

2 지원대상(* '24년부터 가구 소득과 관계없이 지원)

- (질환기준) 19대 고위험 임신질환*으로 진단받고 입원치료 받은 임산부

  * 조기진통, 분만관련 출혈, 중증 임신중독증, 양막의 조기파열, 태반조기박리, 전치태반, 절박유산, 양수과다증, 양수과소증, 분만전 출혈, 자궁경부무력증, 고혈압, 다태임신, 당뇨병, 대사장애를 동반한 임신과다구토, 신질환, 심부전, 자궁 내 성장 제한, 자궁 및 자궁의 부속기 질환

  - 분만 결과, 자궁내 태아사망 등으로 사산한 경우도 지원대상에 포함
  - 지원제외자 : 외국 국적인 자 및 국외 이주자
    (단, 영주권 취득 및 결혼이주여성〈체류자격 : F5, F6〉, 난민협약에 의한 난민, 북한이탈주민, 영주귀국사할린 한인은 지원 가능)

- (질환별 세부지원기준)

  * 각 질환별 지원대상 질병코드로 시작되는 하위코드 모두 포함하여 지원

❑ 조기진통

- 지원기간 : 질병 관련 입원 치료 기간(임신주수 20주 이상, 37주 미만)
- 지원대상 질병코드

  - O60(조기진통 및 분만)

❑ 분만관련 출혈

- 지원기간 : 질병 관련 입원 치료 기간(임신주수 20주 이상)
- 지원대상 질병코드

  - O67(달리 분류되지 않은 분만중 출혈이 합병된 진통 및 분만)
  - O72(분만후 출혈)

제Ⅵ장

고위험 임산부 의료비 지원사업

❑ 중증 임신중독증

- 지원기간 : 질병 관련 입원 치료 기간(임신주수 20주 이상)
- 지원대상 질병코드

> - O11(만성 고혈압에 겹친 전자간)
> - O14(전자간)
> - O15(자간)

❑ 양막의 조기파열

- 지원기간 : 질병 관련 입원 치료 기간(임신주수 20주 이상, 37주 미만)
- 지원대상 질병코드

> - O42(양막의 조기파열)

❑ 태반조기박리

- 지원기간 : 질병 관련 입원 치료 기간(임신주수 20주 이상)
- 지원대상 질병코드

> - O45(태반의 조기분리[태반조기박리])

❑ 전치태반

- 지원기간 : 질병 관련 입원 치료 기간(임신주수 20주 이상)
- 지원대상 질병코드

> - O44(전치태반)
> - O69.4(전치맥관이 합병된 진통 및 분만/전치맥관으로부터의 출혈)

❑ 절박유산

- 지원기간 : 질병 관련 입원 치료 기간(임신주수 20주 이상)
- 지원대상 질병코드

> - O20.0(절박유산/절박유산에 의한 것으로 명시된 출혈)

❑ 양수과다증

- 지원기간 : 질병 관련 입원 치료 기간(임신주수 20주 이상)
- 지원대상 질병코드

    - O40(양수과다증)

❑ 양수과소증

- 지원기간 : 질병 관련 입원 치료 기간(임신주수 20주 이상)
- 지원대상 질병코드

    - O41.0(양수과소증/양막파열에 대한 언급이 없는 양수과소증)

❑ 분만전 출혈

- 지원기간 : 질병 관련 입원 치료 기간
- 지원대상 질병코드

    - O46(달리 분류되지 않은 분만전 출혈)

❑ 자궁경부무력증

- 지원기간 : 질병 관련 입원 치료 기간
- 지원대상 질병코드

    - O34.3(자궁경관부전에 대한 산모관리)

❑ 고혈압

- 지원기간 : 질병 관련 입원 치료 기간
- 지원대상 질병코드

    - O10(임신, 출산 및 산후기에 합병된 전에 있던 고혈압)
    - O13(임신[임신-유발]고혈압)
    - O16(상세불명의 산모고혈압)

❑ 다태임신

- 지원기간 : 질병 관련 입원 치료 기간
- 지원대상 질병코드

  - O30(다태임신)
  - O31(다태임신에 특이한 합병증)

❑ 당뇨병

- 지원기간 : 질병 관련 입원 치료 기간
- 지원대상 질병코드

  - O24(임신중 당뇨병)

❑ 대사장애를 동반한 임신과다구토

- 지원기간 : 질병 관련 입원 치료 기간
- 지원대상 질병코드

  - O21.1(대사장애를 동반한 임신과다구토)

❑ 신질환

- 지원기간 : 질병 관련 입원 치료 기간
- 지원대상 질병코드

N00-N23*

  - N00-N08(사구체질환)
  - N10-N16(신세뇨관-간질질환)
  - N17-N19(신부전)
  - N20-N23(요로결석증)

* 해당 질환코드 외 O코드(임신, 출산 및 산후기)가 진단서 상에 동시 기재되어 있어야 함

❑ 심부전

● 지원기간 : 질병 관련 입원 치료 기간

● 지원대상 질병코드

I00-I52*

- I00-I02(급성 류마티스열)
- I05-I09(만성 류마티스심장질환)
- I10-I15(고혈압성 질환)
- I20-I25(허혈심장질환)
- I26-I28(폐성 심장병 및 폐순환의 질환)
- I30-I52(기타 형태의 심장병)

* 해당 질환코드 외 O코드(임신, 출산 및 산후기)가 진단서 상에 동시 기재되어 있어야 함

❑ 자궁 내 성장 제한

● 지원기간 : 질병 관련 입원 치료 기간

● 지원대상 질병코드

- O36.5(태아성장불량에 대한 산모관리)

❑ 자궁 및 자궁의 부속기 질환

● 지원기간 : 질병 관련 입원 치료 기간

● 지원대상 질병코드

- O23.5(임신중 생식관의 감염)
- O34.0(자궁의 선천기형에 대한 산모관리)
- O34.1(자궁체부종양에 대한 산모관리)
- O34.4(자궁경부의 기타 이상에 대한 산모관리)
- O34.8(골반기관의 기타 이상에 대한 산모관리)
- O41.1(양막낭 및 양막의 감염)

※ 19종 질환에 중복 해당될 경우 지원대상자에게 유리한 지원기간을 적용함

3 지원내용

가. 지원범위

● 19대 고위험 임신 질환의 입원치료에 있어, 가계부담이 큰 전액본인부담금 및 비급여 진료비 지원

급 여			비 급 여
일부 본인부담		전액 본인부담금	비급여(진찰료, 처치·수술료 등) 진료비
법정본인부담금	공단부담금		
		지 원	지 원

* 지원대상에서 제외된 기타 고위험 임산부와의 형평성을 고려하여, 법정본인부담금은 지원 제외

● 전액본인부담금 및 비급여 진료비

- (지원예시) 진찰료, 투약 및 조제료, 주사료, 처치 및 수술료, 검사료, 전혈 및 혈액성분제제료 등
- (제외항목)
  - 병실입원료, 식대(환자특식)
  - 한방 치료 관련 진료비
  - 고위험 임신질환 치료와 관련 없는 진료비
  - 보조기, 의료기기 및 의료소모품 구입비
  - 간이 영수증(수기용)으로 발급받은 진료비
  - 요양기관에서 환자부담금 납부를 면제 또는 감면한 경우의 진료비
  - 후원단체에서 대납한 진료비
  - 외국 의료기관에서 발생한 진료비

• 지원대상 금액
- 계산서·영수증 서식 상, 질환별 지원기간 내에 입원치료로 발생한 진료비 합계 항목의 "③ 전액본인부담", "④ 비급여 선택진료료", "⑤ 비급여 선택진료료 외(단, 지원제외 항목 공제 후 금액 재산정 필요)"란의 금액을 합한 금액

* 참고서식 : 국민건강보험 요양급여의 기준에 관한 규칙 [별지 제6호서식] 입원 진료비 계산서·영수증

나. 지원금액 산출방법

● 고위험 임산부 입원치료비의 급여 중 전액본인부담금 및 비급여 진료비(병실 입원료, 환자특식 제외)에 해당하는 금액의 90%* 지원(10%는 개인 부담 적용**)

* 단, 국민기초생활보장법 제6조 및 제12조의3에 따른 의료급여수급자는 100% 지원 (임산부 부부 중 한명이 국민기초생활보장법 상 의료급여수급자인 경우 의료급여수급자로 인정)

** 고위험 임산부의 법정본인부담금 본인부담률(10%)과 같은 수준

● (지원한도) 1인당 300만원까지 지원

- 2개 이상의 고위험 임산부 진단기준을 동시에 충족하더라도 1인당 지원한도는 300만원으로 동일하게 적용

예시 의료급여수급자가 아닌 조기진통 고위험 임산부의 진료내역서 상 전액본인부담금 및 비급여 진료비 합산 금액(지원제외 항목 공제)이 1,669,740원인 경우

⇒ 1,669,740원에 대해 지원율 90%(개인부담률 10%)를 적용하여 지원금액 1,502,766원 산출 (개인부담 166,974원), 원단위 절사하여 최종지원금액 1,502,760원 결정

4 지원절차

가. 지원신청

● 지원신청 가능한 자

1) 고위험 임산부 의료비 지원대상자의 진단·분만일자 기준에 적합한 임산부 본인

2) 임산부 본인이 신청하기 곤란한 경우에 한해 배우자 또는 직계 존비속의 대리 신청 가능

3) 1) 및 2)가 모두 곤란한 경우, 보건소는 환자 본인의 승낙을 받아 방문간호사, 지인 등으로부터 대리 신청을 받을 수 있음

* 2) 및 3)의 경우(지원대상자 본인 외 대리신청 시), 의료비 지원금은 반드시 지원대상자 명의 통장으로 지급되어야 함

● 구비서류

구 분	구비 서류
신청자 제출 (공통)	■ 지원 신청서(개인정보제공동의서 포함) 1부 ■ 진단서 1부(질병명 및 질병코드 포함) - '임상적 추정' 진단의 경우에도 질병명 및 질병코드 포함 시 인정 가능 ■ 입·퇴원확인서, 진료비 영수증, 진료비 세부내역서 각 1부 - 입·퇴원확인서는 입원횟수별로 제출. 단, 진단서 상에 각각의 입·퇴원 진료기록이 모두 기재된 경우에는 생략 가능 ■ 주민등록등본 1부* ■ 지원금 입금계좌통장 사본 1부(지원대상자 명의) ■ 신청인 신분증(본인 확인용) * 전자정부법에 따른 행정정보의 공동이용을 통한 확인에 동의 시 생략 가능
해당자 제출 (추가)	■ (등본상 출생 확인 불가시) 출생보고서 또는 출생증명서 1부 ■ (사산) 사산증명서 1부(해당 내용을 적시한 의사진단서로 대체 가능) ■ (대리신청) 위임장, 위임자 신분증 사본, 수임자 신분증(본인확인용) ■ (필요시) 가족관계증명서, 건강보험증 사본 및 건강보험료 납부확인서 각 1부* - 기초생활보장수급자, 차상위계층의 경우 관련 증명서 또는 확인서로 대체 가능 * 전자정부법에 따른 행정정보의 공동이용을 통한 확인에 동의 시 생략 가능

- 원본대조필 사본 가능 : 진단서, 입·퇴원확인서, 출생보고서/출생(사산)증명서, 진료비 영수증, 진료비 세부내역서 등
- 복사본 가능 : 주민등록등본, 가족관계증명서, 건강보험증, 건강보험료 납부확인서 등

- 입·퇴원확인서는 지원대상 질환명이 주상병으로 기재된 경우에 인정(입·퇴원확인서 상 질환명을 확인할 수 없으나 진단서 등 다른 구비서류로 해당 입원기간에 대한 질환명 확인이 가능한 경우 예외적으로 인정)
- 지원대상 질환명이 주상병이 아닌 부상병으로 기재된 경우, '진료비 세부내역서'로 고위험 임신질환 관련 내역 확인하여 지원 가능. 다만, 상병별로 진료내역이 명확히 구분되지 않는 경우에는 전체 지원대상 금액에서 고위험 임신질환과 관련 없는 진료 내역으로 구분할 수 있는 항목을 제외하여 지원

- 신청 기간 : 분만일로부터 6개월 이내

* 신청기간은 상기 기준 준수를 원칙으로 하되, 보건소장이 6개월 이내 신청이 불가한 타당한 사유가 있는 것으로 인정하는 경우, 예산 범위 내 지원 가능

** 지원 결정 이후 당해 출산 관련 진료비 누락이 발견된 경우 신청기간 충족 시 추가 신청 가능하나, 출산 이후 1회에 한해 지원하는 것이 원칙이므로 누락하지 않고 신청하도록 안내 필요

- 신청 방법 : 신청일 기준, 임산부의 주민등록 주소지 관할 보건소로 신청 또는 e보건소 공공보건포털, 아이마중앱 등 온라인 신청

나. 지급절차 및 지급기간

- 지급절차
  - 지급결정금은 지원신청자에게 직접 안내하거나 [서식 제4호]를 활용해 우편 또는 이메일 등으로 통보하고, 지원대상자 은행계좌로 입금 조치
  - 지원신청자가 개인 파산·압류 등으로 불가피하게 지급계좌를 제3자로 변경하여야 하는 경우,
    - 반드시 지원신청자로부터 관련 증빙서류(예금압류통지서, 파산신고 결정문, 법원판결문 등)를 제출받고 지원신청자에게 지급계좌 변경 동의를 확인한 경우에만 변경 처리 가능

● 지급기간

- 지원신청을 받은 날로부터 한 달 이내에 지급 원칙

※ 예산부족 등으로 행정처리 지연이 불가피한 경우, 신청자에게 지연사유를 충분히 설명하여 불필요한 민원 발생 최소화

- 연도 말에 의료비 지원신청하여 확인·검토과정에서 회계연도를 넘긴 경우 또는 당해연도 예산 부족으로 지급하지 못한 의료비는 차기연도 예산 집행 시점 이후에 지급 가능[2)]

● 본인부담금 지급보증제 이용 절차

본인부담금(전액본인부담금 및 비급여진료비) 지급보증제란, 고위험 임산부 가정에서 본인부담금에 대한 의료비 완납이 불가한 경우, 임산부 가정의 본인부담금 중 지원가능액 한도 내에서 의료기관이 직접 보건소로 신청하고 나머지 차액은 임산부 가정이 부담하는 제도

- 지원대상자 또는 배우자 등 대리인은 의료비 신청서 등 구비서류를 보건소에 제출

※ 진료비영수증 대신 퇴원전 진료비계산서를 제출하고, 의료비 신청서 상 '입금은행 및 계좌번호'란에 '병원으로 직접 지급 요청'으로 기재

- 보건소는 해당 임산부가 의료비 지원대상자임을 의료기관에 통보하고 의료비 지원금 지급을 보증

- 의료기관은 공문으로 환자의 진료비 중 의료비 지원금을 보건소에 청구하고 나머지 금액은 임산부 가정에 청구

※ 청구 시 공문과 함께 퇴원전 진료비계산서, 입금통장사본을 별도 첨부

- 보건소는 제출 서류를 근거로 의료비 지원금을 의료기관으로 직접 지급

- 유의사항
  - 의료기관에 의료비를 지불한 후 신청하는 경우에는 지원금액을 신청자에게 지급
  - 보건소에서는 관내 의료기관에 협조를 요청하여 지급보증제가 차질 없이 실시되도록 준비

---

2) 지원신청 의료비의 차기연도 이월 지급을 최소화하기 위해 각 시·도에서는 시·군·구별 예산집행현황을 수시로 파악하여 정산잔액 발생이 예상되는 곳과 부족액 발생이 예상되는 곳의 배정 내역을 변경하고, 국고보조금 추가 교부가 필요한 시·도(시·군·구)는 지방비 추가 확보를 위해 최대한 노력하여야 함

다. 후원금 등의 공제 및 환수

- 타 법률·제도에 의하여 지원받거나 각종 후원단체에서 후원받은 의료비 등이 있는 경우,
  - 지원 또는 후원받은 의료비의 항목별 구분(일부본인부담금/전액본인부담금/비급여)이 명확하다면, 해당 항목에서 지원받은 것으로 간주하여 공제 후 지원
  - 항목별 구분이 불명확하다면, 임산부가 실제 납부한 총 진료비 중 급여의 일부본인부담금 부분을 우선 공제한 후 급여의 전액본인부담금 및 비급여 진료비를 추가 공제(병실 입원료 등 지원제외 항목을 우선공제)하여 지원

예시 **조기진통 고위험 임산부의 진료내역서 상**

급여의 본인부담금=330,260원, 전액본인부담금 및 비급여 진료비 합산 금액=1,669,740원, 임산부 납부 총액(급여의 본인부담금+전액본인부담금+비급여 진료비)=2,000,000원이고 후원단체에서 납부 총액의 일부인 500,000원을 후원받은 경우,

⇒ 후원금에서 급여의 본인부담금(330,260원) 부분을 우선 공제한 후, 후원금 잔액 169,740원을 전액본인부담금 및 비급여 진료비 합산 금액에서 추가 공제하여 지원대상 금액 1,500,000원 산출, 지원율 90% 적용하여 최종지원금 1,350,000원 결정

- 해당 지원액을 지급한 관할 보건소장은 환수 사유 발생 시 환수절차(❶환수대상 확인 및 환수금액 산정 → ❷환수결정 및 통지 → ❸징수금액 처리) 진행

  * 세부절차는 근거법률(「공공재정 부정청구 금지 및 부정이익 환수 등에 관한 법률」)에 따름

  ※ 지원결정금 통보 시, 환수 사유가 발생할 경우 반드시 해당 보건소에 관련 내용을 신고하도록 안내하고 환수 사유가 추가로 발생·확인되는 경우 기 지원받은 금액에 대하여 환수할 수 있음을 고지

  - 환수대상 확인 및 환수금액 산정: 오지급(지급대상이 아닌자에게 잘못 지급 등), 과지급(1인당 지원한도를 초과하여 지급 등) 등 환수 사유가 발생한 대상에 대하여 환수대상 금액 산정
  - 환수결정 및 통지: 지원대상자에게 환수 사유를 설명하고, 환수결정액은 [서식 제5호]를 활용하여 우편 또는 이메일로 통보
  - 징수금액 처리: 보건소 계좌로 반환 후, 고위험 임산부 의료비 지원 정보시스템에 환수 등록 처리

5 사업관리

가. 정보시스템 입력 및 사업실적 보고

- 지원신청자가 지원대상자로 결정된 경우, '고위험 임산부 의료비 지원신청서' 등의 주요 정보는 지역보건의료정보시스템에 지원결정 통보 전까지 입력 완료되어야 함

- 월별·분기별 사업실적 보고는 정보시스템 입력내역을 활용해 지급결정 통보일 기준으로 해당월 말일자로 산출함
  - 긴급히 사업실적이 필요한 경우에는 별도 서식[서식 제6호]에 의거 제출 요청

- 2026년 예산은 분기별로 교부하고, 2분기 이후 지자체별 예산집행현황을 파악해 추경예산 편성이 가능하도록 지자체 예산교부액을 변경내시할 예정
  - 지역보건의료정보시스템으로 입력된 값을 바탕으로 매월말 기준 예산집행 현황보고서(예산총액, 국비집행액, 지방비집행액)을 통해 예산집행률을 파악할 예정
  - 긴급히 예산집행 현황자료가 필요한 경우에는 별도 서식[서식 제7호]에 의거 제출 요청

- 2025년 사업실적에 대한 정보시스템 입력은 2026년 1월 10일까지 완료하여야 함

나. 예산집행 결과보고 및 정산

- 시·도(시·군·구)는 회계연도 종료 시 보조금의 예산 및 관리에 관한 법률에 따라 예산집행 결과 및 정산내역을 2026년 1월 31일까지 보건복지부에 보고하여야 함

[서식 제1호] 고위험 임산부 의료비 지원 신청서

<table>
<tr><th colspan="7">고위험 임산부 의료비 지원 신청서</th></tr>
<tr><td rowspan="8">지원 대상자</td><td>성 명</td><td colspan="2"></td><td>생년월일</td><td colspan="2"></td></tr>
<tr><td>연락처</td><td colspan="5">(주 소)
(핸드폰)
(자택전화)
(전자메일)</td></tr>
<tr><td>질병명</td><td colspan="5">□ 조기진통 □ 분만관련 출혈 □ 중증 임신중독증 □ 양막의 조기파열 □ 태반조기박리
□ 전치태반 □ 절박유산 □ 양수과다증 □ 양수과소증 □ 분만전 출혈 □ 자궁경부무력증
□ 고혈압 □ 다태임신 □ 당뇨병 □ 대사장애를 동반한 임신과다구토
□ 신질환 □ 심부전 □ 자궁 내 성장 제한 □ 자궁 및 자궁의 부속기 질환</td></tr>
<tr><td>질병코드</td><td colspan="2"></td><td>최초진단일</td><td colspan="2">년 월 일</td></tr>
<tr><td>분만예정일</td><td colspan="2">년 월 일</td><td>분만일</td><td colspan="2">년 월 일</td></tr>
<tr><td>지급계좌번호</td><td colspan="2"></td><td>은행명/예금주</td><td colspan="2"></td></tr>
<tr><td>의료보장</td><td colspan="5">□ 의료급여수급자(□1종/ □2종/ □특례)
□ 의료급여 외 기초생활보장수급자(생계/주거/교육) 및 차상위계층(본인부담경감대상/자활/장애인/계층확인)
□ 건강보험가입자(□직장/ □지역/ □혼합(직장+지역))</td></tr>
<tr><td colspan="6"></td></tr>
<tr><td rowspan="2">신청인</td><td>성명</td><td colspan="2"></td><td>관계</td><td colspan="2"></td></tr>
<tr><td>연락처</td><td colspan="5">(자택전화) (핸드폰)</td></tr>
<tr><td>국가지원 수혜현황</td><td>난임부부 지원사업</td><td colspan="5">□ 없음 □ 있음 (시술기관명 :)</td></tr>
<tr><td rowspan="2">후원여부</td><td>개인·단체 후원</td><td colspan="5">□ 없음 □ 있음(내용 : , 금액 : 원)</td></tr>
<tr><td>기타</td><td colspan="5">□ 없음 □ 있음(내용 : , 금액 : 원)</td></tr>
<tr><td>지급보증 신청</td><td>□ 예 □ 아니오</td><td>입금은행 및 계좌번호</td><td colspan="4"></td></tr>
<tr><td rowspan="5">입원진료비 지원신청내역</td><td rowspan="4">지원신청대상 의료비 (=C+D+E)</td><td colspan="5">입원진료비</td></tr>
<tr><td colspan="3">급여진료비</td><td colspan="2">비급여진료비</td></tr>
<tr><td>A</td><td>B</td><td>C</td><td>D</td><td>E</td></tr>
<tr><td>본인부담금</td><td>공단부담금</td><td>전액본인부담금</td><td>선택진료료</td><td>선택진료료 외</td></tr>
<tr><td>원</td><td>원</td><td>원</td><td>원</td><td>원</td><td>원</td></tr>
<tr><td rowspan="2">유의사항</td><td colspan="6">- 허위내용 기재 시, 지원대상에서 제외하고 지급한 의료비를 환수 조치함
- 의료비 지급 후 타 법률 등에 의한 지원금·후원금 등을 받은 경우, 반드시 관할 보건소에 관련 내용을 신고하여야 하고 지급한 의료비를 환수 조치함</td></tr>
<tr><td>유의사항 확인여부</td><td>□ 예 □ 아니오</td><td colspan="2">환수 등 사후조치에 대한 사전동의</td><td colspan="2">(서명)</td></tr>
<tr><td colspan="7">아래의 관련서류를 첨부하여 위와 같이 고위험 임산부 의료비 지원을 신청합니다.
20 년 월 일
신청인 : (서명 또는 인)
보건소장 귀하</td></tr>
<tr><td>첨부서류 : (공통)</td><td colspan="6">■ 진단서 1부(질병명 및 질병코드 포함)
■ 입·퇴원확인서, 진료비 영수증, 진료비 세부내역서 각 1부
■ 주민등록등본 1부*
■ 지원금 입금계좌통장 사본 1부(지원대상자 명의)
■ 신청인 신분증(본인 확인용)
* 전자정부법에 따른 행정정보의 공동이용을 통한 확인에 동의 시 생략 가능</td></tr>
</table>

■ 국민건강보험 요양급여의 기준에 관한 규칙 [별지 제6호서식] 〈개정 2020. 4. 3.〉

[ ]외래 [ ]입원 ([ ]퇴원[ ]중간) 진료비 계산서·영수증

환자등록번호	환자 성명	진료기간	야간(공휴일)진료
		. . .부터 . . .까지	[ ] 야간 [ ] 공휴일

진료과목	질병군(DRG)번호	병실	환자구분	영수증번호(연월-일련번호)

항목			급여: 일부 본인부담 본인부담금	급여: 일부 본인부담 공단부담금	급여: 전액 본인부담	비급여: 선택 진료료	비급여: 선택 진료료 외
기본항목	진 찰 료						
	입 원 료	1인실					
		2·3인실					
		4인실 이상					
	식대						
	투약 및 조제료	행위료					
		약품비					
	주사료	행위료					
		약품비					
	마취료						
	처치 및 수술료						
	검사료						
	영상진단료						
	방사선치료료						
	치료재료대						
	재활 및 물리치료료						
	정신요법료						
	전혈 및 혈액성분제제료						
선택항목	CT 진단료						
	MRI 진단료						
	PET 진단료						
	초음파 진단료						
	보철·교정료						
「국민건강보험법」제41조의4에 따른 요양급여							
65세 이상 등 정액							
정액수가(요양병원)							
정액수가(완화의료)							
질병군 포괄수가							
합계			①	②	③	④	⑤
상한액 초과금			⑥	-			

금액산정내용		
⑦ 진료비 총액 (①+②+③+④+⑤)		
⑧ 환자부담 총액 (①-⑥)+③+④+⑤		
⑨ 이미 납부한 금액		
⑩ 납부할 금액 (⑧-⑨)		
⑪ 납부한 금액	카드	
	현금영수증	
	현금	
	합계	
납부하지 않은 금액 (⑩-⑪)		
현금영수증( )		
신분확인번호		
현금영수증 승인번호		
* 요양기관 임의활용공간		

선택진료 신청	[ ] 유 [ ] 무

요양기관 종류	[ ] 의원급·보건기관 [ ] 병원급 [ ] 종합병원 [ ] 상급종합병원			
사업자등록번호		상호		전화번호
사업장 소재지			대표자	[인]

년 월 일

항목별 설명

1. 일부 본인부담: 일반적으로 다음과 같이 본인부담률를 적용하나, 요양기관 지역, 요양기관의 종별, 환자 자격, 「국민건강보험법」 제41조의4에 따른 요양급여 여부, 병실종류 등에 따라 달라질 수 있습니다.
   - 외래 본인부담률 : 요양기관 종별에 따라 30% ~ 60%(의료급여는 수급권자 종별 및 의료급여기관 유형 등에 따라 0원 ~ 2500원, 0% ~ 15%) 등
   - 입원 본인부담률: 20%(의료급여는 수급권자 종별 및 의료급여기관 유형 등에 따라 0% ~ 10%) 등
     ※ 식대: 50%(의료급여는 20%)
     CT·MRI·PET : 외래 본인부담률(의료급여는 입원 본인부담률과 동일)
     「국민건강보험법」 제41조의4에 따른 요양급여(선별급여): 보건복지부장관이 고시한 항목별 본인부담률
     ※ 상급종합병원 입원료: 2인실 50%, 3인실 40%, 4인실 30% / 치과병원을 제외한 병원급 의료기관 입원료: 2인실 40%, 3인실 30%
2. 전액 본인부담 : 「국민건강보험법 시행규칙」 별표 6 또는 「의료급여법 시행규칙」 별표 1의2에 따라 적용되는 항목으로 건강보험(의료급여)에서 금액을 정하고 있으나 진료비 전액을 환자 본인이 부담합니다.
3. 상한액 초과금: 본인부담액 상한제에 따라 같은 의료기관에서 연간 500만원(2015년부터는 「국민건강보험법 시행령」 별표 3 제2호에 따라 산정한 본인부담상한액의 최고 금액, 환자가 내는 보험료 등에 따라 다를 수 있음) 이상 본인부담금이 발생한 경우 공단이 부담하는 초과분 중 사전 정산하는 금액을 말합니다.
   ※ 전액 본인부담 및 「국민건강보험법」 제41조의4에 따른 요양급여의 본인부담금 등은 본인부담상한액 산정시 제외합니다.
4. "질병군 포괄수가"란 「국민건강보험법 시행령」 제21조제3항제2호 및 「국민건강보험 요양급여의 기준에 관한 규칙」 제8조제3항에 따라 보건복지부장관이 고시한 질병군 입원진료에 대하여 해당 입원진료와 관련되는 여러 의료행위를 하나의 행위로 정하여 요양급여비용을 결정한 것을 말합니다. 다만, 해당 질병군의 입원진료와 관련되는 의료행위라도 비급여대상이나 이송처치료 등 포괄수가에서 제외되는 항목은 위 표의 기본항목 및 선택항목란에 합산하여 표기됩니다.

일반사항 안내

1. 이 계산서·영수증에 대한 세부내용은 요양기관에 요구하여 제공받을 수 있습니다.
2. 「국민건강보험법」 제48조 또는 「의료급여법」 제11조의3에 따라 환자가 전액 부담한 비용과 비급여로 부담한 비용의 타당성 여부를 건강보험심사평가원(☎1644-2000, 홈페이지: www.hira.or.kr)에 확인 요청하실 수 있습니다.
3. 계산서·영수증은 「소득세법」에 따른 의료비 공제신청 또는 「조세특례제한법」에 따른 현금영수증 공제신청(현금영수증 승인번호가 적힌 경우만 해당합니다)에 사용할 수 있습니다. 다만, 지출증빙용으로 발급된 "현금영수증(지출증빙)"은 공제신청에 사용할 수 없습니다.
   (현금영수증 문의 126 인터넷 홈페이지: http://현금영수증.kr)

주(註): 진료항목 중 선택항목은 요양기관의 특성에 따라 추가 또는 생략할 수 있으며, 야간(공휴일)진료 시 진료비가 가산될 수 있습니다.

210㎜×297㎜[백상지 80g/㎡]

[서식 제2호] 고위험 임산부 의료비 지원사업 개인정보 제공 동의서

고위험 임산부 의료비 지원사업 개인정보 제공 동의서

고위험 임산부 의료비 지원사업과 관련하여 「개인정보보호법」 제15조, 제17조, 제18조, 제23조, 제24조, 제26조의 규정에 의거 다음의 본인 개인정보 제공 및 활용에 동의합니다.

- 다 음 -

❒ 개인정보를 제공받는 기관 및 사업 : 보건복지부, 전국 보건소(시·도사업과 포함), 한국사회보장정보원, 인구보건복지협회, 고위험 임산부 의료비 지원사업 통계관리를 위해 보건복지부에서 위탁한 기관

❒ 개인정보(DB) 수집의 목적
○ 고위험 임산부 의료비 지원사업 지원대상자 선정 및 관리
○ 보건소통합정보시스템을 통한 의료비 지원신청, 지원현황 조사 또는 확인 시 활용
○ 고위험 임산부 의료비 지원사업 통계자료 수집, 분석, 결과 추출 및 정책 기초연구 자료로 활용
○ 고위험 임산부 의료비 지원사업이 타 지원사업과 연계될 경우 활용

❒ 개인정보 수집 항목
○ 고위험 임산부 : 성명, 주민등록번호, 주소, 전화번호, 휴대폰번호, 전자메일주소, 건강보험가입현황, 건강보험료, 입원치료횟수 등

❒ 개인정보 보유 및 이용기긴
○ 보건복지부·전국 보건소(시·도사업과 포함)에서 대상자 선정·관리를 위한 개인정보 수집·활용시 : 영구

❒ 개인정보 조회·열람·활용 동의 내용
○ 주민등록등(초)본 조회·열람(세대원 수, 출생여부 확인)
○ 가족관계증명서(가족관계 및 가구원수 확인)
○ 건강보험료납부확인서(건강보험료 및 고지금액 확인)
○ 건강보험카드(건강보험 가입자 및 피부양자 현황 확인)
○ 고위험 임산부 의료비 지원사업 지원신청, 입원진료별 세부내역, 지원내용 확인 및 통계자료 수집분석
○ 고위험 임산부 의료비 지원사업이 타 지원사업과 연계될 경우 활용
○ 가족관계 확인 및 선정기준 확인을 위한 '행정정보공동이용' 조회 동의

❒ 개인정보 수집 동의 거부
○ 본인 및 가족에 대한 개인정보 수집 동의에 거부할 수 있으며, 동의 거부 시 지원 신청이 제한됩니다.

성 명	개인정보 수집 및 이용	고유식별정보 처리	민감정보 처리	업무위탁에 따른 개인정보처리	행정정보공동이용 조회
	□동의함 □동의하지 않음	□동의함 □동의하지 않음	□동의함 □동의하지 않음	□동의함 □동의하지 않음	□동의함 □동의하지 않음
	□동의함 □동의하지 않음	□동의함 □동의하지 않음	□동의함 □동의하지 않음	□동의함 □동의하지 않음	□동의함 □동의하지 않음
	□동의함 □동의하지 않음	□동의함 □동의하지 않음	□동의함 □동의하지 않음	□동의함 □동의하지 않음	□동의함 □동의하지 않음
	□동의함 □동의하지 않음	□동의함 □동의하지 않음	□동의함 □동의하지 않음	□동의함 □동의하지 않음	□동의함 □동의하지 않음

본인은 "고위험 임산부 의료비 지원사업 지원신청"과 관련하여 상기 사항의 목적에 한하여 개인정보 제공 및 조회 열람 활용에 동의합니다.

20 년 월 일

동의자 성명	주민등록번호	관 계※	동의 확인(서명)
			(인)
			(인)
			(인)
			(인)

※ 관계표시 방법 : 본인(고위험 임산부로 진단받은 임산부), 남편, 아들, 딸, 시부, 시모, 부, 모

※ 건강보험료 산정 시 가족 수에 포함되는 사람을 기재하시기 바랍니다

[서식 제3호]

위 임 장

위임인(위임하는 사람)

성 명 :
생 년 월 일 :
주 소 :
전 화 번 호 :

대리인(위임받는 사람)

성 명 :
생 년 월 일 :
주 소 :
전 화 번 호 :
위임인(신청인)과의 관계 :

위 위임인은 고위험 임산부 의료비 지원사업 신청 관련 모든 사항을 대리인에게 위임합니다.

※ 「주민등록법」 제37조 제10호에 따라 다른 사람의 주민등록번호를 부정하게 사용한 자는 3년 이하의 징역 또는 3천만원 이하의 벌금에 처해집니다.

20 년 월 일

위 임 인 : (서명 또는 인)

210mm×297mm[백상지(80g/㎡) 또는 중질지(80g/㎡)]

[서식 제4호] 고위험 임산부 의료비 지원사업 지원결정 통보서

<table>
<tr><th colspan="7">고위험 임산부 의료비 지원결정 통보서</th></tr>
<tr><td rowspan="3">지원
대상자</td><td>성 명</td><td colspan="2"></td><td>생년월일</td><td colspan="2"></td></tr>
<tr><td>연락처</td><td colspan="3">(주소)
(전자메일)</td><td colspan="2">(자택전화)
(휴대폰)</td></tr>
<tr><td>지급
계좌번호</td><td colspan="2"></td><td>은행명/예금주</td><td colspan="2"></td></tr>
<tr><td rowspan="4">입원
진료비
지원신청
내역</td><td rowspan="3">지원신청
의료비
(C+D+E)</td><td colspan="3">급여진료비</td><td colspan="2">비급여진료비</td></tr>
<tr><td>A</td><td>B</td><td>C</td><td>D</td><td>E</td></tr>
<tr><td>본인부담금</td><td>공단부담금</td><td>전액
본인부담</td><td>선택진료료</td><td>선택진료료 외</td></tr>
<tr><td>원</td><td>원</td><td>원</td><td>원</td><td>원</td><td>원</td></tr>
<tr><td>지원제외
금액</td><td>원</td><td>지원대상
금액</td><td>원</td><td>의료비
지원결정액</td><td colspan="2">원</td></tr>
<tr><td>유의사항</td><td colspan="6">의료비 지급 후 타 법률 등에 의한 지원금·후원금 등을 받은 경우, 반드시 관할 보건소에 관련 내용을 신고하여야 하고 지급한 의료비를 환수 조치함</td></tr>
<tr><td colspan="7">위와 같이 고위험 임산부 의료비 지원금 지원결정을 통보합니다.

20 년 월 일

보건소장</td></tr>
</table>

[서식 제5호] 고위험 임산부 의료비 지원사업 환수결정 통보서

<table>
<tr><th colspan="7">고위험 임산부 의료비지원 환수결정 통보서</th></tr>
<tr><td rowspan="3">환수
대상자</td><td>성 명</td><td colspan="2"></td><td>생년월일</td><td colspan="2"></td></tr>
<tr><td>연락처</td><td colspan="3">(주소)
(전자메일)</td><td colspan="2">(자택전화)
(휴대폰)</td></tr>
<tr><td>보건소
환수계좌</td><td colspan="2"></td><td>은행명/예금주</td><td colspan="2"></td></tr>
<tr><td rowspan="4">입원진료비
지원신청
내역</td><td rowspan="3">지원신청
의료비
(C+D+E)</td><td colspan="3">급여진료비</td><td colspan="2">비급여진료비</td></tr>
<tr><td>A</td><td>B</td><td>C</td><td>D</td><td>E</td></tr>
<tr><td>본인부담금</td><td>공단부담금</td><td>전액본인부담</td><td>선택진료료</td><td>선택진료료 외</td></tr>
<tr><td>원</td><td>원</td><td>원</td><td>원</td><td>원</td><td>원</td></tr>
<tr><td rowspan="2">환수사유</td><td colspan="3" rowspan="2">☐ 개인 또는 단체 후원금
☐ 기타(   )</td><td>의료비지원
기결정액
(a)</td><td colspan="2">원</td></tr>
<tr><td>의료비지원
재결정액
(b)</td><td colspan="2">원</td></tr>
<tr><td>지원제외
금액</td><td>원</td><td>지원대상
금액</td><td>원</td><td>의료비
환수결정액
(a-b)</td><td colspan="2">원</td></tr>
<tr><td colspan="7">위와 같이 고위험 임산부 의료비 지원금 환수결정을 통보합니다.

20 년 월 일

보건소장</td></tr>
</table>

[서식 제6호] 고위험 임산부 의료비 지원사업 실적보고서

1. 사업실적 산출형태(시·도/시·군·구별, 보건소별, 일자별)

구 분	수혜자 현황							입원치료 평균횟수	입원진료비 발생현황			입원진료비 지원현황		
	총계	소득구간별 (기준 중위소득)												
		의료급여 수급자	국기초 및 차상위	65% 이하	65%~ 100% 이하	100%~ 150% 이하	150%~ 180% 이하		평균	최대	최소	평균	최대	최소
총 계														
조기진통 (O60)														
분만관련 출혈 (O67, O72)														
중증 임신중독증 (O11, O14, O15)														
양막의 조기파열 (O42)														
태반조기박리 (O45)														
전치태반 (O44, O69.4)														
절박유산 (O20.0)														
양수과다증 (O40)														
양수과소증 (O41.0)														
분만전 출혈 (O46)														
자궁경부무력증 (O34.3)														
고혈압 (O10, O13, O16)														
다태임신 (O30, O31)														
당뇨병 (O24)														
대사장애를 동반한 임신과다구토 (O21.1)														
신질환 (N00-N23)														
심부전 (I00-I52)														
자궁 내 성장제한 (O36.5)														
자궁 및 자궁의 부속기 질환 (O23.5, O34.0, O34.1, O34.4, O34.8, O41.1)														

제Ⅵ장

고위험 임산부 의료비 지원사업

[서식 제7호] 고위험 임산부 의료비 지원사업 예산 집행 현황보고서

1. 예산 집행 현황 산출형태(시·도/시·군·구별, 보건소별, 일자별)

<table>
<tr><th rowspan="3">구 분</th><th colspan="5">예산 집행 현황</th></tr>
<tr><th colspan="2">예산액</th><th colspan="2">집행액</th><th rowspan="2">집행률
《(c+d)/(a+b)》</th></tr>
<tr><th>국비 교부액
〈a〉</th><th>지방비 교부액
〈b〉</th><th>국비 집행액
〈c〉</th><th>지방비 집행액
〈d〉</th></tr>
<tr><td>총 계</td><td></td><td></td><td></td><td></td><td></td></tr>
<tr><td>조기진통
(O60)</td><td></td><td></td><td></td><td></td><td></td></tr>
<tr><td>분만관련 출혈
(O67, O72)</td><td></td><td></td><td></td><td></td><td></td></tr>
<tr><td>중증 임신중독증
(O11, O14, O15)</td><td></td><td></td><td></td><td></td><td></td></tr>
<tr><td>양막의 조기파열
(O42)</td><td></td><td></td><td></td><td></td><td></td></tr>
<tr><td>태반조기박리
(O45)</td><td></td><td></td><td></td><td></td><td></td></tr>
<tr><td>전치태반
(O44, O69.4)</td><td></td><td></td><td></td><td></td><td></td></tr>
<tr><td>절박유산
(O20.0)</td><td></td><td></td><td></td><td></td><td></td></tr>
<tr><td>양수과다증
(O40)</td><td></td><td></td><td></td><td></td><td></td></tr>
<tr><td>양수과소증
(O41.0)</td><td></td><td></td><td></td><td></td><td></td></tr>
<tr><td>분만전 출혈
(O46)</td><td></td><td></td><td></td><td></td><td></td></tr>
<tr><td>자궁경부무력증
(O34.3)</td><td></td><td></td><td></td><td></td><td></td></tr>
<tr><td>고혈압
(O10, O13, O16)</td><td></td><td></td><td></td><td></td><td></td></tr>
<tr><td>다태임신
(O30, O31)</td><td></td><td></td><td></td><td></td><td></td></tr>
<tr><td>당뇨병
(O24)</td><td></td><td></td><td></td><td></td><td></td></tr>
<tr><td>대사장애를 동반한
임신과다구토
(O21.1)</td><td></td><td></td><td></td><td></td><td></td></tr>
<tr><td>신질환
(N00-N23)</td><td></td><td></td><td></td><td></td><td></td></tr>
<tr><td>심부전
(I00-I52)</td><td></td><td></td><td></td><td></td><td></td></tr>
<tr><td>자궁 내 성장제한
(O36.5)</td><td></td><td></td><td></td><td></td><td></td></tr>
<tr><td>자궁 및 자궁의
부속기 질환
(O23.5, O34.0, O34.1,
O34.4, O34.8, O41.1)</td><td></td><td></td><td></td><td></td><td></td></tr>
</table>

참고 1 병실입원료 관련 참고사항

- 2·3인실 건강보험 적용 현황

'18.7.1.~	'19.7.1.~	'20.7.1.~
상급종합·종합병원		
	병원·한방병원 (치과병원·의원 제외)	
		만 6세 미만 소아환자, 분만을 위해 입원하는 산모

- 2·3인실 건강보험 적용에 따른 1인실 입원료 변경 사항
  - 2·3인실 건강보험 적용에 따라 1인실에 지원하던 기본입원료 지원이 중단*되고 1인실 입원료가 전액 비급여로 산정됨

  * 기본입원료는 과거 건강보험이 적용되지 않는 상급병실 이용 환자의 부담을 완화하기 위해 지원하던 것으로, 2인실까지 건강보험 적용이 확대됨에 따라 지원 필요성이 감소함

〈예시〉 병원급 1인실 입원료 발생 현황 및 지원 여부

입원일	'19.6.30. 이전		'19.7.1. 이후	
1인실 입원료	기본입원료	⇒ 급여 항목으로서 **지원 제외**	전액 비급여	⇒ **지원 제외**
	1인실 비급여 차액 (상급병실료 차액)	⇒ 상급병실료 차액은 비급여 진료비 중 지원 제외 항목에 해당하므로 **지원 제외**		

참고 2 신질환 및 심부전 세부질환코드

□ 신질환(N00-N23)

질환코드	한 글 명
N00-N08	사구체질환
N00	급성 신염증후군
N01	급속 진행성 신염증후군
N02	재발성 및 지속성 혈뇨
N03	만성 신염증후군
N04	신증후군
N05	상세불명의 신염증후군
N06	명시된 형태학적 병변을 동반한 고립된 단백뇨
N07	달리 분류되지 않은 유전성 신장병증
N08	달리 분류된 질환에서의 사구체장애
N10-N16	신세뇨관-간질질환
N10	급성 세뇨관-간질신장염
N11	만성 세뇨관-간질신장염
N12	급성 또는 만성으로 명시되지 않은 세뇨관-간질신장염
N13	폐색성 및 역류성 요로병증
N14	약물 및 중금속 유발 세뇨관-간질 및 세뇨관 병태
N15	기타 신세뇨관-간질질환
N16	달리 분류된 질환에서의 신세뇨관-간질장애
N17-N19	신부전
N17	급성 신부전
N18	만성 신장병
N19	상세불명의 신부전
N20-N23	요로결석증
N20	신장 및 요관의 결석
N21	하부요로의 결석
N22	달리 분류된 질환에서의 요로의 결석
N23	상세불명의 신장 급통증

□ 심부전(I00-I52)

질환코드	한 글 명
I00-I02	급성 류마티스열
I00	심장침범에 대한 언급이 없는 류마티스열
I01	심장침범이 있는 류마티스열
I02	류마티스무도병
I05-I09	만성 류마티스심장질환
I05	류마티스성 승모판질환
I06	류마티스성 대동맥판질환
I07	류마티스성 삼첨판질환
I08	다발판막질환
I09	기타 류마티스심장질환
I10-I15	고혈압성 질환
I10	본태성(원발성) 고혈압
I11	고혈압성 심장병
I12	고혈압성 신장병
I13	고혈압성 심장 및 신장병
I15	이차성 고혈압
I20-I25	허혈심장질환
I20	협심증
I21	급성 심근경색증
I22	후속 심근경색증
I23	급성 심근경색증 후 특정 현존 합병증
I24	기타 급성 허혈심장질환
I25	만성 허혈심장병
I26-I28	폐성 심장병 및 폐순환의 질환
I26	폐색전증
I27	기타 폐성 심장질환
I28	폐혈관의 기타 질환
I30-I52	기타 형태의 심장병
I30	급성 심장막염
I31	심장막의 기타 질환
I32	달리 분류된 질환에서의 심장막염
I33	급성 및 아급성 심내막염
I34	비류마티스성 승모판장애
I35	비류마티스성 대동맥판장애

질환코드	한 글 명
I36	비류마티스성 삼첨판장애
I37	폐동맥판장애
I38	상세불명 판막의 심내막염
I39	달리 분류된 질환에서의 심내막염 및 심장판막장애
I40	급성 심근염
I41	달리 분류된 질환에서의 심근염
I42	심근병증
I43	달리 분류된 질환에서의 심근병증
I44	방실차단 및 좌각차단
I45	기타 전도장애
I46	심장정지
I47	발작성 빈맥
I48	심방세동 및 조동
I49	기타 심장부정맥
I50	심부전
I51	심장병의 불명확한 기록 및 합병증
I52	달리 분류된 질환에서의 기타 심장장애

고위험 임산부 의료비 지원사업 (Q&A)

지원신청 및 지급 절차

1. 의사진단서 상 '진단연월일' 기재가 누락된 경우 지원 가능 여부?

⇨ 의사진단서 상 '진단연월일'이 누락되었더라도 '치료 내용 및 향후 치료에 대한 소견' 등의 항목에 발병일, 진단연월일 등이 기재되어 있어 이를 통해 확인 가능하다면 지원 가능

⇨ - 확인 불가 시 진단연월일 기재한 의사진단서 재발급 필요

2. 지원대상 임산부 사망 시 신청·접수 절차?

⇨ (신청가능자) 임산부의 배우자 또는 직계 존비속

⇨ (신청절차) 사망 증빙서류 추가 제출(가족관계증명서·사망진단서 등)
위임장 및 지급계좌 변경동의 불필요

⇨ (신청기관) 임산부의 주민등록 주소지 관할 보건소

⇨ (지원방법) 신청인 명의 입금계좌로 지원결정금 지급

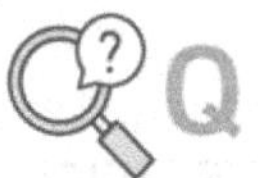

3. 고위험임산부 의료비 지원대상 질환 치료비를 건강보험 임신출산진료비 지원제도에 따른 국민행복카드로 결제한 경우 이를 타 법률·제도에 의한 지원으로서 중복지원으로 보고 공제해야 하는지?

⇨ 고위험임산부 의료비 지원제도와 임신출산진료비 지원제도는 별개의 제도이므로 중복 지원으로 보지 않고 지원 가능

지원 항목 및 범위

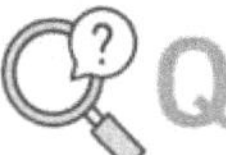

4. 조기진통으로 입·퇴원 후 36주 4일에 다시 입원하여 조기진통과 전혀 관계없이 제왕절개로 수술하여 분만한 경우, 분만 비용의 지원 가능 여부?

⇨ 지원기간(임신주수 20주 이상~37주 미만) 동안 조기진통과 관련하여 발생한 입원치료비에 대해 지원 가능

⇨ - 37주 이내에 조기진통을 동반한 분만에 한하여 분만 관련 의료비 지원이 가능하므로, 조기진통과 무관한 분만에 대해서는 지원 불가

5. 조기진통 지원기간이 임신주수 20주 이상, 37주 미만으로 되어 있는데, 임신주수 18주에 조기진통으로 진단 받은 경우 지원 가능 여부?

⇨ 지원기간(임신주수 20주 이상~37주 미만) 동안 발생한 입원치료 건이 있을 경우 최초 진단 임신주수가 18주라도 지원대상에 포함됨

6. 조기진통 지원기간 이후까지 입원치료를 받고 포괄수가제 적용 병원의 의료비 세부명세서 상에 일자별 비급여/급여 내역이 안 나올 경우 처리방법?

⇨ 전체 입원비용을 입원일자로 나눠 평균금액 산출하여 지원일수 일할 계산

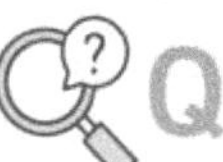

7. A병원에서 분만관련 출혈로 진단받고, B병원으로 전원조치되어 자궁색전술을 받은 경우 의료비 지원 가능 범위?

⇨ 임신주수 20주 이상 기준 충족 시, 분만관련 출혈로 진단받고 분만관련 출혈 치료를 위한 입원진료비가 발생한 A, B 의료기관 모두 지원 가능

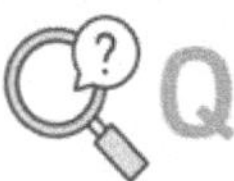

8. A병원에서 분만관련 출혈로 1팩 수혈하다가 B병원으로 전원조치되어 입원하고 7팩 수혈하였으나, 지혈되지 않아 치골결합 분리 수술(간헐적 정복금속 고정술)을 받은 경우, 해당 수술비의 지원 가능 여부?

⇨ 임신주수 20주 이상 기준 충족 시, 분만관련 출혈로 진단받고 입원치료 지원기간 중 분만관련 출혈 치료를 위한 수술(분만시 조직 파열)에 해당하므로 지원 가능

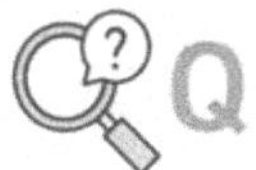

9. A병원에 입원했거나 외래진료를 받았다가 치료가 어려워 B병원으로 전원조치된 경우 전원조치 시 이용한 구급차 사용료 및 이송처치료(의료인 동승)의 지원 가능 여부?

⇨ 구급차 사용료 및 이송처치료는 응급수가상 비급여로 적용되고 있고, 고위험 임신질환 치료를 위한 전원 시 이용한 것이므로 지원 가능

10. 지원대상 질환코드로 진단받고 원외처방으로 약국에서 약제를 구입하여 병원 의사가 약제를 투여한 경우, 지원 가능 여부?

⇨ 고위험 임신질환으로 인한 처방임을 확인할 수 있는 환자보관용 처방전(질병분류기호 등 표기) 및 약국에서 구입한 약제비 영수증 등 원외처방 약제비에 대한 본인부담금 소요비용을 증명할 수 있는 서류 제출 시 지원 가능

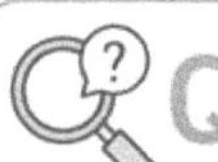

11. 고위험 임신질환으로 입원치료 받고 퇴원일에 원외처방(비급여)으로 철분제를 처방받아 구입한 경우 지원 가능 여부?

⇨ 입원치료한 고위험 임신질환(질환명, 질병코드) 치료를 위해 퇴원후 투약할 약제를 처방받고 구입한 경우라면 지원 가능

12. 고위험 임신질환으로 입원치료 중 영양제를 투여한 경우 또는 자연분만 시 회음부 열상주사 및 무통주사(비급여) 지원 가능 여부?

⇨ 고위험 임신질환 치료와 관련 있는 비용으로 보고 지원 가능

13. 지원 제외 항목에 (보조기, 의료기기 및 의료소모품 구입비)가 포함되어 있는데, 진료비 계산서·영수증 상 치료재료대 비급여 항목 중 어떠한 세부내역 항목의 비용을 제외?

⇨ 진료비 세부내역서 상 고위험 임신질환 치료와 관련 없는 치료재료대 항목은 지원 제외(예. 체온계, 대·소변기 등)

14. 비급여 항목에서 보호자 식대의 지원 가능 여부?

⇨ 환자 보호자의 식대는 국민건강보험법 상 요양급여 및 비급여 항목에 포함되지 않으며, 고위험 임신질환 치료와도 직접적인 관련이 없으므로 지원 불가

15. 본 사업 지원신청 시 소요되는 제증명 비용(비급여)의 지원 가능 여부?

⇨ 고위험 임신질환 치료와 관련 없는 비급여 의료비에 해당하므로 지원 불가

16. 다태임신 등으로 진단받았으나 입원치료없이 분만일을 계획하여 분만만 한 경우, 분만 비용 지원 가능여부?

⇨ 진단서 상 해당 질환으로 인해(질환과 관련하여) 발생한 분만 비용임이 확인된다면 지원가능

17. 출산 후 수주 뒤 분만 후 출혈(O72)로 재입원하여 치료받은 경우 지원 가능 여부?

⇨ 지원 가능

기타

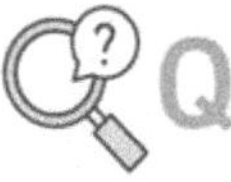

18. 동일 임산부가 고위험 임산부 의료비 지원사업과 타 사업(영유아사전예방적건강관리 사업 등)을 보건소에 동시에 신청하면서 타 사업 행정정보공동이용에 동의하여 제출이 생략되는 서류에 대해 인정 가능 여부?

⇨ 인정 가능(보건소 전달체계를 활용하는 복지부 관련 사업에서 공유 가능한 서류라면 민원인 편의상 인정하는 것이 바람직)

19. 해외에서 출산한 경우 지원 가능 여부?

⇨ 지원 불가

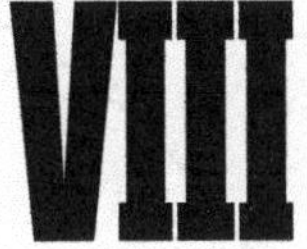

저소득층 기저귀·조제분유 지원사업

Ⅶ 저소득층 기저귀·조제분유 지원사업

1 사업 개요

가. 추진개요

❑ 근거

- 「저출산·고령사회기본법」(제8조 ~ 제10조)

❑ 사업목적

- 저소득층 영아(0~24개월) 가정의 육아 필수재인 기저귀 및 조제분유 지원을 통해 경제적 부담 경감 및 아이 낳기 좋은 환경 조성

❑ 사업기간 : 2015.10월부터 계속사업

❑ 주요경과

- 저소득층 기저귀·조제분유 지원을 대선 공약으로 선정('12.12월)
- "저소득층 기저귀·조제분유 지원사업" 국정과제(62-1)로 확정('13.5월)
  * 국정과제 62(임신과 출산 맞춤형 지원) → (62-1) 맞춤형 임신·출산 비용 지원
- 예비타당성조사 실시 및 사업추진 타당성 확보('14.1~11월)
  * AHP(Analytic Hierarchy Process, 분석적 계층화법) 종합평점 0.512로 사업추진 타당성 확보
- '15.10.30. 사업 시행(기준중위소득 40% 이하, 기저귀 32천원·조제분유 43천원)
- '16년 지원단가 인상(기저귀 32천원 → 64천원, 조제분유 43천원 → 86천원)

- ’17년 기저귀 지원 사업기간(생후 0~24개월) 확대, 아동복지시설·공동생활가정·가정위탁 및 부자·조손가족 양육아동 조제분유 지원 추가
- ’18년 조제분유 지원대상 추가(산모의 의식불명, 영아 입양가정 등)
- ’19년 자격확인방식으로 변경하여 기초생활보장, 차상위계층, 한부모가족 대상 지원
- ’20년 기준중위소득 80% 이하의 장애인 가구와 기준중위소득 80% 이하의 다자녀(2인 이상) 가구로 지원 확대 및 조제분유 지원대상 추가(산모의 유선 손상 등)
- ’22년 8월 고물가 부담 경감을 위한 생활안정 지원방안제1차 비상경제민생회의에 따라 지원단가 인상 (기저귀 64천원 → 70천원, 조제분유 86천원 → 90천원)
- ’23년 지원단가 인상(기저귀 70천원 → 80천원, 조제분유 90천원 → 100천원)
- ’24년 지원단가 인상(기저귀 80천원 → 90천원, 조제분유 100천원 → 110천원)
- ’25년 7월 장애인, 다자녀(2인 이상) 가구 대상 지원기준 완화(기준 중위소득 80% → 100%)

나. 운영 방식

❑ 개요

- (바우처 카드) 국가 바우처 통합카드(국민행복카드)* 발급 및 이용

  * 국민행복카드 : 국가에서 시행하는 다양한 바우처를 하나의 카드로 이용할 수 있는 통합형 바우처 카드로 ’15.5월 출시

  * 국가 바우처 통합카드는 이하 ‘국민행복카드’라 한다

- (업무 위탁) 한국사회보장정보원에 시스템 운영 및 지자체 예산의 예탁, 정산 등 업무 위탁
  - 대상자별 바우처의 생성 및 사용금액에 대한 비용 지급·정산
  - 사업 예탁금의 입/출금 관리 및 정산

- 사업운영체계인 '전자바우처시스템' 관리 및 개선
- 전담금융기관(카드사), 수탁기관 등 외부기관과 연계업무 처리

● (용역위탁계약) 업무를 수행할 카드사 다수 선정하여 위탁계약 체결
- 국민행복카드의 발급에 대한 업무
- 유통점(공급자)로부터 바우처 결제 청구 시 비용 지급 업무
- 바우처 결제 비용을 한국사회보장정보원과 정산하고 그 대금을 청구
- 기타 카드 사용과 관련된 민원 처리 및 해결
- 상위 업무에 대한 자동화 업무(전자바우처시스템과의 연계)

❑ 사업 추진 체계(사업예산 흐름도)

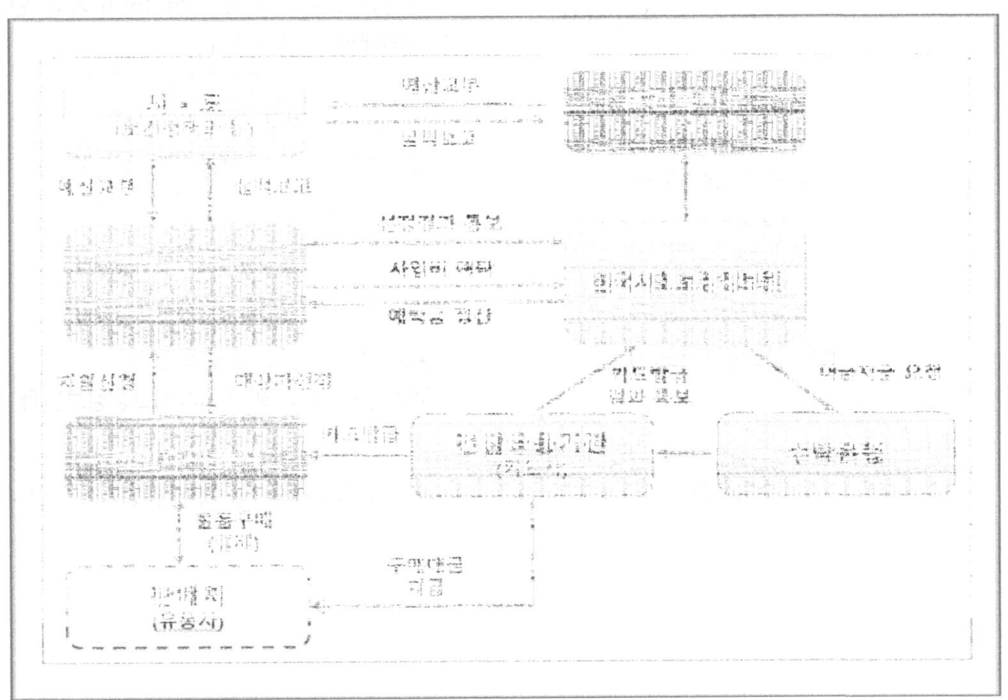

❑ 사업 주체 및 역할

사업주체		역할
보건복지부	출산정책과	• 기본계획 수립, 지침 작성 등 사업 총괄 • 사업수행 예산 편성, 관리 • 사업 평가 및 지도·감독
	사회서비스정책과	• 바우처 운영계획 수립 및 관리 • 전자바우처시스템 구축 및 관리
시·도	보건정책과 등 사업 담당부서	• 사업비 예산 교부 및 조정 • 시·군·구 사업 관리 감독
시·군·구	보건소 (읍·면·동 주민센터)	• 사업비 예산 예탁 및 집행상황 관리 • 지원대상자 신청 접수 및 선정 (• 출생신고 시 보유자격 확인하여 사업 안내) (• 지원대상자 신청 접수)
한국사회보장정보원		• 시·군·구 예탁금 관리 및 정산 • 카드사와 바우처 비용(구매비용) 정산 • 서비스 모니터링 실시 및 통계 관리 • 바우처 시스템 관리·운영
전담금융기관(카드사)		• 국민행복카드 발급 및 배송 • 물품판매점 가맹 및 품목관리 • 구매비용 지급 및 한국사회보장정보원과 정산
수탁은행		• 사업비 예탁계좌 및 예탁금 입/출금 관리

2 기저귀·조제분유 바우처 지원 운영 안내

대상자 선정 절차

구 분	주 체	내 용
서비스 신청	영아의 부모 등 신청권자	• 신청서 작성 • 구비서류 제출(개인정보 수집·이용 동의서 등)
접수 및 상담·조사	주민센터 또는 보건소 담당자	• 신청서 접수 및 등록 • 대상자 여부 확인 - (기저귀) 대상 영아 등의 기초생활보장, 차상위계층, 한부모가족 등 보유 자격 및 기준중위소득 80% 이하의 장애인·다자녀(2인 이상) 가구 여부 확인 * 장애인, 다자녀(2인 이상) 대상 지원기준 완화(기준중위소득 80% → 100%, '26.7월~) - (조제분유) 지원대상 질환 여부 등 확인
자격 판정	보건소 담당자	• 대상자 여부 및 지원금액 결정

결과 통보	보건소 담당자	• (보건소 → 신청인) 대상 판정 결과 및 유형 통지 • (행복e음 → 전자바우처) 대상 판정 결과를 행복e음 시스템에서 전자바우처시스템으로 전송

카드 신청	서비스 대상자	• 전담금융기관 영업점을 방문하여 '국민행복카드' 신청 * BC·삼성·롯데·KB국민·신한·현대 카드사 '국민행복카드' 기소지자는 별도의 신청절차 없이 기존 카드 이용 가능
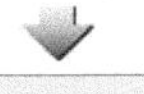		
카드 발급 및 배송	전담금융기관 (카드사)	• 카드 발급 및 배송

가. 바우처 지원대상

❑ 기본 지원대상

● 기저귀 지원 대상

- 만 2세 미만의 영아를 둔 아래 기초생활보장수급자, 차상위계층, 한부모가족 수급가구 대상으로 영아별로 지원(예. 쌍둥이·삼둥이 등의 경우 각각의 아동별로 지원)
  - 국민기초생활보장법 상 생계·의료·주거·교육급여 수급 가구
  - 차상위 본인부담경감 대상 가구
  - 자활사업에 참여하는 차상위 가구
  - 차상위 장애인 수당·연금 수급 가구
  - 차상위계층확인서 발급 대상 가구
  - 한부모가족지원법에 의한 지원 대상 가구(청소년한부모가족 포함)

지원대상		소득수준(참고)
기초생활보장	생계급여	기준중위소득 30% 이하
	의료급여	기준중위소득 40% 이하
	주거급여	기준중위소득 43% 이하
	교육급여	기준중위소득 50% 이하
차상위계층	차상위본인부담경감대상	기준중위소득 50% 이하
	차상위자활	
	차상위장애인	
	차상위계층확인	
한부모가족 (청소년한부모가족 포함)		기준중위소득 60% 이하 (기준중위소득 72% 이하)

- 만 2세 미만의 영아를 둔 기준중위소득 80% 이하*의 장애인 가구
  - 부 또는 모 또는 영아가 일반장애인으로 등록된 가구 대상 영아별로 지원
- 만 2세 미만의 영아를 둔 기준중위소득 80% 이하*의 다자녀(2인 이상) 가구
  - 2인 이상 다자녀 가구 내 2세 미만 영아별로 지원

  * 장애인, 다자녀(2인 이상) 가구 대상 지원기준 완화(기준 중위소득 80% → 100%, ‘26.7월~)

● (조제분유) 기저귀 지원대상 중 아래 사유에 해당 시 지원
(단, 영양플러스사업·선천성대사이상 환아관리 사업의 조제분유 지원과 중복 불가)

- 아동복지시설·공동생활가정·가정위탁보호·입양대상 아동, 한부모(부자·조손)* 및 영아 입양 가정의 아동(이하 '아동복지시설 등 아동'이라 함)

  * 한부모가족지원법 제4조 내지 제5조의2에 따른 부자 또는 조손가정에 한함

- 산모의 사망·질병으로 모유수유가 불가능한 경우

조제분유 지원신청 가능한 산모의 질병명(질병코드)

① 에이즈(B20, B21, B22, B23, B24, O98.7, Z21, Z20.6)
② HTLV감염(C91.5, Z22.6)
③ 마약 및 정신이상약에 의한 중독(T40)
④ 분류되지 않은 마약 및 환각제에 의한 자의의 중독 및 노출(X62)
⑤ 악성신생물(C00~C97)
  - 항암화학요법 중인 경우만 모유수유 금지, 동 내용이 의사진단서에 기재된 경우만 지원
⑥ 유방의 악성신생물(C50)
  - 항암화학요법을 포함한 치료를 받고 있는 경우 모유수유 금지, 동 내용이 의사진단서에 기재된 경우만 지원
⑦ 방사선 치료(Z51.0)
⑧ 항암제 치료(Z51.1)
⑨ 뇌하수체의 기능저하증(E23)
⑩ 정신장애(F00~F99)로 모유수유를 권장하지 않는다고 의사가 판단하는 경우

- 산모의 방사성 요오드 치료, 의식불명, 뇌출혈 등으로 인한 의식 기능의 현저한 저하, 상반신 마비, 장기간(4주 이상) 입원치료, 희귀·중증난치질환자*로서 스테로이드 고용량 투여 또는 면역억제제 투여, 산모의 유방절제술·유방확대술 등으로 인한 유선손상, 질환으로 인한 지속적 약물 복용(3개월 이상)이 모유를 통해 영아에게 영향을 미치는 경우로 모유수유를 권장하지 않는다고 의사가 판단하는 경우

  * 본인일부부담금 산정특례에 관한 기준 [별표4]희귀질환자, [별표4의2]중증난치질환자 산정특례 대상에 한함(보건복지부 홈페이지(www.mohw.go.kr) → 정보 → 법령 → 훈령/예규/고시/지침 → 보건복지부 고시 제2018-255호 「본인일부부담금 산정특례에 관한 기준」 고시 참고)

❑ 예외 지원대상

- 기본 지원대상의 소득 수준을 초과하더라도 광역 시·도지사가 별도의 자체 기준을 정하여 추가 지원 가능
- 예외 지원은 자치단체의 별도 예산 범위 내에서 시행하되, 동일 광역 시·도 내에서는 가급적 동일한 예외 대상·기준 등을 적용하는 것을 원칙으로 함
- 다만, 기초자치단체가 자체 방침에 따라 광역 시·도가 정한 예외 지원 기준을 초과하여 추가 지원하고자 할 경우에는 초과분에 대해 전액 시·군·구비로 부담함
- 지원대상자가 해당 시·군·구에서 전출할 경우 자동으로 자격이 중지됨

나. 바우처 신청

❑ 신청 기간

- 영아 출생 후 만 2년이 되는 날의 전날까지 신청 시, 신청일 기준으로 지원
  - 단, 출생일로부터 60일 이내(출생일 포함)에 신청하는 경우 24개월 모두 지원

    * 만 2년이 되는 날의 전날 또는 60일이 되는 날이 토·일요일·공휴일인 경우에는 익일까지 인정

    ** 신청일 기준으로 지원요건을 충족(주민등록번호 기 발급)하여야 하며, 기타 주민등록등본 등의 발급이 지연되는 개별 사례 인정 불가

❑ 신청 자격

- 대상 : 국내에 주민등록 또는 외국인 등록을 한 만 2세 미만 영아
  - 외국인의 경우 부모 중 어느 한 쪽이 대한민국 국적을 가진 경우 허용

    * 지원제외자 : 부모 모두 외국 국적인 자 및 국외 이주자
    단, 난민협약에 의한 난민, 특별기여자, 북한이탈주민, 영주귀국 사할린 한인은 자격 요건 충족 시 지원 가능

> **참고** **특별기여자 자격관리**
>
> ○ 특별기여자 자격책정(3가지 모두 충족 필요
>
> ① 대상 아동의 외국인등록증상 번호가 F-2비자로 확인된 자
>
> ② 법무부에서 해당 지자체(외국인업무 담당자)에 제공하는 특별기여자 명단(공문)과 대조하여 특별기여자인지 최종 확인
>
> ③ 외국인등록증 및 해당 공문 등 구비서류(사회보장정보시스템 구비서류 등록시 반드시 서류명 난민증명서 카테고리에 등록) 첨부

- 신청권자 : 지원신청서 서식 상 신청인이 바우처 실사용자가 됨
  - 원칙적으로 영아의 부모가 신청권자가 됨. 부모 각각의 명의로 카드 발급 시 지급된 바우처 공동 사용 가능
  - 부득이 부모의 사정으로 지원신청이 어렵거나, 주양육자가 부모가 아닌 경우에는 영아의 양육을 주로 담당하는 자*가 신청하여 바우처 카드 발급·사용 가능. 지원신청서 신청인 란에 주양육자 이름 기입 필요

    * 주민등록등본상 세대를 같이 하는 가족, 가족관계증명서를 지참한 친족(8촌 이내의 혈족, 4촌 이내의 인척), 후견인·법정대리인, 사회복지시설의 장 또는 근무자, 위탁가정의 위탁모 등

❑ 신청 장소

- 영아의 주민등록 주소지 관할 시·군·구 보건소, 읍·면·동 주민센터 또는 온라인(복지로(www.bokjiro.go.kr) 또는 정부24 행복출산원스톱서비스(www.gov.kr))

  * 보건소 담당자는 사회보장정보시스템(행복e음) 상의 '바우처 신청현황'을 매일 확인하여 주민센터에서 접수된 신청사항을 지체 없이 처리

  ** 시설아동, 신변보호가 필요한 가정폭력·성폭력 피해자시설 입소자의 경우에는 영아의 주민등록 주소지가 아닌 보호시설 소재지 보건소(주민센터)에 신청 가능하며, 신청 받은 지자체에서 지원

❑ 구비 서류

구 분	구비 서류
신청자 제출 (공통)	• 사회보장급여(사회서비스이용권) 신청서 1부 • 개인정보 수집 및 이용 동의서 1부 * '출산서비스 통합처리신청서' 작성시 '사회보장급여(사회서비스이용권) 신청서' 및 '개인정보 수집 및 이용 동의서' 갈음 • 주민등록등본 1부* * 전자정부법에 따라 행정정보의 공동이용을 통한 확인에 동의 시 제출 생략
해당자 제출 (추가)	• (기준중위소득 80%(100%, '26.7월~ 이하 가구) 영아 부모의 소득 증빙자료, 가구원수 확인 자료 ① 영아 부모의 건강보험증 사본(맞벌이 부부일 경우 부부 모두 첨부) ② 영아 부모의 소득증빙자료 - (건강보험료 확인이 가능한 경우) 신청일 기준 최근월 건강보험료 납부확인서 - (건강보험료 확인이 불가한 경우) 소득을 증명할 수 있는 기타자료 * 예: 급여명세서, 근로소득 원천징수부, 연금명세서 등 ** 출산 육아휴직시, 소속직장에서 휴직기간 여부를 증빙하는 서류 ③ 가구원수 확인 자료 : 주민등록등본, 가족관계증명서 등 * ①~③의 경우 전자정부법에 따라 행정정보의 공동이용을 통한 확인에 동의 시 제출 생략(가족관계증명서 제외) • (다자녀 가구 해당시) 가족관계증명서 1부 * 다만, 주민등록등본상 다자녀 확인되는 경우 제외 가능 • (주민등록등본상 가족관계입증 곤란시) 가족관계증명서 1부 • (조제분유 신청) 산모의 사망을 증명할 수 있는 가족관계증명서, 산모의 질병 등을 증명하는 의사진단서(소견서)*, 아동복지시설 등 아동임을 확인할 수 있는 증명서 등 1부 * 민감한 개인정보에 해당하므로 접수 받은 보건소·주민센터에서 자체 보관 처리 • (부모 외 신청) 영아와의 관계를 증빙할 수 있는 서류 1부 - 가정위탁보호확인서, 시설아동증빙서류, 후견인 증명서 등 • 국민행복카드 상담전화를 위한 개인정보 제공동의서 1부
주민센터 또는 보건소 담당자 확인	※ 아래 서류 중 보유 자격 관련 증명서 또는 확인서 1부 확인(행복e음) • 국민기초생활보장수급자 증명서 1부 • 차상위 본인부담경감대상자 증명서 1부 • 자활근로참여확인서 1부 • 장애인연금, 장애수당, 장애아동수당 대상자 확인서 1부 • 차상위계층 확인서 1부 • 한부모가족 증명서 1부 • 장애인 가구 확인을 위한 일반장애인등록증 1부

❑ 주민센터에서 신청 접수 시 처리방법

- 영아(0~24개월 미만) 양육 가구가 출생신고 등을 위해 주민센터 방문 시 기초생활보장, 차상위계층, 한부모가족 수급 자격이 확인될 경우 '저소득층 기저귀·조제분유 지원사업'의 지원 기준·내용 등 안내

  * 동 사업 신청·접수 담당자와 '행복출산 원스톱 서비스' 담당자가 다를 경우 동 사업에 대한 안내가 누락되지 않도록 담당자 간 긴밀한 협조체계 유지 필요

- 지원신청서(서식 제1호) 상의 대상 영아 정보로 사회보장정보시스템(행복e음)에서 가구원 정보·자격 보유 여부 등을 조회·확인하고 관련 서비스 정보 등을 입력하여 저장 처리

  * 신청일 기준으로 지원금액이 결정되므로, 신청·접수 건이 누락되지 않고 실제 신청일이 시스템 상에 입력될 수 있도록 유의할 것

  ** 별도 구비서류(조제분유 신청을 위한 의사진단서·가족관계증명서, 보유 자격과 관련하여 제출한 증명서 또는 확인서 등)가 있을 경우에는 스캔하여 등록

- 신청 사항에 대한 최종 지원결정은 관할 보건소에서 이루어지며, 보건소에서 대상 판정 후 그 결과를 개별 통지할 예정임을 반드시 안내

  ※ 신청·접수 관련 문의 : 보건복지상담센터(129) 또는 보건소 사업담당자

주민센터 신청·접수 절차

처리 절차	업무 내용
① 지원대상자에게 사업개요 등 설명	• 영아의 주민등록번호(출생 후 24개월 미만 여부) 확인 - 신청일 기준, 주민등록번호가 발급되어 있어야 함 • 저소득층 기저귀·조제분유 지원사업 개요 설명 - 지원대상 : 기초생활보장수급자(생계·의료·주거·교육), 차상위계층(본인부담경감대상·자활·장애인·계층확인), 한부모가족(청소년한부모가족 포함), 기준중위소득 80% 이하의 장애인 가구, 기준중위소득 80% 이하의 다자녀(2인 이상) 가구* * (기준 중위소득 80% → 100%, '26.7월~) - 지원내용 : (기저귀)월 9만원, (조제분유*)월 11만원 * "산모의 사망 · 질병, 아동복지시설 등 아동" 등으로 모유수유가 불가한 경우에 지원 ※ 관할 보건소에서 최종 대상판정(지원결정)하여 그 결과를 개별 통지할 예정임을 반드시 안내
② 신청서 접수	• 저소득층 기저귀·조제분유 지원 신청서(서식 제1호 또는 서식 제4호) 접수
③ 대상자 정보 조회	• 사회보장정보시스템(행복e음)의 '신청관리 / 바우처 홈(읍면동)'에서 대상자 조회
④ 보유 자격 등 조회·입력	• '신청관리 / 바우처 홈(읍면동) / 서비스 찾기(Popup)'에서 대상 영아·신청인 등의 보유 자격 조회·확인 후 지원 서비스목록에서 '기저귀·조제분유 지원' 선택 • '신청관리 / 바우처 홈(읍면동) / 서비스 찾기(Popup) / 바우처 신청(Popup)' 에서 대상자, 서비스 정보, 지원유형 등을 확인하여 입력
⑤ 별도 구비서류 등록	• 별도 구비서류(조제분유 신청을 위한 의사진단서·가족관계증명서, 보유자격 증명서·확인서, 국민행복카드 TM 신청서 등)가 있을 경우에는 스캔하여 등록
⑥ 접수 사항 저장	• 조회·입력사항 '저장' 처리 후 종료 - '신청접수' 처리 후 신청 정보 변경 시 보건소 담당자가 대상자 결정처리에서 '접수반려' 하여 재처리

다. 바우처 지원 결정

❑ 지원 적합여부 판정 방법

1) 기저귀 지원 대상

● 영아 본인 또는 영아의 부 또는 모(바우처 실사용자)*의 기초생활보장, 차상위계층, 한부모가족 자격 보유 시 '적합' 판정

* 사실혼 관계 포함

참 고 사 항

1) 미혼모 산모 자격 판정 방법(미혼모 입소사실 확인서 등으로 확인불가 시)

- 정의 : 미혼모란 혼인기록이 없고 사실혼 관계가 아닌 모(「한부모가족지원사업 안내」, 여성가족부)
  - 미혼 한부모가족은 법률상 혼인 기록이 없거나, 사실혼 관계에 있다가 한부모 가족이 된 경우에 해당
  - 다만, 가족관계등록부 상 혼인기록이 있는 자가 이혼 후 사실혼 관계에서 출산한 자녀를 양육하는 경우에는 법률상 혼인 기록이 있으므로 미혼 한부모로 보지 않음
- 확인방법 : 미혼 여부 등은 가족관계등록부 등의 공적자료를 통해 법률상 혼인관계 및 사실혼 관계가 아님을 확인

  * 한부모가족증명서, 가족관계증명서(상세) 및 혼인관계증명서(상세), 주민등록등본 등으로 종합적으로 판단
  - 사실혼 등이 사후에 밝혀지는 경우 부정수급에 해당함을 안내
  - 사실혼 등의 부정수급 신고가 있는 경우, 기존 사실혼 등의 사유를 주장한 적이 있거나, 서비스 제공기관 또는 제공인력을 통해 사실혼 혹은 배우자의 동거 등 미혼모가 아님이 의심되는 경우, 시군구는 사실 확인 후 조치 (부정수급 절차, 수사의뢰 등)

2) 사실혼 관계에 대한 확인 방법

가. 공적자료에 의한 확인
- 법원의 판결 등 타 공적기관의 사실혼 판단이 있는 경우 판결문 등 타 공적기관의 자료에 따라 사실혼 관계 인정여부 결정

나. 담당자의 직접 확인
- 혼인의사존재 확인 : 사실상의 '혼인관계확인서'(임의양식)에 의함

  * 확인자(2인)의 범위 : 양가 부모, 조부모, 4촌 이내의 친족, 통(리)장, 주민 중 2명
- 부부 공동생활 확인 : 주민등록표등본 또는 담당자의 사실조사서(본인 진술서 및 인우확인서 등 첨부)

제Ⅶ장

저소득층 기저귀·조제분유 지원사업

- 한부모가족지원법 제5조의2에 따른 조손가족의 경우도 포함
- (교육급여) 신청일 기준으로 대상 영아와 주민등록을 같이 하는 영아의 형제·자매 중 교육급여 수급 자격을 보유한 형제·자매가 있을 경우, 대상 영아 기준으로 지원 가능
- (차상위 본인부담경감대상) 신청일 기준으로 대상 영아와 주민등록을 같이 하는 영아의 형제·자매 중 차상위 본인부담경감대상 수급 자격을 보유한 형제·자매가 있을 경우, 대상 영아 기준으로 지원 가능

참 고 사 항

아동복지시설·공동생활가정·가정위탁보호·입양대상 아동의 경우, 보장시설 또는 일반수급자로서 국민기초생활보장법 상 생계 · 의료급여 수급자에 해당하므로 본 사업의 기저귀 및 조제분유 동시 지원대상자임

- 학대 · 유기 등으로 시설에 입소한 아동은 우선 지원, 증명서 제출 등 사후 보완 조치 필요
- 다만, 시설 입소 아동 대상 타 후원사업과 중복 지원이 되지 않도록 본 사업 신청 필요 (기저귀 지원 없이 조제분유만 지원 불가)

● 영아 본인 또는 영아의 부 또는 모가 일반장애인으로 등록되어 있고, 기준중위소득 80%* 이하에 해당하는 경우 '적합' 판정

● 2인 이상의 자녀를 둔 가구로서 기준중위소득 80% 이하에 해당하는 경우 '적합' 판정, 영아별로 지원 가능

※ 예 둘째 자녀에 대한 서비스 신청일 기준, 첫째 아이가 만2세 미만인 경우 첫째 아이에 대해서도 바우처 지원

※ 장애인, 다자녀(2인 이상) 가구 대상 지원기준 완화(기준 중위소득 80% → 100%, '26.7월~)

◉ "기준중위소득 80%(100%, '26.7월~) 이하" 판정 기준

- 신청 가정의 가구원 수와 소득을 종합하여 판정
- 가구원 수는 아래를 참고하여 산정하되, 신청일을 기준으로 산정
- 소득은 건강보험료 본인부담금을 기준으로 확인

가구원 수 포함 대상

❶ 출생아(영아)

❷ 영아의 부모(이하 "부모", 사실상 혼인관계에 있는 경우 그 두 당사자를 포함)

❸ 부모의 자녀로서 직장 및 지역가입자가 아닌 자(별도의 건강보험료 납부하는 자녀는 제외)

* 단, 부모의 이혼으로 영아의 형제·자매가 이혼한 다른 부(조부·모 등 포함) 또는 모(외 조부·모 등 포함)와 주민등록이 되어 있는 경우 가구원에서 제외

* 재혼가구의 경우, 전 배우자와의 자녀는 주민등록 상 함께 등재 시 가구원 및 다자녀 인정

* 시설보호(가정위탁 포함) 중인 자녀는 다자녀 및 가구원 인정 불가

❹ 부모 중 일방 또는 전부와 주민등록 상 동일 거주지에 소재하고, 건강보험 상 같은 직장가입자의 피부양자 또는 지역가입자의 세대원으로 등록되어 있는 직계존속 (단, 별도의 건강보험료를 직장가입자 또는 지역가입자의 세대주로서 납부하는 직계존속 및 그 직계존속의 피부양자(세대원)로 등록되어 있는 배우자는 주민등록상 주소지가 부모와 동일한 경우라 하더라도 가구원수에서 산정하지 않음)

* 단, 가구원수 포함대상 중 직계존속(영아의 조부·모)은 동일 주민등록·건강보험 등재자라도 해외장기체류로 확인된 가족은 가구원 수에서 제외

- 신청 가구별 건강보험료 본인부담금은 다음 기준에 따라 산출

건강보험료 본인부담금 산출 방법

- 부부 중 한명이 직장 가입자이고, 배우자는 그 피부양자로 등록된 경우: 가입자의 보험료 적용
- 부부가 동일한 건강보험증번호를 가진 지역가입자인 경우 : 동일세대로 부과된 보험료만 적용
- 부부가 각각 직장 또는 건강보험증번호가 다르게 부과되는 지역가입자로 등록되어 있는 경우 : 부부 보험료 합산
  * 맞벌이부부(지역가입자의 경우 부부 각각의 사업자등록증명원 제출)는 건강보험료가 낮은 배우자의 보험료를 50%만 합산
- 부부 중 1인(A)은 직장 또는 지역가입자로 등재되고, 다른1인(B)은 배우자(A)가 아닌 다른 직장가입자(C)의 피부양자로 등록되어 있는 경우 : (A)와 (C)의 보험료 합산
- 부부가 다른 직장가입자의 피부양자 또는 지역가입자의 세대원으로 함께 등록되어 있는 경우 : 해당 직장가입자 또는 지역가입자의 세대주의 보험료 적용
- 부부가 각각, 서로 다른 직장가입자의 피부양자또는 지역가입자의 세대원으로 등록된 경우 : 각각의 부부가 피부양자 또는 세대원으로 등재되어 고지되고 있는 서로 다른 직장가입자 또는 지역가입자의 보험료 합산

건강보험료 적용 유의사항

❶ 건강보험료 산출 방법

- (원칙) 신청일을 기준으로 행복e음 시스템을 통해 확인되는 최근월 건강보험료 본인부담금 부과액을 확인
  * 매월 건강보험료가 변동되는 군인(군무원) 등의 경우에도 최근월 건강보험료 본인부담금 부과금액으로 산정
- (예외) 건강보험료 부과액이 확인되지 않는 경우 또는 건강보험료에 이의를 제기할 경우
  - 서비스 대상 가구의 건강보험료 영수증이나 납부확인서, 급여 명세서 등을 토대로 최근 소득액에 건강보험료 본인부담률(3.545%) 적용하여 산출
  * 필요시, 신청자가 건강보험료 관련 소명자료 제출
  ** 실제소득 증빙자료는 월급명세서, 근로소득원천징수부, 연금지급명세서, 세금신고자료 등 소득이 기재된 자료로 확인

❷ 건강보험료 연말 정산 등으로 보험료 조정분(추가고지 및 환급 모두 해당)이 고지된 경우에는 정상월분 건강보험료를 기준으로 산정

* 예) 직장가입자의 경우 정산보험료가 합산되는 4월분 보험료에 대해서는 3월분 건강보험료 본인부담금을 기준으로 적용

❸ 부부 중 한명이 국가유공자로서 의료급여 대상자가 아니면서 건강보험가입의무자가 아닌 경우 최근월분 소득금액에 건강보험료 본인부담률을 적용하여 보험료 합산

* 단, 연금을 지급받는 자 외에 다른 한쪽 배우자가 별도로 건강보험에 가입되어있는 경우는 해당 건강보험료

건강보험료 적용 유의사항

합산

❹ 건강보험 자격정지(상실)된 경우에는 자격을 회복하고, 건강보험 급여가 정지된 경우에는 급여정지를 해제(보험료 납부 조치)한 후 고지된 보험료 금액을 기준으로 대상자 선정

❺ 산모 또는 배우자가 휴직한 경우

- 직장가입자가 휴직한 경우 '휴직증명서*'를 제출하도록 하고 유급·무급 휴직에 의한 변경된 소득기준(건강보험료)으로 적격여부 판정

  * 휴직여부 및 휴직기간을 확인할 수 있는 공문서로 대체 가능

  * (휴직기간 동안 재신청) 최초 신청 시 제출한 휴직증명서로 갈음할 수 있음. 다만, 유급 휴직자의 경우 신청일 기준 최근월 급여명세서 징구 필요

휴직기간	추가서류 제출	급여여부	판단기준
1개월 미만	-	-	휴직 직전의 건강보험료로 판단
1개월 이상	휴직증명서	무급	"소득 없음" 판정
		유급	신청일 기준 최근월 급여액×건강보험료 본인 부담률

* 휴직수당은 무급으로 처리

〈휴직 기간이 1개월(30일) 미만인 경우〉

- 휴직 직전 월 건강보험료 본인부담금 부과액 확인

  * 직장가입자의 휴직기간 건강보험료는 복직 후 최장 10개월 범위 내에서 분할납부하므로 복직 후 건강보험료는 현재 보수월액의 본인부담률로 지원자격 여부를 판정할 것(휴직기간중 건강보험료를 분할 납부하는 경우 동 보험료는 미산정)

〈휴직 기간이 1개월(30일) 이상인 경우〉

- 무급휴직자 : 휴직기간 동안 소득이 없는 것으로 처리
- 유급휴직자 : 급여명세서상의 신청일 기준 최근월 급여액에 건강보험료 본인부담률(3.545%)을 곱하여 산정된 금액으로 지원 자격 여부 결정

  * 보수월액 : 근로의 대가로 받은 봉급, 급료, 보수, 세비(歲費), 임금, 상여, 수당

  * 보수월액에 포함되지 않는 경우 : 퇴직금, 현상금, 번역료 및 원고료, 육아휴직 급여, 「국가유공자 등 예우 및 지원에 관한 법률」 또는 「보훈보상대상자 지원에 관한 법률」에 따라 받는 보훈급여금·학습보조비 등 소득세법 제12조에 따른 비과세 근로소득

- 임의계속 가입자는 직장가입자로 산정

  * 「국민건강보험법」 제110조(실업자에 대한 특례) ① 사용관계가 끝난 직장가입자 중 보건복지부령으로 정하는 사람은 지역가입자가 된 이후 최초로 제79조에 따라 지역가입자 보험료를 고지받은 날부터 그 납부기한에서 2개월이 지나기 이전까지 공단에 직장가입자로서의 자격을 유지할 것을 신청할 수 있다.

❻ 미혼 자녀가 가구원이 아닌 다른 사람의 피부양자로 등재되어 있는 경우

건강보험료 적용 유의사항

- 해당 미혼 자녀의 보험료는 '0원'인 것으로 산출

- 다음의 건강보험료 산정기준표에 따라 신청가구의 최근 건강보험료 본인부담금이 해당가구원수 별 기준금액 이하일 때 '적합' 판정

【2026년 건강보험료 본인부담금에 의한 기준중위소득 80% 판정기준】

(단위 : 원)

가구원수	소득기준 (80%)	건강보험료 본인부담금		
		직장가입자	지역가입자	혼합
2인	3,360,000	121,170	49,863	122,382
3인	4,288,000	153,904	89,039	155,648
4인	5,196,000	187,565	130,472	189,970
5인	6,046,000	216,335	151,065	219,571
6인	6,845,000	248,148	188,592	252,088
7인	7,613,000	275,574	223,195	280,988
8인	8,380,000	298,295	252,443	305,469
9인	9,147,000	322,542	280,456	332,951
10인	9,915,000	355,397	317,741	369,095

【2026년 건강보험료 본인부담금에 의한 기준중위소득 100% 판정기준】

(단위 : 원)

가구원수	소득기준 (100%)	건강보험료 본인부담금		
		직장가입자	지역가입자	혼합
2인	4,200,000	151,148	83,625	152,775
3인	5,360,000	195,073	137,279	197,469
4인	6,495,000	236,378	172,901	240,050
5인	7,557,000	274,221	220,149	279,461
6인	8,556,000	309,777	264,935	318,043
7인	9,516,000	348,913	308,246	360,410
8인	10,475,000	390,974	357,158	410,439
9인	11,434,000	432,308	404,529	457,613
10인	12,393,000	457,613	435,046	490,306

* 노인장기요양보험료 미포함 금액

가입유형별 건강보험료 산정 방법

- 직장가입자 건강보험료 = 최근소득액×3.545%('23년 본인부담보험료율)
- 가구 내 직장가입자가 2인 이상일 경우 : 각각의 보험료를 합산
- 가구 내 직장가입자와 지역가입자가 혼합되어 있는 경우 직장가입자의 보험료와 지역가입자의 보험료를 합산(직장가입자의 소득자료를 제출받은 경우는 소득을 보험료로 환산하여 지역가입자 보험료와 합산)
- 맞벌이 부부 가구인 경우에는 건강보험료(소득수준)가 낮은 배우자의 보험료를 50% 경감하여 합산

2) 조제분유 지원대상

- 기저귀 지원 대상자로 결정된 신청인 중 산모의 사망·특정 질병 해당 여부, 아동복지시설 등 아동 여부, 산모의 의식불명 여부 등을 확인하여 기저귀 지원대상 자격에 조제분유 지원대상 자격 추가 부여

❑ 바우처 지원 결정

1) 지원 결정 처리

- 시·군·구 담당자는 '행복e음'을 통해 대상 영아 또는 신청인 등의 보유 자격을 조회·확인 또는 소득기준 해당 여부 등을 확인하여 지원대상자로 결정 처리

행복e음 상 확인되는 자격	
기초생활보장	기초생계급여 기초의료급여 기초주거급여 기초교육급여
차상위계층	차상위본인부담경감대상자 차상위자활 차상위장애인 차상위계층확인
한부모가족	모자가족 부자가족 조손가족 청소년한부모모자 청소년한부모부자
장애인 가구	일반장애인

- '행복e음' 상 보유 자격 미확인 시, 신청인에게 관련 증명서 또는 확인서 제출 요청하여 확인 필요
  * 행정정보 공동이용을 통해 주민등록등본상 다자녀(2인 이상) 가구 해당여부 확인이 어려운 경우 가족관계증명서 별도 제출 요청

- 신청서 · 보유 자격 등 확인내역을 사회보장정보시스템(행복e음)에 입력, 전송
  * 예외지원(지자체 자체사업)의 경우, 판정결정등록 시 '시군구인정'으로 입력 후 전송

2) 지원 결정 통지

- 시·군·구 담당자는 신청 접수일로부터 14일 이내에 지원 대상자 여부를 결정하여 신청인에게 결정통지문 및 이용자 안내문을 우편물발송, 이메일, SMS 중 택일하여 결과 통보
  * 신청시 구비서류 확인으로 지원 결정이 가능한 경우 당일 통보 가능

- 결정통지문은 사회보장정보시스템(행복e음)을 통해 출력 활용

☞ [서식 제5호] 사회보장급여 결정(적합) 통지서

☞ [서식 제6호] 저소득층 기저귀·조제분유 지원사업 이용 안내문

☞ [서식 제7호] 저소득층 기저귀·조제분유 온라인 쇼핑몰 결제방법 안내

3) 지원시점

- 신청일 기준으로 지원금액 및 기간 산정, 지원된 바우처는 결정 통지 후 익일부터 지원기간 동안 사용 가능
  * 단, 출생일로부터 60일 이내(출생일 포함)에 신청하는 경우 24개월 모두 지원

  예시 영아 출생일이 '25.12.30., 신청일이 '26.2.1., 결정통지일이 '26.2.5.인 경우, 신청일 기준으로 24개월분이 지급되며, 결정통지일의 다음날인 '26.2.6.부터 24개월 동안('28.2.5.까지) 사용 가능

4) 지원유형 변경(조제분유 추가 지원)

- 조제분유 추가 지원 시, 관할 보건소 또는 주민센터에 '사회보장급여(사회서비스 이용권) 신청(변경)서'를 제출하여야 함

- 추가 신청 당시 영아의 주소지가 변경된 경우, 현재 시점의 지역에서 조제분유 지원

- 변경된 지원유형은 변경 결정 통지 후 익일부터 적용(바우처 생성)되며, 지원기간 종료일은 기 신청한 기저귀 바우처 종료일과 동일함
  - 기 생성된 바우처에 대한 소급적용 및 기 이용한 바우처에 대한 환수조치 없음

❑ 이의신청

1) 신청개요

- 근거 : 「사회보장급여의 이용·제공 및 수급권자 발굴에 관한 법률」 제17조 및 같은 법률 시행령 제10조를 준용
- 신청권자 : 서비스 신청권자와 동일
- 이의신청 기한 : 이용자 선정 결과 또는 지원 중지 등을 통보 받은 날로부터 20일 이내(사회보장급여 관련 공통서식에 관한 고시)

  * 단축 고지 사유 : 저소득층 기저귀·조제분유 지원사업의 바우처 유효기간은 '지원대상 판정일로부터 24개월 이내'로 이의신청 지연으로 인한 유효기간 경과 예방
- 이의신청 방법 : 이의신청서를 작성하여 관할 보건소에 제출

  ☞ [서식 제8호] 이의신청서

2) 이의신청 처리

- 이의신청 접수 : 시·군·구 담당공무원이 이의신청 접수
- 이의신청 검토 : 이의신청 내용의 타당성 등 검토
  - 시·군·구청장은 검토 결과 처분이 위법·부당하다고 인정되는 때에는 시정, 그 밖에 필요한 조치를 이행하여야 함
- 결과 통보 : 접수일로부터 15일 이내(사회보장급여 관련 공통서식에 관한 고시)에 검토 결과 및 사유를 신청인에게 서면으로 통보

❑ 자격관리(자격변동 등 확인)

- 시·군·구 담당공무원은 자격변동 사유에 따라 지원대상자에 대한 자격관리 실시
- 기본 지원대상자(가, 나, 다 유형)의 전출입이 있는 경우 행복e음에 입력된 대상자별 전산 자료는 별도의 전송절차 없이 전출지에서 전입지로 자동 이관됨
  * 대상자 전출시 서비스 중지처리하지 않도록 주의(서비스 중지시 바우처 소멸됨)
- 전출입 시 이미 지급된 3개월분의 바우처는 전출 시·군·구에서 부담하고, 잔여 지원기간에 해당하는 바우처는 전입 시·군·구에서 부담함
- 예외 지원대상자가 해당 시·군·구에서 전출할 경우 자동으로 자격이 중지됨
- 대상자가 지원대상 요건에 부합하지 않아 시·군·구가 행복e음을 통해 대상자의 자격을 중지하는 경우 중지사유에 따라 바우처 사용이 제한됨

중지사유별 바우처 자격관리(행복e음)

중지사유	요건	관리사항	자격변동 적용시점
본인포기	이용자의 급여 중지 요청	자격중지 (잔액 결제 불가)	변경 결정 익일부터
영아사망	지원대상 영아의 사망 확인	자격자동중지 (잔액 결제 불가)	변경 결정 익일부터
자격종료	대상자의 수급자격 종료 (지원기간 종료)	자격자동중지 (잔액 결제 불가)	지원기간 종료일 익일부터
부정수급	적발 확인 시	관련법 또는 사업지침에 따라 조치*	변경 결정 익일부터
신청 당시 보유자격 상실	연 2회 확인조사 결과 차상위 등 자격상실 또는 소득기준 초과로 부적합 판정 시	자격중지 (잔액 결제 불가)	변경 결정 익일부터
장기 해외체류	대상자(영아) 기준 최근 6개월간 통산 90일 초과 해외체류	자격중지 (잔액 결제 불가)	변경 결정 익일부터

* 속임수 등의 부정한 방법으로 사회보장급여를 받거나 타인으로 하여금 사회보장급여를 받게 한 경우(예. 지원된 바우처로 구매한 기저귀·조제분유 등의 지원물품을 제3자에게 판매하여 대가 취득), 수급자격이 취소되며 잔여 지원기간 동안 재신청이 불가함. 또한, 「사회보장급여의 이용·제공 및 수급권자 발굴에 관한 법률」 제22조 제1항에 따라 지원금 환수 등의 조치 및 동법 제54조 제3항의 벌칙 적용 가능

* 타인의 바우처 카드를 강취·횡령하거나, 타인을 기망·공갈하여 취득한 바우처 카드를 사용하는 경우 등 카드에 관한 위반사항은 「여신전문금융업법」에 따라 처벌 가능

3 이용권(국민행복카드) 지급 및 이용

가. 지원기간 및 금액

❑ 지원기간

1) 만 2세 미만 영아(0~24개월)에 대해 최대 24개월 동안 지원

- 영아 출생 후 만 2년이 되는 날의 전날까지 신청 시, 신청일 기준으로 지원
  - 단, 출생일로부터 60일 이내(출생일 포함)에 신청하는 경우 24개월 모두 지원

❑ 지원대상별 지원금액

지원 내용	지원유형	지원금액(원)	비 고
기저귀 지원	가유형	90,000	예외지원[2] 라유형과 동일
기저귀 + 조제분유 지원	나유형	200,000	예외지원 마유형과 동일
조제분유 추가 지원[1]	다유형	110,000	예외지원 바유형과 동일

1) 기저귀 지원대상자 중 조제분유 추가 지원신청 시
2) 행복e음 시스템을 통해 지자체가 자체(예산)사업으로 기초생활보장, 차상위계층, 한부모가족 외 지원대상자에 대해서도 지원하는 경우의 지원유형

❑ 지원기간 및 지원내용별 지원금액 산정(표)

1) 기저귀 지원 (가·라 유형) - 영아 1인당 월 90천원 지원

【 신청일에 따른 기저귀 지원금액 】

신 청 일	총 지원금액 (천원)
출생일 ~ 출생일 기준 60일(출생일 포함)째 날	90천원×24개월=2,160
출생일 기준 61일째 날 ~ 출생일 기준 3개월 째 날의 전날	90천원×22개월=1,980
출생일 기준 3개월 째 날 ~ 출생일 기준 4개월 째 날의 전날	90천원×21개월=1,890
출생일 기준 4개월 째 날 ~ 출생일 기준 5개월 째 날의 전날	90천원×20개월=1,800
출생일 기준 5개월 째 날 ~ 출생일 기준 6개월 째 날의 전날	90천원×19개월=1,710
출생일 기준 6개월 째 날 ~ 출생일 기준 7개월 째 날의 전날	90천원×18개월=1,620
출생일 기준 7개월 째 날 ~ 출생일 기준 8개월 째 날의 전날	90천원×17개월=1,530
출생일 기준 8개월 째 날 ~ 출생일 기준 9개월 째 날의 전날	90천원×16개월=1,440
출생일 기준 9개월 째 날 ~ 출생일 기준 10개월 째 날의 전날	90천원×15개월=1,350
출생일 기준 10개월 째 날 ~ 출생일 기준 11개월 째 날의 전날	90천원×14개월=1,260
출생일 기준 11개월 째 날 ~ 출생일 기준 12개월 째 날의 전날	90천원×13개월=1,170
출생일 기준 12개월 째 날 ~ 출생일 기준 13개월 째 날의 전날	90천원×12개월=1,080
출생일 기준 13개월 째 날 ~ 출생일 기준 14개월 째 날의 전날	90천원×11개월=990
출생일 기준 14개월 째 날 ~ 출생일 기준 15개월 째 날의 전날	90천원×10개월=900
출생일 기준 15개월 째 날 ~ 출생일 기준 16개월 째 날의 전날	90천원×9개월=810
출생일 기준 16개월 째 날 ~ 출생일 기준 17개월 째 날의 전날	90천원×8개월=720
출생일 기준 17개월 째 날 ~ 출생일 기준 18개월 째 날의 전날	90천원×7개월=630
출생일 기준 18개월 째 날 ~ 출생일 기준 19개월 째 날의 전날	90천원×6개월=540
출생일 기준 19개월 째 날 ~ 출생일 기준 20개월 째 날의 전날	90천원×5개월=450
출생일 기준 20개월 째 날 ~ 출생일 기준 21개월 째 날의 전날	90천원×4개월=360
출생일 기준 21개월 째 날 ~ 출생일 기준 22개월 째 날의 전날	90천원×3개월=270
출생일 기준 22개월 째 날 ~ 출생일 기준 23개월 째 날의 전날	90천원×2개월=180
출생일 기준 23개월 째 날 ~ 출생일 기준 24개월 째 날의 전날	90천원×1개월=90

2) 기저귀 + 조제분유 지원 (나·마 유형) - 영아 1인당 월 200천원 지원

【 신청일에 따른 기저귀·조제분유 지원금액 】

신 청 일	총 지원금액 (천원)
출생일 ~ 출생일 기준 60일(출생일 포함)째 날	200천원×24개월=4,800
출생일 기준 61일째 날 ~ 출생일 기준 3개월 째 날의 전날	200천원×22개월=4,400
출생일 기준 3개월 째 날 ~ 출생일 기준 4개월 째 날의 전날	200천원×21개월=4,200
출생일 기준 4개월 째 날 ~ 출생일 기준 5개월 째 날의 전날	200천원×20개월=4,000
출생일 기준 5개월 째 날 ~ 출생일 기준 6개월 째 날의 전날	200천원×19개월=3,800
출생일 기준 6개월 째 날 ~ 출생일 기준 7개월 째 날의 전날	200천원×18개월=3,600
출생일 기준 7개월 째 날 ~ 출생일 기준 8개월 째 날의 전날	200천원×17개월=3,400
출생일 기준 8개월 째 날 ~ 출생일 기준 9개월 째 날의 전날	200천원×16개월=3,200
출생일 기준 9개월 째 날 ~ 출생일 기준 10개월 째 날의 전날	200천원×15개월=3,000
출생일 기준 10개월 째 날 ~ 출생일 기준 11개월 째 날의 전날	200천원×14개월=2,800
출생일 기준 11개월 째 날 ~ 출생일 기준 12개월 째 날의 전날	200천원×13개월=2,600
출생일 기준 12개월 째 날 ~ 출생일 기준 13개월 째 날의 전날	200천원×12개월=2,400
출생일 기준 13개월 째 날 ~ 출생일 기준 14개월 째 날의 전날	200천원×11개월=2,200
출생일 기준 14개월 째 날 ~ 출생일 기준 15개월 째 날의 전날	200천원×10개월=2,000
출생일 기준 15개월 째 날 ~ 출생일 기준 16개월 째 날의 전날	200천원×9개월=1,800
출생일 기준 16개월 째 날 ~ 출생일 기준 17개월 째 날의 전날	200천원×8개월=1,600
출생일 기준 17개월 째 날 ~ 출생일 기준 18개월 째 날의 전날	200천원×7개월=1,400
출생일 기준 18개월 째 날 ~ 출생일 기준 19개월 째 날의 전날	200천원×6개월=1,200
출생일 기준 19개월 째 날 ~ 출생일 기준 20개월 째 날의 전날	200천원×5개월=1,000
출생일 기준 20개월 째 날 ~ 출생일 기준 21개월 째 날의 전날	200천원×4개월=800
출생일 기준 21개월 째 날 ~ 출생일 기준 22개월 째 날의 전날	200천원×3개월=600
출생일 기준 22개월 째 날 ~ 출생일 기준 23개월 째 날의 전날	200천원×2개월=400
출생일 기준 23개월 째 날 ~ 출생일 기준 24개월 째 날의 전날	200천원×1개월=200

3) 조제분유 추가 지원 (다·바 유형) - 기저귀 지원대상자에 대해 기저귀 외 조제분유 지원 결정일 기준 기저귀 잔여 개월수 × 월 110천원 추가 지원

【 잔여기간에 따른 조제분유 지원금액 】

신 청 일	추가 지원금액 (천원)
출생일 ~ 출생일 기준 60일(출생일 포함)째 날	110천원×24개월=2,640
출생일 기준 61일째 날 ~ 출생일 기준 3개월 째 날의 전날	110천원×22개월=2,420
출생일 기준 3개월 째 날 ~ 출생일 기준 4개월 째 날의 전날	110천원×21개월=2,310
출생일 기준 4개월 째 날 ~ 출생일 기준 5개월 째 날의 전날	110천원×20개월=2,200
출생일 기준 5개월 째 날 ~ 출생일 기준 6개월 째 날의 전날	110천원×19개월=2,090
출생일 기준 6개월 째 날 ~ 출생일 기준 7개월 째 날의 전날	110천원×18개월=1,980
출생일 기준 7개월 째 날 ~ 출생일 기준 8개월 째 날의 전날	110천원×17개월=1,870
출생일 기준 8개월 째 날 ~ 출생일 기준 9개월 째 날의 전날	110천원×16개월=1,760
출생일 기준 9개월 째 날 ~ 출생일 기준 10개월 째 날의 전날	110천원×15개월=1,650
출생일 기준 10개월 째 날 ~ 출생일 기준 11개월 째 날의 전날	110천원×14개월=1,540
출생일 기준 11개월 째 날 ~ 출생일 기준 12개월 째 날의 전날	110천원×13개월=1,430
출생일 기준 12개월 째 날 ~ 출생일 기준 13개월 째 날의 전날	110천원×12개월=1,320
출생일 기준 13개월 째 날 ~ 출생일 기준 14개월 째 날의 전날	110천원×11개월=1,210
출생일 기준 14개월 째 날 ~ 출생일 기준 15개월 째 날의 전날	110천원×10개월=1,100
출생일 기준 15개월 째 날 ~ 출생일 기준 16개월 째 날의 전날	110천원×9개월=990
출생일 기준 16개월 째 날 ~ 출생일 기준 17개월 째 날의 전날	110천원×8개월=880
출생일 기준 17개월 째 날 ~ 출생일 기준 18개월 째 날의 전날	110천원×7개월=770
출생일 기준 18개월 째 날 ~ 출생일 기준 19개월 째 날의 전날	110천원×6개월=660
출생일 기준 19개월 째 날 ~ 출생일 기준 20개월 째 날의 전날	110천원×5개월=550
출생일 기준 20개월 째 날 ~ 출생일 기준 21개월 째 날의 전날	110천원×4개월=440
출생일 기준 21개월 째 날 ~ 출생일 기준 22개월 째 날의 전날	110천원×3개월=330
출생일 기준 22개월 째 날 ~ 출생일 기준 23개월 째 날의 전날	110천원×2개월=220
출생일 기준 23개월 째 날 ~ 출생일 기준 24개월 째 날의 전날	110천원×1개월=110

나. 바우처 지급(생성)

❑ 바우처 지급방식

- (시기) 지원대상으로 결정 통보된 날의 익일부터 3개월 단위로 바우처 지급

  * 지원기간이 4개월 이상인 경우 첫 바우처 지급일로부터 3개월 후 다음 3개월분 바우처 지급

【 지원기간에 따른 바우처 지급 시기 】

<table>
<tr><th rowspan="2">지원기간</th><th colspan="8">바우처 지급 시기</th></tr>
<tr><th>1회차</th><th>2회차</th><th>3회차</th><th>4회차</th><th>5회차</th><th>6회차</th><th>7회차</th><th>8회차</th></tr>
<tr><td>24개월</td><td rowspan="23">결정 통보된 날의 익일</td><td rowspan="20">1회차 지급 후 4개월째 날</td><td rowspan="17">1회차 지급 후 7개월째 날</td><td rowspan="14">1회차 지급 후 10개월째 날</td><td rowspan="11">1회차 지급 후 13개월째 날</td><td rowspan="8">1회차 지급 후 16개월째 날</td><td rowspan="5">1회차 지급 후 19개월째 날</td><td rowspan="2">1회차 지급 후 22개월째 날</td></tr>
<tr><td>22개월</td></tr>
<tr><td>21개월</td><td rowspan="21"></td></tr>
<tr><td>20개월</td></tr>
<tr><td>19개월</td></tr>
<tr><td>18개월</td><td rowspan="18"></td></tr>
<tr><td>17개월</td></tr>
<tr><td>16개월</td></tr>
<tr><td>15개월</td><td rowspan="15"></td></tr>
<tr><td>14개월</td></tr>
<tr><td>13개월</td></tr>
<tr><td>12개월</td><td rowspan="12"></td></tr>
<tr><td>11개월</td></tr>
<tr><td>10개월</td></tr>
<tr><td>9개월</td><td rowspan="9"></td></tr>
<tr><td>8개월</td></tr>
<tr><td>7개월</td></tr>
<tr><td>6개월</td><td rowspan="6"></td></tr>
<tr><td>5개월</td></tr>
<tr><td>4개월</td></tr>
<tr><td>3개월</td><td rowspan="3"></td></tr>
<tr><td>2개월</td></tr>
<tr><td>1개월</td></tr>
</table>

- (생성금액) 대상자별 월지원액 × 3개월분 만큼 생성되며, 다음 바우처 생성 전 미사용한 잔액은 지원기간 종료일까지 이월됨

  * 지원기간이 3개월 미만(1~2개월)인 대상자는 월지원액 × 지원기간 만큼만 바우처 생성

- (지원유형 변경 대상자) 첫 바우처는 지원유형 변경결정일로부터 다음 바우처 생성일까지 남은 개월수 × 조제분유 추가지원액 만큼을 결정 통보된 날의 익일부터 지급
  - 다음 바우처 생성은 기저귀 지원금과 합산하여 동일한 시기에 지급

    ※ 예시 기저귀 24개월 지원대상자(가유형)가 첫 바우처 지급일로부터 2개월째 월에 조제분유 추가 지원신청하여 결정 통보를 받은 경우,
    ① 2개월(다음 생성일까지 남은 개월수) × 110천원(조제분유 추가지원액) 만큼을 결정 통보된 날의 익일부터 추가 지급하고, ② 다음 바우처 생성 시부터는 기저귀 및 조제분유 지원금 합산액을 3개월 단위로 지급

❑ 바우처 이용기간 및 소멸시기

- (이용기간) 결정 통보된 날의 익일부터 대상자별 지원기간 종료일까지 자유롭게 사용 가능

  * 조제분유 추가 지원(지원유형 변경) 대상자의 조제분유 지원기간 종료일은 기 신청한 기저귀 바우처 종료일과 동일

- (소멸시기) 지원기간 종료일의 익일부터 바우처가 소멸되므로 이용기간 경과 시 사용 불가

  * 바우처 생성시(3개월)마다 및 지원기간 종료 1~2개월 전 바우처 잔액 등 문자안내서비스(SMS) 시행 중

❑ 바우처 구매 가능한 물품 및 방식

- 시중에 구매 가능한(상용화된) 기저귀 및 조제분유(조제이유식 포함)
- 수혜자가 기저귀 지원만 받는 경우, 총 바우처 지원금액 내에서 기저귀 구매분에 한해 지원
- 수혜자가 기저귀 및 조제분유 2가지 항목을 모두 지원받는 경우, 총 바우처 지원금액 내에서 기저귀 또는 조제분유의 구별 없이 사용 가능

  ※ 예시 기저귀(월 90천원) 및 조제분유(월 110천원) 2가지 항목 모두 지원받아 총 바우처 지원금액이 월 200천원인 경우, 기저귀 70천원 및 조제분유 130천원 구매 가능

- 바우처 지원금액을 초과하여 구매(결제)하는 경우, 초과분은 이용자에게 직접 청구되므로 유의해야 함

  ※ 예시 기저귀 바우처 지원금액 1만원이 남은 사람이 3만원의 기저귀를 구매한 경우, 1만원은 정부가 지원하고 2만원은 본인이 부담

- 국민행복 전용카드 이용자는 바우처 지원금액에 한해 결제가 가능하며, 바우처 지원금액을 초과하여 구매하는 경우에는 현금 등으로 본인이 직접 비용을 부담하여야 함
- 개인이 신용불량 또는 연체 등의 경우에도 바우처 사용이 가능하도록 사회 서비스 전용 국민행복카드 발급 신청이 가능(적용 2016.11.30.)하므로 각 보건소는 서비스 대상자에게 사전 안내하도록 할 것

다. 바우처 이용방법

□ 기본 이용방법

- 정부지원금으로 결제가능한 유통점에서 취급하는 기저귀 또는 조제분유를 자유롭게 구매
- 기존 발급받은 BC·삼성·롯데·KB국민·신한 카드사 국민행복카드가 있는 경우, 추가 발급없이 해당 카드로 동 바우처 사용 가능
- 수혜자는 기저귀 또는 조제분유를 구매할 때 정부지원 바우처가 들어간 국민행복카드로 결제

□ 국민행복카드 신청·(재)발급 절차

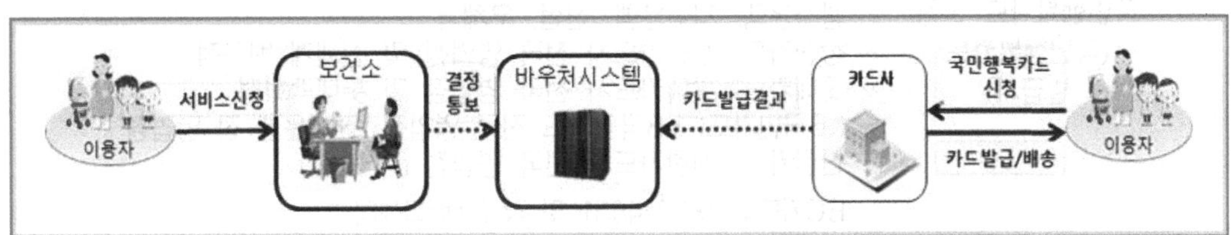

- 국민행복카드 미발급자는 전담금융기관 영업점을 직접 방문하여 '국민행복카드' 신청·발급

  * 사 전국 영업점 또는 제휴은행 지점(IBK기업은행, NH농협, SC제일은행, 경남은행, 광주은행, 대구은행, 부산은행, 수협은행, 우리은행, 전북은행, 제주은행, 우체국, 하나은행, 신협), 삼성·롯데·KB국민·신한카드사

- 또는 바우처 신청 시 '국민행복카드 상담전화를 위한 개인정보 제공동의서'를 작성·제출하여 금융기관(카드사)의 카드발급상담전화(TM)를 통해 본인확인 후 국민행복카드 발급 가능

  * 체크카드 발급 등으로 계좌개설이 필요한 경우에는 전담금융기관 영업점에 직접 방문하여 신청하여야 함(결정통지서 지참 필요)

- 신청 시 등록한 '부모 또는 부모 외 신청권자' 중 국민행복카드 기 발급자가 있을 경우 별도의 신청 절차 없이 이용 가능

- 성명, 주민번호 등 개인정보 변경 또는 카드훼손·분실 등으로 인한 카드 재발급 시 전담금융기관(카드사)을 통해 재발급

  * 분실한 경우 재발급 시까지 이용 불가, 분실사실 미신고 또는 신고지연으로 타인이 사용한 경우 차액만 지원

❑ 국민행복카드 종류 및 신청처

- (카드종류) 신용카드, 체크카드 및 전용카드(계좌 미연계 체크카드)

  * 신용 또는 체크카드 발급을 기본으로 하고, 전용카드는 계좌개설이 어려운 경우(신용불량, 미성년자 등)에 한해 예외적으로 발급

- (카드신청 및 문의처)

국민행복카드 신청 (국민행복카드 발급사)	- BC카드: IBK기업은행, 수협은행, NH농협, 우리은행(우리카드), 하나은행(하나카드), iM뱅크(구,대구은행), BNK부산은행, BNK경남은행, 광주은행, 제주은행, 신협, 우체국 - 삼성카드: 삼성카드사 전국 영업점 및 신세계 백화점 - 롯데카드: 롯데카드사 전국 영업점 및 롯데백화점 - KB국민카드: KB국민카드 전국 영업점, 전북은행 전 영업점 - 신한카드: 신한카드사 전국 영업점
카드발급 문의	- BC카드 : 1899-4651 및 각 은행 콜센터 - 삼성카드 : (카드)1566-3336 / (민원) 1588-8700 - 롯데카드 : (카드)1899-4282 / (민원) 1588-8100 - KB국민카드 : 콜센터(1599-7900) - 신한카드 : 콜센터(1544-8868)
제도 문의	- 보건복지상담센터 : (국번없이)129 - 한국사회보장정보원 콜센터 : 1566-3232(단축 4번)

❑ 정부지원금 결제 가능 구매처

● 국민행복카드 발급사와 가맹계약을 체결한 유통점으로서, 기저귀 및 조제분유 등 정부지원 구매 품목의 별도 관리가 가능한 POS(결제시스템)를 운용하는 곳에 한해 가능

국민행복 카드사	구 매 처	
	온라인(인터넷)	오프라인(마트)
BC카드	G마켓, 옥션, 우체국쇼핑몰, 페이북쇼핑, 우리WON마켓, 국민행복몰, 쿠팡	이마트, 이마트트레이더스, GS25편의점, GS더프레시, 노브랜드, 홈플러스, 홈플러스익스프레스, 나들가게
삼성카드	삼성카드쇼핑몰, 국민행복몰, 베팡몰, 티딜	이마트, 이마트트레이더스, 노브랜드, GS25편의점, GS더프레시, 홈플러스, 홈플러스익스프레스, 세븐일레븐
롯데카드	롯데카드띵샵, 엘포인트몰, 베팡몰	롯데마트, 롯데빅마켓, 홈플러스, 홈플러스익스프레스, GS25편의점, GS더프레시, 세븐일레븐
국민카드	국민행복몰, KB Pay쇼핑, 쿠팡	GS25편의점, CU편의점
신한카드	국민행복몰, 올댓쇼핑, 베팡몰	GS25편의점

- **롯데슈퍼 사용 불가**
- 가까운 나들가게 지정점 현황은 '나들가게 홈페이지(www.nadle.kr)→ 우리동네 나들가게→ 기저귀조제분유 바우처 점포'에서 확인 가능
- 우체국쇼핑몰 전화주문 가능(1588-1300)
  전화주문 이용시간 : 평일 오전9시~오후6시, 토요일 오전9시~오후1시(일요일 · 공휴일 휴무)

❑ 구매 가능 품목(물품)

● 시중에 판매되고 있는 기저귀 및 조제분유(조제이유식 포함, 이하 동일)

* 어린이제품 안전 특별법(기저귀), 축산물 위생관리법(조제분유), 식품위생법(조제식)에 따라 제조·유통 중인 물품

** 죽 형태의 이유식(기타 영유아식) 등은 위 조제이유식에 포함되지 않아 결제 불가능

제Ⅶ장

저소득층 기저귀·조제분유 지원사업

- 유통점에 비치되어 있지 않거나 비치되어 있더라도 바코드(Bar-code) 등으로 POS 등록관리가 불가능한 품목은 원천적으로 구매 불가능
- 유통점 별로 기저귀·조제분유 판매 품목, 가격 등이 서로 상이함에 유의
- 본 지침 외에 기저귀 및 조제분유 구매 절차에 대해서는 각 유통점의 원칙을 준용

❑ 결제수단 및 방식

- 각 유통점 별로 운용 중인 결제단말기(POS 내 기능)로 기저귀 및 조제분유 등 정부지원 품목을 분리하여 청구가 가능하여야 함
- 기저귀 및 조제분유 구매 당시에 국민행복카드로 결제한 경우에 한해 정부 지원이 가능

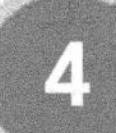

4 사업비용 관리 및 정산

가. 개요

□ 추진 체계(사업예산 흐름도)

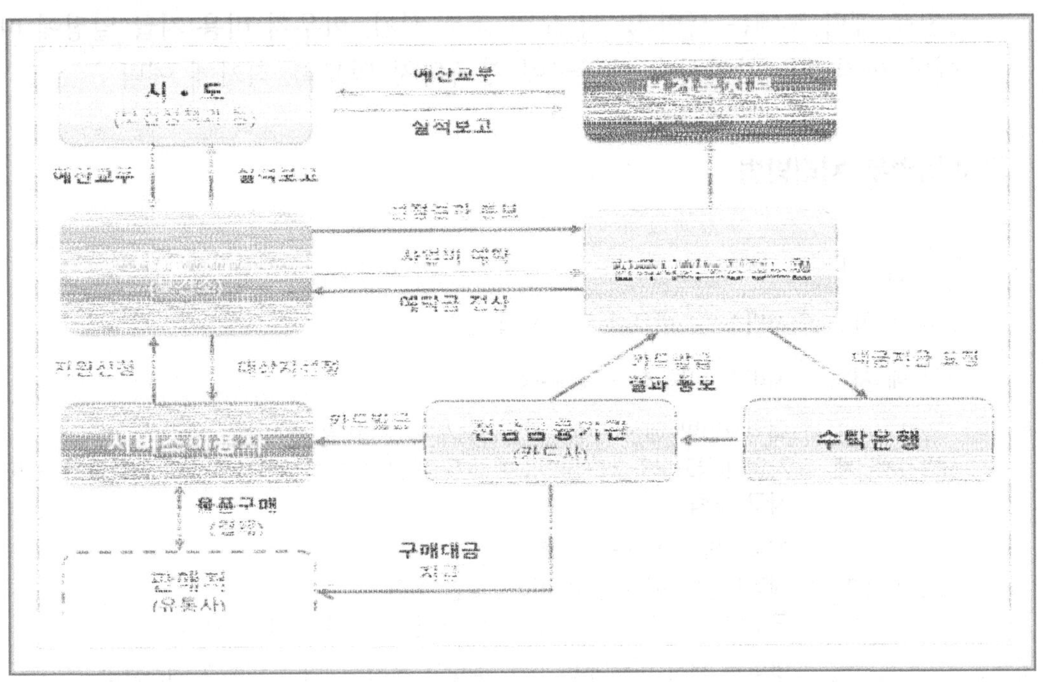

□ 사업연도

- 정부의 회계연도를 따름
- 자금의 출납은 카드사가 한국사회보장정보원에 청구한 날짜를 기준으로 처리 (매월 1회)

□ 예산의 교부 및 사업비 예탁

- 보건복지부는 시·도에, 시·도는 관할 시·군·구에 보조금관리에 관한 법률 및 지방회계법에 따라 보조금을 교부

- 시·군·구(보건소)는 바우처 비용 지급을 위해 교부된 국비, 시·도비, 시·군·구비가 포함된 사업비를 한국사회보장정보원에 예탁

  * 예탁근거 : 「사회서비스 이용 및 이용권 관리에 관한 법률」 제20조

- (예산확정 후 즉시 예탁) 예산확정 후 1차분을 즉시 예탁하되 특별한 사정이 없는 한 매년 1월 31일까지 사업비를 예탁

- 1차분 예탁 후에는 국비 및 시·도비 교부 시기, 바우처 비용 지급 일정에 따른 예탁 마감일을 감안하여 예탁금이 부족하지 않도록 적기에 예탁

❑ 예탁업무 처리방법

【 이해관계자별 예산집행 관련 업무사항 】

이해관계자	업무 내용
이 용 자	서비스 및 바우처 카드 발급 신청
구 매 처	서비스 비용 청구 및 수령
지방자치단체	내역사업별 예산 편성, 사업집행계획 수립 및 추진현황 관리 사업비(국고보조금+지방비) 예탁 및 예산의 범위 내에서 사업이 집행될 수 있도록 자구 노력
보건복지부	지자체별 예산 배분액 총액 결정 내역사업별 예산 편성 가이드라인 마련 국고보조금 교부, 한국사회보장정보원에 업무 위탁 및 관리·감독
한국사회보장정보원	바우처 생성·이용내역 관리, 예탁금 정산, 예탁금 입출금 계좌관리 카드사에 서비스 비용 지급 · 환수 등
국민행복카드 발급사 (카드사)	서비스 대상자에 대한 바우처 카드 발급 유통점에 대한 물품비용 지급 ※ 유통점(가맹점)과 국민행복카드 발급사 간 가맹점 계약에 따라 카드전표 매입 후 3~4영업일 내에 대부분 지급

- 한국사회보장정보원의 카드대금 지급 시점에 해당 지자체의 예탁금액이 부족할 경우 카드사에 대한 비용 지급이 중단됨에 유의

- 한국사회보장정보원은 매월 보건복지부, 시·도, 시·군·구로 예탁금 정산내역 및 예탁금 부족 예상 정보를 제공하며, 예탁금이 부족하여 서비스 비용이 지급되지 않는 경우 이를 보건복지부, 해당 시·도 및 시·군·구에 통보

● 전출입시 이미 지급된 3개월분의 바우처는 전출 시·군·구에서 부담하고, 잔여 지원기간에 해당하는 바우처는 전입 시·군·구에서 부담

❑ 비용의 지불 및 정산

● 카드사는 유통점이 POS를 통해 국민행복카드로 결제한 내역 중 기저귀 및 조제분유에 해당되는 물품 비용을 한국사회보장정보원으로 청구(매월 10일경)

● 한국사회보장정보원은 카드사의 비용 청구에 대해 월 1회(10일 이내) 물품 비용을 지급

※ 지급일이 토·일·공휴일인 경우 익일에 지급하며, 연휴 등으로 인해 불가피할 경우 연휴가 끝난 날로부터 3일 이내에 지급

● 단, 시·군·구의 예탁이 늦어지는 경우 카드사에 비용 지급이 지연될 수 있으므로 적기에 비용을 예탁할 수 있도록 항시 주의 요망

※ 예탁금 입금 지연 사례는 국회에서 자주 지적되는 사항임을 양지

● 한국사회보장정보원은 이용내역과 결제액(카드사 매입기준)을 비교·확인하여 예산 집행 및 운영

※ 월 정산내역은 전자바우처시스템을 통해 확인

● 청구 및 지급 절차

① 기저귀 및 조제분유 물품 구매
➜ ② 국민행복카드 결제(POS 결제단말기 사용)
➜ ③ 카드매출전표 출력
➜ ④ 해당 카드사(BC카드, 삼성카드, 롯데카드, KB국민카드, 신한카드)로 송신
➜ ⑤ 유통점에 비용 지급(매입 후 3~4영업일 이내)

● 전담 금융기관은 결제 시점마다 기본 대상자 자격 확인 후 정상인 경우에만 결제

● 한국사회보장정보원은 이자수입이 시·군·구에 귀속되는 점을 감안하여 계좌 개설 시 이자수입에 대한 법인세 원천징수가 되지 않도록 조치

- 사회보장장보원은 각 시·군·구별 예탁금 사용 잔액 및 이자수입이 발생할 경우, 해당 시·군·구가 지정한 계좌로 회계연도 종료 후 2개월 이내에 환급 처리
- 한국사회보장정보원은 예탁금 사용 잔액 및 이자수입 환급 시 10원 단위 미만은 절사하되, 절사한 금액은 한국사회보장정보원 수입으로 처리
- 한국사회보장정보원은 사업연도 종료 시 이용자별 보유 중인 바우처(지원금)를 다음 회계연도로 이월
- 기저귀 지원(가·라유형) 바우처로 생성된 금액에 대해 조제분유 추가 지원으로 유형 변경 시 조제분유 구매 건으로도 매입 처리 가능
- 정산은 카드사에서 매입(결제/결제취소)으로 확정한 일자 기준으로 함

예시
- '25.12.31.에 결제하였더라도 카드사 매입이 '26.1.2.에 이루어졌다면, '26년도 사업비에서 카드사에 지급됨
- '25.10.10.에 발생한 결제 건이 '26.2.10.에 취소되었다면, 취소매입은 '25년도 사업비에서 환급되며, 취소 건은 '26.2월분 정산서에 반영됨

【정 산 절 차】

구 분	주 체	업무 내용
① 계좌개설	복지부 (정보원)	• (복지부) 예탁금 입금 및 지급계좌 개설 요청 ※ 보건소 명의 전용 가상계좌 개설(타 사업 예산 입금 금지) • (정보원) 복지부로부터 예탁계좌 운영 및 관리 업무 수탁
② 입금	시·군·구 (보건소)	• 국비 및 시·도비 교부 시기 및 바우처 비용 지급 일정에 따른 예탁 마감일을 감안하여 예탁금이 부족하지 않도록 적기에 예탁
③ 대금지급	카드사	• 물품구매 후 유통점에 구매비용 지급(결제일 기준 3~5일내)
④ 대금청구	카드사	• 전월 지원 대상 물품에 대한 카드이용내역을 당월 10일까지 정보원에 청구
⑤ 대금정산	정보원	• 청구된 카드이용내역과 결제액을 시군구(보건소)별로 비교· 확인하여 예산 집행 및 운영
⑥ 내역통보	시·군·구 (보건소)	• 매 분기말 지급내역(전분기 지출된 총 금액) 시·도에 통보

[서식 제1호] 사회보장급여(사회서비스이용권) 신청(변경)서

■ 사회보장급여 관련 공통서식에 관한 고시 [별지 제1호의4서식] <개정 2024.1.1> (3쪽 중 1쪽)

사회보장급여(사회서비스이용권) 신청(변경)서

처리기간 : 14일
(첫만남이용권, 장애인활동지원, 발달장애인 주간활동서비스 및 방과후활동서비스는 30일)

신청인						
성명		주민등록번호 (외국인등록번호)		세대주와의 관계		전화번호
주소						휴대전화
						전자우편

가족사항	세대주와의 관계	성 명	주민등록번호 (외국인등록번호 등)	동거여부	건강상태 (장애/질병)	직장명	전화번호 (집/직장)

※ 배우자 관계 ([ ] 법률혼 [ ] 사실혼 [ ] 사실상 이혼)

본인부담금 환급계좌[1]	지원대상자와의 관계	성 명	금융기관명	계좌번호	예금주	비고(사유)

제출처: 읍면동 주민센터

사회보장급여 내용

	지원대상사	신청구분
[ ]보육료지원 · 유아학비지원 * 부모급여(보육료) 지원 포함		[ ] 어린이집(0~2세) 기본([ ]장애 [ ]다문화) [ ] 어린이집(0~2세) 연장 [ ] 어린이집 방과후 [ ] 어린이집(3~5세)([ ]장애 [ ]다문화) [ ] 장애아 보육료(6~12세) [ ] 유치원 유아학비(3~5세)([ ]사립유치원 저소득층 유아학비)
		[ ] 어린이집(0~2세) 기본([ ]장애 [ ]다문화) [ ] 어린이집(0~2세) 연장 [ ] 어린이집 방과후 [ ] 어린이집(3~5세)([ ]장애 [ ]다문화) [ ] 장애아 보육료(6~12세) [ ] 유치원 유아학비(3~5세)([ ]사립유치원 저소득층 유아학비)
		[ ] 어린이집(0~2세) 기본([ ]장애 [ ]다문화) [ ] 어린이집(0~2세) 연장 [ ] 어린이집 방과후 [ ] 어린이집(3~5세)([ ]장애 [ ]다문화) [ ] 장애아 보육료(6~12세) [ ] 유치원 유아학비(3~5세)([ ]사립유치원 저소득층 유아학비)
	• 어린이집(0~2세) 연장보육자격을 신청한 경우라도, 자격 확인 결과에 따라 어린이집(0~2세)기본보육 자격으로 변경될 수 있습니다. • 0, 1세 아동은 부모급여(보육료) 자격으로, 어린이집(0~2세)로 신청하면 됩니다. • 동일보장가구원의 계좌가 아닐 경우 사유를 반드시 기재하고, 디딤씨앗계좌(CDA) 또는 압류방지통장이 있는 경우에도 반드시 기재	

	지원대상자	
[ ]가사간병방문지원	신청요건(1개 선택)	서비스시간
	[ ] 장애정도가 심한 장애인 [ ] 중증질환자 [ ] 희귀난치성질환자 [ ] 소년소녀가정 [ ] 조손가정 [ ] 한부모가정(법정보호세대) [ ] 기타 시군구청장이 인정하는 자	[ ] 월 24시간 [ ] 월 27시간
	[ ] 장기입원 사례관리 퇴원자	[ ] 월 40시간

[ ] 장애아동 가족지원	발달재활 서비스	지원대상자	장애유형: [ ] 뇌병변장애 [ ] 청각장애 [ ] 시각장애 [ ] 언어장애 [ ] 지적장애 [ ] 자폐성장애 [ ] 미등록 (영유아)
		장애정도	[ ] 장애정도가 심한 장애인 [ ] 장애정도가 심하지 않은 장애인 [ ] 미등록
		필요서비스 (중복 체크가능)	[ ] 언어재활 [ ] 청능재활 [ ] 미술심리재활 [ ] 음악재활 [ ] 행동재활 [ ] 놀이심리재활 [ ] 재활심리 [ ] 감각발달재활 [ ] 운동발달재활 [ ] 심리운동 [ ] 기타( )
	언어발달 지원 (비장애아동)	지원대상자	
		필요서비스 (중복 체크가능)	[ ] 언어발달진단 [ ] 언어재활 [ ] 기타 ( )
		장애유형 (부모 또는 조부모)	[ ] 뇌병변장애 [ ] 청각장애 [ ] 시각장애 [ ] 언어장애 [ ] 지적장애 [ ] 자폐성장애

[ ] 발달장애인 지원	발달장애인 부모 상담 지원	지원대상자		자녀와의 관계	[ ] 부 [ ] 모 [ ] 기타( )	
		장애 유형 및 정도	장애유형	[ ] 지적장애 [ ] 자폐성장애 [ ] 미등록(영유아)	장애 정도	[ ] 장애정도가 심한 장애인 [ ] 장애정도가 심하지 않은 장애인
	주간활동 및 방과후 활동 지원	장애 유형 및 정도	장애유형	[ ] 지적장애 [ ] 자폐성장애	장애 정도	[ ] 장애정도가 심한 장애인 [ ] 장애정도가 심하지 않은 장애인
		지원유형	[ ] 주간활동서비스 ([ ] 기본형 [ ] 확장형) ※ 확장형 이용시 장애인활동지원급여가 일부 차감됩니다. [ ] 방과후활동서비스			

1) 부모급여(차액) 지급계좌로도 활용됩니다. 0, 1세 아동의 경우 부모급여(보육료) 자격 신청 시 부모급여(차액)이 지급될 수 있으므로 반드시 계좌정보를 작성해주시기 바랍니다.

(3쪽 중 2쪽)

<table>
<tr><td></td><td rowspan="2">[ ]지역사회 서비스</td><td>지원대상자</td><td colspan="2"></td><td>서비스명</td><td colspan="2"></td></tr>
<tr><td></td><td>지원대상자</td><td colspan="2"></td><td>서비스명</td><td colspan="2"></td></tr>
<tr><td></td><td rowspan="2">[ ]여성청소년 생리용품 지원</td><td>지원대상자</td><td colspan="2"></td><td rowspan="2">지원신청</td><td colspan="2" rowspan="2">청소년본인 또는 부모, 주양육자 신청가능</td></tr>
<tr><td></td><td>지원대상자</td><td colspan="2"></td></tr>
<tr><td></td><td rowspan="9">[ ]
장애인활동지원</td><td>지원대상자</td><td colspan="5"></td></tr>
<tr><td></td><td>긴급활동지원</td><td colspan="5">[ ] 해당 (※ 신규신청자인 경우에만 신청 가능)</td></tr>
<tr><td></td><td rowspan="6">활동지원급여</td><td>신청유형</td><td colspan="4">[ ] 신규신청 [ ] 변경신청 [ ] 갱신신청 [ ] 노인장기요양전환자 지원</td></tr>
<tr><td></td><td rowspan="5">변경신청 사유 (※ 해당하는 항목에 모두 체크)</td><td colspan="2">[ ] 장애상태의 변화</td><td colspan="2">[ ] 학교생활</td></tr>
<tr><td></td><td colspan="2">[ ] 직장생활</td><td colspan="2">[ ] 취약가구</td></tr>
<tr><td></td><td colspan="2">[ ] 독거(1인)가구 (19세 이상)</td><td colspan="2">[ ] 거주지 이전</td></tr>
<tr><td></td><td colspan="2">[ ] 나머지 가족의 사회생활</td><td colspan="2">[ ] 조손가정 (19세 미만)</td></tr>
<tr><td></td><td colspan="2">[ ] 한부모가정 (19세 미만)</td><td colspan="2">[ ] 기타</td></tr>
<tr><td></td><td>특별지원급여</td><td colspan="5">[ ]출산 [ ]자립준비 [ ]보호자일시부재([ ]결혼 [ ]사망 [ ]출산 [ ]입원 [ ]지역사회보호자)
(※ 해당하는 항목에 모두 체크)</td></tr>
<tr><td></td><td rowspan="3">[ ]첫만남이용권</td><td>지원대상자</td><td></td><td>출생정보</td><td>[ ] 국외출생
[ ] 복수국적</td><td>출생순위</td><td>[ ] 첫째아
[ ] 둘째아 이상</td></tr>
<tr><td></td><td>지급방식</td><td colspan="5">[ ] 바우처(원칙) [ ] 현금(시설보호 아동 등) [ ] 현금(보호자명의 계좌)</td></tr>
<tr><td></td><td>카드정보
(국민행복카드)</td><td colspan="5">보호자(카드 보유자)
[ ] BC(은행) [ ] 삼성 [ ] 롯데 [ ] KB국민(은행) [ ] 신한
※ 유의사항
- 신규신청자의 경우, 발급 희망 카드사 및 회원 은행사(BC, KB카드를 선택한 경우)를 선택합니다
- 국민행복카드를 이미 소지하고 있는 경우, 해당 카드사를 선택합니다.</td></tr>
<tr><td rowspan="5">보
건
소</td><td rowspan="5">[ ]
산모신생아
건강관리지원</td><td>지원대상자</td><td></td><td>출산(예정)일</td><td colspan="3">년 월 일</td></tr>
<tr><td>지원 유형</td><td colspan="5">[ ] 단태아([ ] 첫째아 [ ] 둘째아 [ ] 셋째아 이상),
[ ] 쌍생아 / 장애정도가 심한 산모+단태아([ ] 인력1명 [ ] 인력2명)
[ ] 삼태아 / 장애정도가 심한 산모+쌍생아 ([ ] 인력2명 [ ] 인력3명)
[ ] 사태아 이상 / 장애정도가 심한 산모+삼태아 이상 ([ ] 인력2명 [ ] 인력4명)</td></tr>
<tr><td rowspan="2">신청요건</td><td>기본 지원대상</td><td colspan="4">[ ] 자격확인(생계・의료・주거・교육급여 수급자 또는 차상위)
[ ] 소득기준 이하</td></tr>
<tr><td>예외 지원 대상
(해당자만)</td><td colspan="4">[ ] 희귀난치성질환 산모 [ ] 장애인 산모 및 장애 신생아
[ ] 쌍생아 이상 출산가정 [ ] 셋째아 이상 출산가정 [ ] 새터민 산모
[ ] 결혼이민 가정 [ ] 미혼모 산모 [ ] 둘째아 이상 출산 산모
[ ] 분만 취약지 산모 [ ] 기타(소득기준 완화 등)</td></tr>
<tr><td>서비스
제공 장소</td><td colspan="5">[ ] 자택 [ ] 기타</td></tr>
<tr><td rowspan="3">보건소・주민센터</td><td rowspan="3">[ ]
저소득층기저귀
조제분유지원</td><td>지원대상자</td><td colspan="5"></td></tr>
<tr><td rowspan="2">지원 유형
(중복 체크 가능, 조제분유는 변경신청인 경우만 단독 신청 가능)</td><td>기본지원대상</td><td colspan="4">[ ] 기저귀([ ] 국기초 [ ] 차상위 [ ] 한부모 [ ] 기타)
[ ] 조제분유([ ] 산모의 사망・질병 [ ] 아동복지시설 등 아동 [ ] 기타)</td></tr>
<tr><td>예외지원대상
(지자체자체 사업)</td><td colspan="4">[ ] 기저귀([ ] 국기초 [ ] 차상위 [ ] 한부모 [ ] 기타)
[ ] 조제분유([ ] 산모의 사망・질병 [ ] 아동복지시설 등 아동 [ ] 기타)</td></tr>
</table>

<table>
<tr><td>개인정보 수집 및 활용 동의</td><td>확인
(√ 체크)</td></tr>
<tr><td>1. 개인정보 활용 목적
동 신청서를 접수한 보장기관의 장이 「사회보장급여의 이용・제공 및 수급권자 발굴에 관한 법률」 제7조 및 제19조에 따라 지원대상자의 선정 및 확인조사 등을 위하여 개인정보를 활용하고자 합니다.
2. 활용할 개인정보와 동의요청 범위
인적사항 및 가족관계 확인에 관한 정보, 소득・재산・근로능력・취업상태에 관한 정보, 사회보장급여의 수혜이력에 관한 정보, 그밖에 수급권자를 선정하기 위하여 필요한 정보로서 주민등록전산정보・가족관계등록전산정보(보육료지원의 경우 본인, 배우자 및 직계비속 정보, 유아학비지원의 경우 본인, 배우자 및 직계존비속 정보), 금융・국세・지방세, 토지・건물・건강보험・국민연금・고용보험・산업재해보상보험・출입국・병무・보훈급여・교정 등 자료 또는 정보에 대하여 정기적으로 관계기관에 요청하거나 관련 정보통신망(행정정보공동이용 포함)을 통해 조회 및 적용하는 것에 대하여 동의합니다.
3. 개인정보 보유 및 파기
같은 법 제34조에 따라 5년간 보유하고(지원대상자 보호에 필요한 사회보장정보는 5년을 초과하여 보유할 수 있음), 그 기간이 경과하면 파기함을 고지합니다.</td><td>[ ]</td></tr>
</table>

(3쪽 중 3쪽)

유 의 사 항	확인 (√ 체크)
1. 「사회보장급여의 이용·제공 및 수급권자 발굴에 관한 법률」, 「사회서비스 이용 및 이용권 관리에 관한 법률」 및 관계 법률에 따라 **허위 또는 기타 부정한 방법으로 급여를 받거나 타인으로 하여금 급여를 받게 한 경우**, 급여 지급 사유가 소급하여 소멸한 경우 등에는 보장비용을 지급한 보장기관이 그 비용의 전부 또는 일부를 그 급여를 받은 자 또는 급여를 받게 한 자로부터 환수할 수 있으며, 해당 법률에서 정한 바에 따라 **징역, 벌금, 구류 또는 과태료 등의 처분을 받을 수 있습니다.**	[ ]
2. 사회보장급여의 제공여부 결정에 필요한 조사를 거부, 방해 또는 기피할 경우 관계 법률에 따라 신청이 각하되거나 결정이 취소되고, 급여가 정지 또는 중지되거나, 과태료 등이 부과될 수 있습니다.	[ ]
3. 이 신청에 따라 사회보장급여를 제공받으면 거주지, 세대원, 소득·재산상태, 근로능력, 수급이력 등이 **변동되었을 때 변동사유를 신고하지 않거나 허위로 신고한 경우** 해당 **급여는 환수**될 수 있으며, 관계 법률에 따라 **형사 처벌 또는 과태료 등의 처분**을 받을 수 있습니다.	[ ]
4. 사회보장급여 신청을 위해 작성·제출하신 서류는 반환되지 않습니다.	[ ]

추가제출 서류	1. 신청인(대리 신청인)의 신분을 확인할 수 있는 서류 * 대리신청의 경우에는 위임장 및 대리신청인, 신청인의 신분을 확인할 수 있는 서류 2. 통장계좌번호 사본 1부(해당자에 한함) 3. 어린이집(0~2세) 연장보육 신청의 경우 취업 증빙 등을 위하여 보건복지부장관이 정한 연장보육 자격 확인이 가능한 서류(해당자에 한함) 4. 건강 진단서(해당자에 한함) 5. 조제분유 지원신청의 경우 의사진단서(소견서), 가족관계증명서 등 산모의 질환 또는 사망을 증명하는 서류 및 시설입소증명서, 가정위탁보호확인서 등 시설아동, 가정위탁아동 등임을 증명하는 서류 6. 첫만남이용권 지원신청 시 시설입소아동, 보호자가 수형자인 경우, 복수국적자, 난민 인정자, 보호자 여부 확인이 필요할 경우 및 미혼부 자녀로 법원 등을 통해 출생신고 절차가 진행 중인 경우 보건복지부장관이 정한 자격 확인이 가능한 서류

본인(대리신청인 포함)은 개인정보활용동의와 기타 유의사항에 대하여 담당공무원으로부터 안내받았음을 확인하며, 위와 같이 사회보장급여(사회서비스이용권)를 신청합니다.

년 월 일

신청인(대리 신청인[2]) 성명 : (서명 또는 인)

신청인과의 관계 : (대리 신청의 경우)

특별자치시장·특별자치도지사·시장·군수·구청장 귀하

2) 가족, 친족(8촌이내의 혈족, 4촌이내의 인척), 사회복지담당공무원 및 기타 관계인(후견인) 등

210㎜×297㎜[백상지(80g/㎡) 또는 중질지(80g/㎡)]

제Ⅶ장 저소득층 기저귀·조제분유 지원사업

[서식 제2호] 개인정보 수집 및 이용 동의서(사업운영 자체 서식)

개인정보 수집 및 이용 동의서

보건복지부, 한국사회보장정보원 및 특별자치시장·특별자치도지사·시장·군수·구청장은 「사회보장급여의 이용·제공 및 수급권자의 발굴에 관한 법률」 제23조 및 「개인정보 보호법」 제15조에 따라 민감정보 및 고유식별정보를 수집합니다.

■ 개인정보 수집 항목

○ 고유식별정보 : 주민등록번호, 외국인등록번호
○ 개인정보 : 성명, 주소, 연락처, 대상자 자격판정 자료 (신청서, 결과통보서 등에 적힌 기본정보, 금융정보, 가구정보, 소득정보), 개인이력(구매이력)

■ 개인정보 수집 및 이용 목적

○ 저소득층 기저귀·조제분유 지원 제도 관련 본인 확인에 관한 업무
○ 이용권의 생성 및 본인부담금 청구 등 업무
○ 기저귀 및 조제분유 구매를 위한 이용권(카드) 제작 및 배송 업무
○ 기저귀 및 조제분유 결제 내역 확인 및 우편물·휴대전화 문자메세지 발송 업무
○ 허위·초과 결제, 대상자 자격위반 조사 등 이용권 적정급여 관리 업무
○ 기타 이용권 제도 운영에 필요한 통계 자료 생산 등 업무

■ 개인정보 보유 및 이용기간

○ 위 개인정보는 전자이용권 이용 자격 종료 후 5년 동안 보유 및 이용됩니다.

■ 동의를 거부할 권리 및 거부시 불이익

○ 위 내용은 저소득층 기저귀·조제분유 지원 사업 수행을 위해 필요한 최소한의 정보에 해당하며 그 내용에 관하여 개인정보 제공 동의를 거부할 권리가 있으며, 동의 거부에 따른 불이익은 없습니다. 다만, 저소득층 기저귀·조제분유 지원을 제공받을 수 있는 대상자가 될 수 없음을 알려 드립니다.

■ 개인정보 수집 및 이용에 관한 동의

「개인정보 보호법」에 따라 개인정보의 수집 및 이용에 동의하십니까?

[ ] 동의함 [ ] 동의하지 않음

■ 중요한 개인정보 수집에 관한 별도 동의

○ 고유식별정보 수집에 관한 동의
본 기관은 저소득층 기저귀·조제분유 지원을 위하여 다음과 같은 목적으로 고유식별정보(주민등록번호 등)을 수집하고 있습니다.
- 저소득층 기저귀·조제분유 지원 제공 계약 및 본인 확인절차
- 허위·초과 결제, 대상자 자격위반 조사 등 이용권 적정급여 관리에 활용

※ 고유식별정보 수집에 동의하십니까? [ ] 동의함 [ ] 동의하지 않음

■ 개인정보의 제3자 제공에 관한 동의

○ 본 기관은 저소득층 기저귀·조제분유 지원을 위하여 수집한 개인정보를 아래의 내용과 같이 제공하고 있습니다.
- 이용권의 생성 및 본인부담금 청구 등 업무
- 이용권 결제를 위한 인증번호 또는 결제내역 송·수신(SMS)
- 기저귀 및 조제분유 결제 내역 확인 및 우편물·휴대전화 문자메세지 발송을 위한 정보제공

* 본 정보는 이용권 발급을 위해 보건복지부 및 한국사회보장정보원, 해당 카드사에 정보가 제공됩니다.

※ 제3자 제공에 동의하십니까? [ ] 동의함 [ ] 동의하지 않음

「개인정보 보호법」에 따라 개인정보처리자가 준수하여야 할 개인정보보호 규정을 준수하고, 관련 법령에 따라 대상자의 권익보호에 최선을 다하고 있으며 허가된 이용 목적 외에는 사용하지 않을 것을 약속드립니다.
※ 만 14세 미만 아동인 경우 반드시 법정대리인의 동의가 필요합니다.

20 년 월 일

신청인(대리인) : (서명 또는 인)
(필요시) 법정대리인 : (서명 또는 인) 연락처 :

[서식 제3호] 국민행복카드 상담전화를 위한 개인정보 제공동의서(사업운영 자체서식)

국민행복카드 상담전화를 위한 개인정보 제공동의서

※ [ ]에는 해당되는 곳에 √표를 합니다.

개인정보 제공동의	국민행복카드 발급에 필요한 안내 및 확인(상담전화(TM))를 위해 신청서에 기재된 개인정보를 다음과 같이 제공하는 데 동의하십니까? - 제공항목 : 성명 및 연락처(자택, 휴대전화) - 제공목적 : 국민행복카드 발급 및 본인 확인 - 제공받는 기관 : 신청인이 지정한 국민행복카드 사업자(카드사) - 보유기간 : 카드발급 완료 등 보유 목적이 달성될 때까지 [ ] 동의함 [ ] 동의하지 않음		
신청카드 (택1)	[ ] 롯데카드	[ ] 삼성카드	BC카드 [ ] IBK기업은행 [ ] NH농협 [ ] 대구은행 [ ] 부산은행 [ ] 경남은행 [ ] 수협은행 [ ] 우체국 [ ] 제주은행 [ ] 우리은행 [ ] 광주은행
	[ ] KB국민카드	[ ] 신한카드	

본인은 본 동의서의 내용에 대하여 담당공무원으로부터 안내받았음을 확인합니다.

년 월 일

신청인 : (서명 또는 인)

특별자치시장·특별자치도지사·시장·군수·구청장, 한국사회보장정보원장, 국민행복카드 사업자(BC카드, 삼성카드, 롯데카드, KB국민카드, 신한카드, 현대카드) 대표 귀하

안내 및 유의사항

○ 이미 국민행복카드를 보유하고 있는 경우에는 추가로 국민행복카드를 발급받을 필요가 없으며, 기존 국민행복카드를 이용하실 수 있습니다.
○ 해당바우처 서비스 신청인(본인) 명의로 국민행복카드가 발급됩니다. (신청인(본인)과 카드발급명의자가 다를 경우엔 카드발급이 불가합니다)
○ 본 동의를 거부할 수 있으며, 동의 거부에 따른 불이익은 없습니다. 다만, 신청하신 바우처는 국민행복카드로 서비스 이용 및 결제가 가능하므로, 국민행복카드가 없는 경우는 가까운 국민행복카드 영업점(우체국, 은행 및 카드센터 등)을 방문하거나 각 카드사별 인터넷으로 접속하여 직접 카드 발급을 신청할 수 있습니다.
○ 국민행복카드는 신용카드, 체크카드 중 이용자가 선택하여 발급이 가능합니다. 다만, 신용심사결과에 신용카드 발급이 제한될 수 있으며 자세한 내용은 카드사를 통해 확인하시기 바랍니다.
○ 전용카드는 신용 또는 체크카드 발급이 불가능한 경우로서, 계좌압류결정문을 법원으로부터 발급받은 경우(계좌압류자) 또는 신용불량자 등 카드사 내부심사과정에서 신용도에 따라 발급이 가능하며, 이용자의 기호에 따라 발급이 불가능합니다.
○ 관련 법령에 따라 14세 이하 미성년자는 국민행복카드 발급이 불가능하므로, 법적보호자 명의로 신청하시기 바랍니다.

	수수료 없음

210mm×297mm[백상지(80g/㎡) 또는 중질지(80g/㎡)]

제Ⅶ장 저소득층 기저귀·조제분유 지원사업

[서식 제4호] 임신·출산 관련 서비스 통합처리에 관한 규정 [별지 제2호 서식] [앞쪽]

출산서비스 통합처리 신청서

※ 색상이 어두운 난은 신청인이 작성하지 아니하며, [ ]에는 해당되는 곳에 √표를 합니다.

접수번호		접수일자		처리기간	신청 시 별도안내

신청인 (대리 신청인)	성명		주민등록번호 (외국인등록번호)		출산자와의 관계		휴대전화 집전화	
	도로명주소 (주민등록주소지)							
출산자 (산모)	성명		주민등록번호 (외국인등록번호)				휴대전화 집전화	
	도로명주소 (주민등록주소지)							

※ 출산자와 신청인이 동일인인 경우 "출산자"란 작성 생략 / 해산급여 신청인 중 시설거주자는 시설소재지 주소를 기재

가족사항	세대주와 관계	성명	주민등록번호 (외국인등록번호)	동거여부	주소 (세대를 달리하는 경우에만 주소 기재)
	본인			[ ] 예 [ ] 아니오	
	배우자			[ ] 예 [ ] 아니오	
	자			[ ] 예 [ ] 아니오	
	자			[ ] 예 [ ] 아니오	
	자			[ ] 예 [ ] 아니오	

지방자치단체 서비스 *(지자체별로 정함)*		
	출산 지원금	*[ ] 둘째자녀(이름:) [ ] 셋째자녀(이름:) [ ] 넷째자녀 이상(이름:)*
	출산용품교환권	*수령지 주소 :* *※ 셋째 자녀 이후부터 지원*
	다둥이행복카드 (신분확인용)발급	*카드 수령지 주소 : ※ 신용·체크카드 발급을 원하실 경우 00은행 영업점을 방문해 신청하실 수 있습니다.(문의:0000-0000)*
	모유수유 클리닉	*[ ] ※ 사전예약제로 운영 중이며, 예약은 000보건소(02-000-0000)로 전화예약도 가능합니다.*
	...	

전국 공통 서비스	서비스명	출생자 성명	신청 사항	
	양육수당		[ ] 가정양육수당 [ ] 농어촌양육수당	1. 국외출생 여부 : [ ] 예 [ ] 아니오 2. 복수국적 여부 : [ ] 예 [ ] 아니오 * 출생증명서에 따라 신청인이 기재
	아동수당		[ ] 아동수당	
	해산급여		[ ] 해산급여(출산자의 주민등록 주소지에서만 신청 가능)	
	저소득층 기저귀 조제분유 지원		기본지원대상	[ ] 기저귀 ([ ]국기초 [ ]차상위 [ ]한부모 [ ]기타) [ ] 조제분유([ ]산모의 사망·질병 [ ]아동복지시설 등 아동 [ ]기타)
			국민행복카드신청	[ ] BC카드 (은행) ※ IBK기업은행, 수협은행, NH농협, 우리은행(우리카드), 하나은행(하나카드), iM뱅크(구,대구은행), BNK부산은행, BNK경남은행, 광주은행, 제주은행, 신협, 우체국 [ ] KB국민카드 / [ ] 롯데카드 / [ ] 삼성카드 / [ ] 신한카드
			※ 신규 신청자의 경우, 발급 희망 카드사 및 회원 은행사를 선택합니다. 국민행복카드를 기 소지하고 있는 경우, 해당 카드사를 선택합니다.	
	여성장애인 출산비용 지원		[ ] 출산비용 지원(등록장애인)	
	전기료 경감		[ ] 출산가구 [ ] 다자녀(3명 이상)	고객명 : 고객번호 :
	다자녀(3명이상) 도시가스료 경감	※ 출생자 모두 기재	[ ] 도시가스사업자명 :	고객명 : 고객번호 :
	다자녀(3명이상) 지역난방비 경감		[ ] 지역난방사업자명(코드) :	고객명 : 고객번호 :

급여 계좌	성 명	출산자와의 관계	대상서비스	금융기관명	계좌번호	참고사항 등

※양육수당과 아동수당의 지급계좌는 부·모 또는 아동 명의의 계좌만 가능, 여성장애인출산비용 지원 지급계좌는 본인 명의의 통장만 가능
※아동수당, 해산급여는 압류방지통장 사용 가능, 그 외 서비스는 일반통장만 사용

결과 통지 방법	[ ] 문자 서비스(SMS) : 결정사항, 제공기관 연락처 등 간단한 안내

위와 같이 출산서비스를 신청합니다.

20 년 월 일

신청인(대리 신청인) 성명 : (서명 또는 인)

시장·군수·구청장 귀하

※ 본 서식의 서비스명칭 등은 관련법령, 지침 등의 개정·변경 또는 지방자치단체의 여건에 따라 변경하여 사용한다.

210㎜×297㎜[백상지(80g/㎡) 또는 중질지(80g/㎡)]

[뒤쪽]

신청인 제출서류	1. 신청서(별지 제2호 서식) 2. 신청인(대리 신청인) 신분증(주민등록증, 운전면허증, 여권 등) 3. 가족관계증명서(대리신청 또는 출생신고 완료 후 추후에 신청할 경우에 해당) 4. 조제분유 지원신청의 경우 의사진단서(소견서), 가족관계증명서 등 산모의 질환 또는 사망을 증빙하는 서류 및 시설입소증명서, 가정위탁보호확인서 등 시설아동, 가정위탁아동 등임을 증명하는 서류(조제분유 업무담당자에게 별도 제출 필요)
담당공무원 확인사항	주민등록등본, 외국인등록사실증명, 농업경영체증명, 장애인증명, 국민기초생활수급자증명, 그 밖에 관련 법령(지침, 조례, 규칙 등)에서 제출서류로 정한 것
참고사항	1. 신청하는 곳 : 출생자 주민등록주소지 읍·면·동(다만, 해산급여는 출산자의 주민등록 주소지 읍·면·동) 2. 신청인(대리 신청인 포함)의 범위 : 출산자 본인, 출산자의 배우자, 출산자의 친부모 및 시부모

유의사항, 행정정보공동이용 및 개인정보 활용·제공 동의서

1. 부정수급으로 적발된 경우 「영유아보육법」 제54조제4항4호, 「국민기초생활보장법」 제49조, 「아동수당법」 제24조, 「사회보장급여의 이용 제공 및 수급권자의 발굴에 관한 법률」 제22조 및 제54조 등에 따른 징역, 벌금, 구류 또는 과료에 처합니다.
2. 해산급여(출산에 따른 해산급여 지급에 한함 ※ 사산에 따른 해산급여는 별도 신청)는 보건소에서 시행하는 산모 신생아 건강관리 지원사업(산모 신생아 도우미서비스)과 중복신청이 불가합니다.
3. 출산 가구 전기료 경감과 다자녀 전기료 경감은 중복으로 지원되지 않으므로, 셋째 자녀의 경우 다자녀 전기료 경감으로 신청하시기 바랍니다.
4. 본인은 이건 업무처리와 관련하여 담당 공무원이 「전자정부법」 제36조제1항에 따른 행정정보의 공동이용을 통하여 위의 담당공무원 확인사항을 확인하는 것에 동의합니다.
   ※ 동의하지 않을 경우 신청인이 직접 관련 서류를 제출하여야 합니다.
   [ ] 동의함 [ ] 동의하지 않음
5. 본인은 이건 업무처리와 관련하여 개인정보보호법 제23조제1호에 따른 아래의 민감정보를 담당 공무원이 사회보장정보시스템을 통해 조회하는 데 동의합니다.
   ※ 민감정보 처리에 대한 동의를 거부할 권리가 있습니다. 그러나 동의하지 않을 경우 신청인이 장애인 증명서, 국민기초생활수급자증명서를 직접 제출하여야 합니다.

항목	이용 목적	보유기간
해산급여 대상여부	저소득층해산급여 대상자 자격 확인	대상자격 조회 시
장애인 여부	여성장애인 출산비용 지원 대상자 자격확인	대상자격 조회 시

   [ ] 동의함 [ ] 동의하지 않음
6. 저소득층 기저귀·조제분유 지원을 위하여 아래의 내용과 같이 개인정보를 수집하고, 수집한 개인정보를 보건복지부 및 한국사회보장정보원, 해당카드사에 아래의 내용과 같이 제공하는 것에 동의합니다.
   - 사회보장급여의 이용 제공 및 수급권자의 발굴에 관한 법률 제7조 및 제19조, 제23조에 따라 지원대상자의 선정 및 확인조사 등을 위한 개인정보 수집 및 활용
   - 지원제공 계약 및 본인확인 업무, 이용권 적정급여 관리업무, 국민행복카드 발급에 필요한 안내 및 확인(상담전화(TM)), 이용권 제작 및 배송을 위한 정보 제공
   - 이용권의 생성 및 본인부담금 청구 등 업무, 이용권 결제를 위한 인증번호 또는 결제내역 송·수신(SMS), 기저귀 및 조제분유 결제 내역 확인 및 우편물·휴대전화 문자메세지 발송을 위한 정보 제공
   [ ] 동의함 [ ] 동의하지 않음
7. 시장·군수·구청장이 국가 및 지방자치단체, 기타 관계기관(한국전력공사, 한국지역난방공사, 도시가스사업자 등)에서 다자녀가구 또는 출산가구에게 제공하는 각종 경감서비스 등의 신청을 대행하기 위해 필요한 개인정보를 상기기관에 제공하는 것에 동의(보유기간 : 3년, 제공항목 : 성명, 주소, 주민등록번호, 외국인등록번호, 연락처, 고객번호, 그 밖에 필요한 정보 등, 기타 상세내용은 개별기관 홈페이지 참조)합니다. ※ 개인정보 제공에 대한 동의를 거부할 권리가 있습니다. 그러나 동의를 거부할 경우 원활한 서비스 제공에 일부 제한을 받을 수 있습니다.
   [ ] 동의함 [ ] 동의하지 않음
8. 전기료, 지역난방비, 도시가스료는 이사 등으로 주민등록주소지 변경 시 반드시 관할 한국전력공사, 한국지역난방공사, 도시가스사업자 등에 연락하여 이전 주소지 적용 건을 해지한 후 새로운 주소지로 재신청하셔야 계속 경감 적용이 됩니다.
   ※ 지역난방은 공급자별로 감면이 해당되지 않는 곳이 있으며 연 1회 경감요금을 정산하여 환급함
8. 양육수당·아동수당 신청 시 수당을 지급받고자 하는 계좌주가 아동 또는 아동의 부·모가 아닌 경우, 아동의 주소지 읍·면·동 주민센터에 방문하여 아동 및 보육 담당공무원과 상담한 후 별도로 신청하여야 합니다.
9. 출산서비스 통합처리 신청을 위해 작성·제출하신 서류는 반환하지 않습니다.

본인(대리인 포함)은 유의사항에 대하여 담당공무원으로부터 안내받았으며 위의 내용을 확인합니다.

20 년 월 일

신청인(대리 신청인) : (서명 또는 인)

처 리 절 차

신청서 작성	➔	접 수	➔	등록, 심사, 자격 확인	➔	선정통지 및 서비스제공
신청인 (대리신청인)		읍·면·동		시·군·구, 보건소, 한국전력, 도시가스회사, 난방공사 등		시·군·구, 보건소, 한국전력, 도시가스회사, 난방공사 등

[서식 제5호] 사회보장급여 (결정(적합), 결정(대상제외), 변경 · 정지 · 중지 · 상실) 통지서

■ 사회보장급여 관련 공통서식에 관한 고시 [별지 제6호서식] <개정 2024. 1. 1.> (5쪽 중 1쪽)

사회보장급여 [ ] 결정(적합) [ ] 결정(대상제외) [ ] 변경 · 정지 · 중지 · 상실 통지서

신청인/세대주	성 명		생년월일	
	주 소			
	신청내용	신청구분	급여 • 서비스내용	
비고				

1. 귀하가 신청한 급여에 대한 조사 결과 **기초생활보장 수급자**로 결정되었음을 알려드립니다.

신청인과의 관계	급여대상자	생년월일	보장급여	급여개시일
	개인별 성명 전체 명시			

* 생계 • 의료 • 주거급여 보장결정사항은 시 • 군 • 구청장이, 교육급여 보장결정사항은 시 • 도교육감이 각각 통지

2. 거주지역, 세대구성, 부양의무자, 소득 • 재산 및 임대차 계약조건 등에 변동이 있을 시에는 반드시 관할 읍 • 면사무소 또는 동 주민센터에 신고하여야 하며, 선정기준을 초과하거나 다음의 사유가 발생한 경우에는 자격이 중지(정지), 변경 되거나 급여가 감소 될 수 있습니다.

- 중지 : 조사를 시작한 날부터 역산하여 180일까지 통산하여 60일을 초과하여 외국에 체류하고 있거나 체류했던 사람, 「형의 집행 및 수용자의 처우에 관한 법률」 및 「치료감호 등에 관한 법률」에 따른 교정시설 또는 치료감호시설에 수용중인 경우, 실종선고 절차가 진행 중인 경우, 가출 또는 행방불명으로 신고 된 후 1개월이 지났거나 해당 사실을 보장기관이 확인한 경우, 수급권자에게 급여가 필요 없게 되거나 수급권자가 그 전부 또는 일부를 거부한 경우, 수급자가 지급받은 임차료를 타 용도로 사용하여 3개월 이상 월임치 연체 등
- 변경 : 수급권자 및 부양의무자의 소득 • 재산, 임대차 계약조건 및 근로능력에 변동이 있는 경우 등
- 급여감소 : 3개월 중 30일 이상의 기간 동안 입원중인 경우 등

3. 변경사유를 신고하지 않거나 허위로 신고하여 부정한 방법으로 급여를 받거나 타인으로 하여금 급여를 받게 한 경우 해당 급여는 환수될 수 있으며, 형사처벌을 받을 수 있습니다.

4. 기초생활수급자는 시중은행 • 우체국 • 신협 • 새마을금고 중앙회 등 금융권에 수급자 증명서를 함께 제출하여 **압류방지통장**을 개설할 수 있으며, 개설 후 관할 읍 • 면사무소 또는 동 주민센터에 계좌변경 신청을 하면 급여가 압류되는 것을 방지할 수 있습니다.

5. 수선유지급여 지급대상자는 적합통지를 받은 해의 다음 연도부터 주택노후도 등에 따라 주택수선을 받을 수 있습니다.

6. 교육급여 중 교육활동지원비는 현금이 아닌 바우처(사회서비스 이용권)로 제공됩니다.

- 교육급여 결정 통지서를 받으신 후 교육급여 바우처 누리집(https://e-voucher.kosaf.go.kr)에서 바우처를 신청하셔야 카드 포인트가 배정(개별 문자 안내)됩니다.
- 교육급여 바우처는 카드 포인트가 배정된 지급 학년도 이후 다음 학년도 8월 31일까지 사용 가능하며, 기한 내 사용되지 않은 바우처 잔액은 회수됩니다.
  (예시1) '23학년도 바우처 '23년 연내 수령 시, '24년 8월 31일까지 사용 가능, (예시2) '23학년도 바우처 '24년 6월 수령 시, '24년 8월 31일까지 사용 가능
- 교육급여 바우처는 유흥·사행 업종, 청소년 출입불가 업종 등을 제외한 교육활동 수강, 교육활동에 필요한 물품 구매 등에 사용 가능합니다.
- 교육급여 바우처 대상자 및 신청 여부, 사용처, 결제·환불·취소 절차, 사용 기간 등 기타 자세한 사항은 교육급여 바우처 누리집(https://e-voucher.kosaf.go.kr) 또는 한국장학재단 콜센터(1599-2000)에서 확인 가능합니다.

1. 귀하가 신청한 급여에 대한 조사 • 심의 결과 [ ] 한부모가족 ([ ] 급여지급, [ ] 증명서 발급)-[ ] 장애인복지 [ ] 기타( ) 급여대상자로 결정되었음을 알려드립니다.

신청인과의 관계	급여대상자	생년월일	보장구분	보장급여	보장기간
	개인별 성명 전체 명시				

2. 거주지역, 세대구성, 부양의무자, 소득・재산 등에 변동이 있을 시에는 반드시 관할 읍・면사무소 또는 동 주민센터에 신고하셔야 하며, 보장기간 중이라 하더라도 급여대상자 선정기준을 초과할 시에는 급여가 중지될 수 있습니다.
3. 거짓이나 그 밖의 부정한 방법으로 급여를 받은 경우 부당하게 지급받은 급여 또는 서비스는 **환수될 수 있으며**, 부정 수급한 경우 형사처벌을 받을 수 있습니다.
4. 한부모가족 또는 장애인복지(장애(아동)수당) 수급자는 시중은행・우체국・신협・새마을금고 중앙회 등 금융권에 증명서(확인서)를 함께 제출하여 **압류방지통장**을 개설할 수 있으며, 개설 후 관할 읍・면사무소 또는 동 주민센터에 계좌변경 신청을 하면 급여가 압류되는 것을 방지할 수 있습니다.
5. 소득인정액이 기준 중위소득 65%를 초과하고 72%이하인 청소년 한부모가족지원 신청자는 급여는 지급되지 않고, 한부모가족증명서가 발급됩니다.

---

1. 귀하가 신청한 급여에 대해 조사한 결과 **아래와 같이 영유아보육 수급자로 결정**되었음을 알려드립니다.

* 0, 1세의 경우 부모급여(현금)를 대신하여 부모급여(보육료)를 수급합니다. 부모급여(현금)과 부모급여(보육료) 간 차액이 발생하는 경우 현금으로 지급됩니다. 보육료 이용을 중단하고 다시 부모급여(현금), 종일제 아이돌봄서비스 수급을 희망하시는 경우에는 급여변경신청을 하셔야 합니다.

신청인과의 관계	급여대상자	생년월일	보장급여	보장기간
	개인별 성명 전체 명시			

2. 가정양육수당은 신청한 날이 속하는 달부터 매월 25일 귀하께서 지정한 계좌로 입금될 예정입니다.
3. 가정양육수당 수급 아동이 90일 이상 지속하여 해외에 체류하는 경우에는 「영유아보육법」 제34조의2에 의해 해당 기간동안 양육수당 지원이 정지되므로, 정지 사유가 발생할 경우에는 반드시 그 사실을 관할 읍・면・동 주민센터에 알려야 합니다.
4. 어린이집 0~2세 연장보육반 수급 아동이 부모의 취업 여부 등 연장보육반 자격 인정 요건에 변동이 생긴 경우 또는 가정양육수당 수급 아동의 어린이집 입소, 유치원(특수학교 포함) 입학, 종일제 아이돌봄서비스 이용 등 가정양육수당 수급 인정 요건에 변동이 생긴 경우에는 반드시 그 사실을 관할 읍・면・동 주민센터에 알려야 하며, 변경사유를 신고하지 않거나 허위로 신고한 경우 관련 법령에 의거 부당하게 지급받은 금액은 환수될 수 있고 처벌을 받을 수 있습니다.
5. 연장보육반 수급 아동의 경우 유효기간 내일지라도 해당 사유가 소멸할 경우 직권으로 기본보육반으로 조정될 수 있습니다.
6. 거짓이나 그 밖의 부정한 방법으로 「영유아보육법」 제34조에 따른 보육료를 지원받거나 타인으로 하여금 지원을 받게 한 자는 「영유아보육법」 제54조에 의해 1년 이하의 징역 또는 1천만원 이하의 벌금에 처해질 수 있습니다.

---

1. 귀하가 신청한 급여에 대한 조사・심의 결과 **장애인연금 지급 대상자**로 결정되었음을 알려드립니다.
2. 귀하의 지급 예정 장애인연금 급여액 및 지급 계좌번호는 아래와 같습니다.

구 분	성 명	장애인연금 급여액	금융기관	계좌번호
본 인				
배우자				

3. 연금은 신청한 날이 속하는 달(사전신청의 경우 18세가 되는 달)부터 수급권이 소멸하는 날이 속하는 달까지 매월 20일에 귀하께서 지정한 계좌로 입금될 예정입니다.
4. 다음의 사유가 발생하였을 때에는 30일 이내에 관할 특별자치시장・특별자치도지사・시장・군수・구청장에게 반드시 신고하셔야 합니다.

- 수급권 상실 : 사망, 국적상실, 국외이주, 소득과 재산의 증액으로 소득인정액이 선정기준액을 초과한 경우, 장애정도 변경 등으로 중증장애인에 해당하지 아니하게 된 경우, 본인 또는 배우자의 직역연금 수급권 발생
- 변경 : 연금지급액의 변경을 초래하는 소득과 재산의 변동, 결혼·이혼 및 배우자의 사망, 지급계좌 변경, 연금지급 정지사유 소멸
- 정지 : 금고 이상의 형을 선고받고 「형의 집행 및 수용자의 처우에 관한 법률」에 따른 교정시설 또는 「치료감호법」에 따른 치료감호시설에 수용중인 경우, 행방불명이나 실종 등의 사유로 사망한 것으로 추정되는 경우, 국외체류기간이 60일 이상 지속된 경우, 거주불명자로 등록된 경우(실제 거주지를 알 수 있는 경우에는 제외)

5. 변경사유를 신고하지 않거나 허위로 신고할 경우, 부당하게 지급받은 연금은 **환수되고**, 과태료가 부과 되거나 형사 처벌 받으실 수 있습니다.
6. 장애인연금 수급자는 시중은행·우체국·신협·새마을금고 중앙회 등 금융권에 장애인연금 대상자 확인서를 함께 제출하여 **압류방지통장**을 개설할 수 있으며, 개설 후 관할 읍·면사무소 또는 동 주민센터에 계좌변경 신청을 하면 급여가 압류되는 것을 방지할 수 있습니다.

---

1. 귀하가 신청한 급여에 대한 조사·심의 결과 **특별지원청소년 대상자로 결정**되었음을 알려드립니다.
2. 귀하의 보호자, 지원기관, 지원내용은 아래와 같습니다.

보호자	성 명		관계		생년월일	
	주 소			연락처		
지원기관	기관명			대표자		
	주소			담당자		
				연락처		
지원내용						

3. 거주지역, 세대구성, 부양의무자, 소득·재산 등에 **변동**이 있을 시에는 반드시 관할 읍·면사무소 또는 동 주민센터에 **신고**하셔야 하며, 보장기간 중이라 하더라도 급여대상자 **선정기준을 초과할 시에는 급여가 중지**될 수 있습니다.
4. 변경사유를 신고하지 않거나 허위로 신고할 경우, **부당하게 지급받은 급여 또는 서비스는 환수**할 수 있습니다.

---

1. 귀하가 신청한 급여에 대한 조사·심의 결과 **기초연금 지급대상자로 결정**되었음을 알려드립니다.
2. 귀하의 지급예정 연금액 및 연금지급 지급 계좌번호는 아래와 같습니다.

구 분	성 명	기초연금 급여액*	금융기관	계좌번호
본 인		원		
배우자		원		

* 이 금액은 예상연금액으로 실지급액과 다를 수 있습니다.

3. 기초연금은 신청한 날이 속하는 달(사전신청의 경우 65세가 되는 달)부터 수급권이 소멸하는 날이 속하는 달까지 매월 25일에 귀하께서 지정한 **계좌**로 **입금**될 예정입니다.
4. 거주지역, 세대구성, 소득·재산 등에 변동이 있을 때에는 30일 이내에 관할 읍·면사무소 및 동 주민센터 또는 국민연금공단에 반드시 신고하여야 하며, 선정기준을 초과하거나 다음의 사유가 발생한 경우에는 수급권상실, 변경되거나 지급정지 될 수 있습니다.

- **수급권 상실** : 사망, 국적상실, 국외이주, 소득과 재산의 증액으로 소득인정액이 선정기준액을 초과한 경우, 본인 또는 배우자 직역연금 수급권 발생
- **변경** : 기초연금 급여액의 변경을 초래하는 소득과 재산의 변동, 결혼·이혼 및 배우자의 사망, 지급계좌 변경, 기초연금 지급 정지사유 소멸
- **정지** : 금고 이상의 형을 선고받고 「형의 집행 및 수용자의 처우에 관한 법률」에 따른 교정시설 또는 「치료감호법」에 따른 치료감호시설에 수용 중인 경우, 행방불명이나 실종 등의 사유로 사망한 것으로 추정되는 경우, 해외체류기간이 60일 이상 지속된 경우, 거주불명자로 등록된 경우(실제 거주지를 알 수 있는 경우에는 제외), 보장기관의 자료제출 요구 거부·기피하거나 거짓 자료를 제출한 경우

5. 변경사유를 신고하지 않거나 허위로 신고할 경우, **부당하게 지급받은 연금은 환수**되고, **과태료가 부과** 되거나 **형사 처벌**을 받을 수 있습니다.
6. 기초연금 수급자는 시중은행·우체국·신협·새마을금고 중앙회 등 금융권에 확인서를 함께 제출하여 **압류방지**

통장을 개설할 수 있으며, 개설 후 관할 읍·면사무소 또는 동 주민센터에 계좌변경 신청을 하면 급여가 압류되는 것을 방지할 수 있습니다.

7. 「기초연금법」 제11조, 제28조에 따라 기초연금 수급권 발생·변경·상실 등을 확인하기 위해 지자체 공무원 또는 국민연금공단 직원이 현장방문 등의 방법으로 확인조사를 실시할 수 있습니다.

---

1. 귀하는 **아동수당 지급대상자**로 결정되었음을 알려드립니다.
2. 귀하의 지급 예정 아동수당 급여액 및 지급계좌번호는 아래와 같습니다.

신청인과의 관계	급여대상자	생년월일	지급금액	금융기관	계좌번호	급여개시일
	개인별 성명 전체 명시					

3. 아동수당은 신청한 날이 속하는 달부터 매월 25일 귀하께서 지정한 계좌로 입금될 예정입니다. 단, 지급일이 공휴일 또는 토·일요일인 경우 그 전일에 지급 가능하며 각 지자체별로 다를 수 있습니다.

   ※ 출생아의 경우에는 예외적으로 출생일을 포함한 60일 이내(60일이 되는 날이 토요일·일요일·공휴일인 경우 그 다음날까지 인정) 신청 시 출생월로 소급하여 지원합니다.(단, 출생신고 전 아동의 친생부모를 찾기 위한 법원 절차 진행, 미혼부의 자녀로 법원에 출생신고 절차 진행 중인 경우, 천재지변 등으로 아동수당을 신청하지 못하여 시·군·구청장이 아동복지심의위원회의 심의를 거쳐 인정하는 경우 60일 기간 산정시 제외)

4. 아동수당 수급 아동이 90일 이상 지속하여 해외에 체류하는 경우(해외출생 아동은 출생일을 출국일로 보고 국외 체류기간 산정)에는 90일이 되는 날이 속하는 달의 다음달부터 입국일이 속하는 달까지 아동수당 지원이 정지되므로, 정지 사유가 발생할 경우에는 반드시 그 사실을 아동의 주소지 읍·면·동 주민센터에 알려야 합니다.
5. 아동수당을 지급받거나 관리하고 있는 보호자는 「아동수당법」 제15조(신고)에 해당하는 경우에는 대통령령으로 정하는 바에 따라 30일 이내에 그 사실을 아동의 주소지 읍·면·동 주민센터에 알려야 합니다.
   - 수급권 상실 : 사망, 국적상실, 국외이주, 난민인정 취소, 난민인정결정 철회, 수급아동 연령 초과 등
   - 변경 : 보호자의 변경, 지급계좌 변경, 기타 정지사유 발생·소멸, 수급아동이 대한민국 국적과 외국 국적을 함께 가지게 된 경우(복수국적), 보호자의 이혼 등 수급아동의 가구원 구성이 변동된 경우
   - 정지 : 행방불명·실종 신고 후 30일이 경과한 자, 실종선고가 진행 중인 자, 국외체류기간이 90일 이상 지속된 경우, 거주불명자로 등록된 경우(실제 거주지를 알 수 있는 경우에는 제외)
6. 변경사유를 신고하지 않거나 허위로 신고할 경우, 부당하게 지급받은 수당은 환수되고 과태료가 부과될 수 있습니다(정지기간 지급 또는 잘못 지급된 경우에는 환수조치).또한 거짓이나 그밖의 부정한 방법으로 수당을 지급받은 사람은 1년 이하의 징역 또는 1천만원 이하의 벌금에 처합니다.
7. 「아동수당법」 제26조에 따라 정당한 사유 없이 제7조제1항에 따른 서류 또는 자료를 제출하지 아니하거나 거짓의 서류 또는 자료를 제출한 사람, 조사·질문을 거부·방해 또는 기피하거나 거짓 답변을 한 사람에게는 20만원 이하의 과태료를 부과합니다.
8. 아동수당수급권자는 시중은행·우체국·신협·새마을금고 중앙회 등 금융권에 아동수당 수급자 확인서를 함께 제출하여 **압류방지통장**을 개설할 수 있으며, 개설 후 아동주소지의 읍·면·동 주민센터에 계좌변경 신청을 하면 급여가 압류되는 것을 방지할 수 있습니다.

---

1. 귀하가 신청한 급여에 대한 조사·심의 결과 **아동·청소년복지 대상자 (소년소녀가정보호비 / 그룹홈·가정위탁보호비 / 기타)**로 **결정**되었음을 알려드립니다.
2. 거주지역, 세대구성, 부양의무자, 소득·재산 등에 **변동**이 있을 시에는 반드시 관할 읍·면 사무소 또는 동 주민센터에 **신고**하셔야 하며, 보장기간 중이라 하더라도 급여대상자 선정기준을 초과할 시에는 급여가 **중지**될 수 있습니다.
3. 변경사유를 신고하지 않거나 허위로 신고할 경우, **부당하게 지급받은 급여 또는 서비스**는 **환수**할 수 있습니다.

---

1. 귀하가 신청한 사회서비스 조사·심의 결과 **사회서비스 이용권(바우처) 대상자**로 **결정**되었음을 알려드립니다.

<공 통>

제Ⅶ장

저소득층 기저귀·조제분유 지원사업

지원대상		사회서비스명	정부지원액 (월)	본인부담금 (월)
대상자 성명	생년월일			

본인부담금납부계좌	이용권 유효기간	지원내역

장애인활동지원수급자인 경우

활동지원등급	등급	종합점수		점
결정 급여	[ ] 활동지원급여 [ ] 특별지원급여 [ ] 긴급활동지원			
월 한도액	월 원	활동지원급여	월	원
		특별지원급여	월	원
		긴급활동지원	월	원
본인부담금	월 원			
본인부담금 납부계좌				
급여개시일				
유 효 기 간	. . . ~ . . .			
수급자격심의위원회의견				

* 서비스 제공기관 : 이용안내문 참조

발달장애인 주간활동 및 방과후활동 서비스 수급자인 경우

이용 서비스	[ ] 발달장애인 주간활동 서비스 [ ] 청소년 발달장애학생 방과후활동 서비스
서비스이용시간	[ ] 시간
급여개시일	
유 효 기 간	. . . ~ . . .

2. 사회서비스 이용권 발급 안내

- 사회서비스를 이용하기 위해서는 「국민행복카드」가 필요합니다.

※ 희망e든카드를 보유하고 계신 분은 향후 이용권 재발급 신청시까지 희망e든카드를 계속 사용하실 수 있으며, 이미 국민행복카드를 보유하고 계신 분도 기존 카드로 금번에 대상자로 결정된 서비스를 이용하실 수 있습니다.

- 국민행복카드를 보유하고 있지 않은 분은 카드사* 영업점(은행, 우체국, 카드센터 등)을 방문하거나, 홈페이지 접속 또는 콜센터에 전화하여 국민행복카드를 신청하면 됩니다.

  * BC카드(IBK기업은행, NH농협, SC제일은행, 경남은행, 광주은행, 대구은행, 부산은행, 수협은행, 우리은행, 전북은행, 제주은행, 우체국), 롯데카드, 삼성카드

- 다만, 카드사를 통한 국민행복카드 발급이 부적절한 경우에는 예외적으로 사회보장정보원에서 국민행복카드가 발급될 수 있습니다.
- 궁금한 사항은 사회보장정보원 대표번호 1566-3232(단축 4번) 또는 보건복지상담센터(129)로 문의하시기 바랍니다.

3. 본인부담금 납부

사회서비스 이용권을 이용하기 위해서는 사업별로 지정된 방법으로 본인부담금을 매월 말일까지 납부해야 합니다.

- 가사·간병방문지원사업, 장애인활동지원사업 : 사회보장정보원 지정 계좌
- 산모·신생아 건강관리 지원사업, 지역사회서비스, 기타 사회서비스 : 제공기관 지정 계좌

※ 장애인활동지원사업의 본인부담금은 「장애인활동 지원에 관한 법률 시행규칙」 제37조에 따라 활동지원급여에서만 산정되고, 특별지원급여에서는 면제됩니다. 또한, 긴급활동지원 대상자 및 「국민기초생활 보장법」에 따른 생계급여 또는 의료급여 수급자는 본인부담금이 면제됩니다.

또한, 장애인활동지원사업의 차상위계층 또는 「의료급여법」에 따른 수급자의 본인부담금은 시행규칙 [별표 6]에 따라 활동지원급여의 4% 미만에서 보건복지부장관이 정하여 고시하는 금액이 됩니다.

※ 발달장애인 주간활동서비스나 방과후활동 서비스의 경우 본인부담금이 없습니다.

4. 서비스 개시 및 이용

사회서비스 이용권(국민행복카드) 수령 후 지정된 계좌에 본인부담금을 납부하면 다음달 1일부터 서비스를 이용할 수 있습니다.

- 장애인활동지원급여 이용 시 월 한도액 범위 내에서 활동보조, 방문목욕, 방문간호 이용이 가능하며, 이를 초과하는 비용은 본인이 부담합니다.
- 장애인활동지원 수급자인 발달장애인이 주간활동서비스 수급자가 되는 경우 장애인활동지원급여가 일부 감액될 수 있습니다.
- 저소득층 기저귀・조제분유 지원사업의 바우처 포인트는 영아 기준으로 생성되며, 포인트가 지급된 날부터 '저소득층 기저귀・조제분유 지원사업 ' 구매처에서 지원대상 품목(기저귀 또는 기저귀와 조제분유(조제이유식 포함))을 국민행복카드로 구매하실 수 있습니다.
- 저소득층 기저귀・조제분유 지원사업의 구매처에서는 '국민행복카드'를 이용하여 지원대상 품목 뿐만 아니라 구매처에서 판매 중인 모든 상품을 구매할 수 있습니다. 다만, 지원품목 외의 구매품목에 대한 비용은 이용자 본인에게 청구됩니다. 또한, 지원품목의 구매금액이 지급된 바우처 포인트를 초과하는 경우, 초과금액은 이용자 본인에게 청구됩니다.

※ 바우처 포인트 잔여현황 및 구매처는 "전자바우처 홈페이지(www.socialservice.or.kr)" 또는 "국민행복카드 해당 카드사 콜센터"에서 확인할 수 있습니다.

- 여성청소년 생리용품 지원사업의 바우처 포인트는 여성청소년 기준으로 생성되며, 포인트가 지급된 날부터 '여성청소년 생리용품 지원사업' 구매처에서 지원대상 품목(생리대)을 국민행복카드(**신청서 상의 신청인 , 청소년 본인 명의 국민행복카드**)로 구매하실 수 있습니다.
- 여성청소년 생리용품 지원사업의 구매처에서는 '국민행복카드'를 이용하여 지원대상 품목 뿐만 아니라 구매처에서 판매 중인 모든 상품을 구매할 수 있습니다. 다만, 지원품목 외의 구매품목에 대한 비용은 이용자 본인에게 청구됩니다. 또한, 지원품목의 구매금액이 지급된 바우처 포인트를 초과하는 경우, 초과금액은 이용자 본인에게 청구됩니다.

※ 바우처 포인트 잔여현황 및 구매처는 "전자바우처 홈페이지(www.socialservice.or.kr)" 또는 **"사회보장정보원 콜센터(1566-3232)"**에서 확인할 수 있습니다.

5. 지원제한

지역사회서비스투자사업은 1인당 연간 2개 서비스까지 지원받을 수 있습니다.

6. 이용자 준수사항

- 사회서비스 이용권은 반드시 이용자 본인이 보관・관리하여야 하며, 제공인력 또는 제3자가 소지하게 해서는 안됩니다.
- 서비스 이용도중 신청자격의 변동이 발생한 경우에는 즉시 시・군・구(읍・면・동 주민센터)에 신고해야 하며, 신고하지 않거나 허위로 신고한 경우 서비스 제공이 중단되거나 부당하게 지급받는 서비스 비용이 환수될 수 있습니다.
- 사회서비스 이용권을 위법・부당하게 이용한 경우 법에 의거 형사 처벌을 받을 수 있습니다.
- 지역사회서비스투자사업, 가사・간병방문지원사업, 발달장애인 주간활동 및 방과후활동서비스・발달장애인 부모 상담 지원사업은 연속하여 2개월 간 서비스를 이용하지 않은 경우 자격이 시・군・구청장 직권으로 중지될 수 있습니다.
- 발달장애인 부모 상담 지원사업은 1인당 12개월 지원을 기본으로 하며, 예외적으로 1회(12개월) 연장하기 위해서는 서비스 종료 최소 1개월 전에 해당 시・군・구에 연장을 요청해야 하며, 지원 연장여부와 상관없이 대상자로 선정되어 서비스를 제공받은 후 서비스가 종료된 자는 종료일로부터 2년간 서비스 재이용이 불가합니다.
- 이용자 신고내용, 행정기관 확인조사 결과, 사회서비스 이용권 제공계획 변경 등에 따라 이용자 자격 또는 서비스 내용이 변경될 수 있습니다.
- 장애인활동지원 수급자격을 갱신하고자 할 경우에는 이용권 유효기간이 끝나기 90일 전부터 30일 전까지의 기간에 특별자치시・특별자치도・시・군・구에 신청하여야 합니다.
- 「장애인활동 지원에 관한 법률」 제19조제3항에 따라 「국민기초생활 보장법」 제32조에 따른 보장시설에 입소한 경우, 금고 이상의 실형을 선고 받고 「형의 집행 및 수용자의 처우에 관한 법률」의 교정시설, 「치료감호 등에 관한 법률」의 치료감호시설에 수용중인 경우, 해외체류기간이 60일 이상 지속 된 경우 및 「의료법」 제3조의 의료기관에 30일을 초과하여 입원 중인 경우, 「장애인복지법」 제32조의3에 따라 장애인등록이 취소된 경우 및 다른 법령에 의

하여 활동지원급여와 비슷한 급여를 받는 경우에는 활동지원급여 제공이 중단되며, 「장애인활동 지원에 관한 법률」 제19조제1항 및 제2항에 의거 활동지원급여를 받고 있거나 받을 수 있는 사람이 거짓이나 그 밖의 부정한 방법으로 수급자로 선정 된 경우와 제42조 및 제43조에 따른 자료의 제출 및 질문・검사요구를 거부・방해・기피하거나 거짓 자료를 제출한 경우에는 활동지원급여가 중단됩니다.

- 저소득층 기저귀・조제분유 지원사업의 지원을 받는 기간 동안 차상위계층 등 보유자격의 상실, 영아의 사망, 연락처 변경 등 인적사항에 변동이 있을 경우 14일 이내에 보건소로 신고하여야 하며, 변동 내용에 따라 지원금액 또는 부가 서비스 수혜 여부 등에 변경이 있을 수 있습니다.
- 저소득층 기저귀・조제분유 지원사업을 통해 구매한 기저귀 및 조제분유는 동 가정의 영아양육에만 사용되어야 하며, 다른 용도나 방법으로 사용하는 경우, 지원금 전액이 환수될 수 있습니다.
- 여성청소년 생리용품 지원사업의 지원을 받는 기간 동안, 청소년의 사망, 수급자 자격 변동 등 지원자격 변동사항이 있는 경우 14일 이내 읍면동주민센터로 신고하여야 하며, 변동내용에 따라 바우처 포인트 사용이 정지될 수 있습니다.
- 여성청소년 생리용품 지원사업을 통해 구매한 생리대 등 생리용품을, 다른 용도나 방법으로 사용하는 경우, 지원금 전액이 환수될 수 있습니다.
- 여성청소년 생리용품 구매 시 기저귀 또는 조제분유를 함께 구매할 경우 각각 나누어 별도 결제하여야 여성청소년 생리용품 바우처 포인트를 지원 받을 수 있습니다.
- 발달재활서비스는 연속하여 6개월 간 서비스를 이용하지 않은 경우, 언어발달지원사업은 연속하여 3개월 간 서비스를 이용하지 않은 경우, 시・군・구청장 직권으로 자격이 중지될 수 있습니다.(단, 시・군・구청장이 인정하는 경우 등 정당한 사유가 있을 시 제외)

1. 귀하가 신청한 급여에 대한 조사・심의 결과 **개발제한구역 생활비용 보조 지급대상자로 결정**되었음을 알려드립니다.
2. 귀하께서는 전년도 1월 1일부터 12월 31일까지 지출한 생활비용 지출내용을 항목별로 아래와 같이 기재한 후 증빙 서류를 첨부하여 신청 기관에 제출하여 주시기 바랍니다.

지 출 항 목	금 액(원)
합 계	
학 자 금	
전 기 료	
건강보험료	
정보・통신비	
기 타	

3. 제출된 지출서류를 심사한 후 60만원 ~ 100만원 한도로 귀하께서 신청시 지정한 계좌로 입금될 예정입니다.
4. 변경사유를 신고하지 않거나 허위로 신고할 경우, 부당하게 지급받은 연금은 환수되고, 형사 처벌 받으실 수 있습니다.

1. 귀하가 신청한 급여에 대한 조사・심의 결과 **아이돌봄 서비스 지원대상자로 결정**되었음을 알려드립니다.

* 0, 1세의 경우 부모급여(현금)을 대신하여 종일제아이돌봄서비스 정부지원금을 수급합니다. 부모급여(현금)과 종일제아이돌봄서비스 정부지원금 간 차액이 발생하는 경우 현금으로 지급됩니다. 종일제 아이돌봄서비스 이용을 중단하고 다시 부모급여(현금), 보육료 수급을 희망하시는 경우에는 급여변경신청을 하셔야 합니다.

급여대상자	생년월일	서비스유형	지원유형	보장기간/지원시간
개인별 성명 전체 명시				

2. 아이돌봄 서비스 이용을 위해서는 신청인 명의의 국민행복카드가 필요하며 서비스 이용 신청은 아이돌봄 홈페이지(https://idolbom.go.kr)에서 하실 수 있습니다.
3. 서비스 실시기간 중 서비스 신청자격과 관련한 변동사유 발생 시 즉시 시・군・구(읍・면 사무소 또는 동 주민센터) 또는 제공기관에 신고하여야 하며 변동사유에 따라 서비스 내용이 변경 또는 중지될 수 있음을 알려 드립니다.
4. 변경사유를 신고하지 않거나 허위로 신고할 경우, **부당하게 지급받은 금액은 환수**되고, **형사 처벌**을 받을 수 있습니다.

5. 보장기간 중이라 하더라도 급여대상자 선정기준 초과, 여성가족부 및 시도・시군구가 규정한 '서비스 이용 준수사항' 위반 시 서비스 이용이 제한될 수 있습니다.

1. 귀하는 **타법 의료급여 지원대상자로 결정**되었음을 알려드립니다.

신청인과의관계	급여대상자	생년월일	보장유형	급여개시일
	개인별 성명 전체 명시			

2. 의료급여대상자로 선정되신 분께는 의료급여증이 발급되며, 의료급여기관에서 의료급여를 받을 때에는 의료급여증과 주민등록증, 운전면허증, 여권 등 본인 여부를 확인할 수 있는 신분증명서 또는 서류를 제시하여야 합니다.
3. 의료급여수급권자는 우선 제1차 의료급여기관에 의료급여를 신청하여야 하며, 진료 후 필요한 경우에 의료급여의뢰서를 발급받아 상급 의료급여기관을 이용할 수 있습니다.(노숙인 등은 노숙인 진료시설로 지정된 의료급여기관에 의료급여 신청)
4. 의료급여수급권자가 의료급여를 받을 수 있는 일수는 다음 각 질환별 연간 365일이며, 불가피하게 상한일수를 초과하여 의료급여를 받아야 할 때에는 사전에 시장・군수・구청장으로부터 연장승인을 받아야 합니다.
   - 보건복지부장관이 고시하는 희귀난치성질환 및 중증질환 각 질환별 연간 365일
   - 10개 만성고시질환 각 질환별 연간 365일
   - 희귀질환 및 중증난치질환 및 10개 만성고시질환에 해당하지 않은 기타 질환을 모두 합하여 연간 365일
5. 의료급여증은 다른 사람에게 빌려주어서는 안되며, 빌려준 경우 관련규정에 따라 처벌을 받게 됩니다.
6. 수급권자의 소득・재산 및 근로능력에 변동이 있는 경우 의료급여의 내용 등이 변경될 수 있으며, 수급권자에게 급여가 필요 없게 되거나 수급권자가 의료급여를 거부한 경우에는 의료급여가 중지 됩니다.

1. 귀하가 신청한 급여에 대한 조사・심의 결과 차상위계층으로 결정되었음을 알려드립니다.

신청인과의관계	차상위 계층	생년월일
	개인별 성명 전체 명시	

2. 귀하는 차상위 계층을 대상으로 하는 각 부처 및 지자체 등의 사업에서 요구하는 자격요건에 해당하는 경우에, 그에 따른 복지혜택을 받을 수 있습니다. 지원가능 사업에 대해서는 관할 시・군・구나 읍・면・동에 문의하여 주시기 바랍니다.
3. 거주지역, 세대구성, 소득・재산 등에 변동이 있을 시에는 반드시 관할 읍・면사무소 또는 동 주민센터에 신고하셔야 하며, 차상위계층 확인서를 발급받은 이후에도 자격대상자 선정기준을 초과할 시에는 자격이 중지될 수 있습니다.

1. 귀하는 **보호종료아동 자립수당 지급대상자**로 결정되었음을 알려드립니다.
2. 귀하의 지급 예정 보호종료아동 자립수당 급여액 및 지급 계좌번호는 아래와 같습니다.

급여대상자	생년월일	지급금액	금융기관	계좌번호	급여개시일

3. 보호종료아동 자립수당은 신청한 날이 속하는 달부터 매월 20일 귀하께서 지정한 계좌로 입금될 예정입니다. 단, 지급일이 공휴일 또는 토・일요일인 경우 그 전일에 지급 가능하며 각 지자체별로 다를 수 있습니다.

   ※ 보호종료일을 포함한 60일 이내 신청 시 보호종료일이 속하는 달부터 소급하여 지급합니다.

4. 보호종료아동 자립수당 수급 아동은 수급권 상실・정지・변경 사유가 발생할 경우에는 반드시 그 사실을 아동의 주소지 읍・면・동 주민센터에 알려야 합니다.
   - 상실 : 사망, 국적 상실, 국외 이주, 난민인정 취소 등
   - 정지 : 교정시설 입소, 행방불명, 국외 체류기간이 90일 이상 지속된 경우, 거주 불명 등록된 경우 등
     ※ 국외체류 90일 이상 지급 정지 예외 사유 : 인턴, 해외유학 등 자립에 기여하는 경우
       (단, 공적자료로 증빙 가능한 경우에만 인정)
   - 변경 : 거주지 변경, 지급계좌 변경 등
5. 변경사유를 신고하지 않거나 허위로 신고할 경우, 부당하게 지급받은 수당은 환수됩니다.
6. 보호종료아동 자립수당 수급권자는 시중은행・우체국・신협・새마을금고 중앙회 등 금융권에 「보호종료아동 자립수당 수급자 확인서」를 함께 제출하여 **압류방지통장**을 개설할 수 있으며, 개설 후 아동 주소지의 읍・면・동 주민센터에 계좌변경 신청을 하면 급여가 압류되는 것을 방지할 수 있습니다.

---

1. 귀하는 **부모급여(현금) 지급대상자로** 결정되었음을 알려드립니다.

신청인과의 관계	급여대상자	생년월일	보장급여	보장기간
	개인별 성명 전체 명시		부모급여(현금)	

2. 부모급여(현금)은 신청한 날이 속하는 달부터 매월 25일 귀하께서 지정한 계좌로 입금될 예정입니다. 단, 지급일이 공휴일 또는 토・일요일인 경우 그 전일에 지급 가능하며 각 지자체별로 다를 수 있습니다.
   ※ 출생자의 경우에는 예외적으로 출생신고일로부터 60일 이내 신청 시 출생월로 소급하여 지원합니다.
3. 부모급여 수급 아동이 90일 이상 지속하여 해외에 체류하는 경우에는 「아동수당법」 제13조제1항제1호 의해 해당 기간동안 부모급여 지원이 정지되므로, 정지 사유가 발생할 경우에는 반드시 그 사실을 아동의 주소지 읍・면・동 주민센터에 알려야 합니다.
4. 부모급여를 지급받거나 관리하고 있는 보호자는 「아동수당법」 제15조(신고)에 해당하는 경우에는 대통령령으로 정하는 바에 따라 30일 이내에 그 사실을 아동의 주소지 읍・면・동 주민센터에 알려야 합니다.
   - 중지 : 사망, 국적상실, 국외이주 등
   - 변경 : 보호자의 변경, 서비스 변경, 지급계좌 변경, 기타 정지사유 소멸
   - 정지 : 행방불명 신고 후 30일이 경과한 자, 실종선고가 진행 중인 자, 해외체류기간이 90일 이상 지속된 경우, 거주불명자로 등록된 경우(실제 거주지를 알 수 있는 경우에는 제외)
5. 부모급여(현금)↔부모급여(보육료, 종일제 아이돌봄서비스)로 자격변경 시 반드시 자격변경 신청이 필요합니다.
   - 부모급여(현금), 부모급여(보육료), 부모급여(종일제 아이돌봄서비스)은 상호 중복지원이 불가합니다(차액 지원 및 서비스 미이용에 따른 소급 지원은 가능).
6. 변경사유를 신고하지 않거나 허위로 신고할 경우, 부당하게 지급받은 수당은 환수되고 과태료가 부과될 수 있습니다. 또한 거짓이나 그밖의 부정한 방법으로 수당을 지급받은 사람은 1년 이하의 징역 또는 1천만원 이하의 벌금에 처합니다.
7. 부모급여(현금) 수급권자는 시중은행・우체국・신협・새마을금고 중앙회 등 금융권에 부모급여 수급자 확인서를 함께 제출하여 **압류방지통장**을 개설할 수 있으며, 개설 후 아동주소지의 읍・면・동 주민센터에 계좌변경 신청을 하면 급여가 압류되는 것을 방지할 수 있습니다.

---

1. 귀하는 **부모급여(현금) 지급대상자로 결정** 되었음을 알려드립니다. 또한 만2세 연령 도래에 따라 **부모급여(현금) 자격이 중지되고 가정양육수당 지급대상자로 자격이 자동 변경**되었음을 알려드립니다.

신청인과의 관계	급여대상자	생년월일	보장급여	보장기간
	개인별 성명 전체 명시		부모급여(현금)	
			가정양육수당	

2. 귀하가 사전에 신청하신 부모급여(현금)은 신청한 날이 속하는 달부터 만 23개월에 속하는 달까지 소급하여 귀하께서 지정한 계좌로 일시에 입금될 예정입니다.

- 또한, 결정 당시 아동의 만 2세 연령 도래에 따라 부모급여 자격은 자동 중지되며, 가정양육수당으로 별도 신청 없이 부모급여(현금) → 가정양육수당으로 자동 전환되었음을 알려드립니다.

3. 수급 아동이 90일 이상 지속하여 해외에 체류하는 경우에는 「영유아보육법」 제34조의2에 의해 해당 기간동안 양육수당 지원이 정지되므로, 정지 사유가 발생할 경우에는 반드시 그 사실을 아동의 주소지 읍·면·동 주민센터에 알려야 합니다.

4. 보육료, 유아학비, 가정양육수당, 종일제 아이돌봄서비스간 중복지원은 불가하며 서비스 변경이용 시 반드시 서비스 신청이 필요하며, **해당 자격신청 누락으로 인한 소급지원은 불가**합니다.

- 어린이집 연장보육반 수급 아동이 부모의 취업 여부 등 연장보육반 자격 인정 요건에 변동이 생긴 경우 또는 가정양육수당 수급 아동의 어린이집 입소, 유치원(특수학교 포함) 입학, 종일제 아이돌봄서비스 이용 등 가정양육수당 수급 인정 요건에 변동이 생긴 경우에는 반드시 그 사실을 관할 읍·면·동 주민센터에 알려야 하며, 변경 사유를 신고하지 않거나 허위로 신고한 경우 관련 법령에 의거 부당하게 지급받은 금액은 환수될 수 있고 처벌을 받을 수 있습니다.

5. 변경사유를 신고하지 않거나 허위로 신고할 경우, 부당하게 지급받은 수당은 환수되고 과태료가 부과될 수 있습니다. 또한 거짓이나 그밖의 부정한 방법으로 수당을 지급받은 사람은 1년 이하의 징역 또는 1천만원 이하의 벌금에 처합니다.

1. 귀하는 **첫만남이용권 지급대상자**로 결정되었음을 알려드립니다.
2. 귀하의 지급 예정 첫만남이용권 급여액은 아래와 같습니다.

<바우처 지급>

보호자		지급대상자			이용권 유효기간	이용권 지급금액
신청인과의 관계	성명	신청인과의 관계	성명	생년월일		
	개인별 성명 전체 명시		개인별 성명 전체 명시		. . . ~ . . .	
	※ 신청인과 보호자가 다를 경우 기재					

<현금지급>

지급대상자 성명	생년월일	금융기관	계좌번호	지급금액	입금일	비고

3. 첫만남이용권 발급 안내

- 첫만남이용권을 이용하기 위해서는 신청 시 등록한 카드사의 보호자 명의「국민행복카드」가 필요합니다.
  ※ 이미 국민행복카드를 보유하고 계신 분은 기존 카드로 금번에 대상자로 결정된 서비스를 이용하실 수 있습니다.
- 단, 예외적인 경우(시설보호아동 등) 첫만남이용권을 현금으로 지급 가능합니다.
- 국민행복카드를 보유하고 있지 않은 분은 카드사* 영업점(은행, 우체국, 카드센터 등)을 방문하거나, 홈페이지 접속 또는 콜센터에 전화하여 국민행복카드를 신청하면 됩니다.
  * BC카드(IBK기업은행, NH농협, 경남은행, 광주은행, 대구은행, 부산은행, 신협은행, 수협은행, 우리카드, 제주은행, 우체국, 하나은행), KB카드(KB카드, 전북은행), 롯데카드, 삼성카드, 신한카드
- 궁금한 사항은 한국사회보장정보원 대표번호 1566-3232(단축 4번) 또는 보건복지상담센터(129)로 문의하시기 바랍니다.

4. 서비스 개시 및 이용

- 첫만남이용권 신청 시 등록한 1개 카드에만 바우처 이용권(포인트)을 지급, 생성합니다.(생성 후 이용가능)
- 첫만남이용권의 바우처 포인트는 영아 기준으로 생성되며, 포인트가 지급된 날부터 유흥업소·사행업소 및 관련 유형으로 분류된 업종 등을 제외한 전 업종에서 국민행복카드로 사용하실 수 있습니다.
- 구매금액이 통지서에 명시된 이용권 지급액을 초과하는 경우, 초과금액은 이용자 본인에게 청구됩니다.
- 사용기간은 아동 출생일로부터 1년이며 1년을 초과하는 경우 미사용 이용권은 자동으로 소멸됩니다.
- 사용기간 종료 후 첫만남이용권 바우처가 사용된 결제건을 취소하는 경우, 취소된 이용권 금액은 복원되지 않습니다.
- 첫만남이용권과 타 바우처(기저귀·조제분유, 여성청소년 생리대 등)를 동시에 받으시는 경우 타 바우처 이용권이 우선 차감되며, 첫만남이용권을 사용하기 위해서는 각각 결제하여야 합니다.

☞ 중복수혜 대상자 결제 유형별 예시
- 사례 1 : 판매점에서 기저귀(또는 타 바우처) 2만원 구입(결제) 시
  - (기저귀 바우처 잔액 1만원인 경우) 기저귀 바우처 1만원 차감 後, 초과 분 1만원 개인부담
  - (기저귀 바우처 잔액 0원인 경우) 첫만남이용권 2만원 차감(초과 분 개인부담)
- 사례 2 : 판매점에서 기저귀(또는 타 바우처) 2만원과 생필품 1만원 동시에 구입(결제) 시
  - (기저귀 바우처 잔액 2만원인 경우) 기저귀 바우처 2만원 차감 後, 생필품 1만원은 개인부담
    ※ 기저귀 2만원, 생필품 1만원을 각각 결제하는 경우 생필품 1만원은 첫만남이용권에서 차감 가능
  - (기저귀 바우처 잔액 0원인 경우) 첫만남이용권으로 기저귀, 생필품 3만원 차감(초과 분 개인부담)
- 사례 3 : 판매점에서 생필품 3만원 구입(결제) 시
  → 기저귀 바우처 유무에 관계 없이 첫만남이용권으로 생필품 3만원 차감(초과분 개인부담)

※ 바우처 포인트 잔여현황 및 구매처는 "전자바우처 홈페이지(www.socialservice.or.kr)" 또는 "국민행복카드 해당 카드사 콜센터" 에서 확인할 수 있습니다.

5. 이용자 준수사항

- 첫만남이용권은 출생 초기 아동양육에 따른 경제적 부담 경감을 목적으로 하는 바, 반드시 이러한 목적하에 이용권을 사용해 주시기 바랍니다.

210㎜×297㎜(백상지(80g/㎡) 또는 중질지(80g/㎡)

(5쪽 중 2쪽)

[ ] 대 상 제 외

신청내용	보 장 구 분	급여 · 서비스내용	
대상제외 사 유	[ ] 소득인정액이 선정기준 초과 [ ] 수급자격심의결과 수급자격 미인정	[ ] 부양의무자의 부양능력 있음 [ ] 기타( )	
안 내	1. 귀하가 신청하신 내용에 대해 조사·심의한 결과 위와 같은 사유로 사회보장급여의 실시 대상에서 제외된 것으로 결정되었습니다. 2. 이후 소득·재산, 부양의무자, 장애, 질병, 거동불편 등 개인 또는 가구여건 등의 변화 등의 변동으로 생활이 어려워져 사회보장급여가 필요할 경우(저소득층 기저귀 조제분유 지원의 경우 영아가 24개월 미만일 경우, 여성청소년 생리용품 지원의 경우 여성청소년이 만9세 이상 만24세 미만일 경우)에는 다시 신청하실 수 있으며, 보장기준에 적합할 시는 사회보장급여를 제공 받을 수 있음을 알려드립니다.		

[ ] 변경 · 정지 · 중지 · 상실

[ ] 변 경	일자	년 월 일 부터	내 용
	사유	[ ] 아동보호를 위한 보호자변경 [ ] 소득·재산·임대차계약·근로능력 변동 [ ] 가구원의 사망·출생·현역입대·교정시설 수용 등의 가구원 변동 [ ] 가구원의 전·출입 등 거주지 변동 등 [ ] 조제분유 추가지원 [ ] 기타( )	
[ ] 정 지	일자	년 월 일 부터	내 용
	사유	[ ] 금고 이상의 형을 선고받고「형의 집행 및 수용자의 처우에 관한 법률」에 따른 교정시설 또는「치료감호법」에 따른 치료감호시설에 수용 중인 경우 [ ] 행방불명이나 실종 등의 사유로 사망한 것으로 추정되는 경우 [ ] 해외체류기간 90일 이상 지속된 경우(기초연금, 장애인연금의 경우 60일 이상) [ ] 거주불명자로 등록된 경우(실제 거주지를 알 수 있는 경우에는 제외) [ ] 보장기관의 자료제출 요구 거부·기피하거나 거짓 자료를 제출한 경우 [ ] 기타( )	
[ ] 중 지	일자	년 월 일 부터	내 용
	사유	[ ] 소득인정액이 선정기준 초과 [ ] 부양의무자의 부양능력 있음 [ ] 보장시설입소, 교정시설 수용 등 주거실태의 변동 [ ] 최근 6개월간 통산 90일초과 해외체류(기초생활보장 수급자의 경우 조사를 시작한 날부터 역산하여 180일까지 통산하여 60일을 초과하여 외국에 체류하고 있거나 체류했던 사람, 장애인활동지원수급자의 경우 해외체류기간 60일 이상, 유아학비의 경우 해외체류기간 31일 이상) [ ] 보호대상자의 급여 중지 요청 [ ] 보장기관 등의 자료제출 요구 및 조사를 거부·기피·방해하거나 거짓 자료를 제출한 경우 [ ] 장애인활동지원수급자가 의료기관에 30일을 초과하여 입원중인 경우 [ ] 다른 법령에 의하여 활동지원급여와 유사한 급여를 받는 경우 [ ] 발달장애인 주간활동 및 방과후활동 서비스를 2개월 연속 이용하지 않은 경우 [ ] 지급받은 임차료를 타 용도로 사용하여 3月이상 월차임을 연체 [ ] 기타( )	
[ ] 상 실	일자	년 월 일 부터	내 용
	사유	[ ] 사망 [ ] 「기초연금법」 제3조제3항, 「장애인연금법」 제4조제3항에 따른 직역연금 수급권 발생 [ ] 「아동수당법」 제4조제1항에 따른 아동의 수급연령 초과(생후 96개월이 되는날) [ ] 부모급여 수급연령 초과(생후 24개월이 되는달) [ ] 국적상실 [ ] 국외이주 [ ] 소득·재산 등 선정기준 초과 [ ] 장애정도의 변경으로 장애정도가 심한 장애인(장애인활동지원 수급자의 경우 장애인 등록이 취소된 경우)에 미해당 [ ] 「난민법」 제18조에 의한 난민인정자 중 난민인정이 취소 또는 철회된 자 [ ] 기타( )	

210㎜×297㎜[백상지(80g/㎡) 또는 중질지(80g/㎡)]

제Ⅶ장 저소득층 기저귀·조제분유 지원사업

(5쪽 중 3쪽)

비 고	※ 처리기한 경과사유 등

1. 사회보장급여 신청(변경) 등에 대하여 심의한 결과 위와 같이 결정되었음을 통보하여 드리며, 상담하실 일이 있으실 경우 언제든지 담당자를 찾아주시면 자세한 안내를 해드리겠습니다.
2. 위 결정사항에 대하여 이의가 있는 경우 다음과 같은 절차에 따라 이의신청을 할 수 있습니다.
   1) **기초생활보장** : 통지를 받은 날로부터 90일 이내 해당 보장기관을 거쳐 시・도지사(특별자치시장・특별자치도지사 및 시・도교육감의 처분에 대한 이의신청은 특별자치시장・특별자치도지사 및 시・도교육감을 말함)에게, 시・도지사 또는 시・도교육감의 결정에 대해 이의가 있는 경우에는 결정을 통지받은 날로부터 90일 이내에 보건복지부장관, 국토교통부장관 또는 교육부장관에게 서면 또는 구두로 신청
   2) **한부모가족, 장애인복지, 장애인활동지원, 영유아보육, 유아학비** : 결정 통지받은 날로부터 90일 이내 서면으로 특별자치시장・특별자치도지사・시장・군수・구청장에게 신청
   3) **장애인연금** : 결정이 있음을 안날로부터 **90일** 이내(단, 정당한 사유로 인하여 이의신청을 할 수 없음을 증명한 때에는 그 사유가 소멸한 때부터 60일 이내) 서면으로 특별자치시장・특별자치도지사・시장・군수・구청장에게 신청
   4) **기초연금** : 결정이 있음을 안날로부터 **90일** 이내 (단, 정당한 사유로 인하여 이의신청을 할 수 없음을 증명한 때에는 그 사유가 소멸한 때부터 60일 이내) 서면으로 특별자치시장・특별자치도지사・시장・군수・구청장 또는 국민연금공단에 신청
   5) **아동수당** : 결정이 있음을 안날로부터 **90일** 이내(단, 정당한 사유로 인하여 이의신청을 할 수 없음을 증명한 때에는 그 사유가 소멸한 때부터 60일 이내) 서면으로 특별자치시장・특별자치도지사・시장・군수・구청장에게 신청
   6) **사회서비스이용권(바우처)** : 결정 통지받은 날로부터 60일 이내 서면으로 특별자치시장・특별자치도지사・시장・군수・구청장에게 신청(저소득층 기저귀 조제분유 지원의 경우 20일 이내, 여성청소년 생리용품 지원의 경우 20일 이내)
   7) **차상위계층 확인** : 시장・군수・구청장의 결정에 대해 이의가 있는 경우에는 결정을 통지받은 날로부터 60일 이내 해당 시장・군수・구청장을 거쳐 시・도지사에게, 특별자치시장・특별자치도지사・시・도지사의 결정에 대해 이의가 있는 경우에는 결정을 통지받은 날로부터 60일 이내에 보건복지부장관에게 구두 또는 서면으로 신청
   8) 다른 법률에 규정이 없는 경우 「민원처리에 관한 법률」 제35조에 의해 결정을 통지 받은 날로부터 **60일 이내** 처분청에 이의신청을 할 수 있습니다.
3. 위 결정사항에 대해서 이의신청과는 별도로 결정이 있음을 안날로부터 90일 이내(결정이 있었던 날부터 180일 이내) 특별자치시장・특별자치도지사・시・도지사 소속 행정심판위원회에 **서면 또는 온라인(www.simpan.go.kr)**으로 행정심판을 제기할 수 있습니다.
4. 수급기간 중 인적사항 및 소득・재산 변동, 지급정지 사유의 소멸 등 변동사항 발생 시 시・군・구(읍・면・동)에 신고하시기 바랍니다.

년 월 일

담 당 자 : 직급 성명

문의 전화번호

특별자치시장・특별자치도지사・시장・군수・구청장・교육감 직인

210mm×297mm[백상지(80g/㎡) 또는 중질지(80g/㎡)]

[서식 제6호] 사업운영 자체 서식 ☞ 사회보장급여 결정 통지서의 별지 안내문 - 1

저소득층 기저귀·조제분유 지원사업 이용 안내문

1. 바우처 지원 결정통지를 받은 이용자에게는 결정통지가 된 다음날, 이용자 본인 소유의 국민행복카드에 3개월 단위로 바우처 포인트가 지급됩니다(기저귀 월 9만원, 조제분유 월 11만원).
2. 바우처가 지급된 날부터 '저소득층 기저귀·조제분유 지원사업' 구매처에서 지원대상 품목(기저귀 또는 기저귀와 조제분유(조제이유식 포함))을 국민행복카드로 구매하실 수 있습니다.
   ※ 시중에 판매되고 있는 죽 형태의 이유식(기타 영유아식) 등은 조제이유식에 포함되지 않아 **결제 불가능**
3. '국민행복카드'를 이용하여 지원대상 외의 품목을 구매하거나 지급된 포인트를 초과하여 구매할 경우 그 초과액은 본인이 부담하여야 하므로, 개인별 바우처 잔액 현황 등을 수시로 확인하시기 바랍니다.

> ※ 바우처 잔액, 사용기간 등 확인 방법
> - 바우처 잔액, 지원만료기간 등 문자알림서비스 : 바우처 생성시(3개월)마다 및 사용만료 1~2개월 전(1회) 실시
> (통신 및 연락처 오류·수신거부 등으로 문자가 수신되지 않을 수 있으며, 문자수신 연락처 변경 시 즉시 영아의 주민등록 주소지 관할 보건소(또는 주민센터)로 변경 신청하셔야 문자서비스를 받으실 수 있습니다.)
> - 사회서비스 전자바우처 포털(www.socialservice.or.kr) 마이페이지 또는 국민행복카드 해당 카드사 콜센터

4. 정부지원금 결제가 가능한 구매처는 국민행복카드와 가맹계약을 체결한 곳으로, 각 카드사(BC, 삼성, 롯데, KB국민, 신한)별 구매처를 반드시 확인하신 후 구매하시기 바랍니다(**카드사별 구매처가 다름에 유의**).

〈 '저소득층 기저귀·조제분유 지원사업' 바우처 결제 가능 구매처 〉

국민행복 카드사	구 매 처	
	온라인(인터넷)	오프라인(마트)
BC카드	G마켓, 옥션, 우체국쇼핑몰, 페이북쇼핑, 우리WON마켓, 국민행복몰, 쿠팡	이마트, 이마트트레이더스, GS25편의점, GS더프레시, 노브랜드, 홈플러스, 홈플러스익스프레스, 나들가게
삼성카드	삼성카드쇼핑몰, 국민행복몰, 베팡몰, 티딜	이마트, 이마트트레이더스, 노브랜드, GS25편의점, GS더프레시, 홈플러스, 홈플러스익스프레스, 세븐일레븐
롯데카드	롯데카드띵샵, 엘포인트몰, 베팡몰	롯데마트, 롯데빅마켓, 홈플러스, 홈플러스익스프레스, GS25편의점, GS더프레시, 세븐일레븐
국민카드	국민행복몰, KB Pay쇼핑, 쿠팡	GS25편의점, CU편의점
신한카드	국민행복몰, 올댓쇼핑, 베팡몰	GS25편의점

- **롯데슈퍼 사용 불가**
- 나들가게 지정점 현황은 '나들가게 홈페이지(www.nadle.kr) → 우리동네 나들가게 → 기저귀조제분유 바우처 점포'에서 확인

5. 보건소에서 이용자에게 발급한 "사회보장급여 결정 통지서"에 명시되어 있는 **"이용권 유효기간"이 종료되는 날의 다음날부터 바우처가 소멸되어 사용이 불가능**하오니, 이용에 차질이 없도록 유의하여 주시기 바랍니다.
6. 결제 취소시 바우처 포인트는 2~3일 후에 복원되므로 복원 전 결제시 본인부담으로 진행될 수 있으며, 과실 또는 부주의로 소멸된 바우처는 복원되지 않으니 주의하시기 바랍니다.
7. 본 사업의 지원을 통해 구매한 기저귀 및 조제분유는 대상 가정의 영아 양육에만 사용되어야 하며, **다른 용도나 방법으로 사용할 경우 지원금 전액이 환수 조치**될 수 있습니다. 또한, 바우처로 구매한 기저귀·조제분유를 제3자에게 판매하여 대가를 취득하는 행위는 「사회보장급여의 이용·제공 및 수급권자 발굴에 관한 법률」 제22조 제1항 중 '속임수 등의 부정한 방법으로 사회보장급여를 받거나 타인에게 받게 한 경우'에 해당하여 지원금 환수 등의 조치 및 동법 제54조 제3항의 벌칙(징역, 벌금)이 적용될 수 있습니다. 이 경우 **수급자격이 취소되고 잔여 지원기간 동안 재신청이 불가함**을 알려드립니다.

제Ⅶ장 저소득층 기저귀·조제분유 지원사업

[서식 제7호] 사업운영 자체 서식 ☞ 사회보장급여 결정 통지서의 별지 안내문 - 2

저소득층 기저귀·조제분유 온라인 쇼핑몰 결제방법 안내

〈 '저소득층 기저귀·조제분유 지원사업' 바우처 결제 가능 구매처 〉

국민행복 카드사	구 매 처	
	온라인(인터넷)	오프라인(마트)
BC카드	G마켓, 옥션, 우체국쇼핑몰, 페이북쇼핑, 우리WON마켓, 국민행복몰, 쿠팡	이마트, 이마트트레이더스, GS25편의점, GS더프레시, 노브랜드, 홈플러스, 홈플러스익스프레스, 나들가게
삼성카드	삼성카드쇼핑몰, 국민행복몰, 베팡몰, 티딜	이마트, 이마트트레이더스, 노브랜드, GS25편의점, GS더프레시, 홈플러스, 홈플러스익스프레스, 세븐일레븐
롯데카드	롯데카드띵샵, 엘포인트몰, 베팡몰	롯데마트, 롯데빅마켓, 홈플러스, 홈플러스익스프레스, GS25편의점, GS더프레시, 세븐일레븐
국민카드	국민행복몰, KB Pay쇼핑, 쿠팡	GS25편의점, CU편의점
신한카드	국민행복몰, 올댓쇼핑, 베팡몰	GS25편의점

- 롯데슈퍼 사용 불가

※ 옥션

① 좌측 전체카테고리 〉 식품 마트 유아 - 출산/육아 - 기저귀/분유/이유식 〉 기저귀 혹은 분유 선택 후 상품 선택

② 결제수단 선택 〉 신용/체크카드 〉 카드선택에서 비씨카드 선택 〉 바우처결제(기저귀/분유)선택

[화면]

바우처 결제, 이렇게 하세요

원하시는 기저귀 혹은 분유 상품 선택

(묶음주문은 결제 불가하며 1개의 상품만 선택해 주세요)

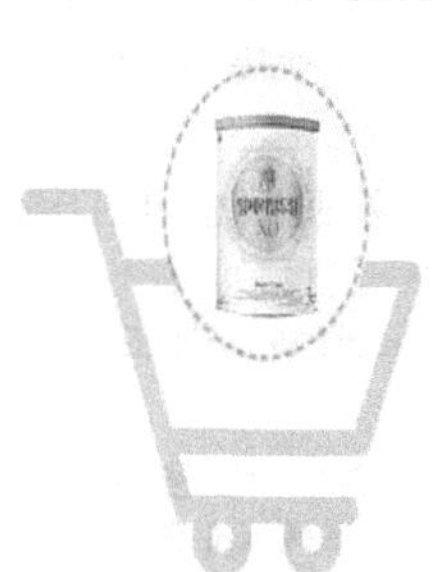

BC카드를 선택하여 바우처 결제 옵션을 클릭

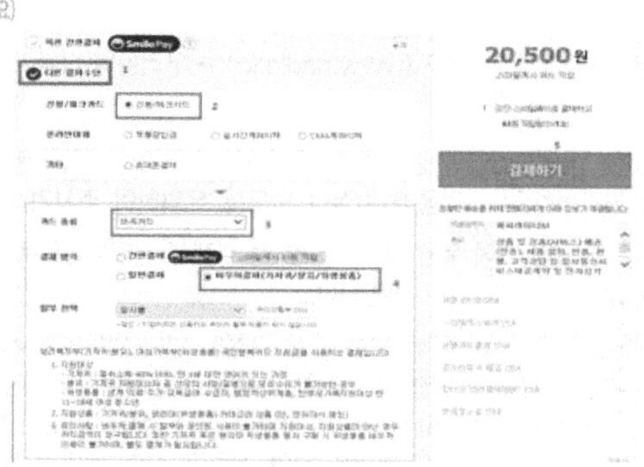

결제완료

※ G마켓

① 좌측 전체카테고리 〉 유아동 - 출산/육아 〉 기저귀 혹은 분유 선택 후 상품 선택

② 결제수단 선택 〉 다른결제수단 〉 카드선택에서 비씨카드 선택 〉 바우처결제(기저귀/분유)선택

Q2 BC/우리 카드를 선택하여 바우처 결제 옵션을 클릭

[화면]

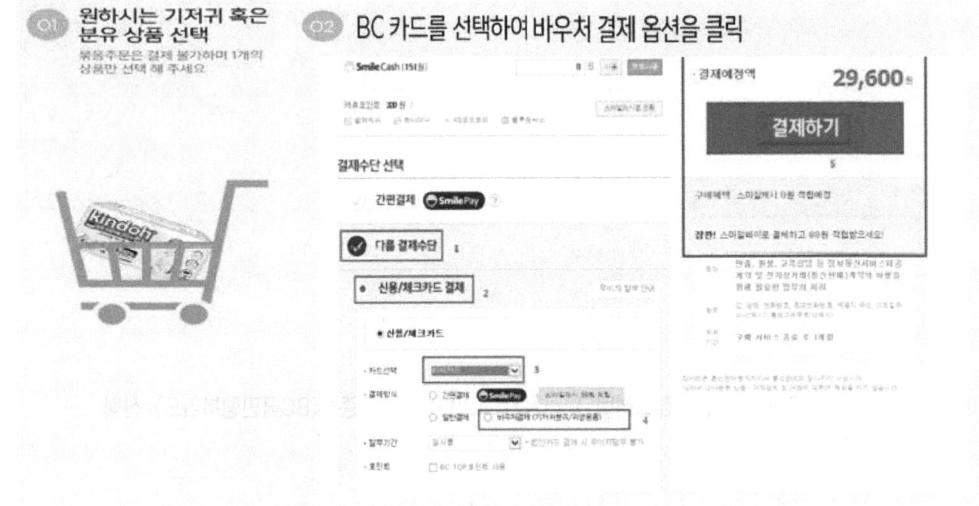

- **배송비는 바우처로 결제되지 않음**
  <u>단, 배송지역이 제주인 경우 배송비(도선료) 발생으로 바우처로 결제되지 않음</u>

※ 우체국쇼핑

① 좌측 전체카테고리 〉 스포츠/레저/유아동 〉 복지부 물품 바우처 또는 바우처기저귀/분유 선택

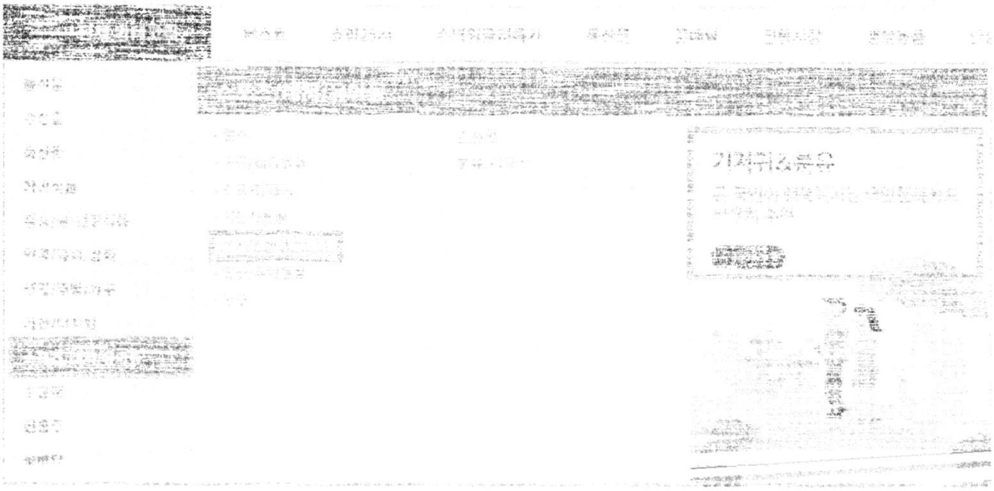

② 물품 선택 〉 주문하기 〉 결제정보선택 〉 신용카드(일반) 〉 카드종류(BC국민행복카드) 선택

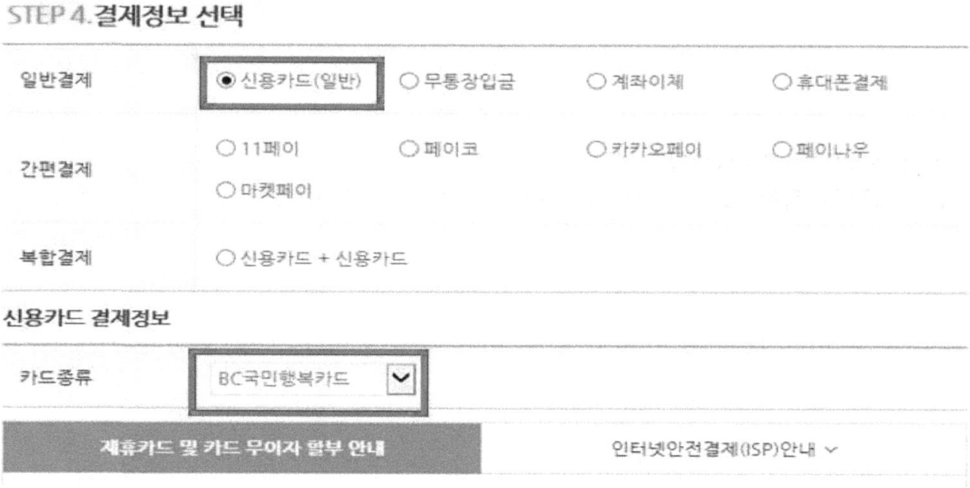

STEP 4. 결제정보 선택

일반결제	◉ 신용카드(일반)	○ 무통장입금	○ 계좌이체	○ 휴대폰결제
간편결제	○ 11페이	○ 페이코	○ 카카오페이	○ 페이나우
	○ 마켓페이			
복합결제	○ 신용카드 + 신용카드			

신용카드 결제정보

카드종류	BC국민행복카드

제휴카드 및 카드 무이자 할부 안내 | 인터넷안전결제(ISP)안내

※ 삼성카드 쇼핑몰

물품 선택(국민행복바우처상품) 〉 결제수단 선택 〉 국민행복카드 바우처결제(기저귀/분유) 선택체크
- 바우처 결제시 바우처 한도차감 안내문구 팝업

[화면1] [화면2]

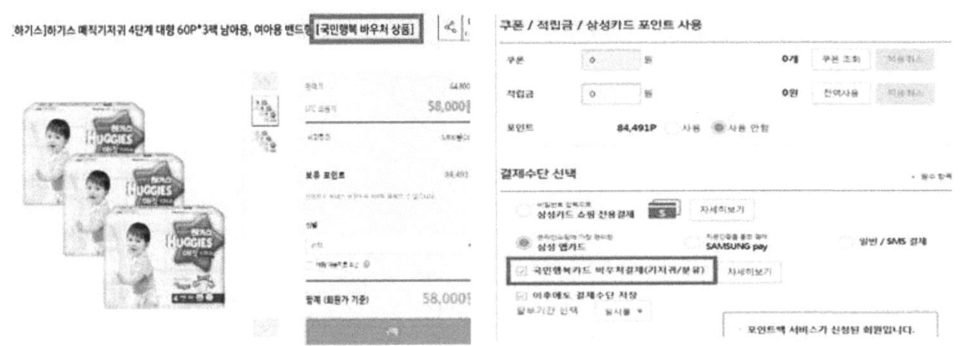

※ 롯데 올마이쇼핑몰

① 띵샵에 접속(https://shop.lottecard.co.kr) 〉 카테고리 "국민행복바우처" 클릭 〉 "국민행복바우처"內 물품 선택

② 결제정보 〉 국민행복카드바우처결제(기저귀/분유) 선택

○ 결제정보에 "국민행복카드 바우처결제(기저귀/분유)" 체크 -> 결제완료

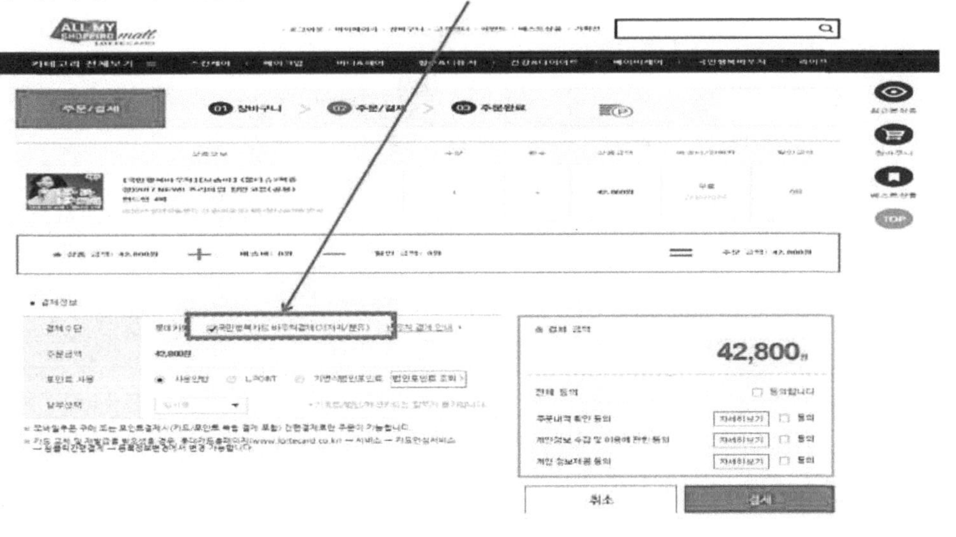

※ 국민행복몰

① [회원가입] 국민행복몰 접속(www.vouchermall.co.kr) 〉 회원가입(국민행복카드 정보입력 필수)

- 카드등록(선택사항) 체크 안 할 경우 결제 시 마다 국민행복카드 정보 직접 입력 필요

② [구입] 카테고리 "기저귀·조제분유 지원사업" 클릭 〉 상품 선택 〉 장바구니 〉 결제하기(결제수단 국민행복카드 선택 혹은 입력) 〉 구매완료

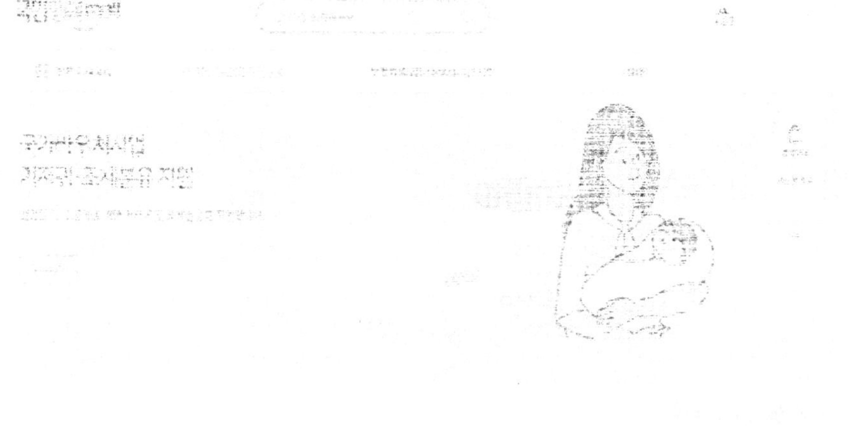

[서식 제8호] 이의신청서

■ 사회보장급여 관련 공통서식에 관한 고시 [별지 제12호서식] <개정 2023.1.1>

이의신청서

<table>
<tr><td>처리기간</td><td colspan="5">별도안내</td></tr>
<tr><td rowspan="2">신청인</td><td>성 명</td><td></td><td>주민등록번호
(외국인등록번호)</td><td colspan="2"></td></tr>
<tr><td>주 소</td><td colspan="4">(전화번호 :)</td></tr>
<tr><td rowspan="2">대리
신청인</td><td>성 명</td><td></td><td>주민등록번호
(외국인등록번호 등)</td><td>신청인과의
관계</td><td></td></tr>
<tr><td>주 소</td><td colspan="4">(전화번호 :)</td></tr>
<tr><td colspan="2">처 분 내 용</td><td colspan="4">[ ] 선정 [ ] 보장변경/중지/정지/상실 [ ] 환수 [ ] 기타</td></tr>
<tr><td colspan="2">처분이 있음을 안 연월일</td><td colspan="4">년 월 일</td></tr>
<tr><td colspan="2">처분통지를 받은 경우
통지를 받은 연월일</td><td colspan="4">년 월 일</td></tr>
<tr><td colspan="2">처분의 내용 또는
통지된 사항</td><td colspan="4"></td></tr>
<tr><td colspan="2">이의신청 취지 및 사유</td><td colspan="4"></td></tr>
</table>

「사회보장급여의 이용 · 제공 및 수급권자 발굴에 관한 법률」 제17조, 「국민기초생활 보장법」 제38조, 「한부모가족지원법」 제28조, 「긴급복지지원법」 제16조, 「기초연금법」 제22조, 「장애인복지법」 제84조, 「장애인활동 지원에 관한 법률」 제36조, 「의료급여법」 제30조제1항, 「장애인연금법」 제18조, 「장애아동 복지지원법」 제38조, 「아동수당법」 제19조, 「사회서비스 이용 및 이용권 관리에 관한 법률」 제12조제1항 및 「민원 처리에 관한 법률」 제18조에 따라 위와 같이 이의신청을 합니다.

년 월 일

신청인 (서명 또는 인)

특별자치시장·특별자치도지사·시장 · 군수 · 구청장 · 교육감 귀하

<table>
<tr><td>구비서류</td><td>1. 이의신청의 내용을 확인할 수 있는 서류 1부
2. 신청인의 인적사항을 확인할 수 있는 서류
3. 위임장 및 대리인의 인적사항을 확인할 수 있는 서류(기초연금, 장애인연금, 장애수당, 아동수당 관련 이의신청을 대리하는 경우에만 해당합니다)</td><td>수수료
없음</td></tr>
</table>

안내사항

1. 기초생활보장 및 차상위계층 확인서 발급의 경우 시장 · 군수 · 구청장(교육급여의 경우 시 · 도교육감)이 이의신청을 접수한 날로부터 10일 이내에 이의신청에 대한 의견서와 관계서류를 첨부하여 시·도지사(특별자치시장·특별자치도지사 및 시·도교육감의 처분에 대한 이의신청은 특별자치시장·특별자치도지사 및 시·도교육감)에게 송부합니다.
   다만, ① 기초연금 결정에 대한 이의신청은 접수한 날로부터 30일 이내(단, 특별한 사유가 있는 경우에는 60일이내), ② 의료급여 수급권자의 자격, 의료급여 및 급여비용에 대한 이의신청은 60일 이내(30일 범위 내 연장가능), ③ 한부모가족지원 및 장애인복지 관련 이의신청의 경우에는 30일 이내, ④ 장애인연금 결정 등에 대한 이의신청은 15일 이내(단, 정당한 사유로 인하여 이의신청을 할 수 없음을 증명한 때에는 그 사유가 소멸한 때부터 60일 이내), ⑤ 장애인활동지원은 접수한 날로부터 60일 이내(30일 범위 내 연장가능), ⑥ 장애아동가족지원, 장애아가족양육지원 결정 등에 대한 이의신청은 15일 이내(단,특별한 사유가 있는 경우에는 60일이내), ⑦ 발달장애인 주간활동지원, 방과후활동지원 결정 등에 대한 이의신청은 접수한 날로부터 60일 이내, ⑧ 영유아보육지원은 접수한 날로부터 30일 이내, ⑨ 아동수당지원 결정 등에 대한 이의신청은 접수한 날로부터 30일(단, 부득이한 사유가 있는 경우에는 60일이내)이내, ⑩ 사회서비스이용권 발급 관련 이의신청은 접수한 날로부터 15일 이내 결정통지 처리합니다.
2. 기초생활보장 및 차상위계층 확인서 발급의 경우 시 · 도지사는 시 · 군 · 구청장으로부터 이의신청서를 받았을 때(특별자치시장·특별자치도지사 및 시·도교육감의 경우에는 직접 이의신청을 받았을 때를 말한다) 30일 이내에 처리합니다. 다만, 긴급복지지원 관련 이의신청의 경우 시 · 도지사는 시 · 군 · 구청장으로부터 이의신청을 송부 받은 날로부터 15일 이내에 처리합니다.
3. 다른 법률에 규정이 없는 경우 「사회보장급여의 이용·제공 및 수급권자 발굴에 관한 법률」 제17조에 의해 처분을 받은 날로부터 90일 이내에 처분을 결정한 보장기관의 장에게 이의신청을 할 수 있으며, 이의신청을 받은 보장기관의 장은 접수한 날부터 10일이내에 처리합니다.

210㎜×297㎜[백상지(80g/㎡) 또는 중질지(80g/㎡)]

저소득층 기저귀·조제분유 지원사업 (Q&A)

지원신청 절차

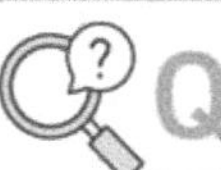

1. 아직 영아 출생신고를 완료하지 않았습니다. 기저귀·조제분유 지원신청이 가능한가요?

⇨ 불가능합니다. 바우처 지원을 받으려는 가구의 영아는 반드시 출생신고가 완료되어 주민등록번호를 받은 경우여야 합니다.

2. 대상 영아의 부모가 건강 또는 직장 등의 사정으로 신청이 어려운 경우에는 할머니 등 친족의 대리신청이 가능한가요?

⇨ 가능합니다. 영아를 양육하는 부모가 일시적인 사유로 신청이 어려운 경우에는 할머니 등 친족이 관계증빙서류(예. 가족관계증명서)를 지참하고 관할 보건소 또는 주민센터에 방문하여 대리신청 하실 수 있습니다.

3. 시설 입소 영아가 기저귀 및 조제분유 지원을 받으려면 어떻게 해야 하나요?

⇨ 영아가 입소한 시설의 장(대표자) 또는 근무자가 영아의 가구원으로 등록이 되어야 바우처를 사용할 수 있으며, 영아와의 관계를 증명할 수 있는 주민등록등본, 시설아동증빙서류 등을 준비하여 신청하시면 지원이 가능합니다. 신청 후 영아가 바우처지원 대상자로 결정되면, 시설의 장(대표자) 또는 근무자는 국민행복카드를 발급받아서 대상 영아의 기저귀 조제분유 구입을 위해 바우처를 사용하실 수 있습니다.

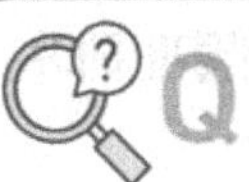

4. 대상 영아의 주양육자가 변경된 경우(예. 시설 아동이 가정 위탁으로 변경, 부모양육에서 시설 혹은 위탁가정으로 변경 등) 변경된 양육자가 영아의 바우처를 쓰도록 하려면 어떻게 해야 하나요?

⇨ 우선 변경된 양육자가 국민행복카드를 발급받도록 안내하고, 공문으로 "주 양육자 변경으로 인한 카드 사용자 변경 요청"을 하여 변경된 양육자가 바우처를 사용 할 수 있도록 처리하여야 합니다. 한국사회보장정보원에서 공문 접수 후 변경된 양육자가 바우처를 사용할 수 있도록 변경처리합니다. (공문 접수일부터 바우처 이관)

※ 양육자 변경시 서비스 중지처리하지 않도록 주의(서비스 중지처리시 바우처 소멸)

공문발송 양식
- 수신처(3곳) : 보건복지부(출산정책과, 복지정보운영과), 한국사회보장정보원
- 제목: 저소득층 기저귀조제분유 지원사업 대상자 주양육자 변경 및 카드사용자 변경 요청
- 내용: 대상영아(이름, 생년월일), 변경전 양육자(이름, 생년월일, 대상영아와의 관계), 변경후 양육자(이름, 생년월일, 대상영아와의 관계)
- 첨부파일: 현재 대상 영아의 주민등록등본(대상 영아와 카드 사용자의 관계 기재), 시설 입소 영아일 경우 입소확인서

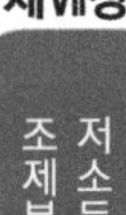

제Ⅶ장 저소득층 기저귀·조제분유 지원사업

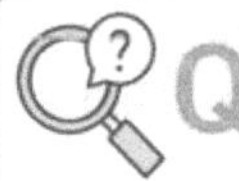

4-1. 대상 영아가 위탁가정에 전입신고 없이 바로 위탁*되는 경우 (예. 위기아동으로 위탁가정에 전입신고 없이 신청) 변경된 양육자가 영아의 바우처를 쓰도록 하려면 어떻게 해야 하나요?

* <u>근거: 아동복지법 제15조제6항 일시 위탁 보호 관련</u>

⇨ Q4번의 경우와 같이 우선 변경된 양육자가 국민행복카드를 발급받도록 안내하고, 공문으로 "주 양육자 변경으로 인한 카드 사용자 변경 요청"을 하여 변경된 양육자가 바우처를 사용 할 수 있도록 처리해야 합니다. 다만, 위탁가정에 바로 위탁되는 위기아동의 경우, 양육자의 등본에 전입신고가 되어있지 않으므로, '위탁보호 확인서'와 '변경 후 양육자의 등본'을 반드시 첨부하여야 처리가 가능합니다.(바우처 이관 처리는 Q4번 절차와 동일)

※ **양육자 변경 시 서비스 중지처리하지 않도록 주의**(서비스 중지처리 시 바우처 소멸)

공문발송 양식
- 수신처(3곳) : 보건복지부(출산정책과, 복지정보운영과), 한국사회보장정보원
- 제목: 저소득층 기저귀조제분유 지원사업 대상자 주양육자 변경 및 카드사용자 변경 요청
- 내용: 대상영아(이름, 생년월일), 변경전 양육자(이름, 생년월일, 대상영아와의 관계), 변경후 양육자(이름, 생년월일, 대상영아와의 관계)
- 첨부파일: 현재 대상 영아의 주민등록등본, 변경 후 양육자의 주민등록등본(대상 영아와 카드 사용자의 관계 기재), 위탁보호 확인서

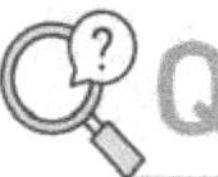

5. 위탁가정 또는 시설에 입소한 영아가 지원기간 동안 입양될 경우, 어떻게 해야 하나요?

⇨ 입양으로 인해 보호자가 변경된 경우 보호자의 자격 확인 후 지원여부 결정합니다.

⇨ 1) 해당 입양 아동 또는 그 가정이 지원 자격에 적합한 경우(기초생활보장, 차상위계층, 한부모가족 수급 자격을 보유하거나 기준중위소득 80% (기준 중위소득 80% → 100%, '26.7월~) 이하의 장애인·다자녀 가구에 해당), 신청·접수 담당자는 시스템 상 중지처리 하지 않고 바우처 지원 자격을 유지하여야 합니다. (보유 자격 관련 증명서 또는 확인서 조회·확인 및 인적사항 등 정보 변경 필요)
아울러 변경된 양육자가 영아의 바우처를 사용할 수 있도록 국민행복카드를 발급받도록 안내하고, 공문으로 "주 양육자 변경으로 인한 카드 사용자 변경 요청"을 하여 변경된 양육자가 바우처를 사용 할 수 있도록 처리하여야 합니다. 한국사회보장정보원에서 공문 접수 후 변경된 양육자가 바우처를 사용할 수 있도록 변경처리합니다. (공문 접수일부터 바우처 이관)

공문발송 양식
- 수신처(3곳) : 보건복지부(출산정책과, 복지정보운영과), 한국사회보장정보원
- 제목: 저소득층 기저귀조제분유 지원사업 대상자 주양육자 변경 및 카드사용자 변경 요청
- 내용: 대상영아(이름, 생년월일), 변경전 양육자(이름, 생년월일, 대상영아와의 관계), 변경후 양육자(이름, 생년월일, 대상영아와의 관계)
- 첨부파일: 현재 대상 영아의 주민등록등본

⇨ 2) 해당 입양 아동 또는 그 가정이 지원자격에 해당하지 않는 경우 지급 중인 바우처는 입양 시 중지 되어야 하며, 입양 후 입양가정이 향후 지원대상에 해당하게 되는 경우 재신청하여야 합니다.

6. 「입양특례법」에 따라 국내에 입양된 아동의 경우 「의료급여법」에 따라 1종 의료급여(특례) 자격을 보유하고 있는데, 기저귀 및 조제분유 지원신청이 가능한가요?

⇨ 입양 아동이 보유하게 되는 1종 의료급여(특례)는 「의료급여법」상 자격이므로 해당 자격만으로는 기저귀 지원대상에 포함되지 않습니다. 다만, 해당 입양 아동 또는 그 가정이 1종 의료급여(특례) 자격 외에 국민기초생활보장법 상 기초생활보장, 차상위계층, 한부모가족 수급 자격을 보유하거나 기준중위소득 80% 이하 (기준 중위소득 80% → 100%, '26.7월~)의 장애인·다자녀 가구에 해당하는 경우 기저귀 및 조제분유를 동시에 신청하여 지원받을 수 있습니다.

7. 사회복지전산관리번호 부여 아동의 경우 기저귀·조제분유 지원 가능한가요?

⇨ 기저귀·조제분유 지원을 위해서는 아동의 월령 확인이 필요함에 따라 사회복지전산관리번호만으로는 지원대상으로 결정하기 어려우며, 만 2세 미만 지원요건 해당 확인시 지원 가능합니다.

바우처 사용

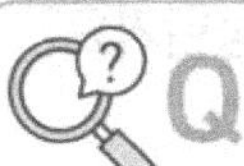

1. 서비스 신청 당일부터 바우처 사용이 가능한가요?

⇨ 아닙니다. 서비스 신청을 완료하셨더라도 지원대상으로 결정 통보된 날의 다음 날부터 사용할 수 있습니다.

2. IBK기업은행 국민행복카드를 소지하고 있습니다. 국민행복카드를 추가로 발급받아야 하나요?

⇨ IBK기업은행 등 국민행복카드를 이미 발급받으신 분은 국민행복카드 추가 발급 없이 기존 국민행복카드 활용이 가능합니다.

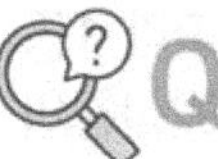

3. IBK기업은행과 우체국 국민행복카드를 소지하고 있습니다. 기저귀·조제분유 지원을 받으려면 어떤 카드로 결제해야 하나요?

⇨ BC 국민행복카드면 어떤 카드로든 결제 가능합니다.

⇨ 기저귀·조제분유 지원신청을 통해, 기 발급받거나 발급될 예정인 BC 국민행복카드에 자동으로 기저귀·조제분유 기능이 추가됩니다.

4. BC카드, 삼성카드 두 개의 국민행복카드를 소지하고 있는 경우, 어떤 카드로 결제해야 하나요?

⇨ 두 개의 국민행복카드 모두 병행(바우처 공유)하여 사용할 수 있습니다.

5. 영아의 어머니가 귀화하여 변경된 주민등록번호로 카드를 재발급 받았습니다. 어떻게 해야 하나요?

⇨ 서비스 신청 당시의 주민등록번호가 아닌 변경된 주민등록번호로 카드를 재발급 받은 경우, 바우처 사용이 불가능합니다. 영아의 주민등록 주소지 관할 보건소(또는 주민센터)를 방문하시어 주민등록번호 변경 신청을 해주셔야 사용이 가능합니다.

6. 바우처 카드를 재발급 받았는데 바로 사용이 가능한가요?

⇨ 아닙니다. 바우처 카드 재발급 신청 후 실물카드를 받으셨다 하더라도 재발급 신청 정보가 연계되는데 영업일 기준 2~3일 정도 소요되오니 그 이후 사용을 권장합니다.

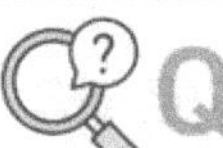

7. 기저귀 지원 대상자입니다. 정부지원금으로 조제분유 구매가 가능한가요?

⇨ 불가능합니다. 기저귀만 지원받는 대상자는 기저귀 구매 시에만 정부지원금 사용이 가능하며, 국민행복카드로 조제분유를 구매할 경우 그 비용은 자동으로 대상자 개인에게 청구되오니 유의하시기 바랍니다.

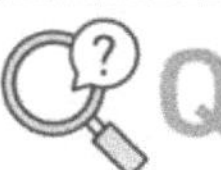

8. 기저귀와 조제분유 동시 지원 대상자입니다. 조제분유 지원금액을 기저귀 구매에 사용해도 되나요?

➪ 가능합니다. 기저귀와 조제분유를 동시에 지원받는 대상자는 지원금액 전부를 기저귀 또는 조제분유 구매에 자유롭게 이용할 수 있습니다. 예를 들어, 기저귀 및 조제분유 지원금액이 각각 월 9만원과 월 11만원이므로, 합계 월 20만원 범위 내에서 기저귀 또는 조제분유를 자유롭게 구매할 수 있습니다.

➪ 다만, 20만원을 초과하여 구매한 금액에 대해서는 자동으로 대상자 개인에게 청구되오니 유의하시기 바랍니다.

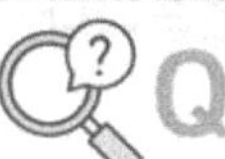

9. 배송비도 바우처로 결제 가능한가요?

➪ 옥션, G마켓 등 온라인 사이트를 통한 구매 시 발생하는 배송비는 바우처로 결제할 수 없으며, 본인부담금으로 결제됩니다. 발급받으신 국민행복카드가 체크카드이고 해당 카드와 연계된 계좌 잔액으로 배송비를 결제할 수 없는 경우 바우처 결제가 불가능하오니 사용에 유의하여 주시기 바랍니다.

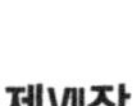

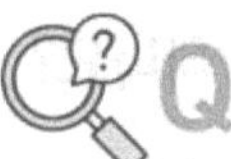

10. 바우처 잔액·다음 바우처 생성일·이용기간 종료일 등은 어떻게 확인하나요?

➪ 본 사업 특성상 3개월에 한번씩 3개월치 바우처가 일괄 생성되며, 기저귀·조제분유 지원금액, 바우처 잔액, 다음 바우처 생성일, 이용기간 종료일(결제가능기간) 등은 사회서비스 전자바우처 포털 사이트(www.socialservice.or.kr), 바우처사업 콜센터(1566-3232, 단축 4번)을 통해 확인하실 수 있습니다. 또한, 지원금액 및 바우처 잔액은 카드사 콜센터(BC카드 1899-4651 또는 각 은행 콜센터, 롯데카드 1899-4282, 삼성카드 1566-3336, KB국민카드 1599-7900, 신한카드 1544-8868)를 통해서도 수시로 확인 가능합니다.

➪ 단, 포털 사이트를 통해 확인하실 경우 서비스 지원 대상자가 영아이므로 영아의 정보로 회원가입하신 후 로그인하여 마이페이지에서 확인하시기 바랍니다.

11. 이용기간 종료일 전에 안내 메시지를 받을 수 있나요?

⇨ 바우처 생성시(3개월)마다 및 이용기간 종료일 1~2개월 전(1회)에 신청 당시 등록하셨던 휴대폰번호로 이용기간 만료 안내 메시지(이용기간 종료일 및 바우처 잔액)를 보내드립니다.

⇨ 등록된 휴대폰번호로 메시지가 전송되므로 이용 도중 문자수신 연락처 변경 시 즉시 영아의 주민등록 주소지 관할 보건소(또는 주민센터)로 변경 신청을 해주셔야 안내 받으실 수 있습니다.

⇨ 다만, 통신 및 연락처 오류·수신거부 등의 사유로 메시지가 전송되지 않을 수 있으니 포털사이트 등 기타 방법으로 이용기간 종료일을 확인하시기 바랍니다.

12. 바우처 포인트가 남아있었는데 이용기간이 종료되어 소멸되었습니다. 바우처 포인트를 사용할 수 없나요?

⇨ 지원대상 영아의 월령(0~24개월) 및 바우처 지급 시가 아닌 지원대상자의 기저귀 등 구매 시에 예산이 집행되는 점 등 예산의 효율적 운영·관리 측면을 고려하여 서비스 이용기간이 종료되는 날의 다음 날부터 바우처가 소멸되며, 이미 소멸된 바우처의 복구 및 재사용은 불가합니다.

13. 바우처 잔액이 있는데 결제가 되지 않는 경우, 어떻게 해야 하나요?

⇨ 바우처 잔액이 있음에도 불구하고 다음과 같은 사유로 결제가 되지 않을 수 있습니다.

⇨ ① 지원물품 외 다른 물품을 구매하는 경우, ② 바우처 결제가 아닌 일반 결제를 선택하는 경우, ③ 바우처 잔액보다 초과 결제하려는 경우, ④ 배송비를 결제하고자 하나 연동된 계좌에 잔액이 부족한 경우, ⑤ 정보원과 카드사 간 잔액 전송과정에서 누락이 발생한 경우 등

⇨ ①~④의 경우 사유별로 재확인 후 결제 부탁드리며, ⑤의 경우에는 바우처사업 콜센터(1566-3232, 단축 4번) 또는 카드사 콜센터(BC카드 1899-4651 및 각 은행 콜센터, 롯데카드 1899-4282, 삼성카드 1566-3336, KB국민카드 1599-7900, 신한카드 1544-8868))를 통해 바우처 잔액 확인 요청을 해주시기 바랍니다.

14. 시군구 담당자의 착오로 인해 바우처 지원 대상자의 서비스를 중지 처리한 경우에 대상자의 바우처는 서비스 시행중일 때처럼 복구될 수 있나요?

⇨ 기본적으로 시군구 담당자의 착오로 인한 서비스 중지처리시 대상자의 미사용 바우처 복구는 불가합니다. 따라서 다음의 경우에는 서비스를 중지해서는 안됩니다.

⇨ 1. 대상자의 전출입이 발생한 경우
2. 대상자의 주양육자가 변경된 경우
3. 서비스유형이 변경되는 경우 예) 가유형(기저귀)→ 다유형(기저귀+조제분유 추가지원)
4. 대상자가 서비스 이용 미자격자(소득기준 초과 등)라고 잘못 판단한 경우

⇨ 서비스 중지처리 시 대상자의 미사용 바우처는 소멸되고, 마지막 바우처 생성된 시점으로부터 3개월이 지나야 재신청 가능하므로 '서비스 중지'시에는 정확한 확인 후 진행해 주시기 바랍니다. 중지 처리에 대한 문의는 1566-3232(단축2번)으로 연락주시기 바랍니다.

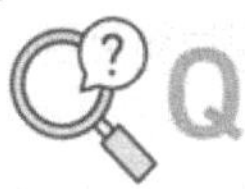

15. 지자체(보건소 등) 담당자의 착오 등으로 지원요건을 충족하는 대상자를 부적합으로 판정한 경우(지원중단은 해당 없음)에 지원결정일을 정정할 수 있나요?

⇨ 기본적으로 바우처의 소급처리는 불가하므로, 지원 적합 여부 판정 시 신중하고 정확한 처리를 요합니다.

⇨ 다만, 담당자의 착오 등으로 지원 적합 대상자를 부적합으로 판정 시 민원인에게 손해를 끼치게 되므로 신청 당시 대상자가 지원 적합 대상이었음을 증빙하는 소명자료를 첨부하여 공문(보건소장의 결재를 득한 공문)으로 제출할 경우, 바우처 보정 적합 여부를 검토하여 처리가 가능합니다.

공문발송 양식
- 수신처(3곳) : 보건복지부(출산정책과, 복지정보운영과), 한국사회보장정보원
- 제목: 저소득층 기저귀조제분유 지원사업 대상자 바우처 보정 요청
- 내용: 대상영아(이름, 생년월일), 진행과정, 보정사항
- 첨부파일: 신청서, 기타 증빙자료(건강보험료 등)

Q 16. 바우처 결제를 취소한 경우 언제 바우처가 복원되나요?

⇨ 결제 취소 시 바우처 포인트는 2~3일 후에 복원되므로 복원 전 결제 시 본인부담으로 진행될 수 있으며, 과실 또는 부주의로 소멸된 바우처는 복원되지 않으니 주의하시기 바랍니다.

가구원 수 산정 사례

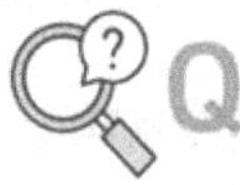

Q 1. 아이(자녀1, 자녀2)는 직계존속(조부·조모)과 주민등록상 같은 주소지에 있으며, 직계존속 건강보험의 피부양자로 등재, 부모는 아이와 다른 주소지에 있으며 별도 건강보험료 납부하는 경우 가구원수 산정

⇨ 가구원수에는 ▲영아와 ▲영아의 부모, ▲직계존속은 부모 중 일방 또는 전부와 주민등록상 동일 거주지에 소재하고, 건강보험상 같은 세대주의 피부양자로 등록되어 있는 경우 포함됩니다. 따라서, 이 경우 가구원 수는 부, 모, 자녀1, 자녀2 총 4인이 되며 부모의 건강보험료로 소득을 판정합니다.

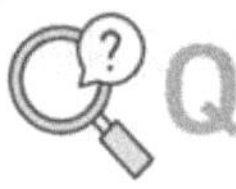

Q 2. 재혼가정으로서 재혼 이전 출산한 아이는 이혼한 부와 주민등록이 되어 있으며, 모가 재혼가정에서 출산한 아이(모 기준으로는 둘째)는 다자녀 지원 대상에 해당하는지?

⇨ 지침상 부모의 이혼으로 영아의 형제·자매가 이혼한 다른 부(조부·모 등 포함) 또는 모(외조부·모 등 포함)와 주민등록이 되어 있는 경우 가구원 수에서 제외하도록 정하고 있습니다.

⇨ 따라서, 재혼 이전 출산한 아이가 이혼한 부와 주거를 같이 하는 경우 가구원 수에서 제외하며, 다자녀 가구 판정 시에도 가구원 수에서 제외합니다.

* 다자녀 지원은 2인 이상 자녀를 양육하는 경우 가구의 경제적 부담을 완화하는 취지 고려

3. 부(중국국적에서 한국 귀화, 건강보험 가입), 모(중국 국적, 건강보험 가입), 자녀1(외국국적, 건강보험 미가입), 자녀2(외국국적, 건강보험 가입)인 경우 다자녀 인정 여부 및 소득판정을 위한 가구원수 산정방법

⇨ 지침상 외국인 영아의 경우 ① 부모 중 어느 한쪽이 대한민국 국적을 가지고 ②국내에 주민등록 또는 외국인 등록을 한 만2세 미만의 영아여야 합니다.

⇨ 따라서, 첫째아의 건강보험 가입 여부와 무관하게 외국인 등록을 한 자녀가 2인 이상인 경우 다자녀 가구로 인정 가능합니다.(다만, 가족관계임은 확인 필요)

⇨ 소득판정 시에도 건강보험 피부양자로 등재되어 있지는 않지만, 자녀로 확인되는 경우 가구원 수에 포함하여 총 4인 기준 부모의 건강보험료로 소득을 판정합니다.

4. 부의 해외 파견근무 또는 도서벽지 주거지역으로 인하여 건강보험료가 50% 경감되어 고지되고 있는 경우, 적용 기준?

⇨ 원칙적으로 건강보험료 본인부담금을 기준으로 하므로 50% 경감된 본인부담금을 기준으로 적용하며 부는 가구원 수에도 포함합니다.

5. 부의 해외 파견근무로 인하여 건강보험가입 중지되어 있으며, 모가 지역 가입자로서 자녀가 세대원으로 등재되어 있는 경우, 적용 기준?

⇨ 해외 파견근로자의 소득확인이 어려우므로 부는 가구원에서 제외하고, 해당 가구에 고지되는 건강보험료 본인부담금으로 적용합니다.

6. 부가 외국인이며 해외체류중으로 건강보험 미가입인 경우, 적용 기준?

⇨ 부는 가구원에서 제외하고, 건강보험료는 해당 가구에 고지되는 건강보험료 본인부담금으로 적용합니다.

7. 부모가 이혼하여 아이는 모와 주민등록을 같이 하고 있는 경우, 모는 지역가입자로 건강보험료 납부(다만, 아이가 부의 건강보험 피부양자로 등재)하고 있는 경우 적용기준?

⇨ 혼인관계증명서상 이혼 확인되는 경우 이혼한 부는 가구수에서 제외하고 모와 아이로 가구수 산정, 모의 건강보험 지역가입자 건강보험료를 기준으로 적용합니다.

7-1. 부가 외국인이며 국내 체류 중이나 건강보험 미가입인 경우, 적용 기준?

⇨ 부의 소득이 확인될 경우 건강보험료 본인부담률 적용해 가구원에 포함하고, 소득이 확인되지 않을 경우 가구원에서 제외합니다.

8. 부모와 주민등록을 같이 하는 영아의 조모가 거주지가 다른 조부의 건강보험 피부양자로 등재되어 있는 경우, 적용 기준?

⇨ 별도의 건강보험료를 세대주로서 납부하는 직계존속(조부) 및 그 직계존속이 부양하는 배우자(조모)는 주민등록상 주소지가 부모와 동일하더라도 가구수에 포함하지 않으므로 가구수에서 조모를 제외합니다.

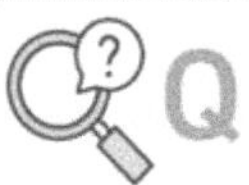

9. 부모와 주민등록을 같이 하는 영아의 조모가 거주지가 다른 자녀의 건강보험 피부양자로 등재되어 있는 경우(조부는 조모와 주민등록은 다르나, 조모와 함께 다른 자녀의 건강보험 피부양자로 등록), 적용 기준?

⇨ 부모와 동일 거주지에 소재하고, 조부·조모가 같은 세대주(다른 자녀)의 피부양자로 등록되어 있으므로(조부모가 별도의 건강보험료를 납부하지 않음) 주민등록을 같이하는 조모를 가구수에 포함합니다.

10. 첫째와 둘째 자녀가 미숙아로 사망하고, 셋째 자녀를 양육중인 경우 다자녀 가구로 볼 수 있는지?

⇨ 다자녀 가구를 지원하는 취지는 2인 이상 자녀를 양육하는 경우 가구의 경제적 부담을 완화하자는 것임을 고려할 때 사망한 자녀는 가구원수와 다자녀 산정에 포함하지 않습니다.

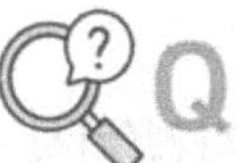

11. 영아의 부모가 이혼소송 중으로 아이 2명은 모와 주민등록등본상 주소지 동일, 건강보험료도 모의 피부양자로 등재되어 있음. 부는 주소지와 건강보험료가 분리되어 있는 경우 가구원 수에서 부를 제외하는 것이 가능한지

⇨ 단순히 부의 주소지와 건강보험가 분리되어 있는 경우 가구원수에서 제외할 수 없으나, 이혼소송 중임을 증명하여 부와는 생계와 주거를 같이 하지 않음이 인정되는 경우 이혼가구에 준하여 가구원수를 산정합니다.(부를 가구원수에서 제외하고 모의 건강보험료로 가구소득 판정)

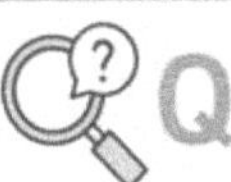

12. 영아의 조부가 지역가입자 세대주로 건강보험료 납부하며, 조모·부·모·영아가 모두 조부의 세대원으로 되어 있고 주민등록지도 동일한 경우 가구수 산정

⇨ 영아의 부모가 별도의 건강보험료 납부 없이 조부의 세대원으로 되어 있고 주소지가 동일한 경우 조부모와 부모가 생계와 주거를 같이하는 하나의 가구로 인정합니다.(조부모를 가구원수에 포함하여 가구원수 5인으로 산정하고, 조부의 건강보험료로 가구소득 판정)

⇨ 다만, 부모가 조부의 세대원으로 되어 있더라도 조부모와 부모가 주소지가 다른 경우는 조부모를 가구원수에 포함하지 않습니다.(가구수에는 부, 모, 영아만 포함하고 조부의 건강보험료로 가구소득 판정)

13. 재혼가정으로 재혼 이전 출산한 성인 자녀가 직장 건강보험료 별도 납부하는 경우 다자녀 인정여부 및 가구원수 산정

⇨ 재혼 이전 출산한 자녀도 주민등록상 같은 주소지에 있다면 다자녀 인정이 가능합니다. 다만, 소득이 있어 별도의 건강보험료를 납부하는 자녀는 가구원 수 제외하며, 성인자녀의 건강보험료도 합산하지 않습니다.

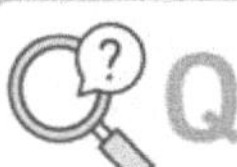

15. 부는 지역가입자(사업자등록)이고, 모는 임의계속가입자인 경우 맞벌이 경감 적용되나요?

⇨ 재혼 이전 출산한 자녀도 주민등록상 같은 주소지에 있다면 다자녀 인정이 가능합니다. 다만, 소득이 있어 별도의 건강보험료를 납부하는 자녀는 가구원 수 제외하며, 성인자녀의 건강보험료도 합산하지 않습니다.

❑ 기타

1. 기저귀 바우처를 지원받고 있는 대상자인데, 신청 당시 보유 자격(차상위계층 등)을 상실하였습니다. 어떻게 해야 하나요?

⇨ 지원기간 동안 기초생활보장·차상위계층·한부모가족 수급 자격 등에 변동이 있을 경우 14일 이내에 보건소로 신고하여야 합니다. 보유 자격 등의 지원신청 자격기준을 부정한 방법으로 조작하여 급여를 받은 경우, 「사회보장급여의 이용·제공 및 수급권자 발굴에 관한 법률」 제22조에 따라 지원금이 환수될 수 있습니다.

2. 포털 사이트 회원가입이 안 돼요. 어떻게 해야 하나요?

⇨ 서비스 지원대상자로 결정 완료된 영아만 회원가입이 가능합니다. 회원가입이 되지 않는 경우 관할 보건소 또는 주민센터에 신청 여부를 확인하시고 안내받으시기 바랍니다.

3-1. 지원대상자의 주민등록번호 또는 성명 등 인적사항 변경 신청을 받았을 때 보건소 또는 주민센터 담당자는 어떻게 해야 하나요?

⇨ 보건소 또는 주민센터 신청·접수 담당자는 주민등록번호 또는 성명 변경 신청(신고)을 받았을 때 공문 시행을 통해 정보 변경 요청을 해주셔야 전자바우처시스템 등에 반영될 수 있습니다.

* 공문수신처 : 보건복지부장관(출산정책과, 복지정보운영과), 한국사회보장정보원

공문발송 양식
- 수신처(3곳) : 보건복지부(출산정책과, 복지정보운영과), 한국사회보장정보원
- 제목: 저소득층 기저귀조제분유 지원사업 대상자 주민등록번호(또는 성명) 변경 신청
- 내용: 대상영아(이름, 생년월일), 변경 전,후 인적사항
- 첨부파일: 현재 대상 영아의 주민등록등본, 기본증명서(상세), 가족관계증명서(상세)

3-2. 지원대상자의 연락처 변경 신청을 받았을 때 보건소 또는 주민센터 담당자는 어떻게 해야 하나요?

⇨ 연락처 변경 신청을 받은 경우에는 지자체 담당자가 행복e음을 시스템을 통해 직권으로 변경할 수 있습니다.(별첨3. 기저귀·조제분유 지원사업 행복e음 시스템 이용 매뉴얼 참고)

⇨ 다만, 시스템을 통해 직권으로 변경이 불가할 경우에는 공문 시행을 통해 정보 변경 요청을 해주셔야 전자바우처시스템 등에 반영될 수 있습니다.

공문발송 양식
- 수신처(3곳) : 보건복지부(출산정책과, 복지정보운영과), 한국사회보장정보원
- 제목: 저소득층 기저귀조제분유 지원사업 대상자 (연락처) 변경 신청
- 내용: 대상 영아(이름, 생년월일), 변경 전,후 연락처 정보

별첨 1 바우처 지원금액 확인방법(서비스 이용자용)

1. 사회서비스전자바우처 홈페이지(www.socialservice.or.kr) 접속

2. 영아의 정보로 **로그인**

〈 회원가입 방법 〉

○ 기저귀·조제분유 지원사업의 이용자(영아)의 이름으로 회원가입 필요

- 회원가입 〉 포탈회원가입(14세미만 선택) 〉 '이용약관 및 개인정보 수집동의', '개인정보 수집 및 이용에 대한 안내' 동의 선택 〉 본인확인(이름, 주민등록번호 입력) 〉 기본정보 입력 〉 기입완료

3. 마이페이지(①) 〉 바우처서비스 이용현황(②) 클릭

4. 신청정보에서 기저귀조제분유지원(③) 확인

* 바우처 총보유금액, 총사용금액, 잔액, 다음바우처생성예정일, 결제가능기간 제공

사회서비스 전자바우처
사회보장정보원
① 마이페이지
나누는 사랑, 커지는 희망
치매환자가족 휴가지원 서비스
마이페이지
바우처서비스이용현황
②
신청정보
③서비스 유형 : 기저귀·조제분유지원
- 바우처 총보유 6,975,000 P
- 바우처 총사용 - 0 P
- 바우처 잔량 6,975,000 P
- 다음 바우처 생성예정일 -
- 결제가능기간 20151013 ~ 20160812
* 참고사항
① 바우처는 첫 바우처 생성일로부터 3개월에 한번씩, 3개월치가 일괄 생성됩니다.
② 생성된 바우처는 결제종료일자까지 소멸되지 않고, 다음 바우처 생성금액과 함께 사용할 수 있습니다.

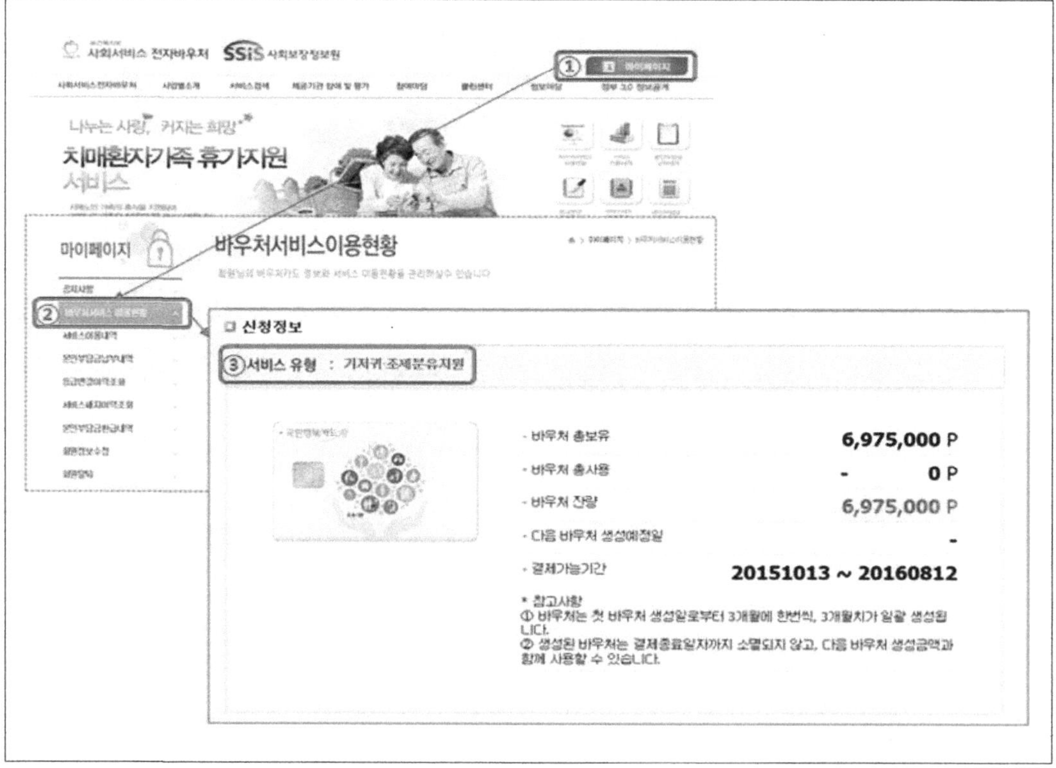

별첨 2 전자바우처시스템 회원가입 및 접속 방법(시도·시군구 담당자용)

❶ 회원가입 절차(홈페이지>회원가입)

① 전자바우처 포털(www.socialservice.or.kr)에 접속 → 우측 상단의 「회원가입」 선택

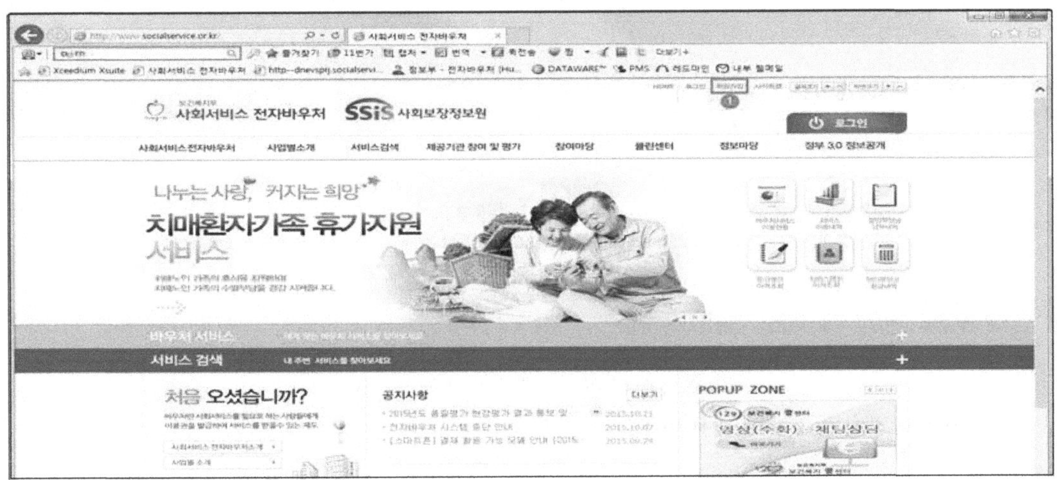

② 회원정보 〉 회원가입 메뉴 선택 → 전자바우처시스템 사용등록 〉 시군구 담당자 「가입하기」 선택

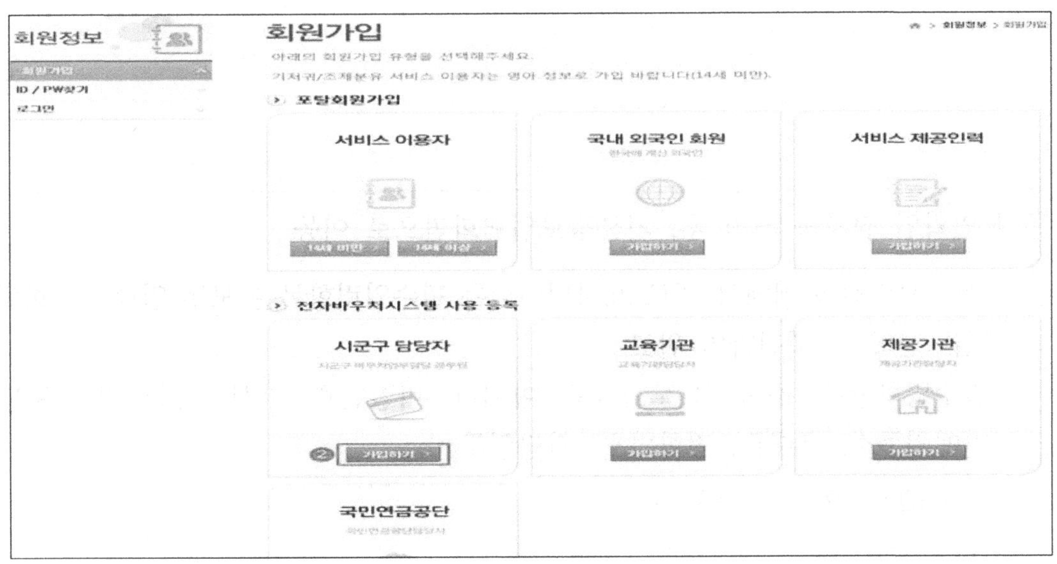

③ '개인정보 수집 동의 및 이용안내'에 대한 내용 확인 후 '동의함' 선택

회원가입
회원서비스 > 회원가입
아래 이용약관 및 개인정보 수집 및 이용에 대한 안내를 읽어보신후에 동의해 주세요.
STEP 01 약관동의
STEP 02 본인확인
STEP 03 기본정보입력
STEP 04 가입완료
이용약관 및 개인정보 수집동의
제1장 총칙
제 1조 목적
이 약관은 정부(보건복지부) 산하기관인 사회보장정보원(이하 SSIS)에서 운영하는 전자바우처 포탈사이트(이하 "당 사이트")가 온라인으로 제공하는 디지털 콘텐츠(이하 "콘텐츠"라고 한다) 및 제반서비스의 이용에 관한 조건 및 절차와 기타 필요한 사항을 규정함을 목적으로 합니다.
제 2조 정의
이 약관에서 사용하는 용어의 정의는 다음과 같습니다.
3
동의함
동의하지 않음
개인정보 수집 및 이용에 대한 안내
홈페이지에서의 개인정보보호
1. 자동으로 수집·저장되는 정보
여러분이 당 사이트를 이용할 경우 다음의 정보는 자동적으로 수집·저장됩니다.
① 이용자 여러분의 인터넷서버 도메인과 우리 홈페이지를 방문할 때 거친 웹사이트의 주소
② 이용자의 브라우저 종류 및 OS
③ 방문일시 등
위와 같이 자동 수집·저장되는 정보는 이용자 여러분에게 보다 나은 서비스를 제공하기 위한 통계분석과 이용자와 웹사이트간의 원활
동의함
동의하지 않음
4
동의함
동의하지 않음

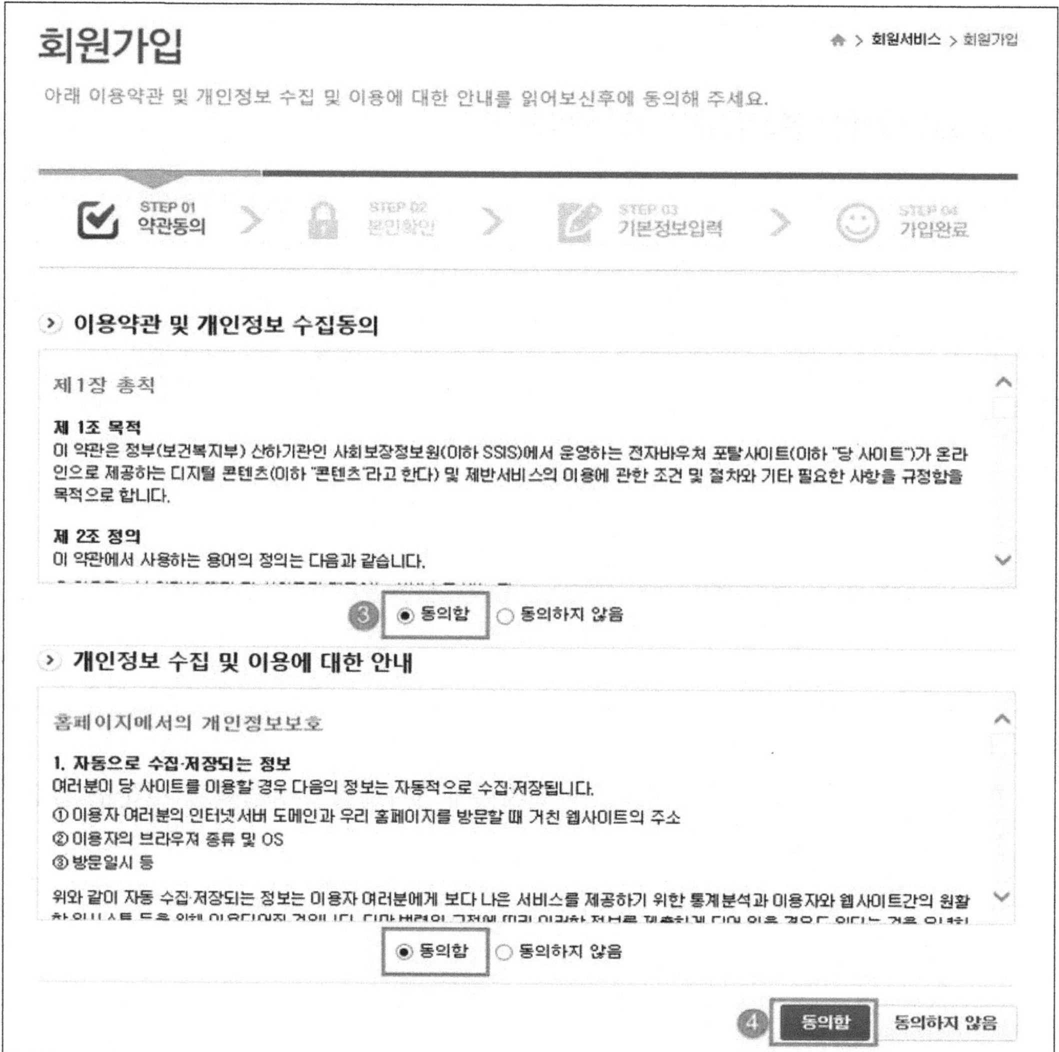

④ 본인확인 절차를 거친 후, 기본정보입력화면으로 이동

⑤ 기본정보입력 단계에서 '*'로 표시되어있는 필수입력항목은 모두 입력 → '**회원가입**' 선택 → 회원가입 완료

- 필수입력항목 : 소속 시/도, 이름, 아이디, 비밀번호, 부서, 직급, 생년월일, 이메일주소, 휴대폰, 전화번호, 담당업무

  * 담당업무 : 기저귀·조제분유지원

시군구 회원가입

🏠 > 회원서비스 > 회원가입

바우처업무를 담당하는 시군구 공무원만 회원가입을 할 수 있습니다.

회원가입정보 *표시는 필수 입력 항목입니다.

소속시/도 *	선택해주세요 ▽ 선택해주세요 ▽
이름 *	
아이디 *	중복검사 아이디는 6자에서 10까지 입력가능합니다.
비밀번호 *	*10~12자 영문자, 숫자, 특수문자 중 2종류 이상 혼합구성하여 주시기 바랍니다.
비밀번호 확인 *	*10~12자 영문자, 숫자, 특수문자 중 2종류 이상 혼합구성하여 주시기 바랍니다.
부서 *	
직급 *	
생년월일 *	(예시:2013-01-01)
이메일주소 *	@ 직접입력 ▽ 비밀번호 찾기 시 등록된 이메일로 임시비밀번호가 발송되므로 자주 사용하시는 이메일을 등록하여 주시기 바랍니다.
휴대폰 *	선택 ▽ - -
전화번호 *	선택 ▽ - -
담당업무 *	□ 노인돌봄종합서비스 □ 치매환자가족휴가지원 □ 장애인활동지원 □ 산모신생아건강관리사 □ 지역사회서비스투자 □ 가사간병방문관리사 □ 언어발달지원서비스 □ 발달재활서비스 □ 발달장애인부모상담서비스 □ 기저귀·조제분유지원 □ 청소년산모임신출산의료비

! 사회보장정보원의 승인 후 로그인이 가능합니다.

! 사회보장정보원에서는 매일 오전 9시, 오후3시 승인합니다.

⑤ 회원가입 다시작성

제Ⅶ장 저소득층 기저귀·조제분유 지원사업

❷ 전자바우처시스템 설치

❑ 회원가입 완료 후 http://nevs.socialservice.or.kr/MiContent/install/install.jsp 로 접속하여 시군구 전자바우처시스템 설치

① http://nevs.socialservice.or.kr/MiContent/install/install.jsp로 접속, MiPlatform 설치

② 설치창이 나타나면 '**설치**' 버튼 선택

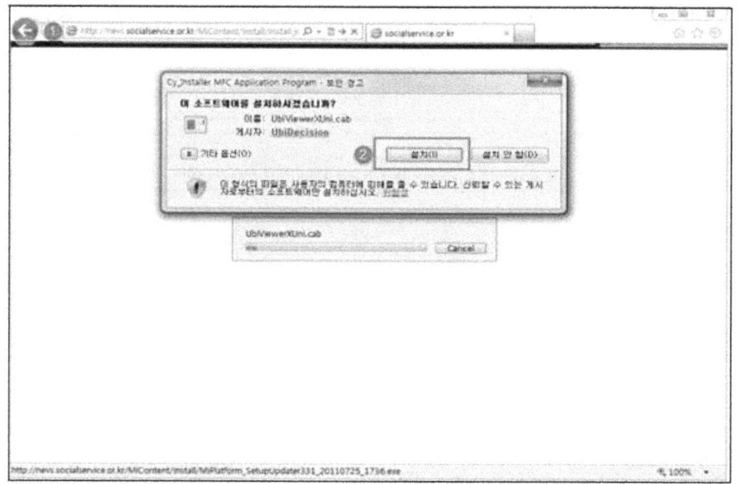

※ 설치창이 나타나지 않을 경우,
인터넷옵션 -> 개인정보 -> 사용자 지정수준 -> 팝업 차단 사용 - 사용 ON

③ 전용브라우저 실행창이 나타나면 '**확인**' 버튼 선택

웹 페이지 메시지
전용브라우저로 실행하시겠습니까?
③
확인
취소

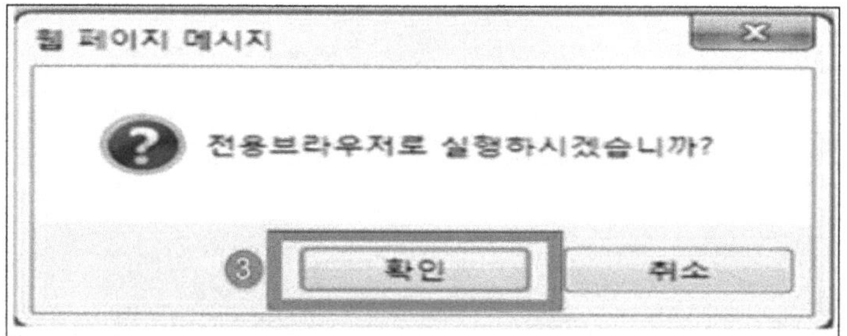

④ 프로그램 설치가 완료되면 바탕화면에 접속 아이콘이 생성

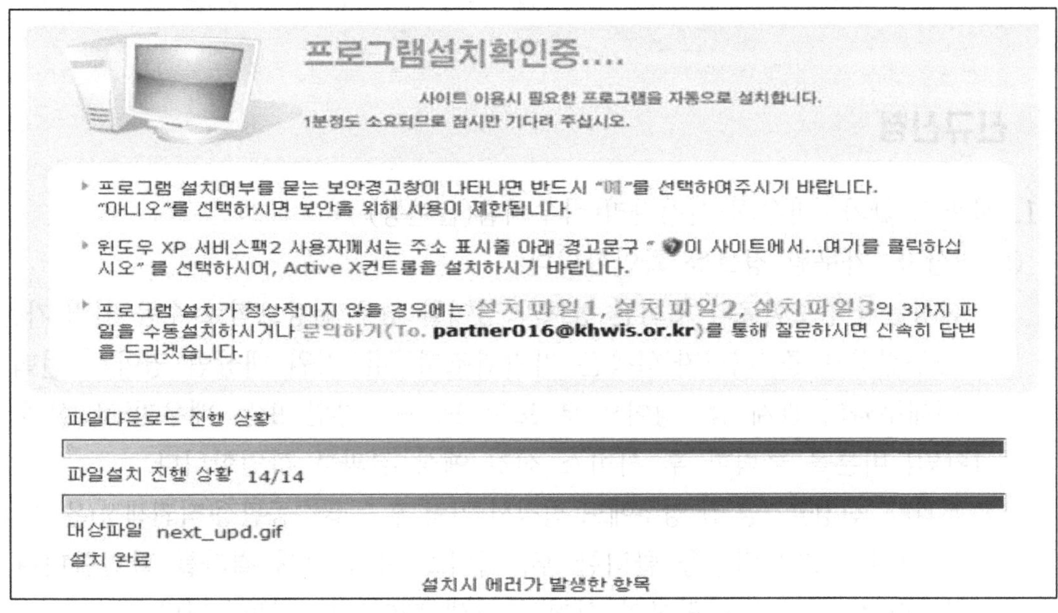

⑤ 아이콘을 더블클릭하여 '**전자바우처시스템**'에 접속

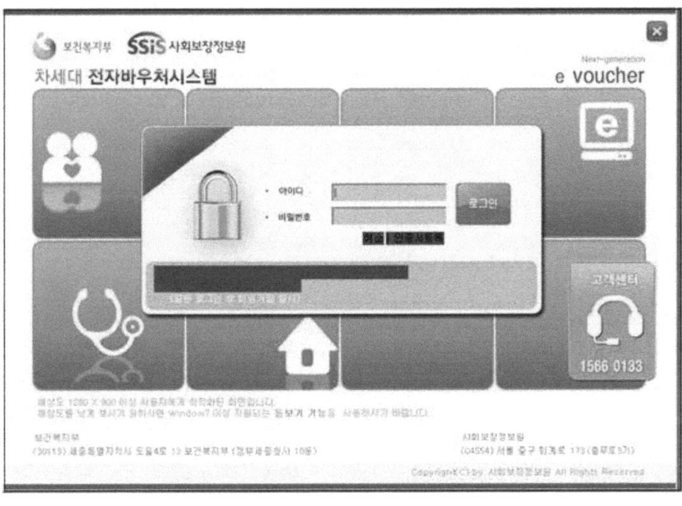

별첨 3 기저귀·조제분유 지원사업 행복e음 시스템 이용 매뉴얼(시군구 담당자용)

신규신청

1. **서비스 찾기**…바우처▸신청관리▸바우처홈(읍면동)

① 대상자, 가구원 정보를 확인합니다.

- 신청된 건강보험료와 조회된 정보가 상이할 경우 건강보험료 수동 입력 가능
- 가구원정보 중,'대상자'항목은 기저귀조제분유 지원 대상인 영아로 선택
- 세대주와의 관계 중, 영아의'부 또는 모' → '본인 또는 배우자'로 설정

② [확인] 버튼을 클릭한 후 서비스 신청 예상 결과를 확인합니다.

- 결과가 '신청불가능'인 경우에도 신청서 입력 후 등급수동판정(직권책정)은 가능

③ 결과보기 [보기] 버튼을 클릭한 후, 서비스 판정 상세 결과를 확인합니다.

④ [일괄신청] 버튼을 클릭하여 신청서 상세 페이지로 이동합니다.

서비스 찾기
가구원 정보
건보료 수동 입력
행추가
행삭제
신청자 대상자 세대주와의 관계 성명 주민등록번호 연령 신청구분 월소득금액 건강보험료
사회서비스
결과보기
결과보기
결과 조건
신청불가능 (예외지원여부) = Y
신청불가능 (자격) = 기초주거급여
신청불가능 (자격) = 기초교육급여
신청불가능 (자격) = 차상위장애인
신청불가능 (자격) = 차상위본인부담경감대상자
신청불가능 (자격) = 차상위계층 확인
신청불가능 (자격) = 차상위자활
신청불가능 (본인자격) ⊂ 기초생계급여,기초의료급여,기초주거급여,기초교육급여,차상위장애인,차상위본인부담경감대상
신청불가능 (배우자자격) ⊂ 기초생계급여,기초의료급여,기초주거급여,기초교육급여,차상위장애인,차상위본인부담경감대
신청불가능 (자격) = 모자가족
신청불가능 (자격) = 부자가족
신청불가능 (자격) = 청소년한부모모자가족
신청불가능 (자격) = 조손가족
신청불가능 (자격) = 청소년한부모부자가족
신청불가능 (본인자격) ⊂ 일반장애인 & (소득) <= 2023년 중위소득80%
신청불가능 (배우자자격) ⊂ 일반장애인 & (소득) <= 2023년 중위소득80%
신청불가능 (자격) = 일반장애인 & (소득) <= 2023년 중위소득80%
신청가능 (다자녀가구여부) = Y & (소득) <= 2023년 중위소득80%
확인
보기
일괄신청
닫기

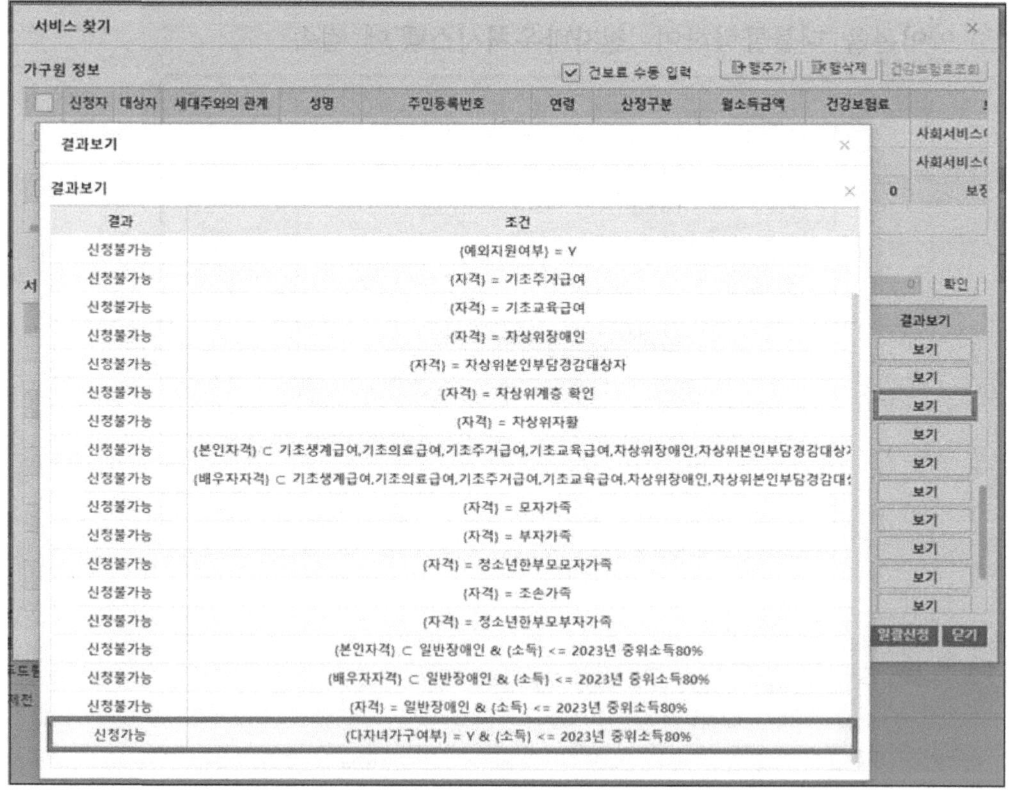

2. 바우처 신청…바우처▸신청관리▸바우처홈(읍면동)▸서비스찾기▸[일괄신청]

① 서비스정보를 입력 및 선택 합니다.

- 시군구 예외지원 대상자(라형,마형)의 경우, 예외지원여부 항목'예'를 선택

② [등급판정] 버튼을 클릭하여 등급판정 합니다.

③ 카드정보 선택 후 [저장] 버튼을 클릭하여 신청서를 저장합니다.

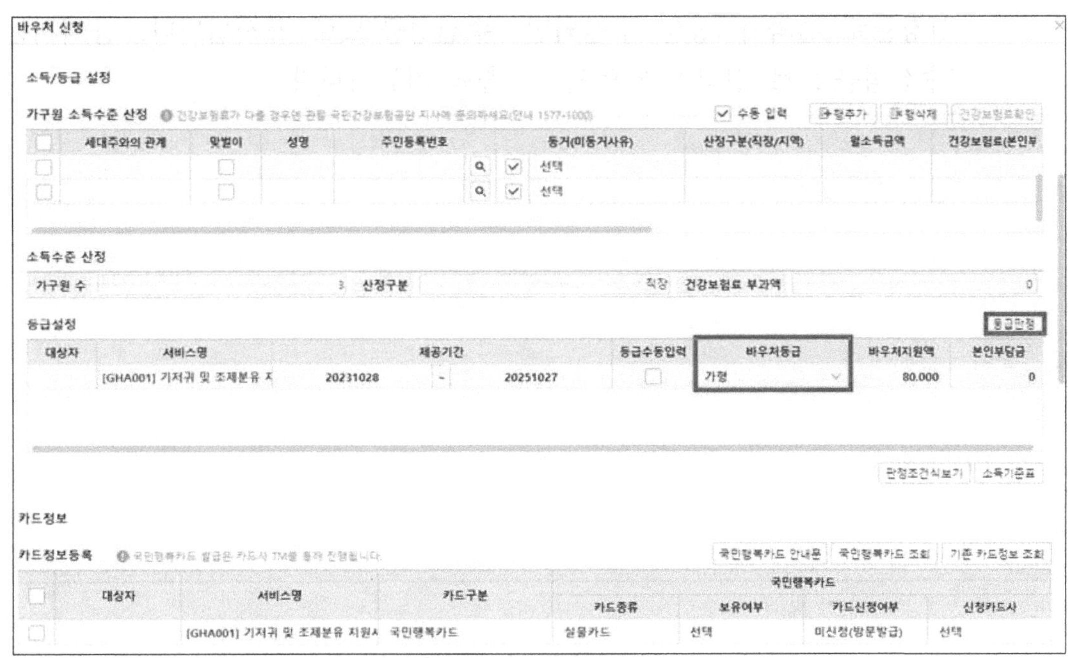

3. 바우처 대상자 결정처리…바우처▸신청관리▸대상자결정처리

① 접수된 신청서를 조회합니다.

② [일괄결정] 버튼을 클릭하거나 검색목록 상세에서 결정처리합니다.

- 시군구 예외지원 대상자(라형,마형)의 경우, 판정결정등록'시군구인정'으로 선택

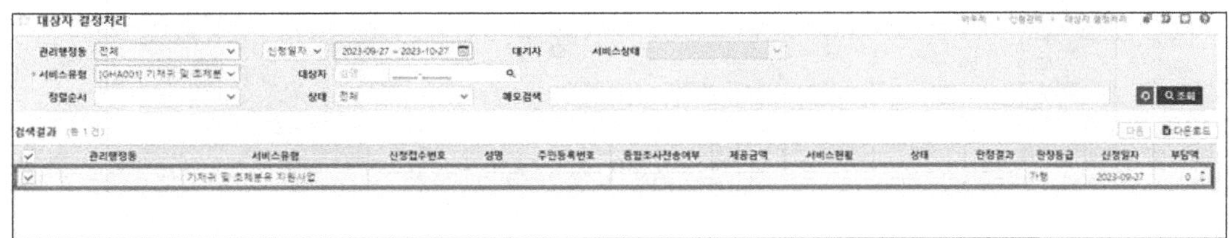

4. 바우처 송수신관리…바우처▸송수신관리▸바우처송수신관리

① [신청]탭에서 결정 완료된 신규 신청서를 조회합니다.

② 전송할 신청서를 선택 한 후, [선택전송] 버튼을 클릭하여 전송합니다.

※ [선택전송] 버튼을 클릭하면 전자바우처로 신청서가 전송됩니다. 전자바우처로 전송이 완료된 경우 '전송성공'으로 표시되며, 행복이음으로 전자바우처에서 신청완료 결과가 정상 수신되면 '수신성공'으로 표시됩니다. 통지서는 '수신성공'으로 신청이 완료된 후 출력 가능합니다.

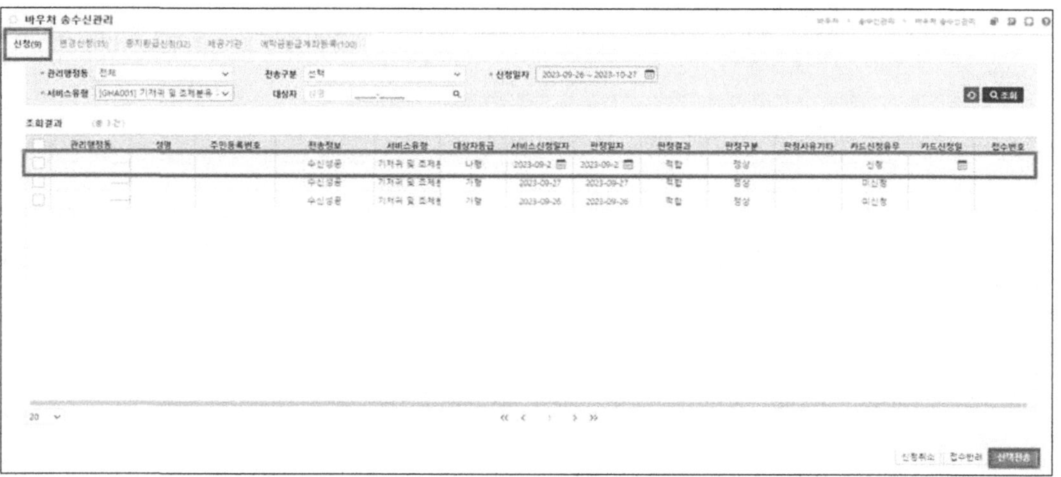

〈 등급 수동입력 방법 〉

① 신청서 상세화면에서 [등급판정] 후,'등급수동입력'항목 체크박스를 클릭합니다.

② 수동입력사유 선택/입력 후 [확인] 버튼을 클릭합니다.

③'바우처등급'항목 목록을 클릭하여 직권 책정 등급을 선택합니다.

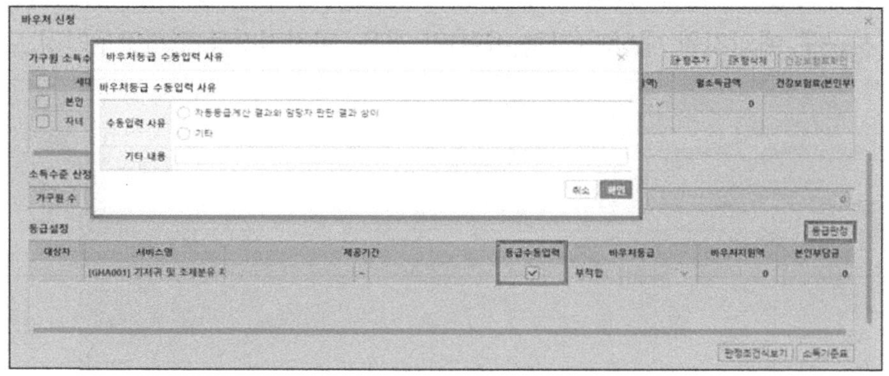

변경신청

1. 등급변경 신청…바우처▸바우처변경신청관리, 바우처송수신관리

① 바우처 변경신청관리 화면에서 [신청등록] 버튼을 클릭합니다.

- 변경신청 등록은 바우처 대상자현황 [변경신청] 기능과 동일
- 신청서'신청'상태인 경우, [신청취소] 버튼을 클릭하여 취소 가능

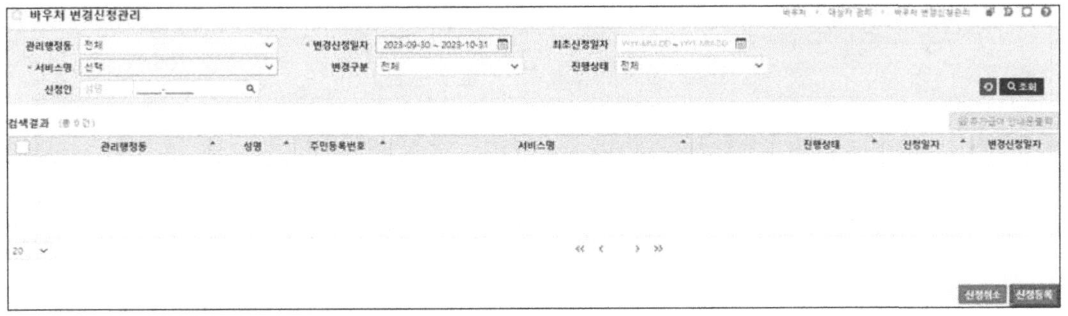

② 신청서 상세에서 대상자와 서비스를 조회합니다.

③ 변경구분에서 '등급변경'을 선택합니다.

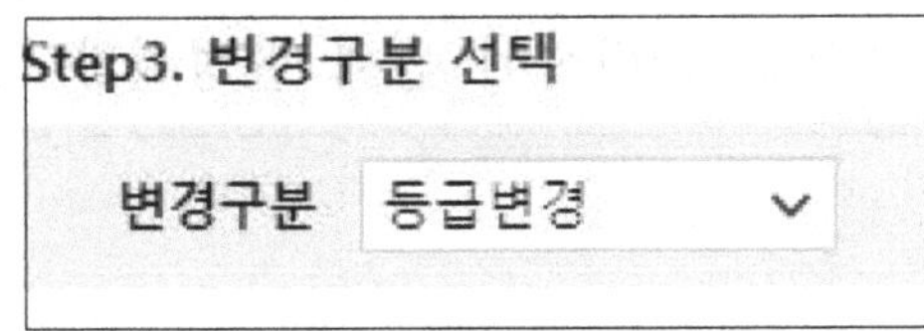

④ 서비스기본정보 중, '모유수유불가사유'를 선택 한 후, [소득/가구편집]을 클릭합니다.

- 등급변경은 조제분유 추가(가형/라형 → 다형/바형)만 가능

Step3. 변경구분 선택
변경구분 등급변경
Step4. 변경신청 내용 입력
변경신청 변경신청 전
소득 및 지원 내역 가구/소득편집
보유자격 아동수당,사회서비스이용(권) 재조회 신청일자
산정구분 직장 산정가구원수 4 건강보험료합계
판정등급 가형 등급 수동입력
정부지원(기본) 본인부담금(기본) 0 합계(기본)
서비스 기본정보
등급변경가능여부 다 형으로 등급변경 가능합니다.
* 서비스 구분 조제분유 추가 영아수 1 명
* 모유수유 불가사유 사망 질병 아동복지시설·공동생활가정·가정위탁 아동 등 한부모(부자·조손)가족 사실상 모유 수유 불가능

⑤ 가구원 확인 및 건강보험료 조회 후 [등급판정] 버튼을 클릭합니다.

- 가구원을 수동으로 입력하는 경우 성명과 주민등록번호 입력 후 돋보기 버튼 클릭
- [건강보험료확인] 버튼을 클릭하여 건강보험료 조회(수동입력 가능)

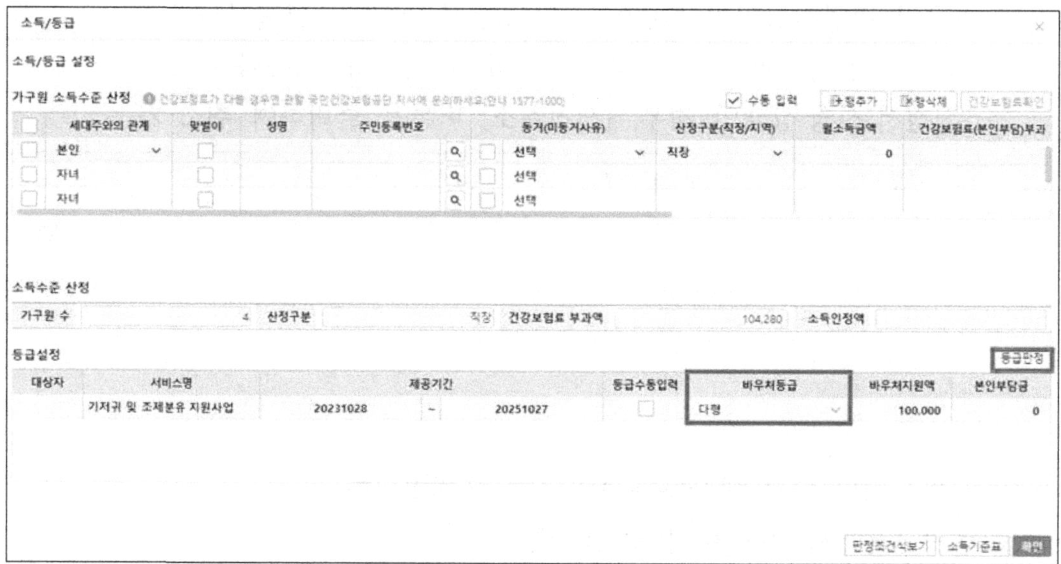

⑥ [판정조건식보기] 버튼을 클릭하여 상세 판정결과 확인 가능합니다.

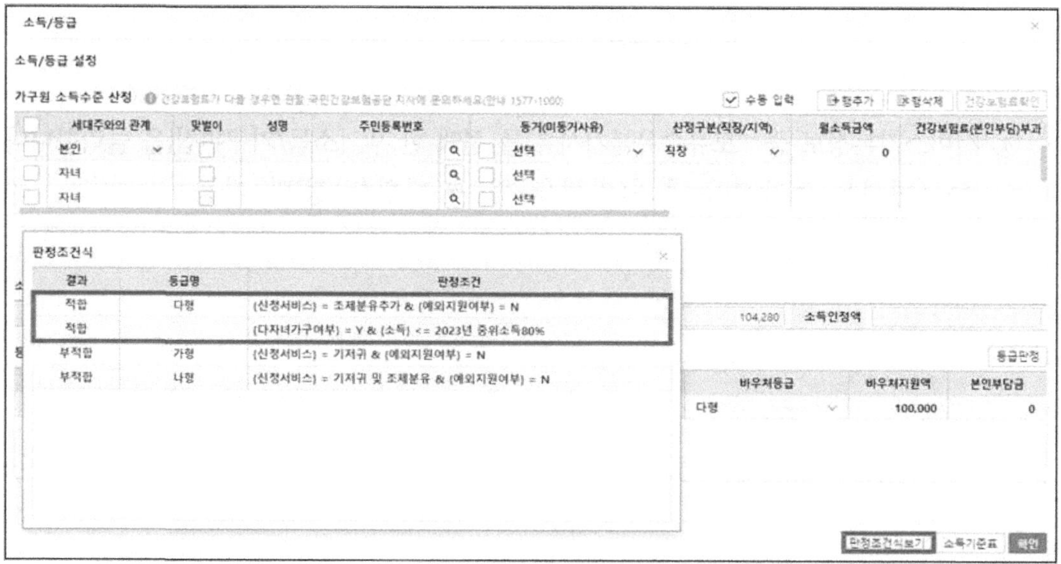

⑦ [확인] 버튼을 클릭하여 판정을 완료합니다.

⑧ 신청서 상세화면에서 [저장] 버튼을 클릭하여 변경신청서 등록을 완료합니다.

⑨ '바우처송수신관리'화면 변경신청탭에서 신청서 조회 후 전송합니다.

2. 정보변경 신청…바우처▸바우처변경신청관리, 바우처송수신관리

① 바우처 변경신청관리 화면에서 [신청등록] 버튼을 클릭합니다.

② 신청서 상세에서 대상자와 서비스 조회합니다.

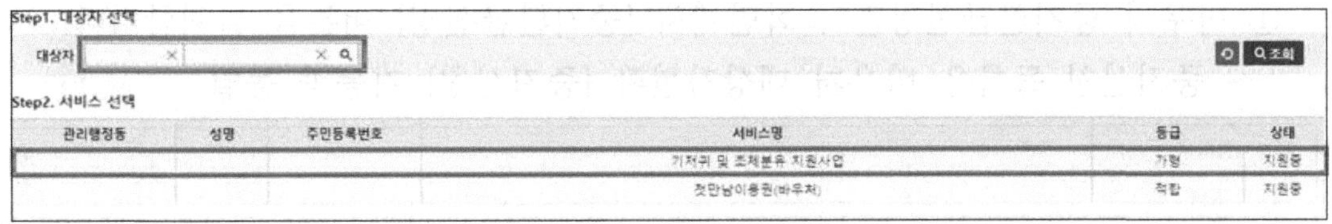

③ 변경구분에서'정보변경'을 선택합니다

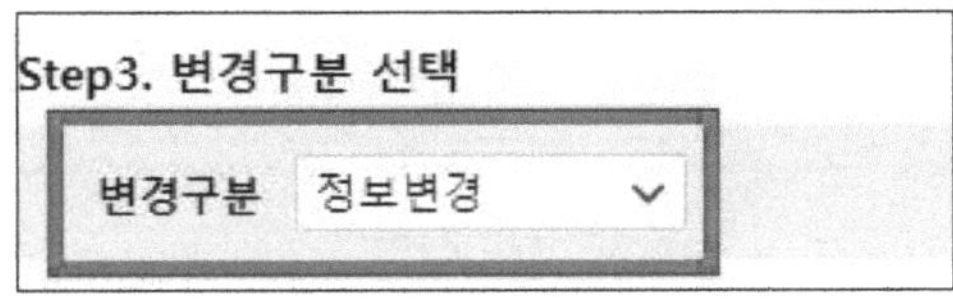

④ 대상자 인적정보'변경'항목에 체크합니다.

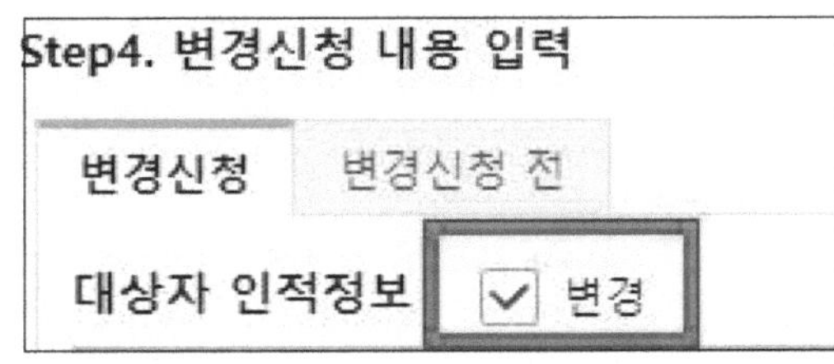

⑤ 전화번호, 휴대전화번호 입력 후 [저장] 버튼을 클릭하여 저장합니다.

- 대상자가 영아이므로 대상자 연락처에 신청인(또는 문자 발송 대상자) 연락처 기입

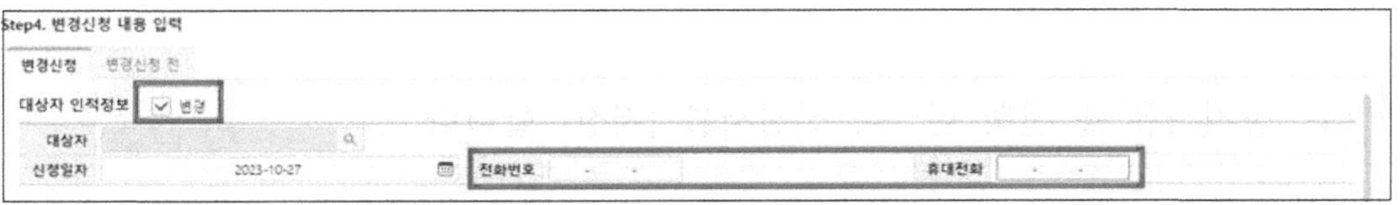

⑥ '바우처송수신관리'화면 변경신청탭에서 신청서 조회 후 전송합니다.

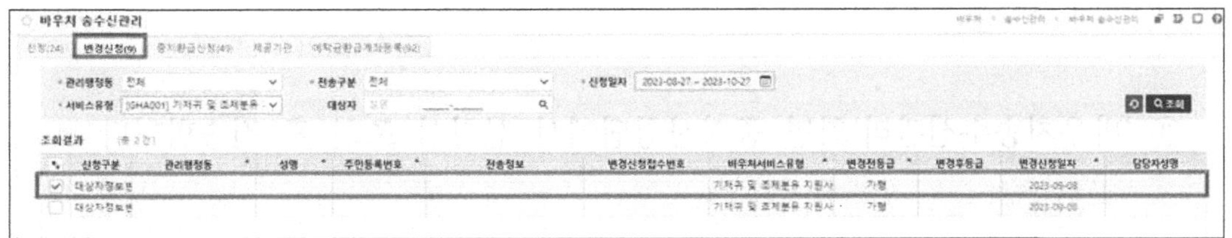

중지신청

○ **바우처 중지신청**…바우처▸바우처중지환급신청관리, 바우처송수신관리

① 바우처 중지환급신청관리 화면에서 [중지환급신청] 버튼을 클릭합니다.

- 중지신청 등록은 바우처 대상자현황 [중지신청] 기능과 동일

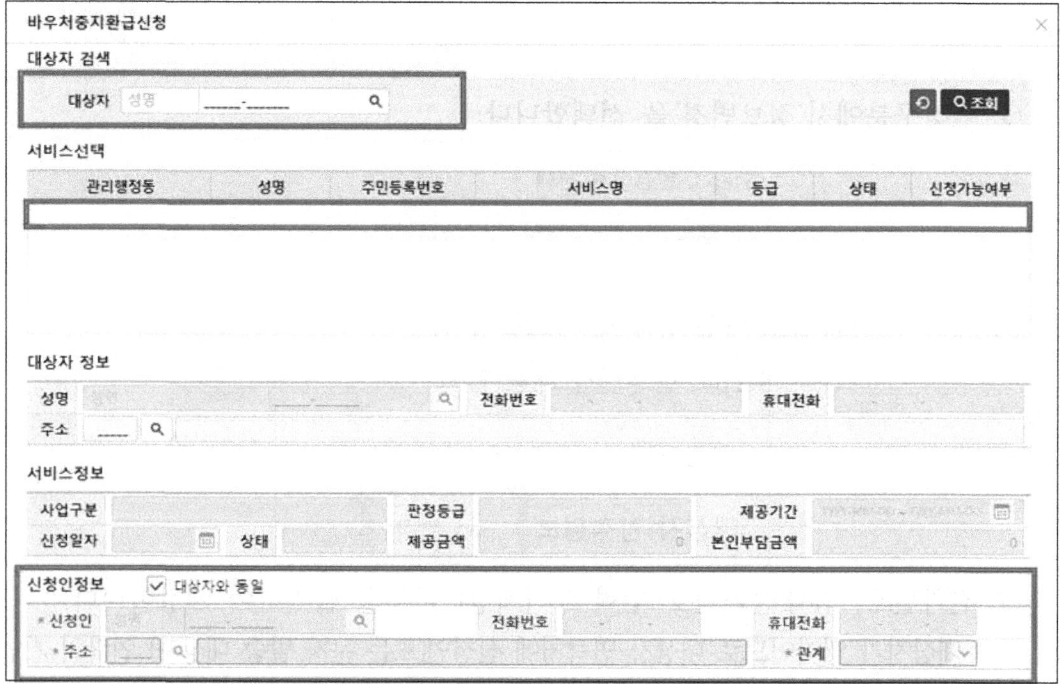

② '중지사유'를 선택 한 후, 신청서를 [저장] 합니다.

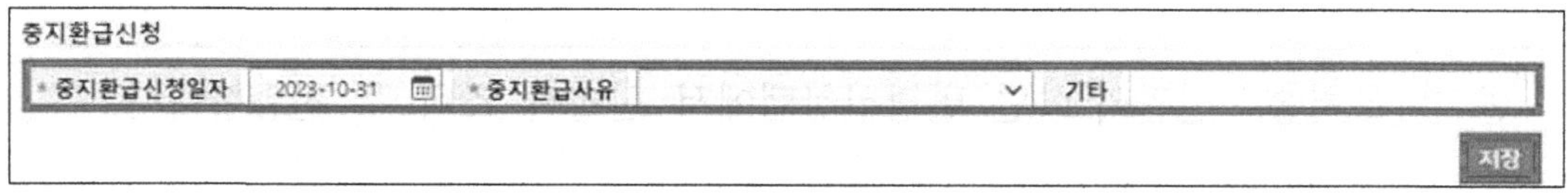

③ '바우처송수신관리'화면 중지신청탭에서 신청서 조회 후 전송합니다.

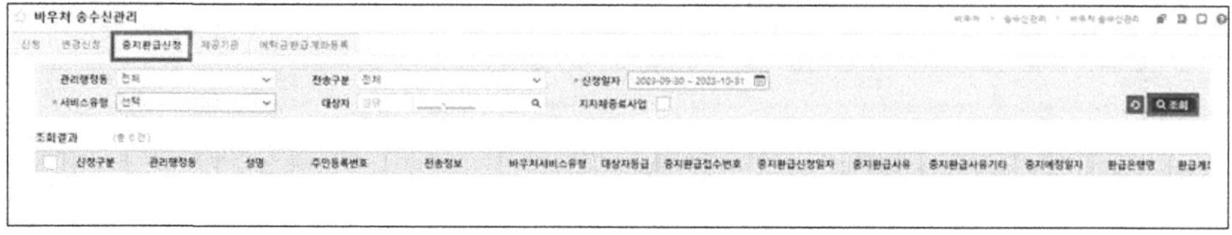

변동 현황

○ **바우처 변동현황**…바우처▸변동사후▸바우처변동현황

- 항목 별로 변동 미처리된 대상자 수 표시
- 처리여부'처리할일'인 대상자는 [중지신청], [변경신청] 버튼을 클릭하여 처리 가능
- [처리완료] 버튼을 클릭하여 변동현황 확인 및 처리완료 진행

  * 중지신청 진행하지 않는 경우에도, 해당 건 체크박스 체크 후 바로 처리완료 버튼을 클릭하여 처리완료 해야함

  * 처리여부가 처리할일에서 처리완료(사용자)로 변경되어야 미처리현황에서 처리 완료됨

- 기본 지원대상자(가형,나형,다형)의 전출입이 있는 경우, 행복이음에 입력된 대상자별 전산 자료는 별도의 전송절차 없이 전출지에서 전입지로 자동이관됨

  * 대상자 전출시 서비스 중지처리 하지 않도록 주의(서비스 중지시 바우처 소멸됨)

- 장기 해외체류로 인한(최근 6개월간 통상 90일 초과 해외체류자) 대상자는 해외출입국 정보 확인 후 중지신청 진행

IX

영유아 사전예방적 건강관리

1. 사업 개요
2. 미숙아 및 선천성이상아 의료비 지원
3. 선천성 대사이상 검사 및 환아관리
4. 선천성 난청검사 및 보청기 지원

 영유아 사전예방적 건강관리

 사업 개요

가. 사업목적

- 영유아 선천성 건강위협요인의 조기 발견 및 의료비 지원 등을 통한 건강한 성장발달 도모

  - **(미숙아 및 선천성이상아 의료비 지원)** 미숙아 및 선천성이상아 대상 의료비를 지원하여 환아 가정의 경제적 부담 완화 및 미숙아 등 고위험 신생아의 건강한 성장 발달 도모
  - **(선천성 대사이상 검사 및 환아관리)** 선천성 내사이상 유무를 조기에 빌견·치료하고 특수식이 등을 지속적으로 지원함으로써 정신지체 등 장애 발생을 사전에 예방
  - **(선천성 난청검사 및 보청기 지원)** 선천성 난청의 조기발견으로 재활치료를 통해 언어·지능 발달장애를 예방함으로써 사회부적응 등 후유증 최소화

나. 추진경위

- **(미숙아 및 선천성이상아 의료비 지원)**
  - '99년 모자보건법 개정, '00년 미숙아 및 선천성이상아 의료비 지원
  - '05년 미숙아의 경우 체중별 의료비 차이가 극심함을 감안하여 체중별 의료비 차등 지원 실시
  - '19년 신생아집중치료실 주요 비급여 항목의 급여화('16.10월) 및 선택진료비 폐지('18.1월)에 따른 미숙아 의료비 지원한도 조정(1kg 미만 구간 신설)
  - '20년 선천성이상아 의료비 지원기한 확대(9월~)

    * 출생 후 28일내 진단·수술 → 출생 후 1년내 진단·수술

- '23년 선천성이상아 의료비 지원기한 확대
  * 출생 후 1년내 진단·수술 → 출생 후 1년4개월내 진단·수술
- '24년 소득기준(기준중위소득 180% 이하) 폐지, 선천성이상아 의료비 지원기한 확대(1년 4개월 → 2년) 및 예외기간 인정(2년 후라도 의사 소견 시)
- '26년 의료비 지원한도 상향(미숙아 의료비는 출생체중에 따라 최대 1천만원→2천만원까지, 선천성 이상아 의료비는 5백만원→7백만원까지) 지원, 미숙아이면서 선천성 이상아인 경우 의료비 지원한도 합산 적용

● **(선천성 대사이상 검사 및 환아관리)**

- '91년 저소득 가정 신생아 대상 검사비 지원, '97년 당해연도 출생하는 모든 신생아로 대사이상 검사 확대 실시
- '06년 검사 종목 확대(2종 → 6종)*
  * 페닐케톤뇨증, 갑상선기능저하증, 갈락토스혈증, 호모시스틴뇨증, 단풍당뇨증, 선천성부신과형성증
- '18.10월 정부지원 선천성 대사이상 6종을 포함한 50여종의 "광범위 신생아 선천성 대사이상 선별검사" 건강보험 적용으로 지원방식 변경
  * 기준 중위소득 180% 이하 가구의 신생아 외래 선별검사 시 발생하는 본인부담금 지원
- '24년 소득기준(기준중위소득 180% 이하) 폐지

● **(선천성 난청검사 및 보청기 지원)**

- '07~'08년 신생아 청각선별검사 시범사업 실시
  * 16개소('07년), 32개소('08년)
- '09년 전국 단위로 확대 실시(최저생계비 120% 이하 가구 지원)
- '10년 지원 범위 확대(최저생계비 200% 이하 가구 지원)
- '18.10월 난청 선별검사 2종(자동화 이음향 방사검사(AOAE), 자동화 청성뇌간 반응검사(AABR)) 건강보험 적용으로 지원방식 변경
  * 기준 중위소득 180% 이하 가구의 신생아 외래 선별검사 시 발생하는 본인부담금 지원
- '19년 난청 환아 대상 보청기 지원 시작

- '24년 소득기준(기준중위소득 180% 이하) 폐지, 일측성 난청의 경우도 지원 시작
- '24년~'26년 보청기 지원연령 단계적 확대

* ('19)만3세→('24)만5세→('26)만12세 미만

다. 지원근거 : 모자보건법 제3조, 제10조제2항

「모자보건법」

제3조(국가와 지방자치단체의 책임) ① 국가와 지방자치단체는 모성과 영유아의 건강을 유지·증진하기 위한 조사·연구와 그 밖에 필요한 조치를 하여야 한다.

② 국가와 지방자치단체는 모자보건사업에 관한 시책을 마련하여 국민보건 향상에 이바지하도록 노력하여야 한다.

제10조(임산부·영유아·미숙아등의 건강관리 등) ② 특별자치시장·특별자치도지사 또는 시장·군수·구청장은 임산부·영유아·미숙아등 중 입원진료가 필요한 사람에게 다음 각 호의 의료 지원을 할 수 있다.

1. 진찰 2. 약제나 치료재료의 지급 3. 처치(處置), 수술, 그 밖의 치료
4. 의료시설에의 수용 5. 간호 6. 이송

라. 영유아 관련 통계

❑ 출생아수, 조출생률 및 합계출산율

(단위 : 명, 인구 1천명당 명, 가임여자 1명당 명)

구 분	2017	2018	2019	2020	2021	2022	2023	2024
출생아수	357,771	326,822	302,676	272,337	260,562	249,186	230,028	238,317
조출생률	7.0	6.4	5.9	5.3	5.1	4.9	4.5	4.7
합계출산율	1.05	0.98	0.92	0.84	0.81	0.78	0.72	0.75

* 자료출처 : 「2024년 출생통계」('25.8.27, 통계청 인구동향조사)

❑ 영아사망률

(단위 : 출생아 천 명당 명)

구 분	2017	2018	2019	2020	2021	2022	2023	2024
영아사망률	2.8	2.8	2.7	2.5	2.4	2.3	2.5	2.4
OECD평균	4.3	4.2	4.2	4.0	3.9	3.7	3.6	-

* 영아사망률(Infant Mortality Rate) = (당해연도 0세 사망아 수/당해연도 연간 출생아 수)×1,000
* 자료출처 : 「2024년 영아사망·모성사망·출생전후기사망 통계」('25.10월, 국가데이터처), OECD.Stat, Health Status Data(2025.10. 추출)

❑ 미숙아 발생 추이

(단위 : %, 명)

구 분		2017	2018	2019	2020	2021	2022	2023	2024
저체중 출생아 (2.5kg 미만)	발생률	357,771	326,822	302,676	272,337	260,562	249,186	230,028	238,317
	발생수	6.2	6.2	6.6	6.8	7.2	7.8	7.7	7.8
조산아 (37주 미만)	발생률	22,022	20,233	19,915	18,338	18,667	19,213	17,542	18,495
	발생수	7.6	7.7	8.1	8.5	9.2	9.8	9.9	10.2

* 자료출처 : 「2024년 출생통계」('25.8.27, 통계청 인구동향조사)

2 미숙아 및 선천성이상아 의료비 지원

가. 미숙아 및 선천성이상아 등록관리

❑ 법적근거

「모자보건법」

제8조(임산부의 신고 등) ④ 의료기관의 장은 해당 의료기관에서 미숙아나 선천성이상아가 출생하면 보건복지부령으로 정하는 바에 따라 보건소장에게 보고하여야 한다.
⑤ 제4항에 따른 미숙아 또는 선천성이상아(이하 "미숙아등"이라 한다)의 출생을 보고받은 보건소장은 그 보호자가 해당 관할 구역에 주소를 가지고 있지 아니하면 그 보호자의 주소지를 관할하는 보건소장에게 그 출생 보고를 이송하여야 한다.

제9조의2(미숙아등의 정보 기록·관리) 제8조제4항과 제5항에 따라 미숙아등의 출생 보고를 받은 보건소장은 보건복지부령으로 정하는 바에 따라 미숙아등에 대한 정보를 기록·관리하여야 한다.

미숙아 및 선천성이상아의 정의

- 모자보건법 제2조(정의) 5. "미숙아(未熟兒)"란 신체의 발육이 미숙한 채로 출생한 영유아로서 대통령령으로 정하는 기준에 해당하는 영유아를 말한다.
  6. "선천성이상아(先天性異常兒)"란 선천성 기형(奇形) 또는 변형(變形)이 있거나 염색체에 이상이 있는 영유아로서 대통령령으로 정하는 기준에 해당하는 영유아를 말한다.
- 모자보건법 시행령 제1조의2(미숙아 및 선천성이상아의 기준) 「모자보건법」 제2조제5호 및 제6호에 따른 미숙아 및 선천성이상아의 기준은 다음 각 호와 같다.
  1. 미숙아 : 임신 37주 미만의 출생아 또는 출생 시 체중이 2천500그램 미만인 영유아로서 보건소장 또는 의료기관의 장이 임신 37주 이상의 출생아 등과는 다른 특별한 의료적 관리와 보호가 필요하다고 인정하는 영유아
  2. 선천성이상아: 보건복지부장관이 선천성이상의 정도·발생빈도 또는 치료에 드는 비용을 고려하여 정하는 선천성이상에 관한 질환이 있는 영유아로서 다음 각 목의 어느 하나에 해당하는 영유아
     가. 선천성이상으로 사망할 우려가 있는 영유아
     나. 선천성이상으로 기능적 장애가 현저한 영유아
     다. 선천성이상으로 기능의 회복이 어려운 영유아

❑ 미숙아·선천성이상아 보고 관리 및 지원사업 홍보

- 미숙아 및 선천성이상아 치료·관리에 종사하는 의사, 조산사 및 간호사는 물론 학회 등 관련 단체 대상으로 사업의 취지와 목적을 홍보하여 미숙아·선천성이상아 출생 직후 관할 보건소에 보고하도록 유도

- 미숙아 및 선천성이상아의 효율적인 등록을 위하여 의료기관 및 임산부 등을 대상으로 등록 관리의 취지와 의료비 지원사업에 대한 교육 및 홍보 실시

❑ 등록카드 작성 관리 및 의료지원 등 관리방안 계획 수립·시행

- 미숙아 및 선천성이상아의 출생을 보고 받은 보건소장은 등록카드를 작성·관리(전산망 입력 관리 가능)하고 의료기관과 연계하여 특별관리 및 정보체계 구축

- 시장·군수·구청장은 정기적으로 건강진단 · 예방접종을 실시하거나 방문건강관리 사업과 연계하여 동 가정을 방문하여 보건의료서비스를 제공하는 등 필요한 조치 등에 대한 계획 수립 및 시행

나. 미숙아 및 선천성이상아 의료비 지원

❑ 지원대상 및 지원내용(* '24년부터 가구 소득과 관계없이 지원)

1)-가.	미숙아(저체중아 및 조산아) 의료비 지원

① 지원 요건

- 긴급한 수술 또는 치료가 필요하여 출생 후 24시간 이내에 신생아중환자실(NICU)에 입원한 미숙아
  * 신생아중환자실 부족에 따른 대기 또는 이송의 사유로 출생 후 24시간 이내에 신생아중환자실에 입원하지 못한 경우, 의료기관의 확인을 받아 지원 가능

② 지원 범위

- 요양기관에서 발급한 진료비 영수증(약제비 포함)에 기재된 급여 중 전액본인부담금 및 비급여 진료비
  * 한국희귀의약품센터에서 구입한 의약품은 처방전 또는 진단서가 있는 경우에 한하여 지원 가능

③ 지원 제외

- 재입원, 외래 및 재활치료, 이송비, 제증명서 발급비용, 병실입원료, 보호자 식대, 미숙아용 기저귀, 치료와 직접 관련이 없는 소모품(체온계 등), 사후처치비, 예방접종비*, 외국 의료기관에서 발생한 진료비 등
  * 치료 목적이 포함된 예방접종비의 경우 의료기관에 확인 후 지원 가능
- 간이영수증으로 발급받은 의료비 또는 개인이 직접 구입한 소모품비
  * 단, 요양기관에서 발급한 간이영수증 중 검사비, 처치 및 수술료 등은 의료기관에 확인 후 지원 가능

④ 지원금액 산정방법 및 지원한도

- 지원대상 금액*별 지원율 차등 적용
  * 전액본인부담금 및 비급여 진료비 합산금액에서 지원제외 항목분을 차감한 금액

> • 지원대상 금액 중 100만원 이하분에 대해서는 지원율 100%를, 100만원 초과분에 대해서는 지원율 90%를 각각 적용
> 예 지원대상 금액이 130만원인 경우 지원금액 산정방법
> ☞ 100만원 + {(130만원-100만원)×0.9} = 127만원

- 지원한도

출생시 체중	2.0kg~2.5kg 미만, 재태기간 37주 미만	1.5kg~2.0kg 미만	1kg~1.5kg 미만	1kg 미만
1인당 지원한도	4백만원	5백만원	10백만원	20백만원

1)-나.	선천성이상아 의료비 지원

① 지원 요건

- 출생 후 2년 이내에 선천성이상(Q코드)으로 진단받고, 선천성이상 질환을 치료하기 위하여 출생 후 2년* 이내에 입원하여 수술**한 경우

* 출생 후 2년 이내에 진단을 받았으나 2년 이내에 입원·수술을 할 수 없다는 의사소견이 있을 시, 2년을 경과하더라도 예외적으로 인정 가능

** 반드시 입원하여 치료를 위한 수술을 시행하고 그에 따른 치료비용에 한하여 지원(기능상 문제로 인한 치료목적의 수술이 아닌 외모개선 목적의 수술은 제외)

- 2회 이상 입·퇴원하며 수술한 경우도 지원 가능하며, 의료비는 최종 수술이 끝난 후 일괄 신청하도록 안내

사 례	지원여부
'24.9.1. 출생 후 '25.3.2. 선천성이상으로 진단받고 1차 수술을 위해 '25.11.1.~11.5. 입·퇴원 및 2차 수술을 위해 '26.8.27.~9.5. 입·퇴원한 경우	• '25.11.1.~11.5. 및 '26.8.27.~8.31. 입원기간 발생한 의료비는 지원 • '26.9.1.~9.5. 입원기간 발생한 의료비는 지원하지 않음

- 임상적 추정은 수술 치료 후 최종 진단이 임상적 추정 진단과 동일할 경우 지원 가능

- 지원대상 질환명이 주상병이 아닌 부상병으로 기재된 경우, 관련 내역을 확인하여 지원 가능

② 지원 범위

- 요양기관에서 발급한 진료비 영수증(약제비 포함)에 기재된 급여 중 전액본인부담금 및 비급여 진료비

* 한국희귀의약품센터에서 구입한 의약품은 처방전 또는 진단서가 있는 경우에 한하여 지원 가능

③ 지원 제외

- 외래 및 재활치료, 이송비, 제증명서 발급비용, 병실입원료, 보호자 식대, 치료와 직접 관련이 없는 소모품(체온계 등), 예방접종비*, 외국 의료기관에서 발생한 진료비 등

* 치료 목적이 포함된 예방접종비의 경우 의료기관에 확인 후 지원 가능

- 선천성부이개(Q17.0, Q82.8 포함), 설유착증(Q38.1)

- 구개구순(Q35~Q37) 수술 시 동반한 코성형*

  * 코성형은 기능상 문제로 인해 반드시 수술이 필요하다는 명확한 사유가 기재된 소견서가 첨부되어야 지원 가능('필요에 의해' 등 불명확한 소견서는 지원 불가)

- 간이영수증으로 발급받은 의료비 또는 개인이 직접 구입한 소모품비

  * 단, 요양기관에서 발급한 간이영수증 중 검사비, 처치 및 수술료 등은 의료기관에 확인 후 지원 가능

④ 지원금액 산정방법 및 지원한도

- 지원대상 금액*별 지원율 차등 적용

  * 전액본인부담금 및 비급여 진료비 합산금액에서 지원제외 항목분을 차감한 금액

> • 지원대상 금액 중 100만원 이하분에 대해서는 지원율 100%를,
> 100만원 초과분에 대해서는 지원율 90%를 각각 적용
> 예 지원대상 금액이 130만원인 경우 지원금액 산정방법
> ☞ 100만원 + {(130만원-100만원)×0.9} = 127만원

- 지원한도 : 1인당 700만원

1)-다. 선천성이상 질환을 가지고 미숙아로 태어난 경우

① 지원요건, 지원범위, 지원제외는 1)-가 및 1)-나 참조

② 지원금액 산정방법 및 지원한도

- 지원대상 금액*별 지원율 차등 적용

  * 전액본인부담금 및 비급여 진료비 합산금액에서 지원제외 항목분을 차감한 금액

> • 지원대상 금액 중 100만원 이하분에 대해서는 지원율 100%를,
> 100만원 초과분에 대해서는 지원율 90%를 각각 적용
> 예 지원대상 금액이 130만원인 경우 지원금액 산정방법
> ☞ 100만원 + {(130만원-100만원)×0.9} = 127만원

- 지원한도

  * 미숙아 및 선천성이상아 의료비 구분 산정 폐지('26년~)

출생시 체중	2.0kg~2.5kg 미만, 재태기간 37주 미만	1.5kg~2.0kg 미만	1kg~1.5kg 미만	1kg 미만
1인당 지원한도	11백만원	12백만원	17백만원	27백만원

참 고 사 항

- ('17.10월) 신생아(출생 후 28일 이내) 입원진료비 중 본인부담금 면제, 15세 이하 아동 입원진료비 본인부담률 완화(5% 적용)
- ('19.1월) 만 1세 미만 아동 외래진료비 본인부담률 완화(5~20% 적용)
- ('20.1월) 미숙아(조산아 및 저체중출생아) 외래진료비 본인부담률 완화(5세까지 5% 적용)
- ('24.1월) 2세 미만 아동 입원진료 본인부담율 완화(5%→0%)

❑ 지원절차

● 지원신청

- 신청방법 : 대상 영아의 부모가 (최종)퇴원일로부터 6개월 이내에 제출서류를 구비하여 신청일 기준 대상 영아의 주민등록 주소지 관할 보건소로 신청 또는 e보건소 공공보건포털, 아이마중앱 등 온라인 신청

  * 신청기간은 상기 기준 준수를 원칙으로 하되, 보건소장이 6개월 이내 신청이 불가한 타당한 사유가 있는 것으로 인정하는 경우, 예산 범위 내 지원 가능

  ** 퇴원전 의료비 신청(중간정산)은 청구금액이 지원한도를 초과한 경우에 한해 지원가능

● 제출서류

구 분	구비 서류
신청자 제출 (공통)	• 지원 신청서 1부 • 진료비 영수증, 진료비 세부내역서 각 1부 - 퇴원전 의료비 신청 시, 퇴원전 중간진료비영수증 제출 • 지원금 입금계좌통장 사본 1부 • 주민등록등본 1부* * 전자정부법에 따른 행정정보의 공동이용을 통한 확인에 동의 시 생략 가능
해당자 제출 (추가)	• (미숙아) 출생보고서 또는 출생증명서 1부 • (선천성이상아) 진단서, 입·퇴원확인서 각 1부(질병명 및 질병코드 포함) - 입·퇴원확인서는 입원횟수별로 제출. 단, 진단서 상에 각각의 입·퇴원 진료기록이 모두 기재된 경우에는 생략 가능 • (필요시) 가족관계증명서* 소견서 각 1부 * 전자정부법에 따른 행정정보의 공동이용을 통한 확인에 동의 시 생략 가능

● 지급기간

- 지원신청을 받은 날로부터 한 달 이내에 지급 원칙

※ 예산부족 등으로 행정처리 지연이 불가피한 경우, 신청자에게 지연사유를 충분히 설명하여 불필요한 민원 발생 최소화

- 연도 말에 의료비 지원신청하여 확인·검토과정에서 회계연도를 넘긴 경우 또는 당해연도 예산 부족으로 지급하지 못한 의료비는 차기연도 예산 집행 시점 이후에 지급 가능

● 본인부담금 지급보증제 이용 절차

본인부담금(전액본인부담금 및 비급여 진료비) 지급보증제란 환아 가정에서 의료비 완납이 불가한 경우 지원한도 내에서 의료기관이 직접 보건소로 의료비 지급을 신청하고 나머지 차액을 환아 가정이 부담하는 제도

- 보호자는 의료비 신청서 등 구비서류를 보건소에 제출

※ 구비서류 중 진료비영수증 대신 '퇴원전 진료비계산서'를 제출하고, 의료비 지원신청서의 '입금은행 및 계좌번호' 란에 '병원으로 직접 지급 요청'으로 기재

- 보건소는 해당 영아가 의료비 지원대상자임을 의료기관에 통보하고 의료비 지원금 지급을 보증

- 의료기관은 총 진료비 중 의료비 지원금을 보건소에 공문으로 청구하고 나머지 금액은 환아 가정에 청구

※ 보건소에 청구 시 공문과 함께 입금통장사본 별도 첨부

- 보건소는 제출서류를 근거로 의료비 지원금을 의료기관으로 직접 지급

- 보건소는 관내 의료기관에 협조를 요청하여 지급보증제가 차질 없이 실시되도록 준비

● 후원금 등의 공제

- 타 법률·제도에 의하여 지원받거나 각종 후원단체에서 후원받은 의료비 등이 있는 경우,

• 지원 또는 후원받은 의료비의 항목별 구분(일부본인부담금/전액본인부담금/비급여)이 명확하다면, 해당 항목에서 지원받은 것으로 간주하여 공제 후 지원

- 항목별 구분이 불명확하다면, 실제 납부한 총 진료비 중 급여의 일부본인부담금 부분을 우선 공제한 후 급여의 전액본인부담금 및 비급여 진료비를 추가 공제(병실 입원료 등 지원제외 항목을 우선공제)하여 지원

● 환수

- 해당 지원액을 지급한 관할 보건소장은 환수 사유 발생 시 환수절차(❶환수대상 확인 및 환수금액 산정 → ❷환수결정 및 통지 → ❸징수금액 처리) 진행

  * 세부절차는 근거법률(「공공재정 부정청구 금지 및 부정이익 환수 등에 관한 법률」)에 따름

  ※ 지원결정금 통보 시, 환수 사유가 발생할 경우 반드시 해당 보건소에 관련 내용을 신고하도록 안내하고 환수 사유가 추가로 발생·확인되는 경우 기 지원받은 금액에 대하여 환수할 수 있음을 고지

- 환수대상 확인 및 환수금액 산정: 오지급(지급대상이 아닌자에게 잘못 지급 등), 과지급(1인당 지원한도를 초과하여 지급 등) 등 환수 사유가 발생한 대상에 대하여 환수대상 금액 산정

- 환수결정 및 통지: 지원대상자에게 환수 사유를 설명하고, 환수결정액은 [서식 제5호]를 활용하여 우편 또는 이메일로 통보

- 징수금액 처리: 보건소 계좌로 반환 후, 고위험 임산부 의료비 지원 정보시스템에 환수 등록 처리

단계	구분	업무 흐름	비고
출생	출생 보고	• 미숙아 및 선천성이상아 출생 보고	의료기관 ↓ 보건소
	출생 등록 및 지원사업 안내	• 출생 등록 및 지원사업 안내(우편 또는 SMS)* * 의료기관으로부터 출생 보고를 받은 관할보건소장은 접수일로부터 1개월(이송 받은 경우에는 2주) 이내에 환아부모에게 의료비 지원내용을 안내	보건소 ↓ 환아가정 또는 의료기관
신청	의료비 지원신청	• (환아가정) 의료비 지원신청 • (환아가정) 필요시 의료기관에 지급보증 요청 ↳ (의료기관) 보건소로 지급보증 신청 • (보건소) 지원기준 적합여부 검토, 지원금액 산정 등	환아가정 또는 의료기관 ↓ 시·군·구 보건소
지원	의료비 지급	• 납부한 전액본인부담금 및 비급여 중 지원한도 내 의료비 지급 * 중간계산의료비 지원신청 시 지원 가능 • 의료기관 지급보증 시 환아가정은 지급보증금액(보건소에서 의료기관으로 직접 지급)을 제외한 나머지 비용을 의료기관에 지불한 후 퇴원 ↳ 체중별 지원한도 범위 내에서 의료기관 지급보증금액을 제외한 나머지 금액에 대해 보건소로 지원신청 가능	시·군·구 보건소 ↓ 환아가정 또는 의료기관
	지급보증 처리	• 지급보증금액 지불요청 및 지급	의료기관 ↔ 보건소

❑ 기타 유의사항

- 치료 도중 사망하거나 미혼모 등 혼인 신고가 이루어지지 않은 상태에서 출생한 영아에게도 의료비 지원 가능

- 유기된 미숙아에 대한 의료비 지원은 시설 등의 입소 후 시설장이 지원 신청하는 것을 원칙으로 하며, 시설 입소 등이 여의치 않은 경우에는 의료기관이 신청할 수 있음(단, 퇴원 전 미숙아가 사망하고 보호자 부재 시 의료기관의 의료비 신청 불가)

> • 심장병 관련 진료비 지원사업(한국심장재단) 안내
> - 대상 : 경제적 형편이 어려운 선·후천성 심장병 등 환자 중 심사를 통해 지원 결정
> - 내용 : 수술비(수술비 지원받은 후 1년 이내의 후유증 치료비) 지원
> - 연락처 : 02-414-5321~3(www.heart.or.kr)
>
> • 질병관리청 희귀질환과 '희귀질환자 의료비 지원사업' 안내
> - 지원대상 : 질병관리청 희귀질환 헬프라인(helpline.kdca.go.kr)-지원사업 메뉴 참고
> - 내용 : 의료비 중 본인부담금 지원
> - 선천성이상아 의료비 지원신청 시, 해당 선천성이상 질환이 희귀질환자 의료비 지원사업의 대상 질환일 경우 산정특례자 등록 및 의료비(본인부담금) 지원 안내
>
> * 희귀질환자 의료비 지원대상 선천성이상(Q코드) 질환은 [참고 2] 확인

❑ 행정사항

- 보건소장은 관내 의료기관으로부터 미숙아 등 출생보고서(모자보건법 시행규칙 별지 제8호의2 서식)에 의거하여 보고된 자와 비교·확인 후 미숙아 의료비 지원

- 의료기관으로부터 미숙아나 선천성이상아 출생 보고를 받은 관할 보건소장은 접수일로부터 1개월(이송 받은 경우에는 2주) 이내에 의료비 지원내용을 우편 또는 SMS로 안내

- 시·도의 형편과 사업의 효율성 등을 감안하여 의료비 지급창구를 시·도지사 또는 시장·군수·구청장으로 할 수 있음

- 보건소장은 미숙아 및 선천성이상아 의료비 지원 실적을 매분기 말에 시·도지사에게, 시·도지사는 반기 익월 15일까지 보건복지부장관에게 보고함

- 효율적인 예산 집행을 위하여 보건복지부 장관의 승인을 받아 영유아 사전 예방적 건강관리 사업의 내역사업 간 예산을 변경할 수 있음

다. 미숙아 지속관리 시범사업

❑ 추진배경

- NICU 입원 미숙아의 건강한 성장을 위해 NICU 퇴원 후 추가적인 치료 및 발달과정에 대한 지속관리 필요성 대두
  - 미숙아는 재태주수가 짧을수록, 출생체중이 적을수록 신경발달 지연 등 성장 위협을 겪을 위험이 크므로 전문가에 의한 장기 추적관찰 필요

❑ 사업 개요

- 사업목적: 신생아집중치료실(NICU)을 퇴원한 미숙아가 건강하게 성장·발달할 수 있는 지원체계 구축
- 사업대상: 사업 대상지역* 소재 종합병원 및 상급종합병원에서 출생후 NICU를 퇴원한 교정연령** 만 3세 이하 1.5kg 미만 또는 32주 미만 미숙아

  * '21년 시범사업 도입(3개 지역)→ '22년 확대시행(6개 지역)→ '26년 확대시행(12개 지역)

  ** 출생일 기준으로 계산한 원래 연령에서 분만예정일(임신 40주)보다 일찍 태어난 만큼의 기간을 뺀 연령

- 사업내용: 전문 코디네이터(간호사)의 중재*를 통해 미숙아가 신생아집중치료실을 퇴원한 이후에도 계속 병원을 방문하여 의사**로부터 교정월령별로 성장·발달상황을 상담·검사하고 적절한 치료를 받도록 관리 지원

  * 미숙아 부모와 연락하여 병원방문 예약관리, 문진표·발달선별검사표 작성·전달, 타 병원 재활·타과 안내·연계, 카톡채널 상담, 웹 설문·상담, 진료기록 DB 입력 등

  ** 교정연령별(4·8·18·24·36개월)로 마련한 추적관찰 프로토콜에 따라 성장, 신체진찰, 신경학적 검진, 한국형 영유아 발달선별검사(K-DST), 질병 상태 평가 등

- 추진체계: 공모를 통해 선정된 사업 수행자가 한국신생아네트워크(KNN)와 협력하여 수행

❑ 보건소(시범사업 시행대상지역 보건소) 협조사항

- 환아 부모가 사업에 적극 참여할 수 있도록 관할 의료기관으로부터 미숙아 출생 보고를 받거나 미숙아 의료비 지원을 신청한 경우 환아 부모에게 사업 내용을 적극 안내 바람

[서식 제1호]

미숙아 및 선천성이상아 의료비 지원 신청서

(접수번호 :　　　)

① 임산부 성명 및 생년월일	성　　명: 생년월일:　년　월　일	② 유아성명 및 성별	성명: 성별: □여　□남	③배우자 (보호자)성명	
④ -1) 주소		④-2) 전화번호			

⑤ 난임시술여부 ※난임시술을 통해 임신하고 출산한 경우	난임 시술 종류	시술비용 부담
	□ 체외수정　□ 인공수정　□ 해당없음	□ 국가지원　□ 자비　□ 기타

⑥분만(진 단) 기관명		⑦분만일자(생년월일)	
⑧출생시 체중	g(반드시 gm단위로 작성)	⑨ 임신기간 : 임신 ( )주( )일 분만	
⑩ 선천성이상질병명(질병분류코드)	주상병) 부상병1) 부상병2)	⑪ 다태아 및 출생순위	□ 단태아 □ 쌍태아(쌍둥이) → 쌍둥이 중 □ 첫번째 □ 두번째 □ 삼태아(세쌍둥이 이상) → □ 쌍둥이 중 □ 번째
⑫ 입원치료기관명		⑬ 입원기간	년 월 일 ~ 년 월 일(일간)

⑭ 진료비(원)	총진료비 (A + B + C+D)	환자부담금소계 (A+C+D)	급여부분 진료비			비급여부분 진료비(D)
			본인부담금(A)	공단부담금(B)	전액본인부담금(C)	

⑮ 지급보증신청 여부	□ 예 □ 아니오	⑯ 입금은행 및 계좌번호	
⑰ 의료급여 수급권자	□ 1종 수급자 / □ 2종 수급자 / □ 차상위 / □ 산정특례(질병코드)		

⑱ 국가지원 및 후원 등 확인	긴급의료비 등 국가지원	□ 없음 □ 있음(기관 :　, 금액 : 원)
	개인·단체 등 민간후원	□ 없음 □ 있음(내용 :　, 금액 : 원)
	환급금 수령여부	□ 없음 □ 있음(진료기간 : , 금액 : 원)

⑲ 유 의 사 항	- 허위 기재 시 지원대상 제외 및 의료비 지급 시 환수 - 국민건강보험공단 환급 및 지원 후 추가 후원이 발생하는 경우 환수처리 할 수 있음			
	유의사항 안내여부	□ 예 □ 아니오	환수 등 조치 시 동의	동의자 : (서명)

별지 관계서류를 첨부하여 상기와 같이 의료비 지원을 신청합니다.

신청인 주소
본인과의 관계
신청자 성명　　　　서명 또는 인　　　　년　월　일

__________시·군·구청장(보건소장) 귀하

⑳ 보건소장 심사의견 :

㉑ 의료비지원 결정액(원) : ㉒결정 연월일 : ㉓지급 연월일:

■ 국민건강보험 요양급여의 기준에 관한 규칙 [별지 제6호서식] 〈개정 2020. 4. 3.〉

[ ]외래 [ ]입원 ([ ]퇴원[ ]중간) 진료비 계산서·영수증

환자등록번호	환자 성명	진료기간		야간(공휴일)진료
		. . .부터	. . .까지	[ ] 야간 [ ] 공휴일

진료과목	질병군(DRG)번호	병실	환자구분	영수증번호(연월-일련번호)

항목		급여: 일부 본인부담 본인부담금	급여: 일부 본인부담 공단부담금	급여: 전액 본인부담	비급여: 선택 진료료	비급여: 선택 진료료 외
기본항목	진 찰 료					
	입 원 료 1인실					
	입 원 료 2·3인실					
	입 원 료 4인실 이상					
	식대					
	투약 및 조제료 행위료					
	투약 및 조제료 약품비					
	주사료 행위료					
	주사료 약품비					
	마취료					
	처치 및 수술료					
	검사료					
	영상진단료					
	방사선치료료					
	치료재료대					
	재활 및 물리치료료					
	정신요법료					
	전혈 및 혈액성분제제료					
선택항목	CT 진단료					
	MRI 진단료					
	PET 진단료					
	초음파 진단료					
	보철·교정료					
「국민건강보험법」 제41조의4에 따른 요양급여						
65세 이상 등 정액						
정액수가(요양병원)						
정액수가(완화의료)						
질병군 포괄수가						
합계		①	②	③	④	⑤
상한액 초과금		⑥		–		

금액산정내용		
⑦ 진료비 총액 (①+②+③+④+⑤)		
⑧ 환자부담 총액 (①-⑥)+③+④+⑤		
⑨ 이미 납부한 금액		
⑩ 납부할 금액 (⑧-⑨)		
⑪ 납부한 금액	카드	
	현금영수증	
	현금	
	합계	
납부하지 않은 금액 (⑩-⑪)		
현금영수증( )		
신분확인번호		
현금영수증 승인번호		
* 요양기관 임의활용공간		

선택진료 신청	[ ] 유 [ ] 무

요양기관 종류	[ ] 의원급·보건기관 [ ] 병원급 [ ] 종합병원 [ ] 상급종합병원				
사업자등록번호		상호		전화번호	
사업장 소재지				대표자	[인]

년 월 일

항목별 설명

1. 일부 본인부담: 일반적으로 다음과 같이 본인부담률을 적용하나, 요양기관 지역, 요양기관의 종별, 환자 자격, 「국민건강보험법」 제41조의4에 따른 요양급여 여부, 병실종류 등에 따라 달라질 수 있습니다.
   - 외래 본인부담률: 요양기관 종별에 따라 30% ~ 60%(의료급여는 수급권자 종별 및 의료급여기관 유형 등에 따라 0원 ~ 2500원, 0% ~ 15%) 등
   - 입원 본인부담률: 20%(의료급여는 수급권자 종별 및 의료급여기관 유형 등에 따라 0% ~ 10%) 등

   ※ 식대 : 50%(의료급여는 20%)
   CT·MRI·PET : 외래 본인부담률(의료급여는 입원 본인부담률과 동일)
   「국민건강보험법」 제41조의4에 따른 요양급여(선별급여) : 보건복지부장관이 고시한 항목별 본인부담률

   ※ 상급종합병원 입원료 : 2인실 50%, 3인실 40%, 4인실 30% / 치과병원을 제외한 병원급 의료기관 입원료 : 2인실 40%, 3인실 30%
2. 전액 본인부담: 「국민건강보험법 시행규칙」 별표 6 또는 「의료급여법 시행규칙」 별표 1의2에 따라 적용되는 항목으로 건강보험(의료급여)에서 금액을 정하고 있으나 진료비 전액을 환자 본인이 부담합니다.
3. 상한액 초과금: 본인부담액 상한제에 따라 같은 의료기관에서 연간 500만원(2015년부터는 「국민건강보험법 시행령」 별표 3 제2호에 따라 산정한 본인부담상한액의 최고 금액, 환자가 내는 보험료 등에 따라 다를 수 있음) 이상 본인부담금이 발생한 경우 공단이 부담하는 초과분 중 사전 정산하는 금액을 말합니다.

   ※ 전액 본인부담 및 「국민건강보험법」 제41조의4에 따른 요양급여의 본인부담금 등은 본인부담상한액 산정시 제외합니다.
4. "질병군 포괄수가"란 「국민건강보험법 시행령」 제21조제3항제2호 및 「국민건강보험 요양급여의 기준에 관한 규칙」 제8조제3항에 따라 보건복지부장관이 고시한 질병군 입원진료에 대하여 해당 입원진료와 관련되는 여러 의료행위를 하나의 행위로 정하여 요양급여비용을 결정한 것을 말합니다. 다만, 해당 질병군의 입원진료와 관련되는 의료행위라도 비급여대상이나 이송처치료 등 포괄수가에서 제외되는 항목은 위 표의 기본항목 및 선택항목란에 합산하여 표기됩니다.

일반사항 안내

1. 이 계산서·영수증에 대한 세부내용은 요양기관에 요구하여 제공받을 수 있습니다.
2. 「국민건강보험법」 제48조 또는 「의료급여법」 제11조의3에 따라 환자가 전액 부담한 비용과 비급여로 부담한 비용의 타당성 여부를 건강보험심사평가원(☎1644-2000, 홈페이지: www.hira.or.kr)에 확인 요청하실 수 있습니다.
3. 계산서·영수증은 「소득세법」에 따른 의료비 공제신청 또는 「조세특례제한법」에 따른 현금영수증 공제신청(현금영수증 승인번호가 적힌 경우만 해당합니다)에 사용할 수 있습니다. 다만, 지출증빙용으로 발급된 "현금영수증(지출증빙)"은 공제신청에 사용할 수 없습니다.
   (현금영수증 문의 126 인터넷 홈페이지: http://현금영수증.kr)

주(註): 진료항목 중 선택항목은 요양기관의 특성에 따라 추가 또는 생략할 수 있으며, 야간(공휴일)진료 시 진료비가 가산될 수 있습니다.

210㎜×297㎜[백상지 80g/㎡]

[서식 제2호]

미숙아 및 선천성이상아 의료비 지원사업 개인정보 제공 동의서

미숙아 및 선천성이상아 의료비 지원사업 지원신청 및 지원대상자와 관련하여 「개인정보보호법」 제15조, 제17조, 제18조, 제23조, 제24조, 제26조의 규정에 의거 다음의 본인 개인정보 제공 및 활용에 동의합니다.

- 다 음 -

❒ 개인정보를 제공받는 기관 및 사업 : 보건복지부, 전국 보건소(시·도사업과 포함), 한국사회보장정보원, 국민건강보험공단

❒ 개인정보화일(DB)수집의 목적
○ 미숙아 및 선천성이상아 의료비지원 대상자 선정 및 관리
○ 보건소통합정보시스템을 통한 지원신청, 지원현황 조사 또는 확인시 활용
○ 미숙아 및 선천성이상아 의료비지원 통계자료 수집, 분석, 결과 추출 및 정책 기초연구 자료로 활용
○ 미숙아 및 선천성이상아 의료비지원 사업이 타 지원사업과 연계될 경우 활용

❒ 개인정보수집항목
○ 미숙아 및 선천성이상아 부모 : 성명, 주민등록번호, 주소, 전화번호, 휴대폰번호, 전자메일주소, 건강보험가입현황, 건강보험료, 난임시술여부 등
○ 미숙아 및 선천성이상아 : 치료와 관련된 사항 및 의료비용(의료기관명, 치료방법, 진단명, 치료와 관련한 사항 등), 출생아의 성장 관련 현황 등
○ 의료비지원 대상 영아 및 부부를 제외한 가족 : 성명, 주민등록번호, 주소, 건강보험가입현황, 건강보험료

❒ 개인정보보유 및 이용기간
○ 보건복지부·전국 보건소(시·도사업과 포함)에서 대상자 선정·관리를 위한 개인정보 수집·활용시 : 영구

❒ 개인정보 조회·열람·활용(행정정보 공동이용) 동의내용
○ 주민등록등(초)본 조회·열람(세대원 수, 출생여부 확인)
○ 가족관계증명서(가족관계 및 가족수 확인)
○ 건강보험료납부확인서(건강보험료 및 납부여부 확인)
○ 건강보험카드(건강보험 가입자 및 피부양자 현황 확인)
○ 미숙아 및 선천성이상아 의료비지원 신청, 치료현황, 지원내용 확인 및 통계자료 수집분석
○ 의료비지원사업이 타 지원사업과 연계될 경우 활용
○ 가족관계 확인 및 선정기준 확인을 위한 '행정정보공동이용' 조회 동의

❒ 개인정보 수집 동의 거부
○ 본인 및 가족에 대한 개인정보 수집 동의에 거부할 수 있으며, **동의 거부시 지원 신청이 제한됩니다.**

성 명	개인정보 수집 및 이용	고유식별정보 처리	민감정보 처리	업무위탁에 따른 개인정보 처리
	□동의함 □동의하지 않음	□동의함 □동의하지 않음	□동의함 □동의하지 않음	□동의함 □동의하지 않음
	□동의함 □동의하지 않음	□동의함 □동의하지 않음	□동의함 □동의하지 않음	□동의함 □동의하지 않음
	□동의함 □동의하지 않음	□동의함 □동의하지 않음	□동의함 □동의하지 않음	□동의함 □동의하지 않음
	□동의함 □동의하지 않음	□동의함 □동의하지 않음	□동의함 □동의하지 않음	□동의함 □동의하지 않음

본인은 "의료비 지원신청"과 관련하여 상기 사항의 목적에 한하여 **개인정보 제공 및 조회 열람 활용에 동의**합니다.

20 년 월 일

동의자 성명	주민등록번호	관계	동의확인(서명)
			(인)
			(인)
			(인)
			(인)

※ 관계표시 방법 : 본인(의료비 지원신청자), 배우자, (시)부모, 조부모, 기타

※ 대상 : 건강보험료 산정 시 가구원수에 포함되는 사람

[서식 제3호]

<table>
<tr><th colspan="8">미숙아 및 선천성이상아 의료비 지급 신청서(지급보증 요양기관용)</th></tr>
<tr><td rowspan="4">지원대상자</td><td>임 산 부
(영유아) 성 명</td><td colspan="2"></td><td colspan="2">생년월일</td><td colspan="2"></td></tr>
<tr><td>출생시 체중</td><td colspan="2">g
(반드시 gm단위로 작성)</td><td colspan="2">선천성이상질병명
(질병분류코드)</td><td colspan="2"></td></tr>
<tr><td>주 소</td><td colspan="6"></td></tr>
<tr><td>전화번호</td><td colspan="2"></td><td colspan="2">핸드폰번호</td><td colspan="2"></td></tr>
<tr><td rowspan="2">신청 요양기관</td><td>기 관 명</td><td colspan="2"></td><td colspan="2">전화번호</td><td colspan="2"></td></tr>
<tr><td>주 소</td><td colspan="6"></td></tr>
<tr><td>입 원 기 간</td><td colspan="7">년 월 일 ~ 년 월 일(일간)</td></tr>
<tr><td rowspan="3">진료비(원)</td><td rowspan="2">총진료비
(A+B+C)</td><td rowspan="2">환자부담금
소계(A+C)</td><td colspan="3">급여부분 진료비</td><td rowspan="2" colspan="2">비급여부분
진료비 (D)</td></tr>
<tr><td>본인부담금
(A)</td><td>공단부담금
(B)</td><td>전액본인
부담금(C)</td></tr>
<tr><td></td><td></td><td></td><td></td><td></td><td colspan="2"></td></tr>
<tr><td>입금은행 및
계좌번호</td><td colspan="4"></td><td>예 금 주</td><td colspan="2"></td></tr>
<tr><td>의료급여
수급권자</td><td colspan="7">□ 1종/□ 2종/□ 특례종/ □ 차상위 종</td></tr>
<tr><td colspan="8">위와 같이 미숙아 및 선천성이상아 의료비 지원대상자의 의료비지급을 신청합니다.

신청 요양기관의 장 (직인)

년 월 일

시·군·구청장(보건소장) 귀하</td></tr>
</table>

※ 필요한 경우 사용할 수 있으며, 의무 작성양식은 아닙니다.

[서식 제4호]

미숙아 및 선천성 이상아 의료비 지원 환수결정 통보서

<table>
<tr><td rowspan="3">환수
대상자</td><td>성 명</td><td colspan="2"></td><td>생년월일</td><td colspan="2"></td></tr>
<tr><td>연락처</td><td colspan="3">(주소)
(전자메일)</td><td colspan="3">(자택전화)
(휴대폰)</td></tr>
<tr><td>보건소
환수계좌</td><td colspan="2"></td><td>은행명/예금주</td><td colspan="2"></td></tr>
<tr><td rowspan="4">입원진료비
지원신청
내역</td><td rowspan="3">지원신청
의료비
(C+D+E)</td><td colspan="3">급여진료비</td><td colspan="2">비급여진료비</td></tr>
<tr><td>A</td><td>B</td><td>C</td><td>D</td><td>E</td></tr>
<tr><td>본인부담금</td><td>공단부담금</td><td>전액본인부담</td><td>선택진료료</td><td>선택진료료 외</td></tr>
<tr><td>원</td><td>원</td><td>원</td><td>원</td><td>원</td><td>원</td></tr>
<tr><td rowspan="2">환수사유</td><td colspan="3" rowspan="2">☐ 개인 또는 단체 후원금
☐ 기타( )</td><td>의료비지원
기결정액
(a)</td><td colspan="2">원</td></tr>
<tr><td>의료비지원
재결정액
(b)</td><td colspan="2">원</td></tr>
<tr><td>지원제외
금액</td><td>원</td><td>지원대상
금액</td><td>원</td><td>의료비
환수결정액
(a-b)</td><td colspan="2">원</td></tr>
</table>

위와 같이 미숙아 및 선천성 이상아 의료비 지원금 환수결정을 통보합니다.

20 년 월 일

보건소장

참고 1 병실입원료 관련 참고사항

○ 2·3인실 건강보험 적용 현황

'18. 7. 1. ~	'19. 7. 1. ~	'20. 7. 1. ~
상급종합·종합병원		
	병원·한방병원 (치과병원·의원 제외)	
		만 6세 미만 소아환자, 분만을 위해 입원하는 산모

○ 2·3인실 건강보험 적용에 따른 1인실 입원료 변경 사항

- 2·3인실 건강보험 적용에 따라 1인실에 지원하던 기본입원료 지원이 중단*되고 1인실 입원료가 전액 비급여로 산정됨

  * 기본입원료는 과거 건강보험이 적용되지 않는 상급병실 이용 환자의 부담을 완화하기 위해 지원하던 것으로, 2인실까지 건강보험 적용이 확대됨에 따라 지원 필요성이 감소함

〈예시〉 병원급 1인실 입원료 발생 현황 및 지원 여부

입원일	'19. 6. 30. 이전		'19. 7. 1. 이후	
1인실 입원료	기본입원료	⇒ 급여 항목으로서 **지원 제외**	전액 비급여	⇒ **지원 제외**
	1인실 비급여 차액 (상급병실료 차액)	⇒ 상급병실료 차액은 비급여 항목이나 지원 제외 항목에 해당하므로 **지원 제외**		

참고 2 희귀질환자 의료비 지원사업 대상 질환 중 선천성이상 질환 현황 ('25년 12월 기준)

질병분류 코드	국문질환명	영문질환명
Q03.1	댄디-워커증후군	Dandy-Walker syndrome
Q04.2	전전뇌증(全前腦症)	Holoprosencephaly
Q04.3	활택뇌증	Lissencephaly
Q04.3	주버트 증후군	Joubert syndrome
Q04.3	소뇌무발생	Cerebellar agenesis
Q04.3	큰뇌이랑증	Pachygyria
Q04.3	다발미세이랑증	Polymicrogyria
Q04.3	무뇌이랑증	Agyria of brain
Q04.3	무뇌수두증	Hydranencephaly
Q04.3	밀러-디커 증후군	Miller-Dieker syndrome
Q04.6	분열뇌증	Schizencephaly
Q05.0	수두증을 동반한 이분경추	Cervical spina bifida with hydrocephalus
Q05.1	수두증을 동반한 이분흉추	Thoracic spina bifida with hydrocephalus
Q05.1	수두증을 동반한 이분흉요추	Thoracolumbar spina bifida with hydrocephalus
Q05.1	수두증을 동반한 이분척추	Dorsal spina bifida with hydrocephalus
Q05.2	수두증을 동반한 이분요천추	Lumbosacral spina bifida with hydrocephalus
Q05.2	수두증을 동반한 이분요추	Lumbar spina bifida with hydrocephalus
Q05.3	수두증을 동반한 이분천추	Sacral spina bifida with hydrocephalus
Q05.4	수두증을 동반한 상세불명의 이분척추	Unspecified spina bifida with hydrocephalus
Q05.5	수두증이 없는 이분경추	Cervical spina bifida without hydrocephalus
Q05.6	이분흉요추 NOS	Thoracolumbar spina bifida NOS
Q05.6	수두증이 없는 이분흉추	Thoracic spina bifida without hydrocephalus
Q05.6	이분척추 NOS	Dorsal spina bifida NOS
Q05.7	이분요천추 NOS	Lumbosacral spina bifida NOS
Q05.7	수두증이 없는 이분요추	Lumbar spina bifida without hydrocephalus
Q05.8	수두증이 없는 이분천골	Sacral spina bifida without hydrocephalus
Q05.9	상세불명의 이분척추	Spina bifida, unspecified
Q06.2	척수이개증	Diastematomyelia
Q07.0	아놀드-키아리증후군	Arnold-Chiari syndrome

질병분류 코드	국문질환명	영문질환명
Q11.2	렌즈소안구증후군	Lenz microphthalmia syndrome
Q13.1	무홍채증	Aniridia
Q13.8	악센펠트-리이거 증후군	Axenfeld-Rieger syndrome
Q14.1	X-연관 연소성 망막분리	X-linked juvenile retinoschisis
Q14.2	나팔꽃 증후군	Morning glory syndrome
Q15.0	선천녹내장	Congenital glaucoma
Q16.1	(외)이도의 선천성 결여, 폐쇄, 협착	Congenital absence, atresia and stricture of auditory canal(external)
Q17.2	소이증(小耳症)	Microtia
Q20.0	총동맥간	Common arterial trunk
Q20.0	동맥간존속	Persistent truncus arteriosus
Q20.1	타우시그-빙증후군	Taussig-Bing syndrome
Q20.1	이중출구우심실	Double outlet right ventricle
Q20.2	이중출구좌심실	Double outlet left ventricle
Q20.3	대혈관의 (완전)전위	Transposition of great vessels (complete)
Q20.3	심실대혈관연결불일치	Discordant ventriculoarterial connection
Q20.3	대동맥의 우측전위	Dextrotransposition of aorta
Q20.4	단일심실	Single ventricle
Q20.5	방실연결불일치	Discordant atrioventricular connection
Q20.5	수정혈관전위	Corrected transposition
Q20.5	좌측전위	Laevotransposition
Q20.5	심실내번	Ventricular inversion
Q20.6	심방부속물의 이성질현상	Isomerism of atrial appendages
Q20.6	무비증 또는 다비증을 동반한 심방 부속물의 이성질현상	Isomerism of atrial appendages with asplenia or polysplenia
Q21.2	심내막융기결손	Endocardial cushion defect
Q21.2	제1공심방중격결손(Ⅰ형)	Ostium primum atrial septal defect (type Ⅰ)
Q21.2	총방실관	Common atrioventricular canal
Q21.2	방실중격결손	Atrioventricular septal defect
Q21.3	폐동맥 협착 또는 폐쇄, 대동맥의 우측위치 및 우심실비대를 동반한 심실중격결손	Ventricular septal defect with pulmonary stenosis or atresia, dextroposition of aorta and hypertrophy of right ventricle
Q21.3	팔로네징후	Tetralogy of Fallot
Q21.4	대동맥중격결손	Aortic septal defect

질병분류 코드	국문질환명	영문질환명
Q21.4	대동맥폐동맥중격결손	Aortopulmonary septal defect
Q21.4	대동맥폐동맥창	Aortopulmonary window
Q21.8	아이젠멘거결손	Eisenmenger's defect
Q22.0	폐동맥판폐쇄	Pulmonary valve atresia
Q22.4	삼첨판폐쇄	Tricuspid atresia
Q22.5	에브스타인이상	Ebstein anomaly
Q22.6	형성저하성 우심증후군	Hypoplastic right heart syndrome
Q23.0	대동맥판의 선천협착	Congenital stenosis of aortic valve
Q23.0	선천성 대동맥판폐쇄	Congenital aortic atresia
Q23.0	선천성 대동맥판협착	Congenital aortic stenosis
Q23.1	대동맥판의 선천성 기능부전	Congenital insufficiency of aortic valve
Q23.1	이첨대동맥판막	Bicuspid aortic valve
Q23.1	선천성 대동맥판역류	Congenital aortic regurgitation
Q23.1	선천성 대동맥판기능부전	Congenital aortic insufficiency
Q23.2	선천성 승모판폐쇄	Congenital mitral atresia
Q23.2	선천성 승모판협착	Congenital mitral stenosis
Q23.3	선천성 승모판기능부전	Congenital mitral insufficiency
Q23.4	형성저하성 좌심증후군	Hypoplastic left heart syndrome
Q23.4	(승모판 협착 또는 폐쇄와 함께) 상행대동맥의 형성저하와 좌심실의 결손발육을 동반하는 대동맥구멍 및 판막의 폐쇄 또는 현저한 발육부전	Atresia, or marked hypoplasia of aortic orifice or valve, with hypoplasia of ascending aorta and defective development of left ventricle (with mitral valve stenosis or atresia)
Q23.8	대동맥판 및 승모판의 기타 선천기형	Other congenital malformations of aortic and mitral valves
Q23.9	대동맥판 및 승모판의 상세불명의 선천기형	Congenital malformation of aortic and mitral valves, unspecified
Q24.4	선천성 대동맥판하협착	Congenital subaortic stenosis
Q24.5	선천성 관상동맥류	Congenital coronary(artery) aneurysm
Q24.5	관상동맥혈관의 기형	Malformation of coronary vessels
Q24.6	선천성 심장차단	Congenital heart block
Q25.1	대동맥의 축착	Coarctation of aorta
Q25.1	대동맥의 축착(관전, 관후)	Coarctation of aorta (preductal, postductal)
Q25.2	대동맥의 폐쇄	Atresia of aorta

질병분류코드	국문질환명	영문질환명
Q25.3	판막상부 대동맥협착	Supravalvular aortic stenosis
Q25.3	대동맥의 협착	Stenosis of aorta
Q25.5	폐동맥의 폐쇄	Atresia of pulmonary artery
Q26.0	대정맥의 선천성 협착	Congenital stenosis of vena cava
Q26.0	(하)(상)대정맥의 선천성 협착	Congenital stenosis of vena cava (inferior)(superior)
Q26.1	좌상대정맥존속	Persistent left superior vena cava
Q26.2	전폐정맥결합이상	Total anomalous pulmonary venous connection
Q26.3	부분폐정맥결합이상	Partial anomalous pulmonary venous connection
Q26.4	상세불명의 폐정맥결합이상	Anomalous pulmonary venous connection, unspecified
Q26.5	문맥결합이상	Anomalous portal venous connection
Q26.6	문맥-간동맥루	Portal vein-hepatic artery fistula
Q28.2	와이번메이슨증후군	Wyburn Mason syndrome
Q38.3	무설증(無舌症)	Aglossia
Q43.8	선천성단장증후군	Congenital Short Bowel Syndrome
Q44.2	담관의 폐쇄	Atresia of bile ducts
Q44.6	선천성 간 섬유증	Congenital liver Fibrosis[fibrotic]
Q44.7	알라질증후군	Alagille's syndrome
Q61.1	다낭성 신장, 영아형	Polycystic kidney, infantile type
Q61.1	다낭성 신장, 보통염색체열성	Polycystic kidney, autosomal recessive
Q61.2	다낭성 신장, 보통염색체우성	Polycystic kidney, autosomal dominant
Q61.9	메켈증후군	Meckel syndrome
Q64.1	방광이소증	Ectopia vesicae
Q64.1	방광외번	Extroversion of bladder
Q64.1	방광외반	Exstrophy of urinary bladder
Q74.0	쇄골두개골이골증	Cleidocranial dysostosis
Q74.3	선천성 다발관절만곡증	Arthrogryposis multiplex congenita
Q74.8	라르센 증후군	Larsen's syndrome
Q75.0	뾰족머리증	Oxycephaly
Q75.0	뾰족머리증	Acrocephaly
Q75.0	삼각머리증	Trigonocephaly

질병분류 코드	국문질환명	영문질환명
Q75.0	두개골의 불완전유합	Imperfect fusion of skull
Q75.0	두개골유합	Craniosynostosis
Q75.1	크루존병	Crouzon's disease
Q75.1	두개안면골이골증	Craniofacial dysostosis
Q75.4	프란체스쉐티 증후군	Franceschetti syndrome
Q75.4	하악안면골이골증	Mandibulofacial dysostosis
Q75.4	트레처-콜린스 증후군	Treacher Collins syndrome
Q76.1	클리펠-파일증후군	Klippel-Feil syndrome
Q77.0	연골무발생증	Achondrogenesis
Q77.0	연골발생저하증	Hypochondrogenesis
Q77.1	치사성 단신	Thanatophoric short stature
Q77.2	질식성 흉부형성이상[쥐느]	Asphyxiating thoracic dysplasia[Jeune]
Q77.2	짧은늑골증후군	Short rib syndrome
Q77.3	어깨고관절 점상 연골형성이상(1형-3형)	Rhizomelic chondrodysplasia punctata(type 1-3)
Q77.3	X-연관 우성 연골형성이상	X-linked dominant chondrodysplasia
Q77.3	다발성 골단 형성이상	Multiple epiphyseal dysplasia
Q77.3	점상 연골형성이상	Chondrodysplasia punctata
Q77.4	선천성 골경화증	Osteosclerosis congenita
Q77.4	연골무형성증	Achondroplasia
Q77.4	연골형성저하증	Hypochondroplasia
Q77.5	디스트로피성 형성이상	Dystrophic dysplasia
Q77.6	엘리스-반크레벨트증후군	Ellis-van Creveld syndrome
Q77.6	연골외배엽형성이상	Chondroectodermal dysplasia
Q77.7	척추골단형성이상	Spondyloepiphyseal dysplasia
Q77.7	만발성 척추골단형성이상	Spondyloepiphyseal dysplasia tarda
Q77.8	말단왜소 형성이상	Acromicric dysplasia
Q77.8	레리-웨일 증후군	Leri-Weill syndrome
Q77.8	관상골 및 척추의 성장결손을 동반한 기타 골연골형성이상	Other osteochondrodysplasia with defects of growth of tubular bones and spine
Q77.9	관상골 및 척추의 성장결손을 동반한 상세불명의 골연골형성이상	Osteochondrodysplasia with defects of growth of tubular bones and spine, unspecified
Q78.0	불완전골형성	Osteogenesis imperfecta

질병분류 코드	국문질환명	영문질환명
Q78.0	골취약증	Osteopsathyrosis
Q78.0	골취약증	Fragilitas ossium
Q78.1	다골성 섬유성 형성이상	Polyostotic fibrous dysplasia
Q78.1	얼브라이트(-맥쿤)(-스턴버그)증후군	Albright(-McCune)(-Sternberg) syndrome
Q78.2	골화석증	Osteopetrosis
Q78.2	알베르스-쇤베르그증후군	Albers-Schönberg syndrome
Q78.3	카무라티-엥겔만증후군	Camurati-Engelmann syndrome
Q78.4	올리에르병	Ollier's disease
Q78.4	내연골종증	Enchondromatosis
Q78.4	마푸치증후군	Maffucci's syndrome
Q78.5	골간단연골형성이상, 슈미드형	Metaphyseal chondrodysplasia, Schmid type
Q78.5	필레증후군	Pyle's syndrome
Q78.6	다발선천외골증	Multiple congenital exostoses
Q78.6	골간병적조직연결	Diaphyseal aclasis
Q78.6	유전성 다발외골증	Hereditary multiple exostoses
Q78.9	가성 연골무형성 형성이상	Pseudoachondroplastic dysplasia
Q79.0	선천성 횡격막탈장	Congenital diaphragmatic hernia
Q79.1	횡격막 탈출	Eventration of diaphragm
Q79.1	횡격막결여	Absence of diaphragm
Q79.1	횡격막의 기타 선천기형	Other congenital malformations of diaphragm
Q79.1	횡격막의 선천기형 NOS	Congenital malformation of diaphragm NOS
Q79.2	배꼽내장탈장	Exomphalos
Q79.2	선천복벽탈장	Omphalocele
Q79.3	복벽파열증	Gastroschisis
Q79.4	말린자두배증후군	Prune belly syndrome
Q79.5	복벽의 기타 선천기형	Other congenital malformations of abdominal wall
Q79.6	엘러스-단로스증후군	Ehlers-Danlos syndrome
Q79.8	근육의 결여	Absence of muscle
Q79.8	근골격계통의 기타 선천기형	Other congenital malformations of musculoskeletal system
Q79.8	폴란드증후군	Poland's syndrome

질병분류 코드	국문질환명	영문질환명
Q79.8	힘줄의 결여	Absence of tendon
Q79.8	선천성 협착띠	Congenital constricting bands
Q79.8	부근	Accessory muscle
Q79.8	선천성 근위축	Amyotrophia congenita
Q79.8	선천성 짧은힘줄	Congenital shortening of tendon
Q79.9	근골격계통의 선천변형 NOS	Congenital deformity of musculoskeletal system NOS
Q79.9	근골격계통의 상세불명의 선천기형	Congenital malformation of musculoskeletal system, unspecified
Q79.9	근골격계통의 선천이상 NOS	Congenital anomaly of musculoskeletal system NOS
Q80.1	X-연관비늘증	X-linked ichthyosis
Q80.1	X-연관비늘증; 스테로이드설파타제결핍	X-linked ichthyosis; steroid sulfatase deficiency
Q80.2	층판비늘증	Lamellar ichthyosis
Q80.3	선천성 수포성 비늘모양홍색피부증	Congenital bullous ichthyosiform erythroderma
Q80.4	할리퀸태아	Harlequin fetus
Q81.0	단순 수포성 표피박리증	Epidermolysis bullosa simplex
Q81.1	헤를리츠증후군	Herlitz' syndrome
Q81.1	치사성 수포성 표피박리증	Epidermolysis bullosa letalis
Q81.2	디스트로피성 수포성 표피박리증	Epidermolysis bullosa dystrophica
Q82.0	유전성 림프부종	Hereditary lymphoedema
Q82.3	색소실조증	Incontinentia pigmenti
Q82.4	헤이-웰스증후군 (안검유착-외배엽 결손)	Hay-Wells syndrome (Ankyloblepharon-ectodermal defects)
Q82.4	(무한성) 외배엽형성이상	Ectodermal dysplasia (anhidrotic)
Q82.8	탄력섬유성 거짓황색종	Pseudoxanthoma elasticum
Q82.8	선천성 이상각화증	Congenital dyskeratosis
Q82.8	로트문드(-톰슨) 증후군	Rothmund(-Thomson) syndrome
Q82.8	블룸 증후군	Bloom syndrome
Q85.0	신경섬유종증(비악성) 1형, 2형	Neurofibromatosis(nonmalignant) type 1, type 2
Q85.0	폰렉클링하우젠병	Von Recklinghausen's disease
Q85.0	신경섬유종증(비악성)	Neurofibromatosis (nonmalignant)
Q85.1	부르느뷰병	Bourneville's disease

질병분류 코드	국문질환명	영문질환명
Q85.1	에필로이아	Epiloia
Q85.1	결절성 경화증	Tuberous sclerosis
Q85.8	폰 히펠-린다우 증후군	Von Hippel-Lindau syndrome
Q85.8	포이츠-제거스 증후군	Peutz-Jeghers syndrome
Q85.8	스터지-베버(-디미트리) 증후군	Sturge-Weber(-Dimitri) syndrome
Q86.0	(이상형태성) 태아알코올증후군	Fetal alcohol syndrome (dysmorphic)
Q87.0	뫼비우스 증후군	Moebius syndrome
Q87.0	카펜터 증후군	Carpenter´s syndrome
Q87.0	야콥센 증후군(11장완 말단부 결손 증후군)	Jacobsen syndrome(11q distal deletion syndrome)
Q87.0	첨두유합지증	Acrocephalosyndactyly(Apert)
Q87.0	첨두다지유합증	Acrocephalopolysyndactyly
Q87.0	주로 얼굴형태에 영향을 주는 선천기형증후군	Congenital malformation syndromes predominantly affecting facial appearance
Q87.0	잠복안구증후군	Cryptophthalmos syndrome
Q87.0	입-얼굴-손발 증후군	Oro-facial-digital syndrome
Q87.0	프레이저 증후군	Fraser's syndrome
Q87.0	고린-샤우드리-모스 증후군	Gorlin-Chaudhry-Moss syndrome
Q87.0	로빈 증후군	Robin syndrome
Q87.0	휘파람부는 얼굴	Whistling face
Q87.0	단안증	Cyclopia
Q87.0	골덴하 증후군	Goldenhar syndrome
Q87.0	마르케사니-바일 증후군 [바일-마르케사니 증후군]	Marchesani-weill-syndrome [Weill-marchesani syndrome]
Q87.0	가부키 증후군	Kabuki syndrome
Q87.0	안치지의 형성이상	Oculodentodigital dysplasia
Q87.1	코케인 증후군	Cockayne syndrome
Q87.1	프라더-윌리 증후군	Prader-Willi syndrome
Q87.1	굴지 형성이상	Campomelic dysplasia
Q87.1	주로 단신과 관련된 선천기형증후군	Congenital malformation syndromes predominantly associated with short stature
Q87.1	쉐그렌-라손 증후군	Sjogren-Larsson syndrome
Q87.1	스미스-렘리-오피츠 증후군	Smith-Lemli-Opitz syndrome
Q87.1	로비노-실버만-스미스 증후군	Robinow-Silverman-Smith syndrome

질병분류 코드	국문질환명	영문질환명
Q87.1	아르스코그 증후군	Aarskog syndrome
Q87.1	러셀-실버 증후군	Russel-Silver syndrome
Q87.1	드 랑즈 증후군	De Lange syndrome
Q87.1	두보위츠 증후군	Dubowitz syndrome
Q87.1	시클 증후군	Seckel syndrome
Q87.1	누난 증후군	Noonan syndrome
Q87.2	손발톱무릎뼈 증후군	Nail patella syndrome
Q87.2	바테르 증후군	VATER syndrome
Q87.2	홀트-오람 증후군	Holt-Oram syndrome
Q87.2	루빈스타인-테이비 증후군	Rubinstein-Taybi syndrome
Q87.2	클리펠-트레노우네이-베버 증후군	Klippel-Trénaunay-Weber syndrome
Q87.3	위버 증후군	Weaver syndrome
Q87.3	베크위트-비데만 증후군	Beckwith-Wiedemann syndrome
Q87.3	소토스 증후군	Sotos syndrome
Q87.4	마르팡증후군	Marfan's syndrome
Q87.5	코핀-로우리 증후군	Coffin-Lowry syndrome
Q87.8	젤웨거 증후군	Zellweger syndrome
Q87.8	알포트 증후군	Alport syndrome
Q87.8	로렌스-문(-바르데)-비들 증후군	Laurence-Moon(-Bardet)-Biedl syndrome
Q87.8	아가미-귀-신장 증후군	Branchiootorenal syndrome
Q87.8	펠란-맥더미드 증후군(22장완 13.3 결손 증후군)	Phelan-McDermid syndrome(22q13.3 deletion syndrome)
Q87.8	알스트롬 증후군	Alstrom syndrome
Q87.8	ADNP 증후군(헬스무르텔-반데르아 증후군)	ADNP syndrome(Helsmoortel-VanDerAa Syndrome)
Q87.8	차지 증후군	CHARGE syndrome
Q90.0	21삼염색체증, 감수분열비분리	Trisomy 21, meiotic nondisjunction
Q90.1	21삼염색체증, 섞임증형(유사분열비분리)	Trisomy 21, mosaicism (mitotic nondisjunction)
Q90.2	21삼염색체증, 전위	Trisomy 21, translocation
Q90.9	21삼염색체증 NOS	Trisomy 21 NOS
Q91.0	18삼염색체증, 감수분열비분리	Trisomy 18, meiotic nondisjunction
Q91.1	18삼염색체증, 섞임증형(유사분열비분리)	Trisomy 18, mosaicism (mitotic nondisjunction)

질병분류 코드	국문질환명	영문질환명
Q91.2	18삼염색체증, 전위	Trisomy 18, translocation
Q91.4	13삼염색체증, 감수분열비분리	Trisomy 13, meiotic nondisjunction
Q91.5	13삼염색체증, 섞임증형(유사분열비분리)	Trisomy 13, mosaicism (mitotic nondisjunction)
Q91.6	13삼염색체증, 전위	Trisomy 13, translocation
Q91.7	13삼염색체증후군	Trisomy 13 Syndrome
Q92.2	10단완삼염색체증	Trisomy 10p
Q92.3	포토키-룹스키 증후군	Potocki-Lupski syndrome
Q92.3	7장완11.23 미세중복 증후군	7q11.23 microduplication syndrome
Q92.3	15장완11-13 미세중복 증후군	15q11q13 microduplication syndrome
Q92.8	20번 염색체 단완의 삼염색체증	Trisomy 20p
Q93.2	15장완 사염색체(증)(쌍중심절 15번 염색체 증후군)	Tetrasomy 15q (isodicentric 15 chromosome syndrome)
Q93.3	월프-허쉬호른증후군	Wolff-Hirschorn syndrome
Q93.3	4 단완 염색체 부분 결손	Partial deletion of the short arm of chromosome 4
Q93.4	고양이울음증후군	Cri-du-chat syndrome
Q93.4	5번 염색체 단완의 결손	Deletion of short arm of chromosome 5
Q93.5	18장완 말단부 결손 증후군	18q distal deletion syndrome
Q93.5	캐취22증후군	CATCH22 syndrome
Q93.5	윌리엄스 증후군	William's syndrome
Q93.5	엔젤만증후군	Angelman syndrome
Q93.5	스미스-마제니스 증후군	Smith-Magenis syndrome
Q93.5	18장완단일염색체증	18q monosomy
Q93.5	15 장완13.3 미세결손 증후군	15q13.3 microdeletion syndrome
Q93.5	2장완37 미세결손 증후군	2q37 microdeletion syndrome
Q93.5	3 장완29 미세결손 증후군	3q29 microdeletion syndrome
Q93.5	1단완36 미세결손증후군	1p36 Microdeletion Syndrome
Q93.5	18 단완 염색체 결손	18 short arm chromosome Deletion
Q96.0	핵형45, X	Karyotype 45, X
Q96.1	핵형46, X동인자(Xq)	Karyotype 46, X iso(Xq)
Q96.2	동인자(Xq)를 제외한 이상 성염색체를 가진 핵형46, X	Karyotype 46, X with abnormal sex chromosome, except iso(Xq)
Q96.3	섞임증, 45, X/46, XX 또는 XY	Mosaicism, 45, X/46, XX or XY

질병분류 코드	국문질환명	영문질환명
Q96.4	섞임증, 이상성염색체를 가진 45, X/기타 세포열	Mosaicism, 45, X/other cell line(s) with abnormal sex chromosome
Q98.0	클라인펠터증후군, 핵형 47, XXY	Klinefelter's syndrome karyotype 47, XXY
Q98.1	클라인펠터증후군, 두 개 이상의 X염색체를 가진 남성	Klinefelter's syndrome, male with more than two X chromosomes
Q98.2	클라인펠터증후군, 핵형 46, XX를 가진 남성	Klinefelter's syndrome, male with 46,XX karyotype
Q99.2	취약X증후군	Fragile X syndrome
Q99.8	팰리스터-킬리언 증후군	Pallister-Killian syndrome

※ 이는 민원인 추가 안내를 위한 참고자료로써, 선천성 이상아(Q코드) 지원 대상 여부는 '1)-나. 선천성 이상아 의료비 지원'의 '지원요건' 및 '지원제외' 참조

3 선천성 대사이상 검사 및 환아관리

가. 선천성 대사이상 검사비 지원(보건소)

❑ 지원대상(* '24년부터 가구 소득과 관계없이 지원)

- (선별검사) 신생아 선천성 대사이상 외래 선별검사를 받은 영아
- (확진검사) 선천성 대사이상 선별검사 결과 유소견 판정 후, 선천성 대사이상 질환 관련 확진검사 결과 선천성 대사이상 환아로 판정된 영아

❑ 지원내용 및 지원기준

- 신생아 선천성 대사이상 외래 선별검사비의 (일부)본인부담금 지원
  - 출생 후 28일 이내에 실시하여 건강보험이 적용된 선별검사(D5190, D5191, D5192)를 대상으로 함
    * 단, 출생일 기준 28일 이후에 실시하였어도 건강보험이 적용된 선별검사는 지원 가능
  - 1회 지원이 원칙이나, 유소견 검사결과에 따라 선별검사를 재실시한 경우에는 1회에 한하여 추가 지원 가능(최대 2회)
  - 검사비 외 항목(진찰료 등)은 지원 제외

참 고 사 항

- 선천성 대사이상 선별검사 급여 범위 및 급여 인정 횟수
  - '18.10월부터 전체 신생아*에게 건강보험 급여를 인정함(D5190). 신생아중환자실에 입원 중이거나 채혈이 곤란한 경우 등 환자상태 등을 고려하여 의사의 판단 하에 실시 시 급여 인정 가능
    * 출생 후 28일 이내의 영유아(모자보건법 제2조제4호), 미숙아는 출생예정일 기준으로 계산한 교정연령
  - 정상 신생아는 최초 1회에 한하여 급여를 인정하되, 검사결과 유소견자의 경우 1회에 한하여 추가 인정함
- 신생아가 입원 중 실시하는 선천성 대사이상 선별검사는 전액 공단부담으로 본인부담금 없음

제Ⅷ장 영유아 사전예방적 건강관리

- 선천성 대사이상 선별검사 결과 유소견 판정 후, 선천성 대사이상 질환 관련 확진검사를 받은 경우 확진검사비의 (일부)본인부담금 지원
  - 확진검사 결과 선천성 대사이상 환아로 판정된 경우에만 지원(7만원 한도)
  - 검사비 외 항목(진찰료 등)은 지원 제외

❑ 지원절차

- 지원신청
  - 대상 영아의 부모가 출생일로부터 1년 이내에 제출서류를 구비하여 신청일 기준 대상 영아의 주민등록 주소지 관할 보건소로 신청 또는 e보건소 공공보건포털, 아이마중앱 등 온라인 신청

    * 단, 특수식이 지원은 온라인 신청 불가

    ** 신청기간은 상기 기준 준수를 원칙으로 하되, 보건소장이 1년 이내 신청이 불가한 타당한 사유가 있는 것으로 인정하는 경우, 예산 범위 내 지원 가능

- 지급기간
  - 지원신청을 받은 날로부터 한 달 이내에 지급 원칙

    ※ 예산부족 등으로 행정처리 지연이 불가피한 경우, 신청자에게 지연사유를 충분히 설명하여 불필요한 민원 발생 최소화

  - 연도 말에 의료비 지원신청하여 확인·검토과정에서 회계연도를 넘긴 경우 또는 당해연도 예산 부족으로 지급하지 못한 의료비는 차기연도 예산 집행 시점 이후에 지급 가능

- 행정사항
  - 시장·군수·구청장 또는 보건소장은 진단서 등 환아가 제출한 서류를 확인하여 검사비를 지원하고 보건소의 환아 등록 및 관리 사항 등 안내

● 제출서류

구 분	구비 서류
신청자 제출 (공통)	• 지원 신청서 1부 • 검사비 영수증, 검사비 세부내역서 각 1부 • 지원금 입금계좌통장 사본 1부 • 주민등록등본 1부* * 전자정부법에 따른 행정정보의 공동이용을 통한 확인에 동의 시 생략 가능
해당자 제출 (추가)	• (확진검사비) 진단서 등 확진 관련 증빙서류 • (필요시) 가족관계증명서 1부* * 전자정부법에 따른 행정정보의 공동이용을 통한 확인에 동의 시 생략 가능

나. 환아관리(보건소 및 인구보건복지협회)

❑ 지원대상

● 확진검사 결과 선천성 대사이상 및 희귀 등 기타 질환으로 진단받아 특수식이 또는 의료비 지원이 필요한, 신청일 기준 19세 미만* 환아

> • 나이는 출생월 기준으로 산정하며, 19세가 도래한 달까지만 지원
> 예 '07년생은 '26년 출생월 말에 지원 종료 ('07.5.15. 출생 환아는 '26.5.31.까지 지원)

❑ 대상질환 및 지원내용

구 분	질 환 명	지원내용
선천성대사 이상 질환	고전적 페닐케톤뇨증, 기타 고페닐알라닌혈증(반응성 페닐케톤뇨증, 결손증 페닐케톤뇨증), 타이로신혈증, 단풍시럽뇨병, 메틸말론산혈증/프로피온산혈증, 아이소발레린산혈증, 지방산대사장애, 호모시스틴뇨, 요소회로대사장애(아르지닌혈증, 시트룰린혈증 등), 글루타르산뇨, 오르니틴대사장애, 고글라이신혈증, 갈락토스혈증, 고칼슘혈증	특수조제분유, 저단백햇반
	선천성 갑상선기능저하증	의료비
희귀 등 기타 질환	크론병, 단장증후군, 담도폐쇄증, 장림프관확장증	특수조제분유

제Ⅷ장 영유아 사전예방적 건강관리

❑ 지원기준

- 특수식이(특수조제분유, 저단백햇반) 지원

  - 선천성 대사이상 질환 환아 : 【별표 2-1】에 따라 지원

    * 특수조제분유는 환아 개인별 섭취량 차이 등을 고려, 의사의 진단 및 소견을 참고하여 필요 시 추가 지원(월간 필요량의 최대 50%) 가능 (단, 저단백햇반은 추가 지원 없음)

    ** 선천성대사이상 질환 환아 중 단백질 및 지방 섭취 제한 시, 의사의 처방에 따라 UCD, MPA, 아이브이에이(로이신프리) 등과 함께 프로테이닐(프로테인프리)·Basic-F 신청 가능

  - 희귀 등 기타 질환 환아

    • (크론병)【별표 2-2】에 따라 지원

    • (단장증후군, 담도폐쇄증, 장림프관확장증)【별표 2-2】에 따른 월간 필요량의 50% 지원

    * 선천성 대사이상 질환과 달리 추가 지원 없음

- 의료비 지원(선천성 갑상선기능저하증, E03.0, E03.1)

  ① (지원범위) 선천성 갑상선기능저하증 치료를 위해 발생한 의료비

  - 급여·비급여 등 항목에 관계없이 진료비, 약제비, 검사비에 한하여 지원

  ② (지원제외) 선천성 갑상선기능저하증 치료와 직접적으로 관련이 없는 항목

예 갑상선 질환으로 발생 가능한 질환 관련 검사(성장검사 등), 치과 진료 비용, 부갑상선초음파검사비, 간기능검사비, 유전자검사비 등 * 단, "선천성 갑상선기능저하증 치료와 관련된 검사"임이 기재된 소견서 제출 시 지원 가능

  ③ (지원한도) 환아 등록일 기준 연 25만원

  ④ 지원 방식

  - 선천성 갑상선기능저하증으로 진단받고 보건소에 환아 등록한 이후에 발생한 의료비만 지원 가능(환아 등록 전에 발생한 의료비는 소급 지원 불가)

  - 원칙적으로 다음 연도의 등록일 전날까지 지난 1년 간 발생한 의료비에 대해 보건소에 신청하여야 하나,

- 부득이한 사유로 신청 시기를 놓칠 수 있으므로 다음 연도의 환아 등록일로부터 6개월 이내에 신청 시 예외적으로 지원 가능

> 예 ① '25.10.1. 보건소 등록 선천성 갑상선기능저하증 환아의 경우,
> 1) 보건소 등록일 전(~'25.9.30.)에 발생한 의료비는 본 의료비 지원사업에서 지원 불가
> 2) 보건소 등록일 기준 이후 1년 간('25.10.1.~'26.9.30.) 발생한 의료비에 대해 '26.9.30.까지 신청하는 것이 원칙이나, 예외적으로 '27.3.31.까지 신청 시 지원 가능
> 3) '25.10.1.~'26.9.30. 발생한 의료비에 대해 25만원 한도 내 지원
>
> ② '26.1.1. 보건소 등록 선천성 갑상선기능저하증 환아의 경우,
> 1) 보건소 등록일 전(~'25.12.31.)에 발생한 의료비는 본 의료비 지원사업에서 지원 불가
> 2) 보건소 등록일 기준 이후 1년간('26.1.1.~'26.12.31.) 발생한 의료비에 대해 '26.12.31.까지 신청하는 것이 원칙이나, 예외적으로 '27.6.30.까지 신청 가능
> 3) '26.1.1.~'26.12.31. 발생한 의료비에 대해 25만원 한도 내 지원

❑ 지원절차

● 지원신청

- 신청방법 : 아래 제출서류를 구비하여 신청일 기준 환아의 주민등록 주소지 관할 보건소로 신청

  ※ 의료비 지원신청의 경우, 관할 보건소로 신청 또는 아이마중 앱, e보건소 공공보건포털 등 온라인 신청 가능

- 제출서류

구 분		제출 서류
특수식이 지원	선천성 대사이상 및 희귀 등 기타 질환 (크론병 제외)	• (최초 신청) 진단서 1부 - 진단서에 분유명, 필요량(1일 또는 월간) 등이 명시되지 않은 경우, 해당 내용이 기재된 소견서 제출 필요 • (환아 등록 이후 변경사항 발생) 소견서(또는 진단서) 1부 - 예) ① 환아가 2단계 연령에 도달하였으나, 1단계를 유지해야 할 사유 발생 ② 품목·분유 단계·섭취량 변경 등으로 추가 지원이 필요한 경우 • (정기적 진단서 제출) 최초 제출월 기준 매 1년마다 제출 - 단장증후군 환아의 경우 진단서 및 영양상태평가서 매 1년마다 제출

구 분		제출 서류
	크론병	• (최초 신청) 진단서 1부, 영영상태평가서 1부 - 진단서에 분유명, 필요량(1일 또는 월간) 등이 명시되지 않은 경우, 해당 내용이 기재된 소견서 제출 필요 • (집중치료 후 추가 지원 신청 시) 진료확인서([서식 4]) 1부 - 집중치료기간(8주) 종료 후 추가 지원(최대 1년)을 받기 위해서는 담당의사로부터 「진료확인서」 발급받아 제출해야 함 (필요량, 필요개월 수 등이 기재된 소견서/진단서로 대체 가능) - 진료확인서는 최대 6개월 간 유효하며, 환아 기본정보와 1일 1포 또는 1일 2팩 특수조제분유 필요 개월 수에 대한 담당의사 의견과 서명, 병원직인이 기재되어야 함 - (유전성 크론병) 6개월마다 필요량, 필요기간 등이 기재된 소견서(또는 진단서) 제출 필수
의료비 지원	선천성 갑상선 기능저하증	• (최초 신청) 진단서 1부 • 진료비(약제비 포함) 영수증 및 세부내역서 각 1부 • (최초 신청, 변경사항 발생) 지원금 입금계좌통장 사본 1부
공통	• 주민등록등본 1부 * 전자정부법에 따른 행정정보의 공동이용을 통한 확인에 동의 시 생략 가능	

● 지급기간

- (의료비) 지원신청을 받은 날로부터 1개월 이내에 지급 원칙

  ※ 예산부족 등으로 행정처리 지연이 불가피한 경우, 신청자에게 지연사유를 충분히 설명하여 불필요한 민원 발생 최소화

- 연도 말에 의료비 지원신청하여 확인·검토과정에서 회계연도를 넘긴 경우 또는 당해연도 예산 부족으로 지급하지 못한 의료비는 차기연도 예산 집행 시점 이후에 지급 가능

● 유의사항

- 지원대상자가 타 지역으로 전출하는 경우, 지원에 필요한 관련 서류(진단서, 소견서 등)를 전입 주소지 관할 보건소에 송부하여 지원에 차질이 없도록 조치

- 허위나 속임수 등의 부정한 방법으로 의료비나 특수식이를 지원받거나 타인으로 하여금 이를 받게 한 경우(예: 지원받은 특수식이를 제3자에게 판매하여 대가 취득), 「사회보장급여의 이용·제공 및 수급권자 발굴에 관한 법률」 제22조에 따라 지원금 환수 등의 조치 및 같은 법 제54조 제3항의 벌칙을 적용할 수 있고, 특수식이 부정수급이 확인된 경우 이후 확인월로부터 1년간 지원 중단함.

다. 행정사항

❑ 시·도 및 시·군·구

- 보건소장은 선천성 대사이상 검사의 중요성과 환아관리 사업에 대해 적극 홍보
- 보건소장은 선천성 대사이상 검사비 지원 실적 및 환아관리 현황을 분기별 익월 15일까지 시·도지사 및 보건복지부장관에게 보고
- 시·군·구 보건소는 위탁사업비를 당해 연도 2월까지 인구보건복지협회로 송금

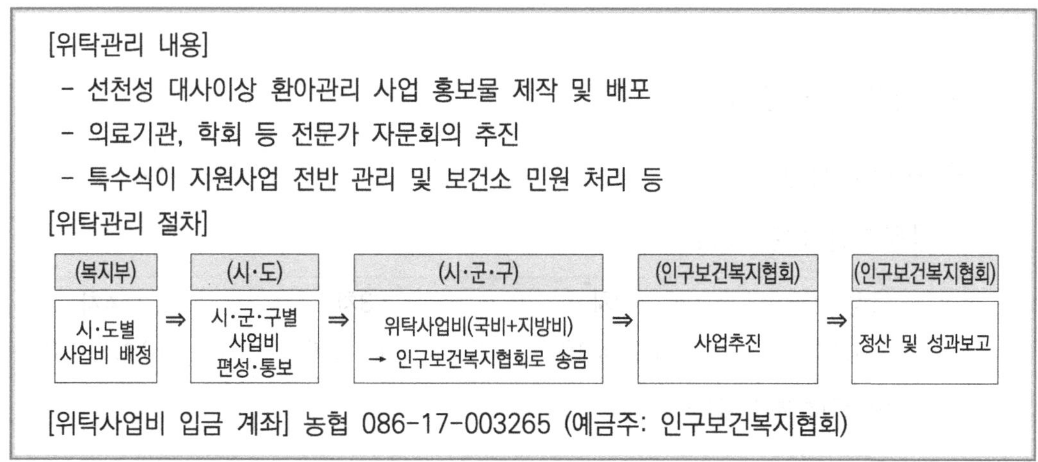
[위탁관리 내용]
- 선천성 대사이상 환아관리 사업 홍보물 제작 및 배포
- 의료기관, 학회 등 전문가 자문회의 추진
- 특수식이 지원사업 전반 관리 및 보건소 민원 처리 등

[위탁관리 절차]

(복지부)		(시·도)		(시·군·구)		(인구보건복지협회)		(인구보건복지협회)
시·도별 사업비 배정	⇒	시·군·구별 사업비 편성·통보	⇒	위탁사업비(국비+지방비) → 인구보건복지협회로 송금	⇒	사업추진	⇒	정산 및 성과보고

[위탁사업비 입금 계좌] 농협 086-17-003265 (예금주: 인구보건복지협회)

❑ 인구보건복지협회(본부)

- 선천성 대사이상 검사 및 환아관리 위원회 구성·운영
  - (개요) 선천성 대사이상 선별검사 건강보험 적용 이후 검사율 하락 및 검사 및 환아등록·지원현황 등 관리에 한계를 극복하고 검사 및 환아관리 질 제고를 위해 전문가 등이 참여하여 제도개선 및 발전방안을 마련하여 정책건의
  - (구성) 위원장 1명을 포함하여 11명 이내

    * 위원은 협회 및 정부(당연직 각 1명), 의료계, 학계, 검사기관, 유관기관 등 선천성 대사이상 관련자로 구성

  - (운영) 정기회의(연 2회) 및 수시회의(필요시) 개최
- 특수식이 지원에 차질이 없도록 특수식이 생산 및 수입·공급업체들과 긴밀한 협조체계를 구축하며, 긴급 상황 발생 시 반드시 보고하도록 하여 신속한 지원이 이루어질 수 있도록 함
- 특수식이 지원 등 환아관리 사업 운영 및 결과보고

보건소	공급업체	보건복지부
특수식이 구입비 청구	특수식이 대금 지급	환아관리 사업 정산보고

❑ 특수식이 지원 절차

- 특수식이 신청
  - 신청기간 : 총 4회

1차	2차	3차	4차
1.1.~1.10.	4.1.~4.10.	7.1.~7.10.	10.1.~10.10.

* 단, 신규 환아는 예외 적용 가능

  - 신청방법: 선천성 대사이상 환아관리 정보시스템의 '주문관리'에서 신청

참 고 사 항

- 특수조제분유 지원량 산정 시 소수점 발생하는 경우 처리 방법
  - 선천성 대사이상 질환: 추가 지원량(50%) 산정 시 소수점 이하 버림
  - 희귀 등 기타 질환:

질환명	분유명	내용
크론병 단장증후군	모노웰 모노웰펩토 엘리멘탈 뉴케어IBD 아미노 뉴케어IBD 플러스	10포(10팩) 단위로 포장·배송 가능하므로 10미만 수를 올림 (예시) 크론병 1일 4포, 8주 지원 → 4포*7일*8주=224포(230포)
단장증후군	HA 네오케이트 LCP	필요량의 50% 산정 시 소수점 발생하는 경우 올림 * 3개월 주기로 신청 시 월 지원량 3개월분을 합한 수에서 소수점 올림 (예시) 단장증후군 10개월 환아(네오케이트) → 월 6.5통*3개월=19.5(20통)
담도폐쇄증 장림프관확장증	MCT	

- 신청기간 내 미 신청 시, 소급 신청 및 소급 지원 불가

- 신청절차

보건소	→	환아 보호자	→	보건소	→	인구보건 복지협회	→	공급업체
주문내역 작성 후 환아 보호자에게 문자 발송	→	주문내역 확인 후 주문 신청	→	협회로 주문 신청	→	공급업체로 주문 신청	→	환아 가정으로 택배 배송

- 수령시기

특수조제분유	보건소에서 신청 후 7일 이내
저단백햇반	(1차) 2월말, (2차) 5월말, (3차) 8월말, (4차) 11월말 * 보건소 신청·접수 후 생산에 6~7주 소요되며 수령시기는 변동 가능.

- 특수식이 대금청구 및 지급
  - 청구서 확인: 선천성 대사이상 환아관리 정보시스템의 '대금관리'에서 확인

    * 월 마감 이후, 대금관리-'대금지급' click-청구서 생성-확인 및 출력

특수조제분유	특수조제분유 신청한 다음달 초에 청구서 생성 * (1차) 2월초, (2차) 5월초, (3차) 8월초, (4차) 11월초
저단백햇반	환아가정에 저단백햇반 배송 완료 후 청구 * (1차) 3월초, (2차) 6월초, (3차) 9월초, (4차) 12월초 〈변동 가능〉

- 세금계산서 발행

특수조제분유	특수조제분유 신청한 다음달 10일에 발행 * (1차) 2.10. / (2차) 5.10. / (3차) 8.10. / (4차) 11.10.
저단백햇반	저단백햇반 배송한 다음달 10일에 발행 * (1차) 3.10. / (2차) 6.10. / (3차) 9.10. / (4차) 12.10. 〈변동 가능〉

- 대금지급 : 세금계산서 수령일로부터 10일 이내에 인구보건복지협회로 송금

  * 특수식이 구입 건은 계약이 아닌 일반 지급 건(의료구류비)으로 청구서와 세금계산서만 첨부하면 지출 가능

● 특수식이 구입처

구분	품목	기관명	구입 방법	연락처
정부지원	특수식이	인구보건복지협회 (양육지원팀)	온라인 신청 (선천성대사이상 환아관리 정보시스템)	02-2639-2826
개인구입	특수조제분유	매일유업	매일유업(직영스토어) https://brand.naver.com/maeil	02-2127-2212
		한국메디칼푸드	온라인 주문(메디푸드) (www.medifoods.co.kr)	02-468-7000
		아이베	온라인 주문(뉴트리시아 스토어) (https://www.nutriciastore.co.kr)	1833-8311
		남양유업	온라인주문(남양아이쇼핑몰) (shopping.namyangi.com)	02-2010-6513
		대상웰라이프	온라인 주문 (대상웰라이프 공식몰) (www.wellife.co.kr)	080-433-9000
	저단백햇반	CJ 제일제당	온라인 주문(씨제이더마켓) (www.cjthemarket.com)	1668-1953

● 특수식이 구입비 입금계좌

- 은 행 명 : 농협중앙회 당산동지점
- 계좌번호 : 023 - 01 - 437837
- 예 금 주 : 인구보건복지협회

[별표 1]

특수식이 지원 대상 세부 질환코드 및 질환명

구분	질환코드	질환명	분유명
선천성 대사이상 질환	E70.0	고전적 페닐케톤뇨증	PKU-1, PKU-2, PK AID-4
	E70.1	기타 고페닐알라닌혈증	
		반응성 페닐케톤뇨증	
		결손증 페닐케톤뇨증	
	E70.2	타이로신혈증	TYR
	E71.0	단풍시럽뇨병	MSUD(BCAA-free), MSUD Anamix Junior, MSUD Maxamum
	E71.1	메틸말론산혈증	MPA-1, MPA-2
	E71.1	프로피온산혈증	
	E71.1	아이소발레린산혈증	아이브이에이(로이신프리)
	E71.3	지방산대사장애	MCT
	E72.1	호모시스틴뇨	에이치시유-1(메티오닌-1) 에이치시유-2(메티오닌-2)
	E72.2	요소회로대사장애	UCD-1, UCD-2
	E72.2	아르지닌혈증	
	E72.2	시트룰린혈증	
	E72.3	글루타르산뇨	GA 1 Anamix Infant GA 1 Anamix Junior
	E72.4	오르니틴대사장애	UCD-1, UCD-2
	E72.5	고글라이신혈증	NKH
	E74.2	갈락토스혈증	XO 알레기
	E83.5	고칼슘혈증	Locasol
	단백질 섭취 제한		프로테이닐(프로테인프리)
	지방 섭취 제한		Basic-F
희귀 등 기타 질환	K50.0, K50.1, K50.8 * 하위코드 포함	크론병	엘리멘탈 028, 모노웰, 모노웰펩토, 뉴케어 IBD 아미노, 뉴케어 IBD 플러스
	K91.2	단장증후군	(만 1세 이전) HA, 네오케이트 LCP (만 1세 이후) 엘리멘탈 028, 모노웰, 모노웰펩토, 뉴케어 IBD 아미노,뉴케어 IBD 플러스
	Q44.2	담도폐쇄증	MCT
	I89.0	장림프관확장증	

* 상기 표에 열거된 질환코드만 지원 가능하며, 질환명은 무관

[별표 2-1]

선천성대사이상 질환 특수식이 지원기준

고전적 페닐케톤뇨증

● 피케이유-1(PKU 1) | 국산 |

연 령	필 요 량		월간구입비	비 고
	일간(g)	월간(g)		
~만 2세	218	6,540 (19통)	241,300원	· 용량 : 1통당 350g 기준 · 단가 : 1통당 12,700원 · 생산 : 매일유업

● 피케이유-2(PKU 2) | 국산 |

연 령	필 요 량		월간구입비	비 고
	일간(g)	월간(g)		
만3~5세	133	3,990 (10통)	217,000원	· 용량 : 1통당 400g 기준 · 단가 : 1통당 21,700원 · 생산 : 매일유업
만6~8세	150	4,500 (12통)	260,400원	
만 9~11세	166	4,980 (13통)	282,100원	
만 12~14세	133	3,990 (10통)	217,000원	
만 15세이상	160	4,800 (12통)	260,400원	

● PK AID-4 | 수입 |

연 령	필 요 량		월간구입비	비 고
	일간(g)	월간(g)		
만 9세 이상 - 30~50kg	38	1,140 (2통)	247,000원	· 용량 : 1통당 500g · 단가 : 1통당 123,500원 · 생산 : 영국SHS · 판매 : 아이베
- 51~70kg	53	1,590 (3통)	370,500원	
- 71kg~	54~	1,620~(4통)	494,000원	

타이로신혈증

● TYR Anamix Infant | 수입 |

연 령	필 요 량		월간구입비	비 고
	일간(g)	월간(g)		
~만 5세	148	4,440 (12통)	1,206,000원	· 용량 : 1통당 400g · 단가 : 1통당 100,500원 · 생산 : 영국 SHS · 공급 : 아이베

단풍시럽뇨병

엠에스유디, MSUD (비씨에이에이 프리, BCAA-free) | 국산 |

연 령		필요량 일간(g)	필요량 월간(g)	월간구입비	비 고
0~5개월		115	3,450 (10통)	137,000원	· 용량 : 1통당 350g 기준 · 단가 : 1통당 13,700원 · 생산 : 매일유업
6~11개월		146	4,380 (13통)	178,100원	
만1~2세		160	4,800 (14통)	191,800원	
만3~5세		187	5,610 (17통)	232,900원	
만6~8세		213	6,390 (19통)	260,300원	
만9~11세		255	7,650 (22통)	301,400원	
만12세~	여자	295	8,850 (26통)	356,200원	
	남자	320	9,600 (28통)	383,600원	

MSUD Anamix Junior | 수입 |

연 령	필요량 일간(g)	필요량 월간(g)	월간구입비	비 고
만 3~5세	107	3,210 (8통)	720,000원	· 용량: 1통당 400g 기준 · 단가: 1통당 90,000원 · 생산: 영국SHS · 공급: 아이베
만 6~8세	133	3,990 (10통)	900,000원	

MSUD Maxamum | 수입 |

연 령		필요량 일간(g)	필요량 월간(g)	월간구입비	비 고
만 9~11세		187	5,610 (12통)	1,140,000원	· 용량 : 1통당 500g · 단가 : 1통당 95,000원 · 생산 : 영국SHS · 공급 : 아이베
만 12세~	여자	240	7,200 (15통)	1,425,000원	
	남자	293	8,790 (18통)	1,710,000원	

메틸말론산혈증, 프로피온산혈증

● 엠피에이-1(MPA-1) | 국산 |

연 령	필 요 량		월간구입비	비 고
	일간(g)	월간(g)		
0~5개월	95	2,850 (9통)	142,200원	· 용량 : 1통당 350g 기준 · 단가 : 1통당 15,800원 · 생산 : 매일유업
6~11개월	125	3,750 (11통)	173,800원	
만1~2세	160	4,800 (14통)	221,200원	

● 엠피에이-2(MPA-2) | 국산 |

연 령		필 요 량		월간구입비	비 고
		일간(g)	월간(g)		
만3~ 5세		55	1,650 (5통)	117,000원	· 용량 : 1통당 400g 기준 · 단가 : 1통당 23,400원 · 생산 : 매일유업
만6~ 8세		65	1,950 (5통)	117,000원	
만9~11세		95	2,850 (8통)	187,200원	
만12세~	여자	120	3,600 (9통)	210,600원	
	남자	145	4,350 (11통)	257,400원	

아이소발레린산혈증

● 아이브이에이, IVA (로이신프리,Leucine free) | 국산 |

연 령		필 요 량		월간구입비	비 고
		일간(g)	월간(g)		
0~5개월		115	3,450 (10통)	137,000원	· 용량 : 1통당 350g 기준 · 단가 : 1통당 13,700원 · 생산 : 매일유업
6~11개월		146	4,380 (13통)	178,100원	
만1~2세		160	4,800 (14통)	191,800원	
만3~5세		187	5,610 (17통)	232,900원	
만6~8세		213	6,390 (19통)	260,300원	
만9~11세		255	7,650 (22통)	301,400원	
만12세~	여자	295	8,850 (26통)	356,200원	
	남자	320	9,600 (28통)	383,600원	

지방산대사장애

● 엠씨티 포뮬러(MCT Formula) | 국산 |

연 령	필 요 량		월간구입비	비 고
	일간(g)	월간(g)		
0~11개월	120	3,600 (11통)	86,900원	· 용량 : 1통당 350g · 단가 : 1통당 7,900원 · 생산 : 매일유업
만 1~2세	108	3,240 (10통)	79,000원	
만 3~5세	151	4,530 (13통)	102,700원	
만 5세~	175	5,250 (15통)	118,500원	

호모시스틴뇨

● 에이치시유-1, HCU-1 (메티오닌-1, Methionine-Free-1) | 국산 |

연 령	필 요 량		월간구입비	비 고
	일간(g)	월간(g)		
0~5개월	95	2,850 (9통)	123,300원	· 용량 : 1통당 350g 기준 · 단가 : 1통당 13,700원 · 생산 : 매일유업
6~11개월	125	3,750 (11통)	150,700원	
만1~2세	160	4,800 (14통)	191,800원	

● 에이치시유-2, HCU-2 (메티오닌-2, Methionine-Free-2) | 국산 |

연 령		필 요 량		월간구입비	비 고
		일간(g)	월간(g)		
만 3~5세		55	1,650 (5통)	111,000	· 용량 : 1통당 400g 기준 · 단가 : 1통당 22,200원 · 생산 : 매일유업
만 6~11세		95	2,850 (8통)	177,600	
만12세~	여자	120	3,600 (9통)	199,800	
	남자	145	4,350 (11통)	244,200	

요소회로대사장애, 아르지닌혈증, 시트룰린혈증, 오르니틴대사장애

● 유씨디-1(UCD-1) | 국산 |

연 령	필 요 량		월간구입비	비 고
	일간(g)	월간(g)		
0~5개월	130	3,900 (12통)	164,400원	· 용량 : 1통당 350g 기준 · 단가 : 1통당 13,700원 · 생산 : 매일유업
6~11개월	195	5,850 (17통)	232,900원	
만 1~2세	156	4,680 (14통)	191,800원	

● 유씨디-2(UCD-2) | 국산 |

연 령		필 요 량		월간구입비	비 고
		일간(g)	월간(g)		
만 3~5세		107	3,210 (9통)	199,800원	· 용량 : 1통당 400g 기준 · 단가 : 1통당 22,200원 · 생산 : 매일유업
만 6~11세		187	5,610 (15통)	333,000원	
만12세~	여자	267	8,010 (21통)	466,200원	
	남자	320	9,600 (24통)	532,800원	

글루타르산뇨

● GA 1 Anamix Infant | 수입 |

연 령	필 요 량		월간구입비	비 고
	일간(g)	월간(g)		
0~5개월	66	1,980 (5통)	390,000원	· 용량 : 1통당 400g · 단가 : 1통당 78,000원 · 생산 : 영국SHS · 공급 : 아이베
6~11개월	100	3,000 (8통)	624,000원	
만 1~2세	80	2,400 (6통)	468,000원	

● GA 1 Anamix Junior | 수입 |

연 령		필 요 량		월간구입비	비 고
		일간(g)	월간(g)		
만 3~5세		54	1,620 (4통)	352,000원	· 용량 : 1통당 400g · 단가 : 1통당 88,000원 · 생산 : 영국SHS · 공급 : 아이베
만 6~8세		80	2,400 (6통)	528,000원	
만 9~11세		107	3,210 (8통)	704,000원	
만 12세~	여자	134	4,020 (10통)	880,000원	
	남자	147	4,410 (11통)	968,000원	

고글라이신혈증

● NKH Anamix Infant | 수입 |

연 령	필 요 량		월간구입비	비 고
	일간(g)	월간(g)		
0~5개월	98	2,940 (8통)	872,000원	· 용량 : 1통당 400g · 단가 : 1통당 109,000원 · 생산 : 영국SHS · 공급 : 아이베
6~11개월	126	3,780 (10통)	1,090,000원	
만 1~2세	136	4,080 (11통)	1,199,000원	
만 3~5세	159	4,770 (12통)	1,308,000원	
만 6~8세	182	5,460 (14통)	1,526,000원	
만 9~11세	216	6,480 (17통)	1,853,000원	
만 12세~	250	7,500 (19통)	2,071,000원	

갈락토스혈증

● XO 알레기 | 국산 | (추가)

연령	필 요 량		월간구입비	비 고
	일간(g)	월간(g)		
0~5개월	130	3,900(96팩)	76,800원	· 용량 : 1팩 180ml · 단가 : 1박스(액상형, 24팩) 당 19,200원(1팩 800원) · 생산 : 남양유업
6~11개월	163	4,900(120팩)	96,000원	
만 1세 ~	65	1,950(48팩)	38,400원	

고칼슘혈증

● Locasol | 수입 |

연 령		필 요 량		월간구입비	비 고
		일간(g)	월간(g)		
0~5개월		88	2,640 (7통)	560,000원	· 용량 : 1통당 400g · 단가 : 1통당 80,000원 · 생산 : Milupa GmbH · 공급 : 아이베
6~11개월		132	3,960 (10통)	800,000원	
만 1~2세		105	3,150 (8통)	640,000원	
만 3~5세		140	4,200 (11통)	880,000원	
만 6~8세		211	6,330 (16통)	1,280,000원	
만 9~11세		281	8,430 (21통)	1,680,000원	
민 12세~	여자	351	10,530 (27통)	2,160,000원	
	남자	386	11,580 (29통)	2,320,000원	

단백질 섭취 제한 시

● 프로테이닐, Proteinil (프로테인프리, Protein-Free) | 국산 |

연 령	필 요 량		월간구입비	비 고
	일간(g)	월간(g)		
0세~	별도 기준 없음	별도 기준 없음	별도 기준 없음	· 용량 : 1통당 350g 기준 · 단가 : 1통당 13,700원 · 생산 : 매일유업 ※ UCD, MPA,아이브이에이(로이신프리) 등과 신청 가능

※ 의사 처방에 따라 신청 가능하며, UCD(또는 MPA 등) 월간 필요량의 범위 내에서 합산하여 지원량 산정

예시 5세 요소회로대사장애 환아의 경우 UCD-2단계 월간 8통 지원이므로, 의사 처방으로 UCD-2단계 5통이면 Proteinil(Protein-Free)은 3통 지원

지방 섭취 제한 시

● Basic-F | 수입 |

연 령	필 요 량		월간구입비	비 고
	일간(g)	월간(g)		
0세~12세	별도 기준 없음	별도 기준 없음	별도 기준 없음	· 용량 : 1통당 300g 기준 · 단가 : 1통당 55,000원 · 생산 : Milupa GmbH · 공급 : 아이베 ※ MCT Formula 함께 신청 가능

※ 의사 처방에 따라 신청 가능하며, UCD(또는 MPA 등) 월간 필요량의 범위 내에서 합산하여 지원량 산정

예시 1세 지방산대사장애 환아의 경우 MCT Formula 월간 10통 지원이므로, 의사 처방으로 MCT Formula 5통이면 Basic-F은 5통지원

저단백 햇반

연 령	연간지원량	1회 신청량	연간구입비	비 고
6개월~만 2세	144팩	36팩	216,000원	· 용량 : 1팩당 180g · 단가 : 1팩당 1,500원 (포장 : 1BOX=24팩) · 생산 : CJ제일제당 1BOX(24팩) 단위로 신청
만 3~5세	288팩	72팩	432,000원	
만 6~8세	432팩	108팩	648,000원	
만 9~14세	816팩	204팩	1,224,000원	
만 15세~	984팩	246팩	1,476,000원	

[별표 2-2]

희귀 등 기타 질환 특수조제분유 지원기준

◪ 크론병

- 모노웰, 모노웰 펩도, 엘리멘탈 028 (Elemental 028), 뉴게어 IBD 아미노, 뉴케어 IBD 플러스

  1) 최초 신청 시 집중치료기간(8주 지원) 동안 월간 필요량*의 100% 지원

  * 진단서 또는 소견서에 명시된 1일 필요량

  ※ 집중치료기간(8주)은 최초 신청 후 1회만 적용 가능. 최대 1일 8포(분말) 또는 16팩(액상) 지원되며, 최초 신청 시 2회(3주, 5주)로 분할 지원

  2) 집중치료기간(8주) 경과 후 추가 지원 필요 시 1일 1포(월간 30포) 또는 액상1일 2팩(월간 60팩) 지원 가능(진료확인서 6개월마다 제출)

  ※ 집중치료(8주) 종료 후 추가 지원은 원칙적으로 최대 1년까지 가능(1년 경과 시 지원 종료)

  > 예 크론병으로 '26.1.2. 진단받고 '26.2.26. 신청 시 신청일 기준 8주 동안 월간 필요량의 100% 지원, '26.2.27. 신청 시 집중치료기간이 경과하였으므로 진료확인서 제출 시 추가 지원 가능

  3) 유전성 크론병*의 경우는 1~2)이 적용되지 않으며, 월간 필요량**의 50% 지원

  * 유전성 크론병(IL10RA 결핍증, XIAP 결핍증, 만성육아종증 등) 여부는 진단서 또는 소견서 상의 담당 의사 소견을 통해 확인 가능하며, 특수조제분유를 지원 받기 위해서는 6개월 마다 필요량, 필요기간 등이 기재된 소견서(또는 진단서)를 제출하여야 함

  ** 진단서 또는 소견서에 명시된 1일 필요량

담도폐쇄증, 장림프관확장증

● 엠씨티 포뮬러(MCT Formula) | 국산 | : 월간 필요량의 50% 지원

연 령	필 요 량		지 원 량		비 고
	일간(g)	월간(g)	월간	월간구입비	
0~11개월	120	3,600 (11통)	5.5통	43,450원	· 용량 : 1통당 350g · 단가 : 1통당 7,900원 · 생산 : 매일유업
만 1~2세	108	3,240 (10통)	5통	39,500원	
만 3~5세	151	4,530 (13통)	6.5통	51,350원	
만 5세~	175	5,250 (15통)	7.5통	59,250원	

단장증후군

● 에이치에이(HA) | 국산 | : 월간 필요량의 50% 지원

연 령	필 요 량		지 원 량		비 고
	일간(g)	월간(g)	월간	월간구입비	
0~2개월	69	2,070 (6통)	3통	47,400원	· 용량 : 1통당 400g · 단가 : 1통당 15,800원 · 생산 : 매일유업
3개월	117	3,510 (9통)	4.5통	71,100원	
4~6개월	147	4,410 (11통)	5.5통	86,900원	
7~9개월	148	4,440 (12통)	6통	94,800원	
10~12개월	165	4,950 (13통)	6.5통	102,700원	

※ 12개월을 초과한 환아 중 의사 처방이 있는 경우 지원기준 범위 내에서 지속 지원 가능

● 네오케이트 LCP(Neocate LCP) | 수입 | : 월간 필요량의 50% 지원

연 령	필 요 량		지 원 량		비 고
	일간(g)	월간(g)	월간	월간구입비	
0~2개월	72	2,160 (6통)	3통	165,000원	· 용량 : 1통당 400g · 단가 : 1통당 55,000원 · 생산 : 영국SHS · 공급 : 아이베
3개월	124	3,720 (10통)	5통	275,000원	
4~9개월	155	4,650 (12통)	6통	330,000원	
10~12개월	174	5,220 (13통)	6.5통	357,500원	

※ 12개월을 초과한 환아 중 의사 처방이 있는 경우 지원기준 범위 내에서 지속 지원 가능

● 모노웰 | 국산 | : 월간 필요량의 50% 지원

연 령	필 요 량		지 원 량		비 고
	일간(g)	월간(g)	월간	월간구입비	
만 1~2세	217	6,510 (75포)	37.5포	371,250원	· 용량 : 1포당 87g · 단가 : 1포당 9,900원 (포장 : 1BOX=10포) · 생산 : (주)한국메디칼푸드
만 3~5세	304	9,120 (105포)	52.5포	519,750원	
만 6~8세	348	10,440 (120포)	60포	594,000원	
만 9세~	370	11,100 (128포)	64포	633,600원	

※ 모노웰 신청 시, 반드시 1BOX(10포) 단위로 신청(포 단위 개별 신청 불가)

● 모노웰펩토 | 국산 | : 월간 필요량의 50% 지원

연 령	필 요 량		지 원 량		비 고
	일간(ml)	월간(ml)	월간	월간구입비	
만 1~2세	960	28,800(144팩)	72팩	223,200	· 용량 : 1포당 200ml · 단가 : 3,100원 (포장 : 1BOX=10팩 · 생산 : (주)한국메디칼푸드
만 3~5세	1,320	39,600(198팩)	100팩	310,000	
만 6~8세	1,520	45,600(228팩)	114팩	353,400	
만 9세~	1,600	48,000(240팩)	120팩	372,000	

※ 모노웰 펩토신청 시, 반드시 1BOX(10팩) 단위로 신청(팩 단위 개별 신청 불가)

● 엘리멘탈 028 (Elemental 028) | 수입 | : 월간 필요량의 50% 지원

연 령	필 요 량		지 원 량		비 고
	일간(g)	월간(g)	월간	월간구입비	
만 1~2세	234	7,020 (71포)	35.5포	507,650원	· 용량 : 1포당 100g · 단가 : 1포 14,300원 (포장 : 1BOX=10포) · 생산 : 영국SHS · 공급 : 아이베
만 3~5세	328	9,840 (99포)	49.5포	707,850원	
만 6~8세	375	11,250 (113포)	56.5포	807,950원	
만 9세~	398	11,940 (120포)	60포	858,000원	

※ 엘리멘탈 028 신청 시, 반드시 1BOX(10포) 단위로 신청(포 단위 개별 신청 불가)

● 뉴케어 IBD 아미노 | 국산 | : 월간 필요량의 50% 지원

연 령	필 요 량		지 원 량		비 고
	일간(g)	월간(g)	월간	월간구입비	
만 1~2세	238	7,143(72포)	36포	324,00원	· 용량 : 1포당 100g · 단가 : 1포 9,000원 (포장 : 1BOX=10포) · 생산 : 대상웰라이프
만 3~5세	333	10,000(100포)	50포	450,00원	
만 6~8세	381	11,429(115포)	57.5포	517,500원	
만 9세~	400	12,000(120포)	60포	540,000원	

※ 뉴케어 IBD 아미노 신청 시, 반드시 1BOX(10포) 단위로 신청 (포 단위 개별 신청 불가)

● 뉴케어 IBD 플러스 | 국산 | : 월간 필요량의 50% 지원

연 령	필 요 량		지 원 량		비 고
	일간(g)	월간(g)	월간	월간구입비	
만 1~2세	960	28,800(144팩)	72팩	261,360	· 용량 : 1포당 200ml · 단가 : 3,630원 (포장 : 1BOX=10팩 · 생산 : 대상웰라이프
만 3~5세	1,320	39,600(198팩)	100팩	363,000	
만 6~8세	1,520	45,600(228팩)	114팩	413,820	
만 9세~	1,600	48,000(240팩)	120팩	435,600	

※ 뉴케어 IBD 플러스 신청 시, 반드시 1BOX(10팩) 단위로 신청 (팩 단위 개별 신청 불가)

[서식 제1호]

선천성 대사이상 (□ 선별검사비 □ 확진검사비) 신청서

<table>
<tr><td>1. 대상자 성명</td><td colspan="2"></td><td>2. 성별</td><td>남( ) 여( )</td><td>3. 생년월일</td><td></td></tr>
<tr><td>4. 신청인 성명</td><td colspan="2"></td><td>5. 생년월일
(보호자)</td><td></td><td>6. 연락처(휴대폰)</td><td></td></tr>
<tr><td>5. 주소(거주지)</td><td colspan="6"></td></tr>
<tr><td rowspan="2">7. 선별검사</td><td>① 검사명</td><td colspan="2">② 검사기관명</td><td colspan="2">③ 검사일</td><td>④ 금액(본인부담금)</td></tr>
<tr><td>① 검사명</td><td colspan="2">② 검사기관명</td><td colspan="2">③ 검사일</td><td>④ 금액(본인부담금)</td></tr>
<tr><td>8. 확진검사</td><td>① 검사명</td><td colspan="2">② 검사기관명</td><td colspan="2">③ 검사일</td><td>④ 금액(본인부담금)</td></tr>
<tr><td>9. 확진검사 결과
(진단명)</td><td colspan="6"></td></tr>
<tr><td colspan="7">지원금액: 원 예금주) 은행명) 계좌번호)</td></tr>
</table>

위와 같이 선천성 대사이상 (□ 선별검사비 □ 확진검사비) 지원을 신청합니다.

20 년 월 일

신청인 (서명)

보건소장 귀하

〈 제출서류 〉

- 주민등록등본 1부*
- 검사비 영수증, 검사비 세부내역서 각 1부
- 지원금 입금계좌통장 사본 1부
- (확진검사비) 진단서 등 확진 관련 증빙서류 추가 제출
- (필요시) 건강보험증 사본 및 건강보험료 납부확인서 각 1부*
  - 기초생활보장수급자, 차상위계층의 경우 관련 증명서 또는 확인서로 대체 가능

* 전자정부법에 따른 행정정보의 공동이용을 통한 확인에 동의 시 생략 가능

[서식 제2호]

선천성 대사이상 환아관리 (□ 환아등록 □ 특수식이 □ 의료비) 신청서

<table>
<tr><td>1. 대상자 성명</td><td></td><td>2. 생년월일</td><td></td><td>3. 보호자 성명</td><td></td></tr>
<tr><td rowspan="2">4. 주소(거주지)</td><td rowspan="2" colspan="3"></td><td rowspan="2">5. 연락처</td><td>1)</td></tr>
<tr><td>2)</td></tr>
<tr><td>6. 질환명</td><td></td><td>7. 진단기관명
(소재지)</td><td></td><td>8. 진단일자</td><td></td></tr>
<tr><td rowspan="3">9. 신청 내용</td><td colspan="5">□ 환아등록
※ 특수식이 및 의료비 지원신청은 환아등록 이후부터 가능(환아등록 전 발생한 의료비는 소급 지원 불가)</td></tr>
<tr><td colspan="3">□ 특수조제분유
· 분유명: · 월 신청량:</td><td colspan="2">□ 저단백햇반
· 월 신청량:</td></tr>
<tr><td colspan="5">□ 의료비(선천성 갑상선기능저하증)
· 치료기간: · 의료비 발생액:
· 지원금 입금계좌: 예금주) 은행명) 계좌번호)</td></tr>
</table>

유의사항	확인(√)
거짓이나 속임수 등의 부정한 방법으로 의료비나 특수식이를 지원받거나 타인으로 하여금 이를 받게 한 경우(예: 지원받은 특수식이를 제3자에게 판매하여 대가 취득), 「사회보장급여의 이용·제공 및 수급권자 발굴에 관한 법률」 제22조에 따라 지원금 환수 등의 조치 및 같은 법 제54조 제3항의 벌칙을 적용할 수 있고, 특수식이 부정수급이 확인된 경우 이후 확인월로부터 1년간 지원 중단할 수 있음	[ ]

위와 같이 선천성 대사이상 환아관리 (□ 환아등록 □ 특수식이 □ 의료비) 신청합니다.

20 년 월 일

신청인 (서명)

보건소장 귀하

〈 제출서류 〉

[환아등록 신청]
- 진단서 1부
- 주민등록등본 1부*
  * 전자정부법에 따른 행정정보의 공동이용을 통한 확인에 동의 시 생략 가능

[선천성대사이상 및 기타 질환(크론병 제외) 환아 특수식이 신청]
- 진단서 1부(최초 신청 및 최초 제출월 기준 매 1년)
  * 진단서에 분유명, 필요량(1일 또는 월간) 등이 명시되지 않은 경우, 해당 내용이 기재된 소견서 제출 필요
  * 단장증후군 환아의 경우 진단서 및 영양상태평가서 매년 제출
- (필요시) 소견서(또는 진단서) 1부(환아 등록 이후 변경사항 발생 등)
- 주민등록등본 1부
  * 전자정부법에 따른 행정정보의 공동이용을 통한 확인에 동의 시 생략 가능

[크론병 환아 특수조제분유 신청]
- 진단서 1부, 영양상태평가서 1부 (최초 신청)
- 진료확인서 1부(집중치료기간 경과 후 추가 신청 시)
- 주민등록등본 1부*
  * 전자정부법에 따른 행정정보의 공동이용을 통한 확인에 동의 시 생략 가능

[선천성 갑상선기능저하증 의료비 신청]
- 진단서 1부(최초 신청)
- 진료비(약제비 포함) 영수증 및 세부내역서 각 1부
- 지원금 입금계좌통장 사본 1부(최초 신청, 변경사항 발생)
- 주민등록등본 1부*
  * 전자정부법에 따른 행정정보의 공동이용을 통한 확인에 동의 시 생략 가능

[서식 제3호]

선천성 대사이상 검사 및 환아관리 개인정보 제공 동의서

선천성 대사이상 검사 및 환아관리 지원신청 및 지원대상자와 관련하여 「개인정보보호법」 제15조, 제17조, 제18조, 제23조, 제24조, 제26조의 규정에 의거 다음의 본인 개인정보 제공 및 활용에 동의합니다.

- 다 음 -

❐ 개인정보를 제공받는 기관 및 사업 : 보건복지부, 전국 보건소(시·도사업과 포함), 인구보건복지협회, 특수식이 공급업체(매일유업, 한국메디칼푸드, 아이베, 남양유업, 대상 웰라이프, CJ제일제당), 한국사회보장정보원, 국민건강보험공단

❐ 개인정보화일(DB)수집의 목적
○ 선천성 대사이상 검사 및 환아관리 지원 대상자 선정 및 관리
○ 보건소통합정보시스템을 통한 지원신청, 지원현황 조사 또는 확인시 활용
○ 선천성 대사이상 검사 및 환아관리 지원 통계자료 수집, 분석, 결과 추출 및 정책 기초연구 자료로 활용
○ 선천성 대사이상 검사 및 환아관리 지원 사업이 타 지원사업과 연계될 경우 활용

❐ 개인정보수집항목
○ 선천성 대사이상 검사 및 환아관리 지원 부모 : 성명, 주민등록번호, 주소, 전화번호, 휴대폰번호, 전자메일주소, 건강보험가입현황, 건강보험료, 난임시술여부 등
○ 선천성 대사이상 검사 및 환아관리 지원 : 치료와 관련된 사항 및 의료비용(의료기관명, 치료방법, 진단명, 치료와 관련한 사항 등), 출생아의 성장 관련 현황 등
○ 의료비지원 대상 영아 및 부부를 제외한 가족 : 성명, 주민등록번호, 주소, 건강보험가입현황, 건강보험료

❐ 개인정보보유 및 이용기간
○ 보건복지부·전국 보건소(시·도사업과 포함)에서 대상자 선정·관리를 위한 개인정보 수집·활용시 : 영구

❐ 개인정보 조회·열람·활용 (행정정보 공동이용) 동의내용
○ 주민등록등(초)본 조회·열람(세대원 수, 출생여부 확인)
○ 가족관계증명서(가족관계 및 가족수 확인)
○ 건강보험료납부확인서(건강보험료 및 납부여부 확인)
○ 건강보험카드(건강보험 가입자 및 피부양자 현황 확인)
○ 선천성 대사이상 검사 및 환아관리 신청, 치료현황, 지원내용 확인 및 통계자료 수집분석
○ 의료비지원사업이 타 지원사업과 연계될 경우 활용
○ 가족관계 확인 및 선정기준 확인을 위한 '행정정보공동이용' 조회 동의

❐ 개인정보 수집 동의 거부
○ 본인 및 가족에 대한 개인정보 수집 동의에 거부할 수 있으며, **동의 거부시 지원 신청이 제한됩니다**.

성 명	개인정보 수집 및 이용	고유식별정보 처리	민감정보 처리	업무위탁에 따른 개인정보 처리
	□동의함 □동의하지 않음	□동의함 □동의하지 않음	□동의함 □동의하지 않음	□동의함 □동의하지 않음
	□동의함 □동의하지 않음	□동의함 □동의하지 않음	□동의함 □동의하지 않음	□동의함 □동의하지 않음
	□동의함 □동의하지 않음	□동의함 □동의하지 않음	□동의함 □동의하지 않음	□동의함 □동의하지 않음
	□동의함 □동의하지 않음	□동의함 □동의하지 않음	□동의함 □동의하지 않음	□동의함 □동의하지 않음

본인은 "의료비 지원신청"과 관련하여 상기 사항의 목적에 한하여 **개인정보 제공 및 조회 열람 활용에 동의**합니다.

20 년 월 일

동의자 성명	주민등록번호	관계	동의확인(서명)
			(인)
			(인)
			(인)
			(인)

제Ⅷ장 영유아 사전예방적 건강관리

[서식 제4호]

진료확인서

① 환자 성명		② 생년월일	
③ 병명	크론병	④ 최초 진단일	
⑤ 향후 치료 의견	상기 환자는 ( )개월 동안, 1일 1포(2팩)의 특수조제분유(☐모노웰 ☐모노웰 펩토 ☐엘리멘탈028(☐바나나향, ☐오렌지향) ☐뉴케어 IBD 아미노 ☐뉴케어 IBD 플러스)가 필요함		
⑥ 용도	보건소 제출용		

발급일자 : 년 월 일

진료과목 :

면허번호 :

의사성명 : (서명/인)

의료기관명 : (직인)

※ 집중치료기간 경과 후 특수조제분유를 추가로 지원받고자 하는 크론병 환아는 본 진료확인서를 진료병원에서 **6개월**마다 발급받아 관할 보건소에 제출해야 한다.

4 선천성 난청검사 및 보청기 지원

가. 재검아, 난청 확진아 등록관리

※ **신생아 난청 1-3-6 원칙** 〈한국 신생아 청각선별검사 가이드라인〉
- **생후 1개월 이내**에 모든 신생아들이 **신생아 청각선별검사**를 시행하고,
- 선별검사 결과 재검아는 **생후 3개월 이내**에 **난청확진검사**(청성뇌간반응검사(ABR) 포함)를 시행하고,
- 최종 난청으로 진단받은 경우 **생후 6개월 이내**에 **보청기 및 언어발달 검사와 치료**를 시작하여야 함

● 신생아 청각선별검사(난청 선별검사)의 재검아 등록 및 관리

- 외래로 신생아 청각선별검사*를 시행하고 선별검사비 지원을 신청한 신생아 중 어느 한쪽 귀라도 '재검(refer)' 판정을 받은 재검아

* 산부인과·소아청소년과·이비인후과에서 가능(건강보험 적용된 입원검사는 무료)

- 재검(refer) 판정 시 난청 확진을 위한 정밀청력검사(확진검사*)를 시행하여야 함

* 주로 대학병원급 이비인후과에서 가능
☞ 참고 3. 난청 확진검사 가능기관 현황(시군구 지역별 주소 포함) 참고

● 난청 확진검사비 지원 및 재활치료 연계

- 난청 환아 발견 및 추적 관리를 위해 난청 확진검사를 시행한 재검아 대상 확진검사비 지원
- 난청 환아의 경우, 청각재활을 위한 보청기 구입비 지원

● 재검아, 난청 확진아 지원사업 홍보 및 보고 관리

- 효율적인 난청 환아관리를 위하여 의료기관 및 임산부 등 대상으로 난청 검사비·보청기 등 지원사업의 취지와 목적 홍보
- 재검아가 조기에 확진검사를 받고 난청 진단 후 재활치료를 시작할 수 있도록 보건소에 보고하고 지원사업을 신청하도록 안내(전화 및 SMS 서비스 연계)

나. 난청 검사비 지원(보건소)

❑ 지원대상 및 지원내용(* '24년부터 가구 소득과 관계없이 지원)

● 신생아 난청 외래 선별검사비의 (일부)본인부담금 지원

- 출생 후 28일 이내에 실시하여 건강보험이 적용된 선별검사를 대상으로 함

  * 단, 출생일 기준 28일 이후에 실시하였어도 건강보험이 적용된 선별검사는 지원 가능

- 검사방법 불문하고 1회 지원이 원칙이나, 재검(Refer) 판정 등에 따라 추가 청력 검진을 위해 청각선별검사를 재실시한 경우에는 1회에 한하여 추가 지원 가능(최대 2회)

검사명	코드
자동화이음향방사검사(AOAE)	FZ735
자동화청성뇌간반응검사(AABR)	FZ736

- 검사비 외 항목(진찰료 등)은 지원 제외

참 고 사 항

• 난청 선별검사(청각선별검사) 급여 범위 및 급여 인정 횟수
- '18.10월부터 전체 신생아*에게 건강보험 급여를 인정함(FZ735, FZ736). 가정 출산 등 부득이한 사유로 검사가 지연되는 경우 의사의 판단 하에 실시 시 급여 인정 가능
  * 출생 후 28일 이내의 영유아(모자보건법 제2조제4호), 미숙아는 출생예정일 기준으로 계산한 교정연령
- 정상 신생아는 검사방법 불문하고 1회 인정하되, 재검(Refer)이 나온 경우에는 1회에 한하여 추가 인정함. 중환자실 입원 신생아는 검사방법별 최대 2회 인정함

• 신생아가 입원 중 실시하는 난청 선별검사는 전액 공단부담으로 본인부담금 없음

● 난청 선별검사 결과 재검(Refer) 판정 후, 난청 확진검사를 받은 경우 확진검사비의 (일부)본인부담금 지원

- 확진검사 결과에 관계없이, 아래 난청 확진을 위한 검사비용의 본인부담금을 합산하여 지원(7만원 한도)

  * 단, ABR 또는 ASSR이 반드시 포함되어야 함

검사명	코드
청성뇌간반응역치검사(ABR)	F6400
청성지속반응검사(ASSR)	F6410

검사명		코드
이음향방사검사	변조(DPOAE)	F6382
	크릭유발(TEOAE)	F6383
임피던스청력검사(Tympanometry)		F6361

- 검사비 외 항목(진찰료 등)은 지원 제외

참고사항: 청각 선별검사 및 난청 확진검사 가능기관

- 청각 선별검사는 산부인과·소아청소년과·이비인후과에서 가능
- 난청 확진검사는 대학병원급 이비인후과에서 가능
  ☞ 참고 3. 난청 확진검사 가능기관 현황(시군구 지역별 주소 포함) 참고

❑ 지원절차

● 지원신청

- 대상 영아의 부모가 출생일로부터 1년 이내에 제출서류를 구비하여 신청일 기준 대상 영아의 주민등록 주소지 관할 보건소로 신청 또는 e보건소 공공보건포털, 아이마중앱 등 온라인 신청

  * 신청기간은 상기 기준 준수를 원칙으로 하되, 보건소장이 1년 이내 신청이 불가한 타당한 사유가 있는 것으로 인정하는 경우, 예산 범위 내 지원 가능

• 대상 영아의 주소지에 관계없이 전국 모든 보건소에서 신청서 접수 후 관할 보건소로 이송하여 처리 및 지급 결정 가능 [참고 1]

- 제출서류

구분	제출서류
신청자 제출	• 지원 신청서 1부 • 검사비 영수증, 검사비 세부내역서, 검사 결과지 각 1부 - 검사 결과지는 검사명·검사결과 등이 기재된 서류로 대체 가능 • 지원금 입금계좌통장 사본 1부 • 주민등록등본 1부* • (필요시) 가족관계증명서 1부* * 전자정부법에 따른 행정정보의 공동이용을 통한 확인에 동의 시 생략 가능

제Ⅷ장

영유아 사전예방적 건강관리

● 지급기간

- 지원신청을 받은 날로부터 한 달 이내에 지급 원칙

※ 예산부족 등으로 행정처리 지연이 불가피한 경우, 신청자에게 지연사유를 충분히 설명하여 불필요한 민원 발생 최소화

- 연도 말에 의료비 지원신청하여 확인·검토과정에서 회계연도를 넘긴 경우 또는 당해연도 예산 부족으로 지급하지 못한 의료비는 차기연도 예산 집행 시점 이후에 지급 가능

● 행정사항

- 시장·군수·구청장 또는 보건소장은 검사 결과지 등 환아가 제출한 서류를 확인하여 검사비를 지원하고 보건소의 보청기 지원사업 등 안내

다. 보청기 지원(보건소 및 난청관리 위탁사업단)

❑ 지원대상(* '24년부터 가구 소득과 관계없이 지원)

- 만 12세(만 144개월) 미만 환아

※ 단, 지원기간 내 1회 지원

- (양측성 난청) 청력이 좋은 귀의 평균 청력역치가 40~59dB로서, 청각장애 등급을 받지 못하는 난청이 있는 경우 보청기 2개 지원
- (일측성 난청) 나쁜 귀의 평균 청력역치가 55dB 이상이면서 좋은 귀의 평균 청력역치가 40dB 이하인 경우 보청기 1개 지원

❑ 지원내용

- 보청기 1개 또는 2개 (개당 135만원 한도)

❑ 유의사항

① 대학병원급 병원*에서 청성뇌간반응검사(ABR) 또는 청성지속반응검사(ASSR)를 최소 1개월 이상의 간격으로 2회 이상 실시(ABR 반드시 포함)

* 대학병원급 병원이란 1) 영아에게 진정제 투여 후 ABR을 안전하게 시행할 수 있고, 2) 연령에 맞는 언어발달 검사와 언어치료가 모두 가능한 병원을 의미함

② 가장 최근 실시한 2회 이상의 청력검사 결과에서 청력역치가 10dB 이내의 차이를 보이는 경우에 인정

③ 만 4세 이상 환아의 경우 청성뇌간반응검사 1회와 순음청력검사 3회 검사로 대체할 수 있으며, 단 순음청력검사는 2~7일 간격으로 3번 시행하여야 함

④ 보청기 처방 받은 병원에서 보청기 구입·착용 및 검수 확인*을 원칙으로 함 (예외의 경우 검수확인란에 사유 기재)

* 검수확인은 보청기 구입일로부터 1개월(30일) 이상 경과 후 보청기 착용 상태에서 청력개선 효과가 확인될 경우 발급

⑤ 보건소 신청일 기준 6개월 전후에 구입한 보청기에 대해 지원 가능

참 고 사 항

보청기 처방이 가능한 대학병원급 병원은 [참고 4] 또는 신생아청각선별검사 온라인교육사이트 (www.hearingscreening.or.kr)에서 확인 가능

❑ 지원절차 (제출서류 및 제출기한 등 포함)

단계	주체	업무 절차	비고
[1단계] 지원 확인서 발급 (처방전 검토)	보호자 ↓ 보건소	● 보청기 지원신청서 제출 * 방문접수 또는 e보건소 공공보건포털, 아이마중앱 등 온라인 신청가능	주소지 관계없이 전국 보건소, 신청일 기준 만 12세 미만 환아
	보호자	● 대학병원급 이비인후과 방문하여 청력검사 시행 * ABR 또는 ASSR을 최소 1개월 이상의 간격을 두고 2회 이상 실시(ABR 반드시 포함)	보건소 신청일 기준 **6개월 이내** 서류 제출
	보호자 ↓ 보건소	● 필요 서류 제출 * ①보청기 처방전, ②청력검사 결과지, ③외래 진료기록지	
	보건소 ↓ 난청관리 위탁사업단	● 신청 서류(개인정보 제공동의서 포함) 송부, 제출 서류 원본은 보건소에 보관, PDF로 스캔한 파일은 영유아난청관리 위탁사업단 메일로 송부(unhstft@daum.net)	
	난청관리 위탁사업단 ↓ 보건소	● 지원 가부 심사 후 결과 통보(지원확인서 발급)	서류 송부일 기준 1개월 이내
	보건소 ↓ 보호자	● 지원 가부 결과 안내	
[2단계] 지원 결정서 발급 (검수 확인서 검토)	보호자	● 처방전 발급 병원에서 보청기 구입(자비) 및 착용 * ①구입 내역서(수량, 금액 기재분), ②보청기 사진(보청기, 바코드(없는 경우 제품포장지에 부착된 제품설명 부분)) 보관 ● 보청기 착용 1개월 이후 해당 병원 방문하여 보청기 검수확인서 발급 * 검수확인은 보청기 구입일로부터 1개월 이상 경과 후 보청기 착용 상태에서 청력 개선 효과가 확인될 경우 발급	보건소 신청일 기준 **6개월 이내** 서류 제출
	보호자 ↓ 보건소	● 필요 서류 제출 * ①보청기 내역서(수량, 금액 기재분), 결제영수증 ②보청기 사진 2장(보청기, 바코드 또는 제품포장지에 부착된 제품설명 사진, ③보청기 검수확인서, ④통장사본	
	보건소 ↓ 난청관리 위탁사업단	● 제출 서류 원본은 보건소에 보관, PDF로 스캔한 파일은영유아난청관리 위탁사업단 메일로 송부(unhstft@daum.net)	
	난청관리 위탁사업단 ↓ 보건소	● 지원 가부 심사 후 결과 통보(지원결정서 발급)	서류 송부일 기준 1개월 이내
[3단계] 지원금 지급	보건소 ↓ 보호자	● 보청기(1개 또는 2개) 지원금 지급(개당 135만원 한도)	

❑ 협조 요청 사항

- 보청기 지원신청자 대상 제출서류 등 안내
  ① 「보청기 처방전」 서식(서식 4)을 출력하여 안내
  ② 지원확인서 발급 시, 「보청기 검수확인서」 서식(서식 5)을 병원에 제출하여 해당 서식으로 검수확인을 받아 보건소에 제출하도록 안내

- 심사비 지급
  - 보청기 지원 여부에 관계없이, 1차 또는 2차 심사 단계를 거친 경우 각 단계별 심사비를 난청관리 위탁사업단에 송금

  * 각 단계별 심사 결과 통보 받은 후 1개월 이내 입금 요망

심사비 내역

단계	심사 내용	심사비 금액
1차 (처방전 검토)	난청 정도를 검토하여 보청기 지원대상 여부 판정	건당 2.5만원
2차 (검수확인서 검토)	보청기 구입 및 착용을 통한 청력개선 여부 확인하여 보청기 적합성 판정	건당 1.5만원

심사비 입금 계좌

- 하나은행 576-910001-20505 (예금주: 고려대학교 산학협력단 선천성 난청검사 및 보청기 지원)

난청관리 위탁사업단

주소 : 고려대학교 안암병원 이비인후과
(02841) 서울시 성북구 고려대로 73 이비인후과교실

전화 : 02-848-5326 / E-mail : unhstft@daum.net

담당교수 : 장지원 / 연구간호사 : 김학영

라. 부정수급 관리

- 허위나 속임수 등의 부정한 방법으로 의료비 등 이 사업에 따른 지원을 받은 경우
  - 「사회보장급여의 이용·제공 및 수급권자 발굴에 관한 법률」 제22조에 따라 지원금 환수 등의 조치 및 같은 법 제54조 제3항의 벌칙을 적용할 수 있음
  - 보청기 처방전이나 검수확인서 등 허위발급 등이 확인된 병원은 보청기 처방이 가능한 병원 현황*에서 제외 조치

  * 신생아 청각선별검사 온라인교육사이트(https://www.hearingscreening.or.kr)

마. 행정사항

❑ 실적관리

- 지역보건의료정보시스템(PHIS) 상 지원 실적 수시 입력 및 사업 실적 분기별 종합 보고
  - 난청 선별검사비 지원 실적 [서식 6]
  - 난청 확진검사비 지원 실적 [서식 7]
  - 난청 환아관리 실적 보고 [서식 8]

❑ 위탁사업비 송금

- 시·군·구 보건소는 위탁사업비를 당해 연도 2월까지 난청관리 위탁사업단으로 송금

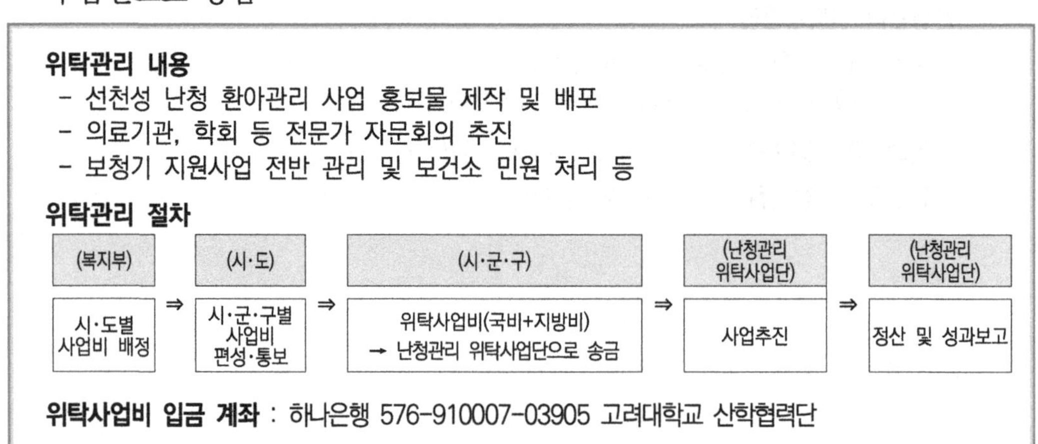

위탁관리 내용
- 선천성 난청 환아관리 사업 홍보물 제작 및 배포
- 의료기관, 학회 등 전문가 자문회의 추진
- 보청기 지원사업 전반 관리 및 보건소 민원 처리 등

위탁관리 절차

(복지부)		(시·도)		(시·군·구)		(난청관리 위탁사업단)		(난청관리 위탁사업단)
시·도별 사업비 배정	⇒	시·군·구별 사업비 편성·통보	⇒	위탁사업비(국비+지방비) → 난청관리 위탁사업단으로 송금	⇒	사업추진	⇒	정산 및 성과보고

위탁사업비 입금 계좌 : 하나은행 576-910007-03905 고려대학교 산학협력단

❑ 홍보·교육

- 각 시·도 및 시·군·구는 본 환아관리 사업이 조기에 정착될 수 있도록 관내 관련 기관에 적극 홍보
  - 산부인과·이비인후과 등 관련 학회 및 병의원에 협조 공문을 발송하여 사업 수행에 필요한 협조 요청 및 홍보물 배부 등을 통한 사업 안내
  - 시·도, 시·군·구 및 의료기관 홈페이지 등을 통한 홍보

[서식 제1호]

난청 (□ 선별검사비 □ 확진검사비) 신청서

1. 대상자 성명		2. 성별	남( ) 여( )	3. 생년월일	
4. 신청인 성명		5. 생년월일(보호자)		6. 연락처(휴대폰)	
7. 주소(거주지)					

<table>
<tr><td rowspan="4">8. 선별검사</td><td rowspan="2">1차</td><td>① 검사명
□AABR □AOAE</td><td>② 검사기관명</td><td>③ 검사일</td><td>④ 금액(본인부담금)</td></tr>
<tr><td colspan="4">⑤ 검사결과
우측 : □통과(pass) □재검(refer) □시행못함(fail) / 좌측: □통과(pass) □재검(refer) □시행못함(fail)</td></tr>
<tr><td rowspan="2">2차</td><td>① 검사명
□AABR □AOAE</td><td>② 검사기관명</td><td>③ 검사일</td><td>④ 금액(본인부담금)</td></tr>
<tr><td colspan="4">⑤ 검사결과
우측 : □통과(pass) □재검(refer) □시행못함(fail) / 좌측: □통과(pass) □재검(refer) □시행못함(fail)</td></tr>
<tr><td rowspan="7">9. 확진검사
(ABR 또는 ASSR이 반드시 포함되어야 함)</td><td colspan="2">① 검사명</td><td>② 검사기관명</td><td>③ 검사일</td><td>④ 금액(본인부담금)</td></tr>
<tr><td colspan="2">□ABR</td><td></td><td></td><td></td></tr>
<tr><td colspan="2">□ASSR</td><td></td><td></td><td></td></tr>
<tr><td colspan="2">□DPOAE</td><td></td><td></td><td></td></tr>
<tr><td colspan="2">□TEOAE</td><td></td><td></td><td></td></tr>
<tr><td colspan="2">□Tympanometry</td><td></td><td></td><td></td></tr>
<tr><td colspan="5">⑤ ABR(또는 ASSR) 검사결과 : 좌측 청력 : ______dB, 우측 청력 : ______dB</td></tr>
<tr><td>10. 신생아중환자실 5일 이상 입원</td><td colspan="5">□ O □ X</td></tr>
</table>

지원금액 ______________ 원 예금주) 은행명) 계좌번호)

위와 같이 난청 (□ 선별검사비 □ 확진검사비) 지원을 신청합니다.

20 년 월 일

신청인 (서명)

보건소장 귀하

〈제출서류〉
- 주민등록등본 1부*
- 검사비 영수증, 검사비 세부내역서, 검사 결과지 각 1부
- 통장 사본 1부

* 전자정부법에 따른 행정정보의 공동이용을 통한 확인에 동의 시 생략 가능

〈참고〉 난청검사 수가코드

구분	검사명	코드
선별검사	AOAE(자동화이음향방사검사)	FZ735
	AABR(자동화청성뇌간반응검사)	FZ736
확진검사	ABR(청성뇌간반응역치검사)	F6400
	ASSR(청성지속반응검사)	F6410
	DPOAE(변조이음향방사검사)	F6382
	TEOAE(크릭유발이음향방사검사)	F6383
	Tympanometry(임피던스청력검사)	F6361

[서식 제2호]

<table>
<tr><th colspan="6">보청기 지원 신청서</th></tr>
<tr><td>1. 대상자 성명</td><td></td><td>2. 성별</td><td>남( ) 여( )</td><td>3. 생년월일</td><td></td></tr>
<tr><td>4. 신청인 성명</td><td></td><td>5. 생년월일
(보호자)</td><td></td><td>6. 연락처
(휴대폰)</td><td></td></tr>
<tr><td>7. 주소(거주지)</td><td colspan="5"></td></tr>
<tr><td colspan="6">위와 같이 보청기 지원을 신청합니다.

20 년 월 일

신청인 (서명)

보건소장 귀하</td></tr>
<tr><td colspan="6">〈제출서류〉
• 주민등록등본 1부*
* 전자정부법에 따른 행정정보의 공동이용을 통한 확인에 동의 시 생략 가능</td></tr>
</table>

[서식 제3호]

선천성 난청검사 및 보청기 지원사업 개인정보 제공 동의서

선천성 난청검사 및 보청기 지원사업 지원신청 및 지원대상자와 관련하여 「개인정보보호법」 제15조, 제17조, 제18조, 제23조, 제24조, 제26조의 규정에 의거 다음의 본인 개인정보 제공 및 활용에 동의합니다.

- 다 음 -

❐ 개인정보를 제공받는 기관 및 사업 : 보건복지부(난청관리 위탁사업단), 전국 보건소(시·도사업과 포함), 한국사회보장정보원, 국민건강보험공단

❐ 개인정보화일(DB)수집의 목적
○ 선천성 난청검사 및 보청기 지원사업 대상자 선정 및 관리
○ 보건소통합정보시스템을 통한 지원신청, 지원현황 조사 또는 확인시 활용
○ 선천성 난청검사 및 보청기 지원사업 통계자료 수집, 분석, 결과 추출 및 정책 기초연구 자료로 활용
○ 선천성 난청검사 및 보청기 지원사업이 타 지원사업과 연계될 경우 활용

❐ 개인정보수집항목
○ 선천성 난청검사 및 보청기 지원사업 신청 부모의 성명, 주민등록번호, 주소, 전화번호, 휴대폰번호, 전자메일주소, 건강보험가입현황, 건강보험료, 난임시술여부 등
○ 선천성 난청검사 및 보청기 지원사업 치료와 관련된 사항 및 의료비용(의료기관명, 치료방법, 진단명, 치료와 관련한 사항 등), 출생아의 성장 관련 현황 등
○ 지원대상 환아 부모를 제외한 가족 : 성명, 주민등록번호, 주소, 건강보험가입현황, 건강보험료

❐ 개인정보보유 및 이용기간
○ 보건복지부·전국 보건소(시·도사업과 포함)에서 대상자 선정·관리를 위한 개인정보 수집·활용시 : 영구

❐ 개인정보 조회·열람·활용 (행정정보 공동이용) 동의내용
○ 주민등록등(초)본 조회·열람(세대원 수, 출생여부 확인)
○ 가족관계증명서(가족관계 및 가족수 확인)
○ 건강보험료납부확인서(건강보험료 및 납부여부 확인)
○ 건강보험카드(건강보험 가입자 및 피부양자 현황 확인)
○ 선천성 난청검사 및 보청기 지원사업 신청, 치료현황, 지원내용 확인 및 통계자료 수집분석
○ 선천성 난청검사 및 보청기 지원사업이 타 지원사업과 연계될 경우 활용
○ 가족관계 확인 및 선정기준 확인을 위한 '행정정보공동이용' 조회 동의

❐ 개인정보 수집 동의 거부
○ 본인 및 가족에 대한 개인정보 수집 동의에 거부할 수 있으며, **동의 거부시 지원 신청이 제한됩니다.**

성 명	개인정보 수집 및 이용	고유식별정보 처리	민감정보 처리	업무위탁에 따른 개인정보 처리
	□동의함 □동의하지 않음	□동의함 □동의하지 않음	□동의함 □동의하지 않음	□동의함 □동의하지 않음
	□동의함 □동의하지 않음	□동의함 □동의하지 않음	□동의함 □동의하지 않음	□동의함 □동의하지 않음
	□동의함 □동의하지 않음	□동의함 □동의하지 않음	□동의함 □동의하지 않음	□동의함 □동의하지 않음
	□동의함 □동의하지 않음	□동의함 □동의하지 않음	□동의함 □동의하지 않음	□동의함 □동의하지 않음

본인은 "의료비 지원신청"과 관련하여 상기 사항의 목적에 한하여 **개인정보 제공 및 조회 열람 활용에 동의**합니다.

20 년 월 일

동의자 성명	주민등록번호	관계	동의확인(서명)
			(인)
			(인)
			(인)
			(인)

[서식 제4호]

보청기 처방전(보건소 제출용)

대상자	성명		생년월일	
보호자	성명	(관계 :)	연락처(휴대폰)	
주소(거주지)				

보청기 처방 기준

1) 복지부 난청 환아관리에 동의한 만 12세(만 144개월) 미만 환아(거주지 보건소 신청일 기준)
2) (양측성 난청) 청력이 좋은 귀의 평균 청력역치가 40~59dB로서, 청각장애등급을 받지 못하는 난청이 있는 경우 보청기 2개 지원, (일측성 난청) 나쁜 귀의 평균 청력역치가 55dB 이상이면서 좋은 귀의 평균청력역치가 40dB 이하인 경우 보청기 1개 지원
3) 기준이 되는 청력검사(반드시 대학병원급 병원에서 시행)
   - 청성뇌간반응검사(ABR) 또는 청성지속반응검사(ASSR) 2회 이상 시행(ABR 반드시 포함)
     (최소 1개월 이상의 간격으로 2회 이상 실시하고, 가장 좋은 검사결과 또는 가장 최근 검사결과의 평균 역치를 기준으로 두 청력역치의 차이가 10dB 이내인 경우에 인정)
     * 평균 청력역치 : ABR은 측정치의 평균, ASSR은 청각장애등급의 6분법 기준
   - 4세 이상 환아의 경우, 청성뇌간반응검사 1회와 순음청력검사 3회 검사로 대체 가능함
4) 보청기 1개 또는 2개 지원 (개당 135만원 한도)

환자 상태 및 진료 소견

1. **고막 및 외이도 상태**
   우측: ______________ 좌측: ________________
2. **청력검사 종류**
   ☐ 청성뇌간반응(ABR) ☐ 청성지속반응(ASSR)
   ☐ 순음청력검사 ☐ 기타 ________________
3. **청력검사 시행일**
   1차:____________ 2차:____________ 3차:(추가 검사 시행 시)____________
4. **최종 평균 청력역치 (가장 좋은 평균 역치)**
   우측: ____________ dB 좌측: ____________ dB
5. **보청기 처방 부위**: ☐ 우측 ___ ☐ 좌측 ___ ☐ 양측 ___
6. **특이사항** (말소리인지, 언어발달, 중복장애 등)

상기 소견으로 보청기를 처방합니다.

년 월 일

요양기관 명칭(요양기관 기호) :
담당의사 : (서명 또는 날인) 면허번호 제 호
전문과목 : 전문의 자격번호 제 호

비고 : 1. 처방전 발급비용은 진료비에 포함되어 있으므로 별도 부담하지 않습니다.
2. 처방전에는 반드시 해당 검사 결과지와 진료기록지를 첨부하여야 합니다.

[서식 제5호]

보청기 검수확인서(보건소 제출용)

<table>
<tr><td>대상자</td><td>성명</td><td></td><td>생년월일</td><td></td></tr>
<tr><td>보호자</td><td>성명</td><td>(관계:)</td><td>연락처(휴대폰)</td><td></td></tr>
<tr><td>주소(거주지)</td><td colspan="4"></td></tr>
</table>

보청기 처방 및 검수확인 기준

1) 복지부 난청 환아관리에 동의한 만 12세(만 144개월) 미만 환아(거주지 보건소 신청일 기준)
2) (양측성 난청) 청력이 좋은 귀의 평균 청력역치가 40~59dB로서, 청각장애등급을 받지 못하는 난청이 있는 경우 보청기 2개 지원, (일측성 난청) 나쁜 귀의 평균 청력역치가 55dB 이상이면서 좋은 귀의 평균청력역치가 40dB 이하인 경우 보청기 1개 지원
3) 기준이 되는 청력검사(반드시 대학병원급 병원에서 시행)
   - 청성뇌간반응검사(ABR) 또는 청성지속반응검사(ASSR) 2회 이상 시행(ABR 반드시 포함)
     (최소 1개월 이상의 간격으로 2회 이상 실시하고, 가장 좋은 검사결과 또는 가장 최근 검사결과의 평균 역치를 기준으로 두 청력역치의 차이가 10dB 이내인 경우에 인정)
     * 평균 청력역치 : ABR은 측정치의 평균, ASSR은 청각장애등급의 6분법 기준
   - 4세 이상 환아의 경우, 청성뇌간반응검사 1회와 순음청력검사 3회 검사로 대체 가능함
4) 보청기 1개 또는 2개 지원 (개당 135만원 한도)
5) 보청기 처방 받은 병원에서 보청기 착용 및 검수 확인을 원칙으로 함(예외의 경우 검수확인란에 사유 기재)
6) 검수확인은 보청기 구입일로부터 1개월 이상 경과 후 보청기 착용 상태에서 청력개선 효과가 확인될 경우 발급

<table>
<tr><td rowspan="8">보청기</td><td colspan="2">구입일 :</td><td colspan="2">구입처 :</td></tr>
<tr><td colspan="2">구입가격 :</td><td colspan="2">구입처 대표명 :</td></tr>
<tr><td colspan="2">보청기 제품명 :</td><td colspan="2">코드 :</td></tr>
<tr><td>착용 측</td><td>우( ), 좌( ), 양측( )</td><td>보청기 형태</td><td></td></tr>
<tr><td rowspan="2" colspan="2">평균 청력역치(기도)</td><td>보청기 착용 전 (처방전 결과)</td><td>보청기 착용 후 (음장검사)</td></tr>
<tr><td>우( ), 좌( ), 양측( )</td><td>우( ), 좌( ), 양측( ), 기타:</td></tr>
<tr><td colspan="2">말소리 듣기, 명료도(%)</td><td>우: HL %, 좌: HL %
검사불가:( )</td><td>우: HL %, 좌: HL %
검사불가:( )</td></tr>
<tr><td colspan="4">※ 보청기 구입일로부터 1개월 이상 경과 후 구입한 보청기를 착용한 상태에서 실시하는 검사(음장검사, 실이측정 등) 결과 또는 보청기 착용 후 언어발달 상태에 따라 청력개선 효과가 있다고 판단되는 경우에 검수확인합니다.</td></tr>
<tr><td>검수확인</td><td colspan="4">(보장구의 적합성 여부 등 검수한 내용을 구체적으로 기록)</td></tr>
</table>

상기 소견으로 보청기 검수를 확인합니다.

년 월 일

요양기관 명칭(요양기관 기호) :

담당의사 : (서명 또는 날인) 면허번호 제 호

전문과목 : 전문의 자격번호 제 호

비고: 검수확인서 발급비용은 진료비에 포함되어 있으므로 별도 부담하지 않습니다.

[서식제6호]

신생아 난청 선별검사비 지원 실적 - 보건소 담당자용 (EXCEL 파일로 작성 관리)

지역명(시·도명) : 보건소명 :

기간 : 20 년 월 일 ~ 월 일

연번	아기이름[1]	성별	생년월일	출산(분만) 예정일	보호자 이름	연락처[2]	선별검사						신생아중환자실 5일 이상 입원 여부[6]	난청 환아관리 동의 여부[7]
							검사일	검사기관[3]	검사 종류[4]	우측 결과[5]	좌측 결과[5]	검사비 (본인부담금)		

1) 산모 또는 신생아 이름 기재
2) 휴대폰 번호를 우선 기재, 자택전화도 확인되는 경우 기재
3) 난청 선별검사를 시행한 검사기관명 기재(선별검사별로 각각의 줄에 기재)
4) AABR(자동청성뇌간반응) : 1, AOAE(자동이음향방사) : 2, AABR과 AOAE 모두 시행 : 3
5) 통과(pass) : 1, 재검(refer) : 2, 시행못함(fail) : 3
6) 신생아중환자실에 5일 이상 입원한 경우 : 1, 그렇지 않은 경우 : 0
7) 어느 한쪽 귀라도 최종 '재검' 판정을 받고 난청 환아관리에 동의한 경우 : 1, 그렇지 않은 경우 : 0

[서식제7호]

신생아 난청 확진검사비 지원 실적 – 보건소 담당자용 (EXCEL 파일로 작성 관리)

지역명(시·도명) : **보건소명 :**

기간 : 20 년 월 일 ~ 월 일

연번	아기이름[1]	성별	생년월일	출산(분만) 예정일	보호자 이름	연락처[2]	확진검사 : ABR(청성뇌간반응검사) / ASSR(청성지속반응검사)						신생아중환자실 5일 이상 입원 여부[6]	난청 환아관리 동의 여부[7]
							검사일	검사기관[3]	검사 종류[4]	우측 결과[5]	좌측 결과[5]	검사비 (본인부담금)		

1) 산모 또는 신생아 이름 기재
2) 휴대폰 번호를 우선 기재, 자택전화도 확인되는 경우 기재
3) 난청 확진검사를 시행한 검사기관명 기재(확진검사별로 각각의 줄에 기재)
4) ABR(청성뇌간반응) : 1, ASSR(청성지속반응) : 2, ABR과 ASSR 모두 시행: 3
5) 진단서에 확진검사결과(우측, 좌측 청력역치)가 기재된 경우에만 해당 칸에 기재(ABR과 ASSR 두 가지 검사결과가 상이할 경우 각각의 줄에 기재)
  * 검사결과가 미기재된 경우, 확진검사 결과지를 복사하여 난청환아관리팀에 제출하면 확인 후 기재 예정
6) 신생아중환자실에 5일 이상 입원한 경우 : 1, 그렇지 않은 경우 : 0
7) 난청 환아관리에 동의한 경우 : 1, 그렇지 않은 경우: 0

[서식제8호]

영유아 난청 환아관리 실적 보고

지역명(시·도명) :　　　　　　　　보건소명:

기간 : 20　년　월　일 ~　월　일

출생아수[1] (A)	선별검사비 신청자수			선별검사비 신청자 중 재검 판정아수[2]		재검률		확진검사비 신청자수	
	당분기(b)	누계(B)	지원율 (B/A*100)	당분기(c)	누계(C)	당분기 (c/b*100)	누계 (C/B*100)	당분기	누계

확진검사비 신청자 중 난청 진단자수[3]		난청 진단자의 난청 분류[4]		난청 고위험군[5]		예산(국비, 누계)		
당분기	누계	보청기 지원대상	청각장애	당분기	누계	교부액	집행액	집행 잔액

1) 해당 시군구 지역의 출생신고 인원
2) 선별검사비 신청자 중 일측 또는 양측 재검(refer) 판정을 받은 인원
3) 확진검사비 신청자 중 확진검사 결과 난청 진단 인원
 * 한 귀 또는 양 귀의 청력역치가 40dB 이상인 경우 난청으로 진단
4) 1.영유아 보청기 지원대상 난청: 청력이 좋은 귀의 청력역치가 40~59dB인 경우, 2.청각장애 난청: 양 귀의 청력역치가 60dB 이상인 경우
5) 신생아중환자실에 5일 이상 입원아수

참고 1 선천성 난청 검사비 지원 신청·접수 방법 개선

□ 개선안

- 신생아 난청 검사비 신청서(이하 "신청서") 접수는 지원대상자 주소지에 관계없이 모든 보건소에서 가능하도록 개선
  - 다만, 신청서 처리는 지원대상자 주소지 관할 보건소에서 담당
    → 접수 받은 보건소(이하 "접수 보건소")에서는 지원대상자가 관내 거주자가 아닌 경우, "신청서와 구비서류"를 지원대상자 주소지 관할 보건소(이하 "관할 보건소")로 이송

□ 개선안 시행 시 유의사항

- (이송 절차 및 방법) "접수 보건소"와 "관할 보건소"가 다른 경우
  - "접수 보건소"에서는 신청서 접수 후 "신청서와 구비서류"를 "관할 보건소"로 지체 없이* 이송하고, 그 이송 사실을 신청인에게 통지

    * 「민원처리에 관한 법률」 시행령 제13조제3항에 따라 8근무시간 이내에 이송
  - "접수 보건소"에서는 신청서와 구비서류를 복사(또는 스캔)하여 사본은 보관하고 원본은 "관할 보건소"로 이송(등기우편 활용)
- (이송비용 부담) 신청서 등을 수령하는 "관할 보건소"에서 착불 부담
- (신청기간 간주) 출생일 기준 1년 이내에 "접수 보건소"에 신청 시 "관할 보건소"에 신청한 것으로 간주
- 처리사항
  - (접수 보건소) 신청서 각 항목 작성 지원, 구비서류* 유무 확인

    * 신청서(개인정보제공동의서 포함), 검사비 영수증, 검사비 세부내역서, 검사 결과지, 통장사본 등

    → 서류 접수 시 신청서 상 미비사항이나 누락된 구비서류 있을 경우 신청인에게 보완 요청
  - (관할 보건소) 지원대상 여부 판단, 보완 필요사항 검토 및 요청, 결과 통지, 지원금액 결정 및 지급

참고 2 선천성 난청 조기진단과 재활의 중요성

1. 선천성 난청과 조기진단과 재활의 필요성

- 선천성 난청은 선천성 질환 중 발생률이 높은 질환 중의 하나이며, 언어 및 학습장애를 초래함

* 신생아 1,000명 당 1~3명이 선천성 난청(양측 고도난청) 발생

* 난청의 위험 요인에는 NICU 5일 이상 입원, 난청 가족력, 풍진 등 태아감염, 저체중 출생 등이 있으나, 위험 요인 없이 발생하는 선천성 난청이 약 50%를 차지하고 있어 선진국에서는 전 신생아를 대상으로 청각선별검사 실시

* 난청 위험군의 경우 난청 발생률은 2~5%까지 보고(Bess, 1994), 국내 보고에서는 1~2% (중환아실 입원아 100명 중 1~2명, 2017년 난청조기진단사업 보고서)

* 태아는 임신 중기부터 소리를 듣기 시작하여 출생 시 말초청력기관인 달팽이관은 성장이 완료되나 청각 뇌는 출생 후 소리 자극에 따라 만 2~3세까지 점차적으로 발달이 이루어져 언어 발달로 연계됨

- 선천성 난청 여부는 출생 직후부터 기기를 활용한 신생아청각선별검사로 선별이 가능하고, 최종 난청 정도는 정밀청력검사로 확진함

- 선천성 난청은 출생 직후 조기에 발견하여 재활치료(보청기 착용, 인공와우이식 등 포함)를 연계하면 언어·지능 장애 최소화가 가능하여 정상에 가까운 사회생활이 가능하며, 장애인으로 평생 소요되는 비용을 고려해 볼 때 비용 측면에서도 효과적임. 특히, 출생 6개월 이내 재활치료를 하면 거의 정상에 가까운 언어·사회성 발달 가능성이 매우 높아짐(Yoshinaga-Itano, 1996, 1998)

- 비용-효과적 측면에서 볼 때 선별검사-조기확진 및 인공와우수술 비용이 평생 청각-언어 장애인으로 교육받고 살아나가는 비용보다 훨씬 덜 드는 것으로 보고됨

- 국내외 신생아청각선별검사 가이드라인에서 선천성 난청 조기진단과 치료를 위한 '1-3-6원칙'을 권고하고 있으며, 이는 생후 1개월 이내에 신생아청각선별검사를 시행하고, 선별검사에서 '재검(refer)' 판정을 받은 경우 생후 3개월 이내에 확진검사를 시행하며, 최종 난청으로 진단받은 경우 생후 6개월 이내에 보청기 등의 청각재활치료를 시행하도록 하는 것임

• 청력저하 정도에 따른 난청 정도(ANSI 기준)와 용어 설명

청력손실 (dB)	표현법		청력상태
0-25	Normal	정상	정상
26-40	Mild	경도	말소리의 일부를 못 들음
41-55	Moderate	중등도	보통대화 수준의 말소리를 잘 못 들음
56-70	Moderate-severe	중등고도	보통대화 수준의 말소리를 잘 못 들으나, 큰 소리는 알아들을 수 있는 수준
71-90	Severe	고도	큰 소리의 유무는 알 수 있으나, 정확하게 말소리 및 단어가 들리지 않음
91 이상	Profound	심도 (농)	거의 모든 소리를 못 들음

※ 국민건강보험의 청각장애는 양측 60dB부터 등록 가능함

• 청력단위 : 청력검사 기기에서 들려주는 소리의 강도를 청력의 점수 단위, 데시벨(dB)로 사용하며, 청력손실이 심할수록 더 큰 강도의 소리를 제시해야 들을 수 있다는 것을 의미하며, 데시벨 수치가 클수록 청력손실이 심함을 말함

• 보청기 : 소리에너지를 전기에너지로 변화하고, 그것을 증폭하여 다시 소리 에너지로 변환하여 고막에 전달하는 장치. 단, 청신경의 기능이 남아 있어야 보청기를 이용하여 소리를 들을 수 있음

• 인공와우 : 고도, 심도의 청력손실이 있어 보청기만으로 한계가 있는 경우 수술을 하여 달팽이관 안에 전극을 이식하여 청신경에 직접 소리를 들려주는 기기를 말함

2. 선천성 난청검사

1) 신생아청각선별검사(난청 선별검사)

● 검사기기

- 자동이음향방사검사(AOAE, 달팽이관 측정, 보험청구상 FZ735)와 자동청성뇌간반응검사(AABR, 청각뇌파 측정, 보험청구상 FZ736) 2가지 검사가 있으며, 경도 이상(대개 35dB)의 난청 여부를 선별함

● 검사결과

- 자동으로 통과(pass) 또는 재검(refer)로 표시되며, 재검(refer) 시 난청을 확진하기 위한 정밀청력검사가 필요함

※ 청각선별검사는 주로 산부인과·소아청소년과·이비인후과에서, 영유아의 난청 확진검사는 대학병원급 이비인후과에서 실시

2) 난청 확진을 위한 정밀청력검사(난청 확진검사)

- 신생아청각선별검사에서 어느 한쪽 귀라도 '재검(refer)' 판정을 받은 경우, 청성뇌간반응역치검사(ABR)를 비롯한 정밀청력검사를 시행하여 청력역치, 주파수별 난청 정도, 난청 원인 부위를 진단함

- 정밀청력검사 종류

  ① 청성뇌간반응역치검사 (Auditory brainstem response, ABR, [보험청구상 F6400]): 가장 객관적이고 정확한 청력 정도를 측정하는 기본적인 확진검사 방법임. 클릭음을 이용한 ABR일 경우 평균 청력역치를 나타내고, 톤음(tone burst, tone pip 등)을 이용한 ABR일 경우 2개 이상 주파수에서 검사결과가 나오고, 전체 역치를 평균한 값을 대표 역치로 판단함

  ② 청성지속반응검사 (Auditory steady-state response, ASSR, [보험청구상 F6410]): 보청기 착용을 위해 필요한 주파수별 청력역치 측정이 가능함. ABR이 어렵거나 모든 주파수의 청력정도를 파악하기 위해 시행함

  ③ 이음향방사검사 (Otoacoustic emissions, 변조이음향방사 [보험청구상 F6382]와 크릭유발이음향방사 [보험청구상 F6383]):
  달팽이관의 기능을 확인하기 위한 검사로 난청의 원인 부위를 발견하기 위해 시행함

  ④ 임피던스청력검사 (Impedance audiometry, tympanometry. [보험청구상 F6361]): 고막과 중이, 외이의 이상으로 인한 난청인지를 확인하기 위한 검사로 난청의 원인 부위를 발견하기 위해 시행함

아동의 청력 정도와 보청기 착용에 대한 안내

아동 이름: **사용하는 보청기(착용부위:** **형태:** **)** **보호자 연락처:**

- **청력을 나타내는 점수는 0~100까지 표시**하고, 그 **단위는** 소리의 크기를 나타내는 **데시벨(dB)**로 표시합니다.
- 청력 90~100dB은 소리를 거의 듣지 못하는 '심도 난청, 농'을 의미하고, **0dB이 가장 잘 듣는 정상 청력을 의미**합니다. **정상 청력 범위는 일반적으로 0~25dB까지** 입니다.
- [우측의 그림]은 **소리의 크기와 난청의 정도**를 표시합니다. X축은 저음→ 고음, Y축은 작은소리(0dB)→ 큰소리(120dB)를 나타냅니다.
- **가령, 아이의 청력이 70dB 이라고 하면,** <u>70에서 가로선을 그었을 때 그 선의 위의 소리들은 듣지 못하는 것을 의미합니다.</u>

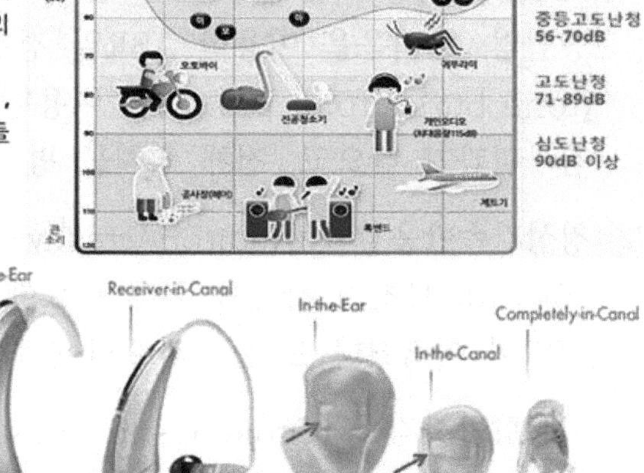

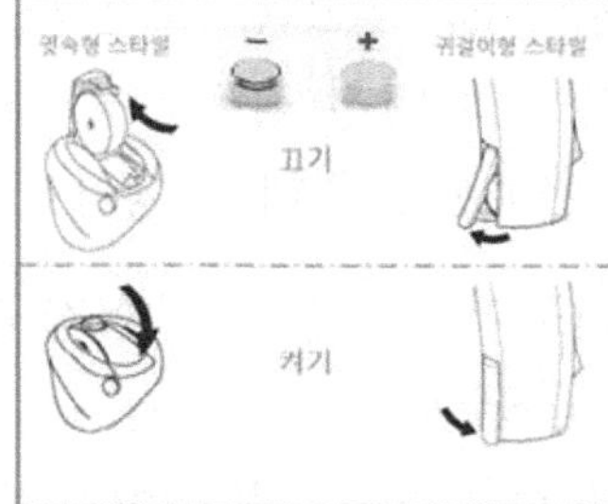

Behind-the-Ear
Receiver-in-Canal
In-the-Ear
In-the-Canal
Completely-in-Canal

BTE형 귀걸이형 | **RIC형 미니귀걸이형** | **ITE형 이갑개형** | **ITC형 귓속형** | **CIC형 귓속형**

- **<u>보청기 전지 교체방법</u>**
  - 4가지 종류가 있으며, 각각 색깔이 있습니다. (상온 보관)

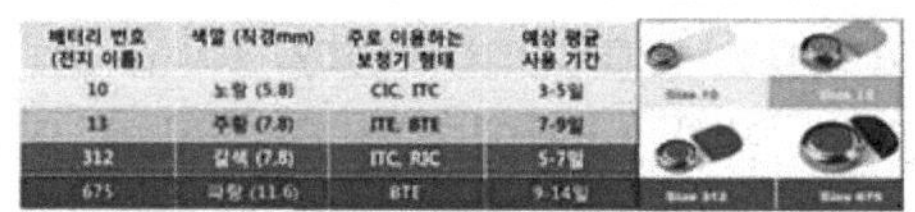

배터리 번호 (전지 이름)	색깔 (직경mm)	주로 이용하는 보청기 형태	예상 평균 사용 기간
10	노랑 (5.8)	CIC, ITC	3-5일
13	주황 (7.8)	ITE, BTE	7-9일
312	갈색 (7.8)	ITC, RIC	5-7일
675	파랑 (11.6)	BTE	9-14일

  - 전지 교체는 전지와 보청기 분실을 방지하기 위해 평편한 책상에서 교체해주세요.
  - 보청기의 전지커버를 손톱으로 열고(보청기 사진의 화살표 부분) 사용한 전지를 제거합니다.
  - 새 전지에 붙어 있는 커버를 제거하고 1분 후에 사용합니다. (사용한 전지는 아이들이 삼키지 않도록 손이 가지 않는 곳에 즉시 폐기하세요.)
  - 새 전지는 항상 볼록 튀어나온 부분, (-)극이 보청기 전지 넣는 곳의 안쪽, 평편한 부분, (+)극이 바깥쪽으로 향하도록 넣어주세요
  - 전지 덮개를 닫으면 보청기가 켜집니다. 몇 초 후 음악소리 또는 '뚜뚜' 하는 소리가 들리면서 보청기가 켜집니다. 이는 정상적으로 보청기가 작동 중이라는 신호입니다.
- **<u>우측/좌측 보청기 구별방법</u>**
  - 보청기 전체 또는 글씨의 **'<u>색깔</u>'**을 보고 구분합니다.
  - **'빨강, Red'**이 우측. **'파랑, Blue'이 좌측** 보청기를 말합니다.

- **<u>보청기를 귀에 끼우는 방법</u>**
  - **귓속형**은 글씨가 있는 부분을 아이의 얼굴이 있는 앞쪽(앞에서 보았을 때 글씨가 보이게)으로 하고 외이도쪽으로 넣어줍니다.
  - **귀걸이형**은 귀에 거는 부분을 먼저 걸고 외이도에 들어가는 부분을 넣어 줍니다.
- **<u>보청기를 귀에서 빼는 방법</u>**
  - **귓속형**들은 실리콘의 선이 있어 이를 잡고 빼시면 됩니다.
  - **귀걸이형**은 제거하는 선이 있는 경우도 있으나, 대개는 연결선이 없기 때문에 보청기 중간부분을 주의하여 잡고 천천히 빼시면 됩니다.
- **<u>보청기 사용시 주의사항</u>**
  - 보청기도 전자제품이기 때문에 물이 들어가거나 **습기, 땀, 먼지 등이 들어가지 않도록 주의해야 합니다.** 땀이 나거나, 공놀이로 보청기에 손상이 갈 수 있는 체육시간, 현장학습에는 학생이 친구들과 놀림을 받지 않고 어울려 즐거운 수업이 되도록 도와주세요.
  - **아동이 평상시보다 강의나 대화를 잘 알아듣지 못하는 경우** 다음의 원인으로 인한 것일 수 있으니 아래 사항을 점검해주세요
    ① **보청기 양쪽 구멍에 귀지나 먼지가 끼면 갑자기 잘 들리지 않을 수 있습니다.** 이 경우 보청기 안쪽과 바깥쪽 구멍이 막혔는지 확인하시고 털어주세요.
    ② **보청기 전지가 다 소모된 경우** 소리가 더 이상 증폭되지 않아 아동이 듣지 못하게 됩니다. 직접 귀에 보청기를 대어 소리가 증폭되고 있는지 확인해주세요. 만약, 소리가 크게 들리지 않는다면 새 전지로 교체해주세요.

대한청각학회 서식 19-01

참고 3 난청 확진검사 가능 기관 현황 ('26.1월 기준)

※ 1월 이후 현행화 자료는 신생아청각선별검사 온라인교육사이트(www.hearingscreening.or.kr) 참고

지역	병원명	인공와우 수술	주 소	전화번호
서울	연세대학교 강남세브란스병원	가능	서울시 강남구 언주로 211	1599-6114
	삼성서울병원	가능	서울시 강남구 일원로 81	1599-3114
	소리이비인후과의원	가능	서울시 강남구 학동로 435	02-542-5222
	강동경희대학교병원	가능	서울시 강동구 동남로 892	1577-5800
	강동성심병원		서울시 강동구 성안로 150	1588-4100
	중앙보훈병원	가능	서울시 강동구 진황도로61길 53	02-2225-1114
	강동소리의원		서울시 강동구 천호대로 1053	1600-9240
	강서소리의원		서울시 강서구 강서로 307	1670-7592
	이화여자대학교 서울병원	가능	서울시 강서구 공항대로 260	1522-7000
	건국대학교병원		서울시 광진구 능동로 120-1	1588-1533
	면목소리의원	가능	서울시 중랑구 봉우재로 114	1600-7592
	고려대학교 구로병원	가능	서울시 구로구 구로동로 148	1577-9966
	인제대학교 상계백병원		서울시 노원구 동이로 1342	1661-3100
	노원을지대학교병원		서울시 노원구 한글비석로 68	1899-0001
	경희대학교병원	가능	서울시 동대문구 경희대로 23	02-958-8114
	서울특별시 보라매병원	가능	서울시 동작구 보라매로5길 20	1577-0075
	중앙대학교병원	가능	서울시 동작구 흑석로 102	1800-1114
	연세대학교 세브란스병원	가능	서울시 서대문구 연세로 50-1	1599-1004
	가톨릭대학교 서울성모병원	가능	서울시 서초구 반포대로 222	1588-1511
	한양대학교병원	가능	서울시 성동구 왕십리로 222-1	02-2290-8114
	고려대학교 안암병원	가능	서울시 성북구 고려대로 73	1577-0083
	서울아산병원	가능	서울시 송파구 올림픽로43로 88	1688-7575
	이화여자대학교 목동병원	가능	서울시 양천구 안양천로 1071	1666-5000
	가톨릭대학교 여의도성모병원	가능	서울시 영등포구 63로 10	1661-7575
	한림대학교 강남성심병원	가능	서울시 영등포구 신길로 1	1577-5587
	박수경99 이비인후과의원		서울시 영등포구 시흥대로 675	02-831-9900

지역	병원명	인공와우 수술	주 소	전화번호
서울	순천향대학교 서울병원	가능	서울시 용산구 대사관로 59	02-709-9000
	가톨릭대학교 은평성모병원		서울시 은평구 통일로 1021	1811-7755
	서울대학교병원	가능	서울시 종로구 대학로 101	1588-5700
	강북삼성병원	가능	서울시 종로구 새문안로 29	1599-8114
부산	인제대학교 부산백병원	가능	부산시 부산진구 복지로 75	051-890-6114
	동의병원		부산시 부산진구 양정로 62	051-867-5101
	고신대학교 복음병원		부산시 서구 감천로 262	051-990-6114
	부산대학교병원	가능	부산시 서구 구덕로 179	051-240-7000
	동아대학교병원	가능	부산시 서구 대신공원로 26	051-240-2000
	인제대학교 해운대백병원		부산시 해운대구 해운대로 875	051-797-3500
대구	대구가톨릭대학교병원		대구시 남구 두류공원로17길 33	1688-0077
	영남대학교병원		대구시 남구 현충로 170	1522-3114
	대구파티마병원	가능	대구시 동구 아양로 99	1688-7770
	칠곡경북대학교병원		대구시 북구 호국로 807	1533-8888
	계명대학교 동산병원	가능	대구시 달서구 달구벌대로 1035	1577-6622
	경북대학교병원	가능	대구시 중구 동덕로 130	1666-5114
인천	가천대학교 길병원	가능	인천시 남동구 남동대로774번길 21	1577-2299
	가톨릭대학교 인천성모병원	가능	인천시 부평구 동수로 56	1544-9004
	가톨릭관동대학교 국제성모병원		인천시 서구 심곡로100번길 25	1600-8291
	인하대학교병원	가능	인천시 중구 인항로 27	1600-8114
광주	광주기독병원		광주시 양림로 37	062-650-5000
	전남대학교병원	가능	광주시 동구 제봉로 42	1899-0000
	조선대학교병원	가능	광주시 동구 필문대로 365	1811-7474
대전	건양대학교병원	가능	대전시 서구 관저동로 158	1577-3330
	대전을지대학교병원		대전시 서구 둔산서로 95	1899-0001
	가톨릭대학교 대전성모병원	가능	대전시 중구 대흥로 64	1577-0888
	충남대학교병원	가능	대전시 중구 문화로 282	1599-7123
울산	하나이비인후과병원		울산시 남구 삼산로 139	052-708-1111
	울산대학교병원		울산시 동구 대학병원로 25	052-250-7000

지역	병원명	인공와우 수술	주 소	전화번호
세종	세종충남대학교병원	가능	세종시 보듬7로 20	1800-3114
경기	명지병원		경기도 고양시 덕양구 화수로14번길 55	031-810-5114
	동국대학교 일산병원		경기도 고양시 일산동구 동국로 27	1577-7000
	국민건강보험 일산병원		경기도 고양시 일산동구 일산로 100	1577-0013
	인제대학교 일산백병원		경기도 고양시 일산서구 주화로 170	031-910-7000
	중앙대학교 광명병원		경기도 광명시 일직동 501	1811-7300
	한양대학교 구리병원	가능	경기도 구리시 경춘로 153	1644-9118
	김포히즈메디병원		경기도 김포시 김포대로 681	1588-0223
	가톨릭대학교 부천성모병원	가능	경기도 부천시 소사로 327	1577-0675
	순천향대학교 부천병원	가능	경기도 부천시 조마루로 170	1899-5700
	분당서울대학교병원	가능	경기도 성남시 분당구 구미로173번길 82	1588-3369
	분당제생병원	가능	경기도 성남시 분당구 서현로180번길 20	031-779-0000
	차의과학대학교 분당차병원	가능	경기도 성남시 분당구 야탑로 59	1577-4488
	아주대학교병원	가능	경기도 수원시 영통구 월드컵로 164	1688-6114
	수원하나로이비인후과의원		경기도 수원시 장안구 정자천로 163	031-241-5075
	가톨릭대학교 성빈센트병원		경기도 수원시 팔달구 중부대로 93	1577-8588
	고려대학교 안산병원	가능	경기도 안산시 단원구 적금로 123	1577-7516
	한림대학교 성심병원	가능	경기도 안양시 동안구 관평로170번길 22	1577-1801
	연세대학교 용인세브란스병원	가능	경기도 용인시 기흥구 동백죽전대로 363	1899-1565
	의정부을지대학교병원		경기도 의정부시 동일로 712	1899-0001
	가톨릭대학교 의정부성모병원	가능	경기도 의정부시 천보로 271	1661-7500
	평택센트럴이비인후과의원		경기도 평택시 용죽3로 24	031-653-7417
	한림대학교 동탄성심병원	가능	경기도 화성시 큰재봉길 7	1522-2500
강원	강릉아산병원	가능	강원도 강릉시 사천면 방동길 38	033-610-3114
	강원대학교병원		강원도 춘천시 백령로 156	033-258-2311
	연세대학교 원주세브란스기독병원	가능	강원도 원주시 일산로 20	033-741-0114
	한림대학교 춘천성심병원	가능	강원도 춘천시 삭주로 77	033-240-5000
충북	충북대학교병원	가능	충청북도 청주시 서원구 1순환로 776	043-269-6114
	건국대학교 충주병원		충청북도 충주시 국원대로 82	1533-0075

지역	병원명	인공와우 수술	주 소	전화번호
충남	단국대학교병원	가능	충청남도 천안시 동남구 망향로 201	1588-0063
	순천향대학교 천안병원	가능	충청남도 천안시 동남구 순천향6길 31	041-570-2114
전북	원광대학교병원	가능	전라북도 익산시 무왕로 895	1577-3773
	전북대학교병원	가능	전라북도 전주시 덕진구 건지로 20	1577-7877
	전주예수병원		전라북도 전주시 완산구 서원로 365	1899-1843
전남	여수다나이비인후과의원		전라남도 여수시 여서1로 52	061-655-7000
	여수아라이비인후과의원		전라남도 여수시 시청로 19, 우리빌딩 3층	061-685-5500
	화순전남대학교병원		전라남도 화순군 화순읍 서양로 322	1899-0000
경북	동국대학교 경주병원		경상북도 경주시 동대로 87	054-750-8000
	안동병원		경상북도 안동시 앙실로 11	054-840-1004
경남	양산부산대학교병원	가능	경상남도 양산시 물금읍 금오로 20	1577-7512
	경상대학교병원	가능	경상남도 진주시 강남로 79	055-750-8700
	창원경상대학교병원		경상남도 창원시 성산구 삼정자로 11	055-214-1000
	성균관대학교 삼성창원병원	가능	경상남도 창원시 마산회원구 팔용로 158	055-230-8899
제주	일도연세이비인후과의원		제주시 고마로 117	064-726-1919
	최고이비인후과의원		제주시 노형로 376	064-745-8575
	제주한라병원		제주시 도령로 65	064-740-5065
	상쾌한이비인후과의원		제주시 동광로 124	064-752-4401
	제주대학교병원		제주시 아라13길 15	064-717-1114
	제주소리이비인후과의원		제주시 연북로 76	064-744-4458

[참고 4]

유소아 보청기 처방 가능 기관 현황 ('26.1월 기준)

※ 1월 이후 현행화 자료는 신생아청각선별검사 온라인교육사이트(www.hearingscreening.or.kr) 참고

지역	병원명	주 소	전화번호
서울	연세대학교 강남세브란스병원	서울특별시 강남구 언주로 211	1599-6114
	삼성서울병원	서울특별시 강남구 일원로 81	1599-3114
	소리이비인후과의원	서울특별시 강남구 학동로 435	02-542-5222
	강동경희대학교병원	서울특별시 강동구 동남로 892	1577-5800
	강동성심병원	서울특별시 강동구 성안로 150	1588-4100
	중앙보훈병원	서울특별시 강동구 진황도로 61길 53	02-2225-1114
	강동소리의원	서울특별시 강동구 천호대로 1053	1600-9240
	이화여자대학교 서울병원	서울특별시 강서구 공항대로 260	1522-7000
	강서소리의원	서울특별시 강서구 강서로 307	1670-7592
	면목소리의원	서울특별시 중랑구 봉우재로 114	1600-7592
	건국대학교병원	서울특별시 광진구 능동로 120-1	1588-1533
	고려대학교 구로병원	서울특별시 구로구 구로동로 148	1577-9966
	인제대학교 상계백병원	서울특별시 노원구 동일로 1342	1661-3100
	노원을지대학교병원	서울특별시 노원구 한글비석로 68	1899-0001
	경희대학교병원	서울특별시 동대문구 경희대로 23	02-958-8114
	서울특별시 보라매병원	서울특별시 동작구 보라매로 5길20	1577-0075
	중앙대학교병원	서울특별시 동작구 흑석로 102	1800-1114
	연세대학교 세브란스병원	서울특별시 서대문구 연세로 50-1	1599-1004
	가톨릭대학교 서울성모병원	서울특별시 서초구 반포대로 222	1588-1511
	한양대학교병원	서울특별시 성동구 왕십리로 222-1	02-2290-8114
	고려대학교 안암병원	서울특별시 성북구 고려대로 73	1577-0083
	서울아산병원	서울특별시 송파구 올림픽로43길 88	1688-7575
	이화여자대학교 목동병원	서울특별시 양천구 안양천로 1071	1666-5000
	가톨릭대학교 여의도성모병원	서울특별시 영등포구 63로 10	1661-7575
	한림대학교 강남성심병원	서울특별시 영등포구 신길로 1	1577-5587
	박수경99이비인후과의원	서울특별시 영등포구 시흥대로 675	02-831-9900
	순천향대학교 서울병원	서울특별시 용산구 대사관로 59	02-709-9000
	가톨릭대학교 은평성모병원	서울특별시 은평구 통일로 1021	1811-7755
	서울대학교병원	서울특별시 종로구 대학로 101	1588-5700

지역	병원명	주 소	전화번호
	강북삼성병원	서울특별시 종로구 새문안로 29	1599-8114
부산	인제대학교 부산백병원	부산광역시 부산진구 복지로 75	051-890-6114
	동의병원	부산시 부산진구 양정로 62	051-867-5101
	고신대학교 복음병원	부산광역시 서구 감천로 262	051-990-6114
	부산대학교병원	부산광역시 서구 구덕로 179	051-240-7000
	동아대학교병원	부산광역시 서구 대신공원로 26	051-240-2000
	인제대학교 해운대백병원	부산광역시 해운대구 해운대로 875	051-797-3500
대구	대구가톨릭대학교병원	대구광역시 남구 두류공원로 17길33	1688-0077
	영남대학교병원	대구광역시 남구 현충로 170	1522-3114
	대구파티마병원	대구광역시 동구 아양로 99	1688-7770
	칠곡경북대학교병원	대구광역시 북구 호국로 807	1533-8888
	계명대학교 동산병원	대구광역시 달서구 달구벌재로 1035	1577-6622
	경북대학교병원	대구광역시 중구 동덕로 130	1666-5114
인천	가천대학교 길병원	인천광역시 남동구 남동대로 774번길21	1577-2299
	가톨릭대학교 인천성모병원	인천광역시 부평구 동수로 56	1544-9004
	가톨릭관동대학교 국제성모병원	인천광역시 서구 심곡로 100번길25	1600-8291
	인하대학교병원	인천광역시 중구 인항로 27	1600-8114
광주	광주기독병원	광주광역시 남구 양림로 37	062-650-5000
	전남대학교병원	광주광역시 동구 제봉로 42	1899-0000
	조선대학교병원	광주광역시 동구 필문대로 365	1811-7474
대전	건양대학교병원	대전광역시 서구 관저동로 158	1577-3330
	대전을지대학교병원	대전광역시 서구 둔산서로 95	1899-0001
	가톨릭대학교 대전성모병원	대전광역시 중구 대흥로 64	1577-0888
	충남대학교병원	대전광역시 중구 문화로 282	1599-7123
울산	하나이비인후과병원	울산광역시 남구 삼산로 139	052-708-1111
	울산대학교병원	울산광역시 동구 대학병원로 25	052-250-7000
세종	세종충남대학교병원	세종시 보듬7로 20	1800-3114
경기	명지병원	경기도 고양시 덕양구 화수로 14번길55	031-810-5114
	동국대학교 일산병원	경기도 고양시 일산동구 동국로 27	1577-7000
	국민건강보험 일산병원	경기도 고양시 일산동구 일산로 100	1577-0013
	인제대학교 일산백병원	경기도 고양시 일산서구 주화로 170	031-910-7000
	중앙대학교 광명병원	경기도 광명시 일직동 501	1811-7800

지역	병원명	주 소	전화번호
	한양대학교 구리병원	경기도 구리시 경춘로 153	1644-9118
	가톨릭대학교 부천성모병원	경기도 부천시 소사로 327	1577-0675
	순천향대학교 부천병원	경기도 부천시 조마루로 170	1899-5700
	분당서울대학교병원	경기도 성남시 분당구 구미로173번길 82	1588-3369
	분당제생병원	경기도 성남시 분당구 서현로180번길 20	031-779-0000
	차의과학대학교 분당차병원	경기도 성남시 분당구 야탑로 59	1577-4488
	아주대학교병원	경기도 수원시 영통구 월드컵로 164	1688-6114
	가톨릭대학교 성빈센트병원	경기도 수원시 팔달구 중부대로 93	1577-8588
	고려대학교 안산병원	경기도 안산시 단원구 적금로 123	1577-7516
	한림대학교 성심병원	경기도 안양시 동안구 관평로170번길 22	1577-1801
	연세대학교 용인세브란스병원	경기도 용인시 기흥구 동백죽전대로 363	1899-1565
	의정부을지대학교병원	경기도 의정부시 동일로 712	1899-0001
	가톨릭대학교 의정부성모병원	경기도 의정부시 천보로 271	1661-7500
	한림대학교 동탄성심병원	경기도 화성시 큰재봉길 7	1522-2500
강원	강릉아산병원	강원도 강릉시 사천면 방동길 38	033-610-3114
	연세대학교 원주세브란스기독병원	강원도 원주시 일산로 20	033-741-0114
	강원대학교병원	강원도 춘천시 백령로 156	033-258-2000
	한림대학교 춘천성심병원	강원도 춘천시 삭주로 77	033-240-5000
충북	충북대학교병원	충청북도 청주시 서원구 1순환로 776	1533-0075
	건국대학교 충주병원	충청북도 충주시 국원대로 82	043-840-8200
충남	단국대학교병원	충청남도 천안시 동남구 망향로 201	1588-0063
	순천향대학교 천안병원	충청남도 천안시 동남구 순천향6길 31	041-570-2114
전북	원광대학교병원	전라북도 익산시 무왕로 895	1577-3773
	전북대학교병원	전라북도 전주시 덕진구 건지로 20	1577-7877
전남	화순전남대학교병원	전라남도 화순군 화순읍 서양로 322	1899-0000
경북	동국대학교 경주병원	경상북도 경주시 동대로 87	054-748-9300
경남	양산부산대학교병원	경상남도 양산시 물금읍 금오로 20	1577-7512
	경상대학교병원	경상남도 진주시 강남로 79	055-750-8700
	창원경상대학교병원	경상남도 창원시 성산구 삼정자로 11	055-214-1000
	성균관대학교 삼성창원병원	경상남도 창원시 마산회원구 팔용로 158	055-233-8899
제주	제주대학교병원	제주특별자치도 제주시 아란13길 15	064-717-1114
	제주소리이비인후과의원	제주특별자치도 제주시 연북로 76	064-744-4458

영유아 사전예방적 건강관리 (Q&A)

공통 사항

1. 영아 출생신고 전 지원신청 시 신청기관(관할 보건소)?

⇨ 출생신고 후 대상 영아의 주민등록 주소지 관할 보건소에 신청하는 것이 원칙이나, 부득이한 사유로 출생신고 전에 지원신청하려는 경우 부모 주소지의 관할 보건소로 신청할 것

⇨ (부와 모의 주소지가 다를 경우 신청이 편리한 보건소에 신청할 수 있으며, 중복 신청 방지를 위해 보건소 담당자는 타 주소지 관할 보건소에 기 지원 여부 문의 후 지급 결정 요망)

2. 지원신청 관련 서류 제출 시, 사본 가능 여부?

⇨ 원본대조필 사본 가능 : 진단서/소견서, 입·퇴원확인서, 출생보고서/출생증명서, 진료비(검사비) 영수증, 진료비(검사비) 세부내역서 등

⇨ 복사본 가능 : 주민등록등본, 가족관계증명서, 건강보험증, 건강보험료 납부확인서, 진료확인서(크론병), 청력검사 결과지 등

⇨ 원본 제출 : 보청기 지원신청 관련 서류(보청기 처방전, 외래 진료기록지, 검수확인서, 보청기 구입 영수증, 보청기 바코드, 보청기 사진)

* 단, 온라인 신청시 첨부파일로 갈음함

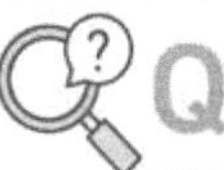

3. A 주소지 관할 보건소에 필요 서류를 모두 갖추어 지원신청을 하였으나 지급결정 통지 전 B 주소지로 전출한 경우, 지원금 지급 관할 보건소?

⇨ 신청일(최종 서류 제출일) 기준 주소지(A) 관할 보건소에서 지원금 지급

4. 대상 영아의 부모가 모두 외국인일 경우, 지원 가능 여부?

⇨ 부모가 모두 외국인일 경우 지원 불가. 단, 부모 중 1명이 대한민국 국적 소지자이거나 부모가 모두 난민협약에 의한 난민일 경우에는 지원 요건 충족 시 지원 가능

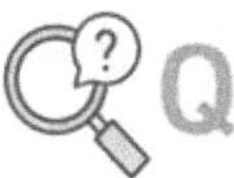

5. 영유아 사전예방적 건강관리 사업과 타 사업(고위험 임산부 의료비 지원 사업 등)을 보건소에 동시에 신청하면서 타 사업 행정정보공동이용에 동의하여 제출이 생략되는 서류에 대해 인정 가능 여부?

⇨ 인정 가능(보건소 전달체계를 활용하는 복지부 관련 사업에서 공유 가능한 서류라면 민원인 편의상 인정하는 것이 바람직)

미숙아 및 선천성이상아 의료비 지원

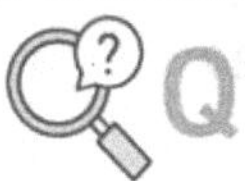

6. 개인병원에서 2.5kg 이상으로 출생한 신생아가 호흡 곤란 증상을 보여 대학병원으로 이송되었는데 몸무게가 2.4kg으로 확인될 경우, 미숙아 의료비 지원 가능 여부?

⇨ 출생 시 체중 기준으로 2.5kg 미만이어야 미숙아에 해당하므로, 미숙아 의료비 지원 불가

7. 미숙아가 일반신생아실 또는 준중환자실 인큐베이터 이용 시, 의료비 지원 가능 여부?

⇨ 집중치료를 요하는 미숙아가 지원 대상이므로 일반신생아실 또는 준중환자실(의료기관 자체 병실분류법으로 추정) 등의 인큐베이터를 이용한 경우는 지원 불가

8. 미숙아로 출생 후 24시간 이내에 A병원의 신생아중환자실에 입원하여 치료 중 퇴원없이 바로 B병원의 ①일반신생아실 또는 ②신생아중환자실(소아중환자실)로 옮겨서 계속 입원하고 치료를 받은 경우, B병원에서 발생한 의료비 지원 가능 여부?

⇨ 집중치료를 요하는 미숙아가 지원 대상이므로 ①일반신생아실은 지원 제외 ②신생아중환자실(소아중환자실)은 지원 포함

* 자의로 전원한 경우에도 지원

9. 15일 동안 신생아중환자실에 입원하여 치료 받은 미숙아의 진료비 세부내역서 상, 10일은 신생아중환자실 수가가 적용되었으나 후반 5일은 일반병실 수가가 적용된 경우, 의료비 지원 가능 범위?

⇨ 신생아중환자실에 일반병실 수가가 적용되었다는 것은 신생아중환자실 수가 적용이 가능한 치료가 수반되지 않았음을 의미하므로 일반병실 수가가 적용된 의료비는 지원 제외

10. 미숙아 의료비 지원사업에서 지원 제외되는 재입원의 경우?

⇨ 일반적으로 재입원이란 입원치료가 종료되어 퇴원하고 일정 시간 경과 후 재발 혹은 2차 치료 등의 사유로 다시 입원하는 경우를 의미함

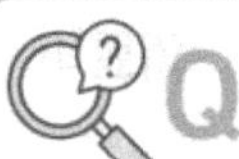

11. 미숙아 및 선천성이상아 의료비를 임신출산진료비로 결제한 경우 중복 지원으로 보고 공제해야 할까요?

⇨ 미숙아 및 선천성이상아 의료비 지원과 임신출산진료비 지원제도는 별개의 제도이므로 중복 지원으로 보지 않고 지원 가능

12. 해외에서 발생한 미숙아 또는 선천성이상아 의료비의 지원 가능 여부?

⇨ 지원 불가

13. 1.4kg의 미숙아로서 1천만원의 의료비가 발생하였고 지자체에서 긴급 의료비로 3백만원을 지원받은 경우(항목별 구분 없음), 본 의료비 지원 사업의 지원금액 산정방법?

⇨ 의료비 항목별(급여·비급여 등) 구분이 없으므로, 일부본인부담금을 우선 공제한 후 전액본인부담금 및 비급여 진료비를 추가 공제하여 지원금액을 산정

14. 미숙아 및 선천성이상아 의료비 지원사업의 지원 요건은 충족하나 신청 기간을 경과하여 신청한 경우, 지원 가능 여부?

⇨ 지연 신청 사유의 타당성 및 지자체별 예산 여건 등을 고려하여 지원이 필요하다고 인정되는 경우 지원 가능. 단, 과도한 기간 경과를 용인하는 것은 지원기준 범위의 무한 확대를 초래할 수 있으므로 허용 범위를 최소화할 것

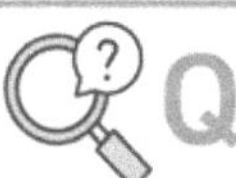

15. 선천성이상아 의료비 지원 제외 질환 중에 Q17.0 또는 Q82.8이 포함되어 있는데 선천성부이개 절제술 의료비는 무조건 지원이 안되는 것인지?

⇨ Q17.0 또는 Q82.8은 귀 바퀴 앞에 생긴 피부 돌기를 말하는 것으로 해당 절제술은 대부분 기능개선 목적과 무관하게 외모개선 목적으로 이루어지며, 귀의 기능에 영향을 주지 않는다는 것이 전문가들의 판단과 당초 지원 취지를 고려한 것임

⇨ 다만, 실제 기능개선 목적이 명확한 경우에는 예외적으로 지원이 가능하나, 실제 기능개선 목적인지 여부 판단은, 진단서 등에 '기능상 문제로 인해 수술이 반드시 필요하다'는 명확한 사유의 소견이 포함되어 있고, 실제로도 수술전 구체적으로 어떠한 기능상 문제가 있었는지(예: 선천성부이개로 인한 청각 기능 이상 등)와 수술을 통해 정상 기능 회복 등 기능개선 목적이었음을 확인할 필요

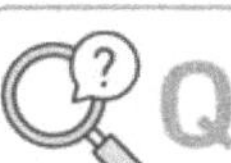

16. 다지증(Q69) 지원 가능 여부?

⇨ 다지증(Q69)은 외모개선 목적의 수술에 포함되지 않는 것으로 보아 지원 가능

선천성 대사이상 검사 및 환아관리

17. 선천성 대사이상 선별검사 결과 유소견 판정에 따라 건강보험이 적용된 확진검사를 2차례 실시(혈액검사, 갑상선스캔, 초음파 등 검사종류는 상이)한 경우 7만원 범위내에서 의료비 지원이 가능한지?

➩ 선천성 대사이상 환아로 판정된 경우 건강보험이 적용된 검사비에 한해 본인부담금을 합산하여 7만원 한도내에서 (횟수 제한없이) 지원가능

* 유사사례의 선천성 난청 확진검사의 경우에는 난청으로 확진 여부와 관계없이 지원요건을 갖춘 확진검사비에 한해 본인부담금을 합산하여 7만원 한도내에서 (횟수 제한없이) 지원

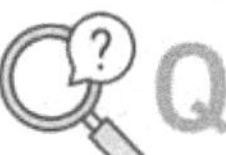

18. 요소회로대사장애로 진단받은 환아에게 의사가 UCD와 프로테이닐(프로테인프리)를 처방한 경우, 2가지 분유 지원 가능 여부?

➩ 의료기관의 처방이 있을 경우 2가지 분유 모두 지원 가능. 단, 권고사항/필수사항 여부 확인하여 처방에 따라 지원할 것

19. 크론병 환아 가정이 6개월마다 제출하는 진료확인서를 선천성 대사이상 환아관리 정보시스템에 업로드 해야 하는지 여부?

➩ 진료확인서는 환아관리 정보시스템에 업로드 하지 않고 보건소에 보관하여 관리

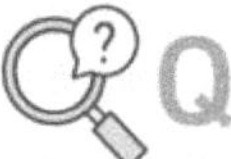

20. 크론병 K50.9 질환코드 등 기존에 지원을 받아오던 환아가 2020년 사업안내서부터 지원대상에서 제외되었는데 계속 지원 가능한지?

➩ 2020년도 지침 주요 변경내용(27~28쪽)을 보면, 지원대상 질환코드 변경 내용은 2020년 이후 특수식이 또는 선천성갑상선 기능저하증 의료비 신규 신청 환아부터 적용하도록 규정하고 있으므로 지침 변경전 지원대상으로서 지원을 받아온 환아는 지원대상 연령 경과 등 특별히 지원대상에서 제외 사유에 해당하지 않는다면 계속 지원 가능

21. 온라인 신청 시스템 활용이 불가능한 환아 가정의 특수식이 신청 방법?

➩ 기존 방식(보건소에 직접 방문하여 신청서 등 필요 서류 제출)으로 신청하고, 이를 토대로 보건소 담당자가 시스템 상 온라인 신청 처리

22. 만 3세 영아가 선천성 갑상선기능저하증으로 진단 받고 보건소에 환아 등록한 이후 발생한 의료비에 대해 지원신청을 하는 경우, 지원 가능 여부?

⇨ 선천성 갑상선기능저하증 질환코드(E03.0, E03.1)로 진단 받은 환아는 19세 미만까지 지원 가능

23. 선천성 갑상선기능저하증 의료비 지원신청을 위해 '진료비 영수증' 대신 '진료비 납입확인서'를 제출한 경우, 인정 가능 여부?

⇨ 아래 2가지 조건을 모두 충족하는 경우에 한하여 영수증 대신 납입확인서 제출 인정 가능

⇨ ① 진료비 세부내역서와 진료비 납입확인서 상 각 항목별(급여·비급여 등) 금액이 일치하고,

⇨ ② 지원신청한 의료비 내역이 납입확인서 상 모두 확인되는 경우

선천성 난청검사 및 보청기 지원

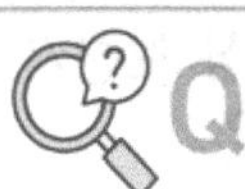

24. 국민연금공단에서 국가 청각장애 진단을 이미 받았거나 국가 청각장애 진단 기준인 양측 60dB 이상의 난청에 해당하는 경우, 보청기 지원 가능 여부?

⇨ 국민연금공단의 국가 청각장애 진단을 받은 경우 보청기 지원 불가

⇨ 단, 국가 청각장애 진단 기준에 해당되어 청각장애 등록 신청을 하였으나 '불승인'된 경우에는 불승인 사유가 기재된 '장애등급결정서' 추가 제출 시 지원 가능

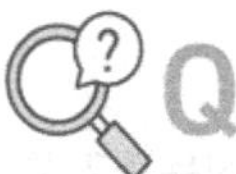

25. 동 사업 보청기 지원대상에 해당하나 보건소 신청일 기준 8개월 전에 이미 자비로 보청기를 구입하여 착용하고 있을 경우, 보청기 지원 가능 여부?

⇨ 보건소 신청일 전후 6개월* 이내에 구입한 보청기에 대해서만 지원 가능하므로, 신청일 기준 이미 착용한 지 6개월이 넘은 보청기는 지원 불가

* 국민연금공단의 국가 청각장애진단 기준에 준한 것으로써, 일반적으로 6개월 경과 시 청력의 변동 가능성이 있기 때문에 설정

⇨ 단, 아이가 성장하면서 청력의 변화나 보청기 분실 · 고장 등으로 보청기를 교체해야 할 경우가 발생하면 만 12세 미만 시기에 신청 시 지원 가능

26. 보청기 처방전을 받기 위해 대학병원급 병원에 방문하였으나 병원의 예약이 밀려 청력검사를 보청기 신청일 기준 6개월을 경과하여 시행한 경우, 지원 가능 여부?

➪ ① '난청이 고착되었음(변하지 않는 상태)'과, ② '6개월을 경과하여 검사를 시행하게 된 사유'를 보청기 처방전 또는 검수확인서에 기재하여 제출 시 지원 가능

27. 처방전 발급 병원이 아닌 거주지 근처 병원에서 보청기 구입 가능 여부?

➪ 보청기는 '보청기 처방전'을 발급한 대학병원급 병원에서 구입하여 지속적으로 청력과 언어 재활에 대한 관리를 받고 '검수확인서'를 제출하는 것이 원칙임

➪ 예외적으로 보청기 처방전 발급 병원이 거주지에서 먼 경우, 이사를 한 경우, 청력 및 언어 발달에 대한 관리를 타 병원으로 이전하여 받게 된 경우 등에 거주지 근처 이비인후과나 보청기 판매점에서 구입 가능하나, '검수확인서'에 그 사유와 '정기적으로 ○○병원에서 청력과 언어상태 및 보청기 점검 위해 외래 진료 예정' 등 담당 의사의 소견을 기재하여야 함

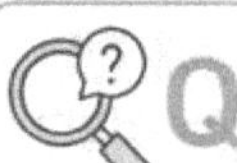

28. 처방전 발급 병원에서 보청기를 구입하였으나 병원 내 절차 상 보청기 구입처가 해당 병원으로 되어 있지 않는 경우, 처리 방법?

➪ 보청기 구입 영수증 또는 검수확인서에 해당 병원의 관리를 받는다는 내용 기재

예 한국대학병원 관리 ○○ 보청기

29. 보청기 착용후 검수확인시 필요한 검사는?

➪ 보청기 착용 후 청력의 개선이 있는지를 확인해야 하며, 음장검사 및 보청기 성능평가를 하는 것이 원칙임. 단, 영유아의 경우 검사가 어려울 때는 이에 대한 명시가 필요함.

2026년 모자보건 사업안내

초판 인쇄 2026년 02월 01일
초판 발행 2026년 02월 05일

저 자 보건복지부
발행인 김갑용

발행처 진한엠앤비
주소 서울시 서대문구 독립문로 14길 66 205호(냉천동 260)
전화 02) 364 - 8491(대) / 팩스 02) 319 - 3537
홈페이지주소 http://www.jinhanbook.co.kr
등록번호 제25100-2016-000019호 (등록일자 : 1993년 05월 25일)

ISBN 979-11-290-6303-8 (93330) [정가 56,000원]